全国高等医药院校药学类专业第六轮规划教材

医院药学

第3版

（供药学、临床药学专业用）

主　编　杨长青　赵　彬

副主编　宫　建　赵　鑫

编　者　（以姓氏笔画为序）

朱君荣（南京市第一医院）　　　　　刘平羽（南京医科大学第二附属医院）

孙安修（扬州大学附属医院）　　　　李　俐（南京鼓楼医院）

李涵涵（中国药科大学）　　　　　　杨长青（中国药科大学）

张　华（齐齐哈尔医学院附属第一医院）　范　蕾（内蒙古医科大学）

赵　娣（中国药科大学）　　　　　　赵　彬（北京协和医院）

赵　鑫（广州医科大学）　　　　　　郝国祥（山东大学药学院）

宫　建（沈阳药科大学）　　　　　　夏　泉（安徽医科大学第一附属医院）

高　欢（吉林大学附属第一医院）　　高　晨（首都医科大学附属北京天坛医院）

黄　健（昆明医科大学第二附属医院）　黄育文（北京大学第三医院）

葛卫红（南京鼓楼医院）　　　　　　曾大勇（福建医科大学附属第一医院）

中国健康传媒集团

中国医药科技出版社·北京

内 容 提 要

　　本教材是"全国高等医药院校药学类专业第六轮规划教材"之一，内容包括绪论、医院药学部的管理、处方调剂、患者用药指导、药学信息服务、药物利用评价与合理用药、药学门诊服务、药学监护与临床实践、医院药学人员的职业道德、医院药学研究与教育等，充分体现了医院药学工作现状，其内容具有新颖性、实用性和适用广泛性等特点，符合培养服务型药学人才的临床药学专业培养目标。本教材是书网融合教材，即纸质教材有机融合电子教材、教学配套资源、题库系统、数字化教学服务（在线教学、在线作业、在线考试），使教学资源更加多样化、立体化。

　　本教材主要供高等医药院校药学、临床药学专业师生教学使用，也可供新上岗的药师自学使用。

图书在版编目（CIP）数据

　　医院药学／杨长青，赵彬主编. -- 3 版. -- 北京：中国医药科技出版社，2025. 8. -- ISBN 978-7-5214-5446-8

　　Ⅰ. R9

　　中国国家版本馆 CIP 数据核字第 20255P9S65 号

美术编辑　陈君杞
版式设计　友全图文

出版　**中国健康传媒集团** | 中国医药科技出版社
地址　北京市海淀区文慧园北路甲 22 号
邮编　100082
电话　发行：010 - 62227427　邮购：010 - 62236938
网址　www. cmstp. com
规格　889mm × 1194mm $\frac{1}{16}$
印张　20 $\frac{1}{4}$
字数　590 千字
初版　2001 年 8 月第 1 版
版次　2025 年 8 月第 3 版
印次　2025 年 8 月第 1 次印刷
印刷　北京印刷集团有限责任公司
经销　全国各地新华书店
书号　ISBN 978-7-5214-5446-8
定价　**65.00 元**

获取新书信息、投稿、为图书纠错，请扫码联系我们。

"全国高等医药院校药学类规划教材"于20世纪90年代启动建设。教材坚持"紧密结合药学类专业培养目标以及行业对人才的需求，借鉴国内外药学教育、教学经验和成果"的编写思路，30余年来历经五轮修订编写，逐渐完善，形成一套行业特色鲜明、课程门类齐全、学科系统优化、内容衔接合理的高质量精品教材，深受广大师生的欢迎。其中多品种教材入选普通高等教育"十一五""十二五"国家级规划教材，为药学本科教育和药学人才培养作出了积极贡献。

为深入贯彻落实党的二十大精神和全国教育大会精神，进一步提升教材质量，紧跟学科发展，建设更好服务于院校教学的教材，在教育部、国家药品监督管理局的领导下，中国医药科技出版社组织中国药科大学、沈阳药科大学、北京大学药学院、复旦大学药学院、华中科技大学同济医学院、四川大学华西药学院等20余所院校和医疗单位的领导和权威专家共同规划，于2024年对第四轮和第五轮规划教材的品种进行整合修订，启动了"全国高等医药院校药学类专业第六轮规划教材"的修订编写工作。本套教材共72个品种，主要供全国高等院校药学类、中药学类专业教学使用。

本套教材定位清晰、特色鲜明，主要体现在以下方面。

1. 融入课程思政，坚持立德树人 深度挖掘提炼专业知识体系中所蕴含的思想价值和精神内涵，把立德树人贯穿、落实到教材建设全过程的各方面、各环节。

2. 契合人才需求，体现行业要求 契合新时代对创新型、应用型药学人才的需求，吸收行业发展的最新成果，及时体现2025年版《中国药典》等国家标准以及新版《国家执业药师职业资格考试考试大纲》等行业最新要求。

3. 充实完善内容，打造精品教材 坚持"三基五性三特定"，进一步优化、精炼和充实教材内容，体现学科发展前沿，注重整套教材的系统科学性、学科的衔接性，强调理论与实际需求相结合，进一步提升教材质量。

4. 优化编写模式，便于学生学习 设置"学习目标""知识拓展""重点小结""思考题"模块，以增强教材的可读性及学生学习的主动性，提升学习效率。

5. 配套增值服务，丰富学习体验 本套教材为书网融合教材，即纸质教材有机融合数字教材，配套教学资源、题库系统、数字化教学服务等，使教学资源更加多样化、立体化，满足信息化教学需求，丰富学生学习体验。

"全国高等医药院校药学类专业第六轮规划教材"的修订出版得到了全国知名药学专家的精心指导，以及各有关院校领导和编者的大力支持，在此一并表示衷心感谢。希望本套教材的出版，能受到广大师生的欢迎，为促进我国药学类专业教育教学改革和人才培养作出积极贡献。希望广大师生在教学中积极使用本套教材，并提出宝贵意见，以便修订完善，共同打造精品教材。

中国医药科技出版社

2025年1月

数字化教材编委会

主　编　杨长青　赵　彬
副主编　宫　建　赵　鑫
编　者　(以姓氏笔画为序)

朱君荣(南京市第一医院)　　　　　　刘平羽(南京医科大学第二附属医院)

孙安修(扬州大学附属医院)　　　　　李　俐(南京鼓楼医院)

李涵涵(中国药科大学)　　　　　　　杨长青(中国药科大学)

张　华(齐齐哈尔医学院附属第一医院)　范　蕾(内蒙古医科大学)

赵　娣(中国药科大学)　　　　　　　赵　彬(北京协和医院)

赵　鑫(广州医科大学)　　　　　　　郝国祥(山东大学药学院)

宫　建(沈阳药科大学)　　　　　　　夏　泉(安徽医科大学第一附属医院)

高　欢(吉林大学附属第一医院)　　　高　晨(首都医科大学附属北京天坛医院)

黄　健(昆明医科大学第二附属医院)　黄育文(北京大学第三医院)

葛卫红(南京鼓楼医院)　　　　　　　曾大勇(福建医科大学附属第一医院)

前　言

随着社会与经济的快速发展，卫生事业改革不断深入，我国医院药学工作中心从"药品"向"患者"转变，从保障供应型向合理用药的技术服务型转变，促使医院药师的职能从传统的处方调剂转变为专业化的临床药学至药学监护。目前，我国的医院药学工作已经进入由临床药学向药学监护全面发展和成熟的阶段，药学监护将是21世纪医院药学发展的必然趋势，必将成为医院药师的核心工作模式。

医院药学是以药学为基础，以患者为中心，以用药安全、有效、经济、合理为目的，研究和实施以优质药品用于患者的应用性、综合性和实践性药学分支学科，其内容包括医院药学部管理、处方调剂、临床药物利用评价与合理用药（个体化用药、药品不良反应监测等）、药学信息服务、患者用药指导、药物临床试验研究、医院药学人员的职业道德、药学监护与临床实践、医院药学研究与教育等。本教材内容反映了医院药师的工作模式从传统的药品保障供应型向技术服务型转变，面向临床，面向患者，开展药学监护。本课程设置，旨在使学生掌握医院药学工作内容，为学生毕业后从事医院药学及相关领域工作打下理论基础。

本教材主要以医院药师常规进行的医院药学工作内容编写而成，具有以下特点：一是新颖性。在上一版教材内容的基础上，重新梳理了教材内容和框架，增补了新理念和新内容，努力达到吐故纳新，体现了最新理念和医院药学服务项目在实际药师工作中的应用。二是实用性。在内容框架上很接近地体现了医院的工作现状，并具有科学而先进的理论依据，学生能够把所学到的理论知识直接应用于医院实践（或实习）中。三是适用广泛性。本教材的编写人员由高校教师和医院药师组成，因此教材内容既能满足本科教学的需求，又能为新上岗医院药师提供参考。四是编写理念符合临床药学专业培养目标，即培养服务型药学人才。

本教材由杨长青、赵彬担任主编，具体编写分工如下：第一章、第八章、第十章由杨长青编写，第二章由葛卫红、李俐编写，第三章由高晨、刘平羽、黄健编写，第四章由孙安修编写，第五章由郝国祥、赵娣编写，第六章由朱君荣编写，第七章由张华编写，第九章由曾大勇编写，第十一章由赵彬编写，第十二章由李涵涵编写，第十三章由赵鑫、宫建、高欢编写，第十四章由夏泉编写，第十五章由黄育文编写，第十六章由范蕾编写，第十七章由宫建编写。

由于我国医院药学正处于大力发展和完善阶段，高校教师和医院药学工作者之间很可能存在理解和认识的差异，加之编写人员的水平和能力所限，书中难免会存在不足和疏漏之处，敬请广大同道和师生给予批评指正。

编　者
2025 年 6 月

目 录

第一章 绪 论

学习目标

1. 通过本章的学习，掌握医院药学、临床药学、药学监护的定义以及三者之间的区别点；熟悉医院药学的任务与工作内容；了解医院药学发展史、医院药学的使命和愿景。

2. 具备对医院药学工作任务及药师职责正确判断能力。

3. 通过了解医院药学发展史，掌握社会主义核心价值观、中国特色社会主义的"四个自信"，树立良好的人生观、价值观。

医院药学工作具有以下特点。第一，医院药学作为一门重要的应用性、综合性学科，是卫生保健事业的重要组成部分，对防治疾病、维护人民健康及促进医院建设起着非常重要的作用。它是将药物化学、药剂学、药理学、临床药理学、药物动力学、临床药物治疗学、药事管理学等药学各专业课的综合应用，以医疗工作者和患者为服务对象，以药品供应、提供药学信息服务和用药指导、参与临床安全、有效、合理的药物治疗为职责，以治疗效果为质量标准，在医院特定环境下开展的药学工作。第二，医院药学是一门实践性很强的药学分支学科，体现在药师直接参与患者的治疗，积极参与临床给药方案的制定，并实施药学监护（或药学服务），从而提高患者的药物疗效。同时，药师积极开展药物临床试验研究、临床药物利用评价、合理用药及药物经济学等研究。第三，医院药品管理正从传统的手动管理向自动化、信息化、网络化、数字化、科学化和规范化管理方向不断发展，大大提高了医院药师的工作效率与管理水平。

我国现代医院药学学科的形成已有一百多年时间，医院药学工作模式从传统的处方调剂阶段已发展到临床药学和药学监护阶段，然而医院药学学科的性质与定义、内涵与外延、学科领域的界定、学术研究的范围，均需要进一步完善。

第一节 医院药学的形成与发展

医院药学的起源与发展经历了漫长的探索与实践过程，我国与世界各国的医院药学发展过程是基本相似的。

一、传统的医院药学阶段

19世纪西医传入了我国，医院开始建立西药房。1881—1910年医院药房条件非常落后，一般为照方配药或配制一些简单的制剂。那时的药师被称为司药，所用药品原料主要为进口。医院的度量衡全为英制。1911年辛亥革命后，才有了中国自办的医药院校和医院，医院药学也有了较大发展。医院开始建有制剂室，炮制临床应用的制剂，如合剂、片剂、丸剂、软膏等。

20世纪50年代，我国医院药学的主要业务是按方调配，处方调剂的工作量大，手工操作多；医院药师严重缺乏，药房设备条件极差；药师难以发挥应有的技术，职业地位低下。在中华人民共和国成立后我国医院药学的发展经历了4次大变化。

（1）20 世纪 60 年代末，出现中药制剂。

（2）20 世纪 70 年代，开始研究临床药学和医院药剂学。

（3）20 世纪 70 年代中期，计算机被引入药学管理。

（4）20 世纪 80 年代中期，开始强调医院制剂和药品质量控制。

在这一阶段，医院制剂从小规模到大规模、从基层医院到大型综合性医院都设立制剂室，医院制剂大发展的态势持续到 20 世纪 70 年代末，即改革开放前期。传统的医院药学工作主要处在药品供应的保障、药品调剂、简单制剂的配制、医院制剂的制备和供应的阶段。

二、临床药学服务阶段

20 世纪 60 年代，美国首先建立临床药学，而我国临床药学工作是在 20 世纪 60 年代开始萌芽。1978 年我国实行改革开放以后，随着国家经济和医疗卫生事业的发展，医院调剂工作也获得相应的发展。1980 年卫生部在《医院药剂工作条例》中明文提出"有条件的单位应逐步开展临床药学工作"，从此我国医院药学进入以合理用药为中心的临床药学服务阶段。

20 世纪 80 年代后期，医院药师开始进入病房，开展治疗药物监测（TDM）、药学信息咨询、药品不良反应（ADR）监测与报告，参与临床药物治疗，协助医师选用药物，制订合理的给药方案等，临床药学逐渐成为医院药学工作的重心。

在这一阶段，医院药学在开展原有的药品采购与保管、药品调剂、药品调配、制剂等工作的基础上主要以生物药剂学为核心，以化学、药理学、药物动力学及计算机技术为基础学科，逐步向直接面对患者的临床药学服务方向拓展。药师的工作由传统的药品供应、调剂服务转变为技术服务型的临床药学工作。临床药学服务主要集中在三个方面：一是有选择性地开展血药浓度监测的实验工作，并将测得的数据提供给临床医生，帮助制订个体化给药方案；二是开展药学信息服务（medication information service），向全院医疗人员提供药学信息，向患者提供药物咨询；三是药师直接参与临床查房和患者个体化用药方案的制订，开展药品不良反应监测等。然而，此阶段临床药学工作关注和研究的重点依然是药物本身，许多工作还属于临床药理学的范畴。

目前，临床药学已成为医院药学发展和实践的重要组成部分，是指导医务人员和患者合理用药的关键一环。临床药学服务的开展，为提高医疗服务质量、降低患者医疗费用、解决医患矛盾提供了一个有效的途径与渠道。

三、药学监护阶段

药学监护（pharmaceutical care）是 1975 年由 Mikeal 首次提出，1990 年由 Hepler 和 Strand 做出全面的论述，1993 年美国卫生系统药师协会（ASHP）正式做出药学监护的定义，即药师对接受药物治疗的健康人或患者的生命质量直接负责，以用药有利于改善生命质量为目的，承担监督和执行用药安全和有效方面的社会责任。药学监护是为了满足社会、医生和患者的需求而产生的必然产物。目前，国内外药学界普遍认为，未来的医院药学应是以患者健康为目标、以"药学服务"为重点的药学专业服务工作。药学监护不仅是 21 世纪医院药学发展的必然趋势和新的工作模式，也是药师的未来工作模式，因此实施药学监护是医院药学新的历史使命。

20 世纪 90 年代中期，药学监护的理念传入我国，上海长海医院药学部胡晋红教授提出的"全程化药学监护"（integrated pharmaceutical care）概念获得较普遍的认同。我国医院药学工作重心正式从"药品"转移到"人"，工作模式从传统的"供应保障型"向"技术服务型"转变，主要工作内容向药学监护转变。2002 年卫生部、国家中医药管理局颁布的《医疗机构药事管理暂行规定》中也提出，医院药学工作要以患者为中心，以临床药学为基础，以合理用药为核心，提供药学技术服务。

为落实《医疗机构药事管理暂行规定》关于建立临床药师制的规定，充分发挥药师作用，促进临床合理用药，2006 年 2 月卫生部医政司颁布《关于开展临床药师制试点工作的通知》和《临床药师制试点工作方案》，并开展了临床药师制的试点工作和临床药师的培训工作。2011 年 1 月卫生部、国家中医药管理局颁发的《医疗机构药事管理规定》对医疗机构应配备的临床药师标准、临床药师的资历、医疗机构药师的工作职责及药学部门的工作内容等做出规定，表明我国的医院药学工作已进入药学监护阶段。

药学监护概念的出现打破了医院药学内部的传统分工，对药师提出了更新、更高的要求。在患者就医过程中，药学监护要求药师为患者提供专业的药学服务，并与患者建立一对一的服务方式。在药师为患者提供药学监护的过程中，患者是药师的服务对象，药师是患者药学健康服务的提供者。

目前，我国不合理用药现象十分严重，一些基层医院的处方不合格率高达 60% 以上。随着人民生活水平的不断提高，人们对自身健康和合理用药的认识逐渐提高，因此，传统的医院供药模式亟须改变。随着我国医药卫生体制改革的不断进行、人们保健意识的不断增强，对药学监护的社会需求将日益增加。

药学监护要求医院的各个环节均以患者为中心、药品为手段，运用药学专业技术知识来开展工作，提供服务。药学监护是药师与医师、护士和其他医疗人员共同以患者为中心的医疗服务全过程，包括患者用药前的宣传和教育、用药过程中的顾问、监测及用药后的监测与评价，其特点包括：①广泛性，即任何药物治疗过程（预防性、治疗性、恢复性）、任何时间、任何地点；②服务内容，由单纯的药物治疗发展到疾病预防、保健、治疗和康复；③服务模式，不再是等患者上门，而是走出医院的围墙，走进社区，走入家庭；④服务对象，由患者扩大到公众与患者。

随着社会与经济的快速发展、卫生事业改革的不断深入，我国医院药学工作中心从"药物"向"患者"转变，从保障供应型向合理用药的技术服务型转变，促使医院药师的职能从传统的处方调剂转变为专业化的临床药学至药学监护。目前，我国的医院药学工作已经进入由临床药学向药学监护全面发展的阶段，但是医院药学仍然呈现传统的医院药学、临床药学服务及药学监护 3 个阶段并存的局面。

总之，药学监护是 21 世纪医院药学发展的必然趋势，成为医院药学新的工作模式。相信在不远的将来，药学监护必将在我国逐步发展和完善，并最终形成蓬勃发展的新局面。

第二节　医院药学的任务与内容

医院药学的主要任务是药师与医师、护士及其他医疗工作者紧密合作，以患者为中心，研究和实施安全、有效、合理、经济、满意的药物治疗，提高患者的生活质量，即全面实施药学监护。医院药学的工作是在医院药事管理与药物治疗学委员会（简称药事管理委员会）的指导和监督下具体由医院药学部或药剂科实施。其工作内容包括医院药学管理、处方调剂等传统的医院药学业务（即非临床药学业务），药学信息服务、药物重整服务、药物利用评价、治疗药物监测及临床营养支持等临床药学业务，以及医院药学研究与教育。

一、传统的医院药学业务

传统的医院药学业务是指医院药学管理，包括药事管理、药品管理、药品配制、处方调剂和发药、医院制剂管理和院内感染管理等，其内容简述如下。

（一）药事管理

根据国家及各级政府卫生行政部门有关医院药学管理的法规，制定本院药事管理的规定与制度，规范药事行为，对药学部（或药剂科）和医院各科室药事管理的各环节进行科学管理，使医院药学工作达到制度化、规范化、标准化，以确保医院药学工作质量。

（二）药品管理

根据《中华人民共和国药品管理法》（以下简称《药品管理法》）等国家和医院药政管理有关法律、法规、条例及其他有关药事管理的文件，认真贯彻和执行药品的采购、库存、供应和使用等管理，并协调和指导全院合理用药和科学化管理。

（1）特殊药品管理　根据《药品管理法》第三十五条规定："国家对麻醉药品、精神药品、医疗用毒性药品、放射性药品，实行特殊管理"。

（2）药品质量的监督管理　药品是医院医疗卫生工作的物质基础，是防病、治病的有力武器。药品的质量不仅影响医院的医疗质量，也会影响人们的生命健康，因此，医院药品质量的监督管理有极其重要的作用。医院药品质量监督管理的主要内容有：①《药品管理法》和各项药政法规的执行情况；②各类特殊药品的使用、管理情况；③处方及处方审核制度的执行情况；④制剂操作规程和质量检验的执行情况；⑤库存药品的质量情况，包括库房条件、库房的分类保管及验收入库制度的执行情况；⑥检查医院药品流通各环节的药品管理、交接和使用情况，发现问题并及时研究解决办法；⑦其他有关医院药品质量情况。

（三）处方调剂管理

处方是指由注册的执业医师和执业助理医师（以下简称医师），在诊疗活动中为患者开具的，由取得药学专业技术职务任职资格的药学专业技术人员（以下简称药师）审核、调配、核对，并作为患者用药凭证的医疗文书。处方调剂是指药师严格按照处方调配操作规程，根据医师处方或临床科室的请领单，及时、准确地调配和分发药品的过程，其工作程序包括收方、审方、调配药品、复核（核对处方与药品）、发药及用药指导。处方调剂是药学服务的步骤之一，应按照《处方管理办法》严格贯彻和执行，在处方调剂过程中认真实施用药失误管理，并对处方应定期开展点评工作。

根据卫生部的《医疗机构药事管理规定》（2011年），对于普通输液静脉用药、肠外营养液、抗生素类和危害药品的静脉用药调配应在静脉药物配置中心进行。

（四）医院制剂管理

医疗机构制剂（简称医院制剂）是医院药学不可或缺的重要组成部分，它不仅是医院临床治疗的需要，也是医药市场的补充，为新药研发和上市提供坚实的研究资料。因此，为加强医疗机构制剂管理，保证制剂质量，必须严格执行《药品管理法》，按照《医疗机构制剂配制质量管理规范》对医院制剂的生产质量进行管理。

（五）院内感染管理

医院感染是指住院患者在医院内获得的感染，包括在住院期间发生的感染和在医院内获得出院后发生的感染，其对象主要是住院患者和医院工作人员。临床药师通过加强抗菌药物临床使用监控、参与危重感染患者的临床会诊、认真评价处方及病历用药的合理性等方式参与医院感染管理工作，负责全院抗菌药物的合理应用与会诊指导以及监督，加强抗菌药物的监控管理。

二、临床药学业务与药学监护

(一) 临床药学业务

临床药学业务是药师通过与患者、医师、护士和其他医疗人员的直接接触来完成的药学业务，一般由药学部或药剂科临床药学室的临床药师来承担，其内容主要包括：①药学信息服务（medication information service）；②建立药历（patient medication history）；③患者用药教育（patient education and counseling）；④临床查房（clinical rounding），协助医生制订治疗方案；⑤治疗药物监测（therapeutic drug monitoring，TDM）及药动学咨询；⑥静脉注射液的配伍（IV admixture）；⑦临床营养支持服务（clinical nutrition support）；⑧药物利用评价（medication use evaluation）；⑨药品不良反应监测（ADRs monitoring）；⑩药物中毒管理（poison control/information）；⑪抗感染管理（antibiotic stewardship）；⑫用药失误管理（medication error management）；⑬药物重整服务（medication reconciliation）；⑭药学门诊（pharmacy outpatient）；⑮药物经济学研究（pharmacoeconomic research）；⑯临床药动学研究（clinical pharmacokinetic research）；⑰新药临床研究（clinical research of new drugs）；⑱家庭监护（home care）。

(二) 药学监护

药学监护是医院实施医疗防治工作的重要一环，也是 21 世纪医院药学部或药剂科新的工作模式，其服务对象包括健康人群和患者，因此根据病种和患者的病理生理状况不同其药学监护模式有所不同。目前，国内已开展且比较成熟的药学监护模式主要有以下几种：①抗凝治疗咨询服务；②哮喘患者的药学监护；③慢性肾功能衰竭患者的药学监护；④器官移植患者的药学监护；⑤重症监护患者的药学监护；⑥肿瘤化疗患者的药学监护；⑦药学门诊。

三、医院药学研究与教育

(一) 医院药学研究

1. 临床药学研究

（1）患者用药指导与用药依从性　研究内容主要包括患者用药依从性的影响因素分析及干预措施、患者用药依从性对生命质量的影响、临床药师对慢性病患者用药依从性的干预效果分析等。

（2）治疗药物监测　开展治疗药物的血药浓度监测，特别是对中毒浓度资料不全的药物监测；研究人体对药物耐受性的差异、血药浓度测定方法的改进；研究血药浓度、疗效及毒性之间的关系。

（3）药物代谢研究　重点开展药物代谢酶和药物转运体的基因变异及变异体的结构与功能、药物对药物代谢酶和药物转运体等生物分子的诱导和抑制机制、人体内各种组分的非损伤性测定方法建立和药物反应的生理意义、与药物代谢有关的个体药品不良反应发生机制、药物代谢与药效学和毒理学关系、疗效与药物安全性的个体差异、基于药物代谢机制的创新药物设计与结构修饰等研究。

（4）群体药动学研究　①药动学－药效学的研究：结合临床开展临床药动学－药效学研究，揭示药物在患者体内的动态变化规律，为患者的个体化给药方案设计提供科学依据。②个体化给药方案设计：根据监测结果及时调整给药方案，指导合理用药，实现个体化给药。③探讨种族差异和性别差异对疗效的影响：如不同种族间的酶种类差异和性激素对药物的分布和代谢的影响，建立适用于中国人群的用药方案和剂量调整的简便算法。④利用药物基因组学和代谢组学等新方法，探索个体化用药的分子生物学基础和临床合理用药方法。

（5）药品不良反应与相互作用的研究　随着对药物代谢酶（如 CYP450 酶）的深入研究，药物相互作用研究更多地关注于代谢环节的相互作用。酶诱导、酶抑制、相同底物的竞争性抑制等已成为药物代谢环节相互作用的主要原因。因此，代谢性药物体内相互作用的研究为降低药品不良反应、临床联合用药提供合理的依据。

（6）其他　静脉注射液的配伍研究；临床营养支持服务相关的研究；药物流行病学研究；药物经济学和药物利用评价研究；药物重整服务研究；药学监护模式的研究；药物生物等效性研究；新药评价及新药临床试验研究等。

2. 新药开发与应用研究　如改变剂型、开发新制剂等。

3. 医院药学教学研究　主要涉及医院药学的理论教学和实践教学的课程体系与教学评价体系研究，包括本科生教学和临床药师培训教学相关研究。

（二）医院药学教育

医院药学学科的核心定位应是以患者为中心的临床药学服务与实践，培养药学监护和药学研究人才的药学教育，推动以学科发展为原动力的科学研究。因此，医院药学教育内容主要包括医学院校学生的见习和实习教学、药师和临床药师的医院药学培训、对医师、护士及其他医疗工作者的药学教育以及药学人员的继续教育。

第三节　医院药学、临床药学和药学监护之间的关系

一、医院药学

医院药学（hospital pharmacy）是以药学为基础，以患者为中心，以用药安全、有效、经济、合理为目的，研究和实施以优质药品用于患者的应用性、综合性和实践性药学分支学科。医院药学的内容主要包括药事管理、处方调剂、调配制剂、临床药学、药物研究、药品检验与质控、药学信息服务、医院药学科研与教学、药学人才的培养和药学人员的职业道德建设等。医院药学研究对象是门诊及住院患者、医疗工作者、医药院校实习生以及药品等，其中心任务是研究和指导临床合理用药。

二、临床药学

临床药学（clinical pharmacy）是指药学与临床相结合，直接面向患者，以患者为中心，研究与实践临床药物治疗，提高药物治疗水平的综合性应用学科。临床药学的研究对象是个体化的临床患者，临床药学的中心任务也是研究和指导临床合理用药。临床药学的核心是把临床药学专业教育、培养应用型人才和临床药师制建设作为临床药师的职业发展路径，临床药师的角色和职责是面向临床直接参与临床药物治疗，将药学专业知识通过药学临床实践模式服务于患者，其目的是促进合理用药、确保最佳的药物治疗效果。

三、药学监护

药学监护（pharmaceutical care）是指药师对接受药物治疗的正常人或患者的生命质量直接负责，以用药有利于改善生命质量为目的，承担监督和执行用药安全和有效方面的社会责任。药学监护是药师与医师、护士和其他医疗人员共同以患者为中心的医疗服务全过程。药学监护的任务是药师与医师、护士紧密合作做好安全、有效、经济、合理、满意的药物治疗，为患者服务。

四、医院药学、临床药学与药学监护的关系

临床药学和药学监护是医院药学发展过程中的不同阶段，它们的工作内容有很多重合，但又有本质

的区别（表1-1、图1-1），如临床药学的执行者是临床药师，而药学监护的执行者则为所有的药师；临床药学的工作目标是药物使用的合理性，而药学监护的工作目标则是改进用药者的生活质量；临床药学的工作场所主要局限于住院病房，而药学监护的工作场所则是各类医疗机构和社区药房；临床药学的委托人是临床医生，而药学监护的委托人则是患者；临床药学的专业活动面较窄，而药学监护的专业活动面广泛；临床药学的服务对象是部分患者，而药学监护的服务对象则是所有患者和健康人。药学监护是医院药学发展的必然趋势，它既是充分发挥药师作用的最佳途径，又是药物发挥最大效用的方法。

总之，药学监护的对象范围比临床药学和社区医疗的对象范围更宽泛，包括社会的所有患者和健康人，药学监护承担着预防、保健、治疗和康复疾病的社会责任。

表1-1　医院药学、临床药学和药学监护之间的区别

内容	医院药学	临床药学	药学监护
执行者	药师或临床药师	临床药师	药师或临床药师
核心任务	合理用药	合理用药	安全、有效、经济、合理、满意的药物治疗；改善患者的生活质量
工作场所	门诊和住院药房、病房	住院病房	各类医疗机构、社区药房
委托人	医生	医生	患者
专业活动面	宽	窄	广泛
服务对象	门诊和住院患者	部分住院患者	全体患者和健康人
服务方式	间接或直接面对面	间接或直接面对面	直接面对面

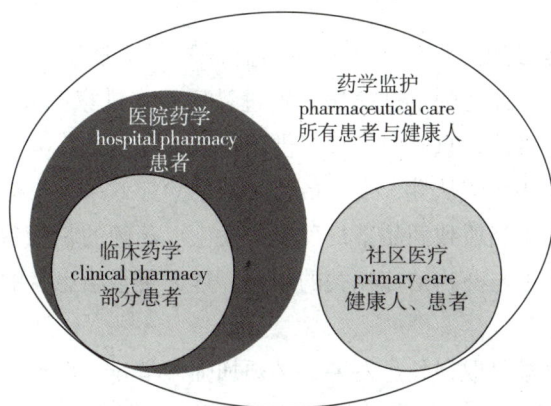

图1-1　医院药学、临床药学和药学监护之间的关系

第四节　医院药学的使命和展望

随着国家的发展和人民文化素质的提高，患者对医疗质量的要求不断增高，科学技术的进步、国家医药体制的深化改革、医药新政策新法规的陆续出台给医院药学工作带来新的机遇和挑战，推动医院药学工作者观念的更新。这要求医院药学工作更加科学化、信息化、专业化和经济化，要求药学服务更加个性化、具体化、规范化。医院药学应当坚持以患者为中心，以药品为手段，积极转变发展模式，提高服务水平，即21世纪医院药学的工作模式应转变为药学监护。因此，实施药学监护是医院药学新的历史使命，药学监护将是医院药学事业发展的新方向。我国医院药学的使命可归纳如下。

1. 满足国家卫生事业对医院药学发展的总体要求　国家卫生事业的发展要求药学工作者发挥所长，促进临床合理用药、经济用药，降低虚高的药物治疗费用，将医院药学的发展融入国家卫生事业的总体

要求中。

2. 满足医院运营发展的要求 尽管医院药学部门不再是医院利润的主要来源，但药品供应作为医院日常运作中必不可少的环节，仍然在物流和资金流上占有较高的份额。在新医改完成后，医院的核心竞争力明显趋向于追求更高的临床治疗水平、合理的医疗费用和优质的服务水平。医院药学部门和工作者在提高药物治疗水平、促进合理用药、优化药物治疗的成本－效果、降低药疗费用、防止用药失误等方面将有越来越广阔的发展空间。另外，在日常的药品管理方面，要进一步加强进、销、存管理，减少流通损耗，优化窗口服务，减少医疗纠纷，从而保证医院诊疗活动的顺利运行，促进医院的发展。

3. 满足医院的学科建设需求 药物治疗已成为临床治疗的重要手段，临床各学科的发展对于医院药学的要求日益提高。为了适应临床医疗的需要，治疗药物监测、新药临床试验、临床分子生物学及细胞遗传学监测下的用药指导、多重感染下抗菌药物的联合应用等方面都迫切需要医院药学人员的支持和配合。

4. 满足医护人员的需求以及患者的需求 由于临床医学各专业的分工越来越细，而新型医药产品上市越来越多，临床医护人员对于药品知识特别是药物相互作用的掌握越来越难。复杂、多系统疾病常常需要跨专业和跨系统的药物治疗，而临床药师从药理学、药物治疗学、药动学和药剂学等方面能够提出综合的解决方案。

药学监护的兴起使医院药师也面临新的挑战和机遇。药师的工作正在由保障药品供应型向专业技术服务型转变，药师开始走向临床，直接接触患者，与医护人员合作，共同商讨有关用药事宜，直接参与医疗服务的全过程。因此，药师的使命是实施药学监护，使患者获得最佳的药物治疗，改善患者的生活质量。

未来医院药学的发展重点必然向临床药学和药学监护等药学服务方向转化。药师的服务对象是患者，关注的目标是患者健康，因此药师走进病房、走进社区、走进家庭并直接参与药物治疗是必须的。药师直接参与药物治疗方案的设计，直接向患者提供用药教育和咨询服务，把用药知识、药物信息等传播给他们，不仅能提高患者的用药依从性、发挥最佳的药物治疗效果，也能提高药物治疗水平，加速疾病治愈过程，防止因药物使用不当所致药品不良反应的发生。药师的临床参与将协助临床医生与护士识别、防止和解决潜在的、现实的与药物治疗相关的问题，这无疑会给患者的康复与生活质量带来巨大的福音。

展望未来，要使医院药学学科取得长足发展，必须加强多学科、多层次的医院药学学术研究。随着医药事业的发展和科学技术进步，医院药学的学术研究将更加深入，也必将推动医院药学获得更大发展。

（杨长青）

书网融合……

题库

重点小结

第二章　医院药学部的管理

PPT

学习目标

1. 通过本章的学习，掌握医院药事管理及临床药学服务的核心理论与规范，药事管理与药物治疗学委员会（PATC）的职责与运行机制、药品采购管理原则、处方审核与调剂核心流程、临床药学服务核心内容、药品仓储管理规范；熟悉药品库存管理方法、临床药师的工作职责、处方调配与发药流程及药品不良反应监测与报告制度；了解医院制剂的管理法规、药学信息服务内容及药物利用评价（DUE）与处方点评的宏观意义。

2. 理解调剂差错防控、个体化给药方案设计、用药教育与咨询及药品不良反应监测与干预的意义，培养药学实践与临床决策的综合应用能力。

3. 通过学习，树立药学伦理与人文关怀的职业价值观，具备患者用药安全优先、合理用药社会责任、药学职业道德规范及医患沟通中的"以人为本"理念。

第一节　医疗机构的职责与医院药学部的组织结构

一、医疗机构的职责

医疗机构是指依据《医疗机构管理条例》和《医疗机构管理条例实施细则》的规定，经登记取得医疗机构执业许可证的机构。医院是医疗机构最主要的一种类型。医疗机构是以救死扶伤，防病治病，为公民健康服务为宗旨，从事疾病诊断、治疗活动的机构或部门。

二、医院药学部（科）的职能及设置

医院药学工作既是专业保障服务，也是综合技术管理，是医院的四大支柱学科（即临床医学、医院药学、护理学和临床检验学）之一。医院药学部（科）是医院的重要组成部分，是医院重要的平台科室，担负着药品供应保障、以临床为核心的药学服务和科研教学等重要任务，也是药事管理的职能部门，在医院医、药、护、技四大体系中占有重要地位。

医院药学部是医疗机构药品保障与药学服务的核心枢纽，其管理涵盖药品采购、仓储、调剂及临床用药全流程。通过药事管理与药物治疗学委员会统筹药品质量监管与合理用药指导，确保用药安全；依托现代化物流技术实现精准库存控制。临床药师团队参与个体化给药方案设计，结合治疗药物监测与药物基因组学技术优化疗效。严格遵循处方审核"四查十对"、高警示药品双人复核等规范，防范用药差错。药学部以科学化、信息化管理推动药学服务从"供应保障"向"以患者为中心"的全程化转型，为医疗质量与安全提供关键支撑。

三、医院药学部（科）的业务领域

医院药学部（科）的工作领域包括药事管理、药品供应、药品调剂、医院制剂、临床药学、药品

质控、药学信息、药学科研与教学以及学科建设等。其主要业务部门包括药库管理、调剂管理、制剂管理、临床药学管理、科研与教学管理、药学信息管理等。传统的医院药学职能主要侧重于药品的供应保障，尤其是药品质量的控制管理；医疗机构药品处方集和基本用药供应目录的制定与品种的遴选管理；药品采购计划的审核、药品存量的控制、药品分类与分级、特殊管理药品的管理等。随着临床合理用药管理的不断深入，药学服务质量管理、临床用药路径优化、药学科研与教学管理、药学技术人员培训与考核、药学信息资料管理等成为新的工作重点。

四、医院药学部的组织结构

（一）部门机构的变迁

中华人民共和国成立后，医院药学行政机构的名称始终未能统一，多使用"药房"，其含义只是二级和三级医院药学部门的调剂室（即门诊、急诊、住院药房）；因基层医疗机构药剂工作的中心任务是药品调剂和指导患者合理使用药品，一级以下基层医疗机构的药学部门称为"药房"。20世纪70年代前后，医院制剂的迅速发展为医疗机构预防、诊断和治疗疾病提供了大量的医院制剂，特别是常见病、多发病、慢性病的治疗用药，对我国药物治疗学和静脉输液治疗的发展、提升临床药物治疗水平、提高医疗质量起到重要的作用，从而明确了"医院药剂"的概念，其范畴主要包含药品供应、药品调剂和药物制剂。"药剂科"这一名称逐步形成并统一。

近年来，国内外以临床药师为核心的临床药学学科和医院药学有了突飞猛进的发展，医院药学工作从传统的供应服务型模式逐步向以患者为中心的药学专业技术服务型模式转变，并进一步向临床延伸，形成综合性的药学服务模式，其工作性质和职责范围已超出了原"药剂"词义的范围，原工作模式已不利于医院和医院药学的发展。三级医院逐步将药学部门更名为"药学部"，并根据实际需求完善相关科室设置。

（二）组织结构模式

根据《医疗机构药事管理规定》第十一条规定：医疗机构应当根据本机构的功能、任务和规模设置相应的药学部门，配备与药学部门工作任务相适应的专业技术人员、设备和设施；明确规定：三级医院设置药学部，并可根据实际情况设置二级科室；二级医院设置药剂科；其他医疗机构设置药房。该规定已适应当今临床药学学科和医院药学发展，满足现代医院高质量药物治疗的需要。

综合医院药学部门的组织机构模式如下。

1. 三级综合医院 根据现阶段我国三级医院药学部门的实际情况，药学部可设置临床药学科、调剂科、药品供应科等二级科室，并依据需要下设适宜的功能室。临床药学科应包括临床药学室、药学研究室、信息资料室和临床药理室等；调剂科应包括门诊调剂室、急诊调剂室、病房调剂室等；根据开展中药工作情况，可以考虑中药调剂是否设科；设"静脉用药调配中心"的药学部，应根据其任务、规模和工作量以及药师参与静脉用药治疗工作情况决定是否需要单独设科。规模较小的三级医院可只设药学部，不设二级科，或者设置药剂科即可。

2. 二级综合医院 医院二级管理中的"二级综合医院"，医院药学部门可设药剂科，下设药品调剂室、临床药学室、药品库房等。根据医院部门设置需求，药品调剂室包括门诊药房、急诊药房、住院药房等，各功能室分别设置组长，由科主任直接领导。

3. 一级医院、社区医疗服务中心及乡镇卫生院等基层医疗机构 城镇和乡镇一级医院、一级城镇社区医疗服务中心与医疗服务站、乡镇卫生站等基层医疗机构可设药房。根据各医疗机构具体情况开展相应的药品调剂和药学技术服务。其主要任务是做好药品调剂和保障药品供应，要从药品专业角度认真防范药害事件的发生，做好用药安全教育和提供药学信息咨询服务等。

第二节　药事管理与药物治疗学委员会

药事管理是指医院以患者为中心，以临床药学为基础，对临床用药全过程进行有效的组织实施与管理，促进临床科学、合理用药的一种药学技术服务和相关的药品管理工作。

医院药事管理是医院管理的主要组成部分，是医院监督贯彻有关药事法规的重要保障，也是保证医疗质量的重要因素。医院药事管理的核心是药品，药品是完成医疗任务的重要物质基础，确保提供安全性高、疗效好、价格合理的优质药品同时保障药品的正常供应是药学部门的基本职能。医院药事管理既有纵向管理又有横向管理。纵向管理是药学部门自身的内部管理，横向管理是对医院各科室的药品供应和临床药品使用的管理，纵横交叉，相辅相成，相得益彰。医院药学部门一方面有对自身的管理，另一方面也担负着对整个医院的药学工作的管理，其通过行使管理职能，贯彻、监督、检查相关药事法规在医院中的执行，已经成为整个医疗工作的一个重要平台。

根据《医疗机构药事管理规定》，要求二级以上医院应当设立"药事管理与药物治疗学委员会"（Pharmaceutical Administration and Therapeutics Committee，PATC），其他医疗机构应当成立药事管理与药物治疗学组。

一、组织性质

药事管理与药物治疗学委员会（以下简称委员会）是医院药事管理和药物治疗管理的专业组织，是负责监督和指导本医院科学管理药品和合理使用药品的咨询、参谋机构，属于学术性质的组织，在医院药事管理与药物治疗学委员会主任委员领导下工作。

二、组织机构

药事管理组织委员会设主任委员 1 名，由机构主管负责人担任；副主任委员分管药事及医疗的副院长、药学部门负责人和医务部门负责人担任；其他委员若干名。三级医院药事管理委员会委员应由具有高级技术职务任职资格的药学、临床医学和医院感染管理和医疗行政管理等方面的专家组成。二级医院的药事管理委员会，可以根据情况由具有中级以上技术职务任职资格的上述人员组成。其他医疗机构的药事管理委员会，可以根据情况由具有初级以上技术职务任职资格的上述人员组成。同时，药事管理委员会应建立健全相关工作制度，定期召开委员会会议。委员会日常工作由药学部门负责。

委员会可下设药品质量管理、药品遴选与采购、药品不良反应/事件报告与监测、合理用药管理和特殊药品使用、集中采购药品管理等专业工作小组，负责监督、指导本机构科学管理和药品合理使用。工作组各设组长 1 名，由委员会成员兼任。

委员会下设专家组，由具有高级技术职称的临床医学和药学专业技术人员组成。特殊情况由委员会主任委员提名做出调整。

三、职责和任务

（一）委员会的职责

（1）在上级行政主管部门和行业学会的指导、医院负责人的领导下，负责组织和实施医院的药事管理工作。

（2）贯彻执行医疗卫生及药事管理等有关法律法规、规章。审核制定医院药事管理和药学工作规章制度，并监督实施。

（3）制定本机构药品处方集和基本用药目录。

（4）推动药物治疗相关临床诊疗指南和药物临床应用指导原则的制定与实施，监测和评估本院药物使用情况，提出干预和改进措施，指导临床合理用药。

（5）分析和评估用药风险、药品不良反应和药品有害事件，并提供咨询与指导。

（6）建立药品遴选制度，审核本院临床科室申请新购入的药品，调整药品品种或者供应企业，指导申报医院制剂等事宜。

（7）监督和指导麻醉药品、精神药品、医疗用毒性药品及放射性药品的临床使用与规范化管理。

（8）对医务人员进行有关药事管理法律法规、规章制度和合理用药知识教育培训，向公众宣传安全用药知识。

（二）各管理工作小组职责

1. 药品质量管理工作小组　在委员会的指导下，协助委员会开展全院药品的采购、养护、领取、保管和使用等环节的规范管理工作，制定相应管理制度，通过组织检查、分析、监督，确保全院药品质量，保障用药安全。

2. 药品遴选与采购管理工作小组　在委员会的指导下，协助委员会负责全院用药目录和处方集的审定和更新，制定新药遴选以及淘汰药品管理办法，审核并评估临床科室新药引进申请，严格执行上级主管部门有关药品采购的各项规章制度。

3. 药品不良反应/事件报告与监测管理工作小组　在委员会的指导下，协助委员会对全院用药过程中发生的药品不良反应/事件进行监测、登记和存档，按规定上报各级药品不良反应监测中心，并及时处理、善后。

4. 合理用药管理工作小组　在委员会的指导下，协助委员会贯彻执行处方点评、抗微生物药物管理、抗肿瘤药管理等药事管理相关的法律法规、规章，制定本机构相关管理制度以及医院合理用药检查、考核规范等，并组织实施。负责审议本机构抗微生物药物、抗肿瘤药物等药品供应目录，组织制定各类药物的临床应用相关技术性文件，并组织实施。

5. 特殊药品管理工作小组　在委员会的指导下，协助委员会开展全院麻醉药品、精神药品等特殊药品的管理工作，制定相应的管理制度，监督和检查医院麻醉药品和精神药品的管理情况。

6. 集中采购药品管理工作小组　在委员会指导下，协助委员会开展我院国家及省级组织集中采购中选药品临床配备使用管理工作。负责制定医院集采药品临床配备使用工作方案、各部门工作职责、工作实施情况评估及考核办法等。

四、工作制度和运行机制

1. 委员会实行例会制，原则上每季度一次，每次会议应在有2/3以上委员出席的情况下召开。遇特殊情况可由主任委员直接提议或由3名以上委员提议经主任委员同意召开临时会议。

2. 委员会会议由主任或副主任委员主持，研究医院药事管理的有关问题，检查和总结工作，并安排下阶段工作；根据分管职责，各委员应征集对药事管理工作的意见和建议，向会议提交议题讨论；必要时可邀请院内外相关专家参加。

3. 会议决议应经参加会议的半数以上委员的同意方可通过、颁行。

4. 委员会办公室负责会议通知、资料的准备与发放、会议记录、全部文件的建档、保管和相关信息发布等工作。会议记录应真实、完整，并形成会议纪要，其内容包括：主持人、参会人员、决定事项、内容简述、责任部门、落实时限、检查与监督等，会议纪要经主任委员签字。

5. 医务部门、药学部门、护理部门等各职能部门应在药事管理任务的执行过程中充分发挥主动协调机制，保证各项工作及时、有效地实施。委员会办公室是委员会的执行机构，负责监督委员会决议的落实和执行。

6. 除委员会例会外，委员会办公室原则上每季度召集一次新药评审工作讨论会议，针对已完成新药遴选试用期的品种进行汇报、讨论，由委员会专家库成员进行署名投票，大于等于参会专家 2/3 以上人数同意的品种归入医院常规药品供应目录。

7. 委员会办公室由委员会主任委员负责，有责任和义务直接向主任委员报告工作情况。医院纪委负责人为委员会第一监督人，有权对委员会工作进行全面监督和检查，并有义务参加委员会所有会议，但不得干涉委员会的正常工作。

五、委员的权利和义务

（一）委员的权利

（1）按有关法律和规定，独立履行职责，并对委员会负责，不受任何单位和个人的干涉。

（2）对医院药事管理问题进行评议，提出意见和建议。

（3）对医院各临床科室的用药进行监督检查。

（4）参加委员会会议，提出会议议题，发表意见，参与讨论和表决。因故不能参加会议的，可以采取书面形式发表意见。

（5）监督委员会办公室的药事管理工作。

（二）委员的义务

（1）按时参加会议，本着认真负责和科学公正的态度参与议题的讨论和决议的表决。

（2）对委员会的有关议题和决议应保守秘密，特别是对新药申购计划的讨论情况、评审意见及其他有关情况予以保密。

（3）委员与委员会讨论的议题有直接利害关系时，应主动向主任委员申明并在评议表决时回避。

（4）委员有义务向委员会举报任何部门和个人的不公正、不廉洁行为。

（5）收集药事管理信息，征集有关意见和建议，经过整理后提交委员会办公室。

（6）学习医院药事管理法规和知识，参与有关培训，不断提高药事管理的水平和能力。

（7）积极宣传并带头落实委员会的各项决议。

第三节　医院药学部的管理

一、药品管理

（一）药品采购管理

药品采购是医院药学部（科）药事管理的重要工作之一，其及时性、品种齐全性和质量安全直接影响临床药物治疗。它不仅涉及药品的专业知识，还涉及药物经济学、市场营销学、药品政策法规等知识。药品采购是一个受多方制约的问题，只有做好采购管理，保证药品安全、有效、合理利用有限的资金，才能满足临床医疗、教学、科研的需求。

1. 药品采购的原则

（1）药品质量第一原则　在药品采购过程中必须坚持质量第一的原则，采购符合国家标准的合格药品。

（2）药品价格合理原则　麻醉药品和第一类精神药品实行政府指导价，其他药品实行市场调节价。药品经营者（含上市许可持有人、生产企业、经营企业等）制定价格应遵循公平、合法和诚实信用、质价相符的原则，使药品价格反映成本变化和市场供求，维护价格合理稳定。同时医疗机构可以通过参与药品集中带量采购等方式获得较为合理的采购价格。

（3）药品采购合法性原则　医疗机构药品采购活动过程中要求：确定供货单位的合法资格；确定所购入药品的合法性；核实供货单位销售（业务）人员的合法资格；与供货单位签订购销合同和质量保证协议。

（4）基本药物选用原则　2009年《关于深化医药卫生体制改革的意见》及《医药卫生体制改革近期重点实施方案（2009—2011年）》中要求城乡基层医疗卫生机构应全部配备、使用国家基本药物，其他各类医疗机构也要将国家基本药物作为首选药物并确定使用比例。按照国家基本药物制度的相关规定，药品采购坚持集中采购方向，落实药品分类采购，引导形成合理价格。做好上下级医疗机构用药衔接，推进市（县）域内公立医疗机构集中带量采购，推动降药价，规范基本药物采购的品种、剂型、规格，满足群众需求。基本药物的遴选原则是防治必需、安全有效、价格合理、使用方便、中西药并重。

2. 药品的采购计划　是采购环节中最核心的要素，药品采购应坚持"质量第一、按需进货"的原则。通过医院合作的供货方，把医院使用（品种、规格、数量、价格、厂家）的药品按照医院规定时间内送到医院。药品采购应以"医院药品消耗"为基础利用计算机科学制作采购计划，从而提高药品库存周转率、降低采购成本。特殊管理药品（如麻醉和精神药品）应严格控制购进数量。运用科学的管理方法进行药品采购（如库存管理中的ABC分析法。药品ABC分类管理法是指将库存药品按品种和占用资金的多少分为重要的A类、一般重要的B类和不重要的C类3个等级，针对不同等级分别进行管理和控制的一种方法），制定采购计划，控制药品库存。根据医院的经济状况、库存允许水平、本地药品市场的供需情况以及医院工作特点来确定采购周期。

3. 药品库存的管理　随着公立医院改革、国家实施基本药物制度、药品实行零差销售、现代物流技术在各方面的广泛应用，药品的库存管理越来越受到重视。

（1）严格执行医疗机构管理制度　同一通用名称药品的品种，注射剂型和口服剂型各不得超过2种，处方组成类同的复方制剂1~2种。因特殊诊疗需要使用其他剂型和剂量规格药品的情况除外。若临床确实需要，超过的品种必须通过药事管理与药物治疗学委员会审批。入库的药品，除输入药品的基本信息外，利用计算机信息系统同时录入库存上下限、批号、有效期等，可自动监控药品有效期及库存。

（2）针对医院药品库的结构设置一级库、二级库　一级库负责全院药品计划、入库、保管等管理，二级库负责门诊、急诊、住院患者药品的使用。用量较大且比较稳定的药品可实行零库存管理模式，由配送公司直接配送到二级库。

（3）使用现代化物流　药品物流已不是简单的药品进、销、存或者是药品配送。所谓的现代化物流就是指依托一定的物流设备、技术和物流管理信息系统，有效整合营销渠道上下游资源，通过优化药品供销配运环节中的验收、储存、分拣、配送等作业过程，提高订单处理能力，降低货物分拣差错，缩短库存及配送时间，减少物流成本，提高服务水平和资金使用效益，实现自动化、信息化和效益化。

（二）药品仓储管理

药品仓库是用来储存和保管药品及辅料等特殊物质的地方。根据中国目前各类型医院临床保障需要，各医院均设置中、西药库房等仓库用于储存和保管药品，卫生主管部门对药品仓库设施与设备有具体的要求，如《药品管理法》《药品经营质量管理规范》等。

1. 药品仓库的基本要求

（1）仓库分类　①按照储存条件，一般分为常温仓库、阴凉仓库、冷库；②按照药品性质可分为西药库、中成药库、草药（中药饮片）库、特殊药品库、易串味药品库、危险品库。

（2）建筑要求　药品仓库应具备如下条件。①一定的强度及稳定性：能够安全承受恒久和暂时的荷重，一般每平方米承重不小于500kg；②保温和安全防水性能：建筑设计要考虑库房的恒温、安全牢固和防水性；③地势开阔、交通方便，地势干燥、不易积水，通风良好，以保证药品进出方便和库区干燥，防止药品受潮；④防火设备齐全；⑤危险品库要远离生活区。

（3）使用要求　①库区的划分：库区需分为货物区和通道，主通道应不小于1.5m、货架间距离不小于1m，以便于货物的搬运和搬运工具进出方便；②药品的陈列：按剂型、用途以及储存要求分类陈列，并设置醒目标志，类别标签字迹清晰、放置准确；药品放置于货架（柜），摆放整齐有序，避免阳光直射；外用药与其他药品分开摆放；拆零药品集中存放于拆零专柜或者专区；冷藏、冷冻药品放置在冷藏、冷冻设备中，按规定对温度进行监测和记录，并保证存放温度符合要求；中药饮片柜斗谱的书写应当正名正字；装斗前应当复核，防止错斗、串斗；应当定期清斗，防止饮片生虫、发霉、变质；不同批号的饮片装斗前应当清斗并记录。

2. 药品仓库必备的设施和设备

（1）仓库的选址、设计、布局、建造、改造和维护应当符合药品储存的要求，防止药品的污染、交叉污染、混淆和差错。

（2）药品储存作业区、辅助作业区应当与办公区和生活区分开一定距离或者有隔离措施。

（3）库房的规模及条件应当满足药品的合理、安全储存，并达到以下要求，便于开展储存作业：①库房内外环境整洁，无污染源，库区地面硬化或者绿化；②库房内墙、顶光洁，地面平整，门窗结构严密；③库房有可靠的安全防护措施，能够对无关人员进入实行可控管理，防止药品被盗、替换或者混入假药；④有防止室外装卸、搬运、接收、发运等作业受异常天气影响的措施。

（4）库房应当配备以下设施设备：①药品与地面之间有效隔离的设备，如垛垫，防止药品直接放在地面引起吸潮、发霉、变质；②避光、通风、防潮、防虫、防鼠等设备，仓库应有捕鼠器、灭鼠药、杀虫灯、杀虫剂等捕杀鼠、虫措施；③有效调控温、湿度及室内、外空气交换的设备，主要设备有换气扇、抽湿机、加湿器、制冷设备、供暖设备等；④自动监测、记录库房温、湿度的设备，如温、湿度计等；⑤符合储存作业要求的照明设备，仓库内电气、照明的设计要符合安全用电要求，各类熔断、保险、配电设备齐全，危险品仓库使用防爆照明灯具；⑥用于零货拣选、拼箱发货操作及复核的作业区域和设备；⑦包装物料的存放场所；⑧验收、发货、退货的专用场所；⑨不合格药品专用存放场所；⑩经营特殊管理的药品有符合国家规定的储存设施；⑪冷藏、冷冻药品应当配备以下设施设备：配备与其储存规模和品种相适应的冷库，储存疫苗的应当配备两个以上独立冷库，用于冷库温度自动监测、显示、记录、调控、报警的设备，冷库制冷设备的备用发电机组或者双回路供电系统，对有特殊低温要求的药品，应当配备符合其储存要求的设施设备，配备保温箱等设备。

（5）中药材、中药饮片应当有专用的库房和养护工作场所，直接收购地产中药材的应当设置中药样品室（柜）。

3. 药品的储存与养护

（1）普通药品　①按包装标示的温度要求储存药品，包装上没有标示具体温度的，按照《中华人民共和国药典》规定的贮藏要求进行储存；②储存药品相对湿度为35%~75%；③在人工作业的库房储存药品，按质量状态实行色标管理：合格药品为绿色，不合格药品为红色，待确定药品为黄色；④储存药品应当按照要求采取避光、遮光、通风、防潮、防虫、防鼠等措施；⑤搬运和堆码药品应当严格按照外包装标示要求规范操作，堆码高度符合包装图示要求，避免损坏药品包装；⑥药品按批号堆码，不同批号的药品不得混垛，垛间距不小于5cm，与库房内墙、顶、温度调控设备及管道等设施间距不小于30cm，与地面间距不小于10cm；⑦药品与非药品、外用药与其他药品分开存放，中药材和中药饮片分库存放；⑧特殊管理的药品应当按照国家有关规定储存；⑨拆除外包装的零货药品应当集中存放；⑩储存药品的货架、托盘等设施设备应当保持清洁，无破损和杂物堆放；⑪未经批准的人员不得进入储存作业区，储存作业区内的人员不得有影响药品质量和安全的行为；⑫药品储存作业区内不得存放与储存管理无关的物品。

（2）冷藏、冷冻药品　①药品按规定设置低温冷藏、冷冻库（柜），各药房配备冷藏、冷冻库（柜）以保存低温冷藏、冷冻药。②冷藏、冷冻库需配备用于冷库温度自动监测、显示、记录、调控、报警的设备；冷库制冷设备需有备用发电机组或者双回路供电系统。③冷藏、冷冻库（柜）的环境要求为：按包装标示的温度要求储存药品，包装上没有标示具体温度的，按照《中华人民共和国药典》规定的贮藏要求进行储存，湿度35%~75%。药品冷藏、冷冻库（柜）需进行温、湿度监测，定时进行并由专人负责登记。④冷藏、冷冻药品验收时需严格审核供货单位运送冷藏、冷冻药品所使用的相应设施、设备，供货单位需提供完善的全程冷链记录。

（3）特殊药品　①麻醉药品、第一类精神药品应设立专库或专柜储存。专库应当设有防盗设施并安装报警设置；专柜应当使用保险柜。专柜和专库应当实行双人双锁。应配备专人负责管理工作并建立储存麻醉药品和第一类精神药品的专用账册。严格出、入库及交接手续。药品入库双人验收，出库双人复核，做到账物相符。②第二类精神药品应设立专库或专柜，并建立专用账册，实行专人管理。定期检查，严格出、入库手续。③医用毒性药品需建立保管、验收、领发、核对制度，严禁与其他药品混杂，做到划定仓间或仓位，专柜加锁并由专人保管。毒性药品包装容器及存放专柜必须印有毒药标志。

（4）危险化学品　是指具有毒害、腐蚀、爆炸、燃烧、助燃等性质，对人体、设施、环境具有危害的剧毒化学品和其他化学品。危险化学品应当储存在专用仓库、专用场地或者专用储存室内，并由专人负责管理；剧毒化学品以及储存数量构成重大危险源的其他危险化学品，应当在专用仓库内单独存放，并实行双人收发、双人保管制度。危险化学品的储存方式、方法以及储存数量应当符合国家标准或者国家有关规定。

（5）药品应定期检查效期，以防失效。定期盘点，实施数量管理，确保账物相符。

（6）中草药种类繁多，性质各异，应根据其特性加以妥善保管，着重防止霉变与防治虫害。数量小或贵重药材宜用瓷缸或金属箱贮存。

4. 药品的出、入库管理

（1）药品入库应根据"入库凭证"进行验收，包括药品的通用名、药品上市许可持有人（中药饮片标明生产企业、产地）、剂型、规格、批号、有效期、药品批准文号、供货单位、购进数量、购进日期、价格、发票号码等内容。验收完毕及时入库。特殊管理的药品应实行双人验收，并验收到最小包装。

（2）药品出库应遵循"先产先出""近期先出""按批号发放"的原则，并应进行复核和质量检查以保证数量、质量。

5. 药品质量监督管理　医疗机构应依据各省相关药品使用质量管理规范、《药品管理法》等对本单位药品的购进、储存、调配等环节实行质量管理，建立包括组织结构、职责制度、过程管理和设施设备等方面的质量管理体系，并保证有效运行。

（1）机构与人员　①医疗机构负责人应保证本单位严格执行药品监督管理的相关法律法规，对本单位使用药品的质量承担领导责任；②医疗机构应建立药事管理委员会或药事管理小组。其主要职责是监督、指导、协调本单位的药品管理、合理用药、不良反应监测上报等药事工作，定期召开会议，研究、解决药事管理中的重大事宜；③医疗机构药品质量管理负责人或专职药品质量检查员行使质量管理职能，并对本单位使用的药品质量行使否决权；④医疗机构药品质量管理机构负责人或专职检查员应熟悉国家有关药品管理的法律法规、规章和药品使用的专业知识，有一定的实践经验，可独立解决使用过程中的药品质量问题；⑤医疗机构应配备与其规模相适应的药品采购、验收、养护等组织或人员；⑥一级以上医疗机构药品采购、验收、保管、养护、调配等工作必须由药学技术人员担任，采购与验收人员不得相互兼任；⑦医疗机构应制定考核培训计划，并建立培训考核档案，加强对药学人员的药事法规及专业知识的培训考核；凡培训考核不合格的人员，不得从事药剂工作；⑧医疗机构应建立药学人员健康档案。直接接触药品的人员，每年进行一次健康检查。凡发现患有精神病、传染病或者其他可能污染药品疾病的，应立即调离直接接触药品的工作岗位。验收、养护人员应进行视力、辨色力检查。

（2）制度与管理　医疗机构应根据本单位的实际情况，制定相应的药品质量管理制度，定期对本单位药品采购、验收、入库、储存、出库、调配、使用等制度执行情况进行检查、考核，并做好记录。①质量管理制度应包括以下内容：有关部门、组织和人员的质量责任；药品采购、验收、入库、储存、出库等岗位的管理制度；特殊药品管理制度；首次供货企业和品种资质及质量审核制度；处方调配与评价管理制度；药品拆零管理制度；效期药品管理制度；中药饮片炮制、配方、代煎等管理制度；不合格药品及退货药品管理制度；药品不良反应报告制度；质量信息管理制度；企业资质证明文件及药品检验报告书留存登记制度；质量事故报告和处理制度；药学人员培训考核制度；药学人员健康状况管理制度；相关药品法律法规及药学专业知识学习制度；药品质量监督管理定期自查及考核制度。②一级以上医疗机构应具有独立的计算机管理系统，能覆盖医疗机构内药品的购进、储存、使用的全过程；能如实记录医疗机构实施本规范的全过程，并具有可以实现接受当地食品药品监督管理部门远程监管的条件。③医疗机构在药品使用过程中发现假劣药品，必须停止使用，并及时向所在地食品药品监督管理部门和卫生行政管理部门报告，不得擅自处理。④医疗机构应按照《药品不良反应报告和监测管理办法》等有关规定，建立药品不良反应监测报告制度，依法履行药品不良反应监测报告义务。临床用药发生不良反应时，应及时向当地食品药品监督管理部门报告。

二、处方调剂管理

医院药品调配（处方调剂）是医院药师日常主要工作之一。2007年5月1日起实施的《处方管理办法》要求取得药学专业技术职务任职资格的人员方可以从事处方调剂工作。药师应当凭医师处方调剂处方药品。

（一）调剂工作规程

1. 处方调配工作程序

（1）审核处方药师应当按照《处方管理办法》要求审核处方。除了应逐项检查处方前记、正文、后记的书写是否清晰、完整、规范，以及确认处方合法性，还应当审核以下内容：①对规定必须做皮试的药品，处方医师是否注明过敏试验及结果的判定；②处方药品和临床诊断的相符性和适宜性；③剂量、用法是否正确；④剂型和给药途径是否适宜；⑤是否存在重复给药现象；⑥是否有潜在临床意义的药物相互作用和配伍禁忌；⑦药师审核处方后，认为存在用药不适宜的情况时，应告知处方医生，请其确认或者重新开具处方；⑧药师发现严重不合理用药或者用药错误，应拒绝调剂，及时告知处方医生，并应当记录，按照有关规定报告。

2018年国家卫生健康委颁布《关于印发医疗机构处方审核规范的通知》（国卫办医发〔2018〕14号），鼓励医疗机构使用处方审核软件系统辅助药师在处方缴费前实行处方审核。

（2）调配药品　①药师调剂处方时必须做到"四查十对"：查处方，对科别、姓名、年龄；查药品，对药名、剂型、规格、数量；查配伍禁忌，对药品性状、用法用量；查用药合理性，对临床诊断。②对于不规范处方或者不能判定其合法性的处方，不得调剂。③按照处方顺序逐一调配，调配好一张处方的所有药品后再调配下一张处方，以免发生差错。④药品配齐后，与处方逐一核对药名、规格、数量，准确规范地书写或打印标签。⑤对需要特殊保存的药品加贴醒目的标签提示患者注意，如"请放在2~8℃保存"发药时要做特别交代提醒。⑥对于分包装药品除了标明以上药品信息外，还要注明有效期或失效期。

（3）发药　①核对患者姓名，确认患者身份，正确书写药袋或粘贴标签，注明患者姓名和药品名称、用法、用量等。②逐一核对药品与处方相符性，检查规格、数量并签字。③发现配方错误时，应将药品退回配方人并及时更正，同时做好差错登记。④向患者交付药品时，按照药品说明书或者处方用法进行用药交代与指导，包括每种药品的用法、用量、注意事项、禁忌等。⑤发药时应注意患者隐私。⑥药师完成处方调剂后，应当在处方上签名或者加盖专用签章。⑦设置咨询药师，解答患者关于药品及用药中的问题，做安全合理用药教育。

2. 麻醉药品和精神药品的调配　麻醉和精神药品，除了要遵循上述操作规范以外，还需要注意以下几点。

（1）麻醉药品实行"五专"管理：专人负责、专柜加锁、专用处方、专用账册、专册登记。

（2）麻醉药品专用处方为红色，右上角标注"麻"；第一类精神药品按照麻醉药品进行管理，处方为红色，右上角标注"精一"；第二类精神药品专用处方为白色，右上角标注"精二"。

（3）药师接收麻醉处方时，应注意核对患者信息，验明患者姓名、身份证号、代办人身份证号及患者疾病状态等，是否与处方和病历记载一致。

（4）麻醉处方审核时还应注意：开具处方的医师是否具有麻醉药品处方权，其签名与药房备样是否相符，是否使用专用麻醉处方，处方内容是否书写完整，内容与病历是否一致，所开具的麻醉药品用法用量和天数是否符合相关规定等。

（5）长期使用贴剂或注射剂的患者，每次取药时，均需交回已使用过的麻醉药品的废贴或空安瓿，药师应核对所回收的空安瓿品名、数量、批号与麻醉药品专册登记本登记的是否相符，正确后方予以调配。

（6）每日将麻醉药品处方，按年月日逐日编制顺序号，统一规范管理。

3. 高警示药品的调配　高警示药品指若使用不当会对患者造成严重伤害或死亡的药物。

（1）调剂部门需设置专门药架存放高警示药品，不得与其他药品混合存放。高警示药品存放药架应标识醒目，设置警示牌提醒药学人员注意。

（2）高警示药品实行专人管理。调剂室负责人指定药师以上专业技术人员负责高警示药品的养护、清点等工作。严格按照说明书储存和养护。

（3）高警示药品的调剂实行双人复核制度，并做到"四查十对"，确保调剂准确无误。

（二）调剂流程

1. 处方审核流程　为贯彻《医疗机构处方审核规范》（国卫办医发〔2018〕14号），目前医疗机构采用处方审核软件，在处方收费之前辅助药师完成处方审核工作。处方审核软件参考药品说明书、临床诊疗指南、药典等循证医学资料设置处方审核规则。

处方审核流程如下：医生开具处方时，软件自动收集患者的相关临床信息，依据软件系统内置的审核规则，进行处方合理性判断。若软件判断处方合理，自动通过审核，进入处方收费和调剂环节。若软件判断处方不合理，立即弹出相关用药警示信息，并推送药师进行人工审核。药师审核后判断为合理的处方可进入收费环节。药师审核后判断为不合理的处方予以退回，可采用退回请医师复核并签名确认或拒绝并必须修改处方两种方式。医师对退回的处方可采取下列处理措施：①医师对患者病情评估后坚持使用原治疗方案，再次复核并签名确认后处方可继续收费。医师再次复核签名确认使用原治疗方案的处方，在软件系统中予以记录；②医师更改原治疗方案，修改后的处方将作为新处方重新进入步骤一进行审核。药师退回的处方，若医师不采取上述处理措施，处方将无法收费。

在暂无处方审核软件的医疗机构，仍由调剂窗口的药师完成处方审核工作。

2. 门诊调剂流程

（1）门诊调剂室的任务　是负责本院门诊处方及科室领单等的调剂发放工作，保障门诊用药；提供药物咨询服务，监督和指导药品的合理应用和正确使用，保证患者用药安全有效；做好药品的管理和分装工作，确保药品质量；宣传合理用药。

（2）门诊调剂室的用药特点　门诊部与住院部相比，具有患者流动性大、疾病谱较广、慢性病多和诊治时间短的特点。门诊调剂室以治疗慢性病、常见病的药物为主，剂型以口服、外用为多，注射用药相对较少。

（3）门诊调剂流程　门诊调剂室有关药品的主要工作为"领、分、发"3个方面。对于患者要体现以人为本的宗旨，做好药学服务，保证药物治疗的安全、有效。经由处方审核判断为合理的处方，方能进入收费和调剂流程。门诊调剂室处方调配的程序是收方→配药→复核→发药。按门诊工作强度配备发药窗口，每一窗口配备调配和发药人员各一名，配备工作站一台，备好足够的大小药袋、笔、粘胶标签、药篮及其他调配发药工具。药品调剂人员应经过专门上岗培训，掌握国家药品管理的有关法律法规，以及各级行政部门关于药品使用的有关规定。处方传递到门诊药房后，后台药品调剂人员按照药品清单的药品名称、剂型、剂量进行药品调配。调配同时检查药品是否变质，包括变色、风化、潮解、破碎等；对整包装药品，应检查可打开最小包装；有效期药品应检查是否过期。所取同一种药品若有不同批号时，取批号最早的调剂，取剩药品放回原位。后台药品调剂人员按药品清单调配完成后，将所取药品、清单交给窗口调剂人员。窗口调剂人员核对患者姓名、药品名称、剂型、剂量、数量与电脑显示的处方信息是否一致。"四查十对"后，呼叫处方患者姓名，确认患者姓名、年龄、性别无误后，按处方顺序将药品逐个交予取药者，同时核对所取药品名称、剂型、剂量、数量与药品清单所载是否一致，并将药品清单一并交予取药人。贴上写有用法用量的小标签。并检查可打开的最小包装是否完整，数量是否准确，药品有否过期或变质。每发完一种药品，向取药者交代用法用量及药品应用和保存的注意事项等。窗口调剂人员发药完毕后，告诉取药者药已配齐，可以装袋。

（4）门诊调剂室的药学服务　随着医药科技的迅猛发展和药学专业的分化，药品调剂逐渐从药品供应服务型向技术服务型转型，如何保证患者用药的安全、有效，已成为门诊药师的工作重点。在门诊工作中药学信息咨询服务占有越来越重要的地位，其服务内容主要有审查处方的合理性、指导患者依照医嘱合理使用药品、提供常用药品信息、解答药学咨询、向医师提供合理用药咨询以及药物再评价等。

3. 住院调剂流程

（1）住院调剂室的任务　是及时、准确地调配病区的药品请领单和住院患者的处方；积极配合病区危重患者的抢救工作，做好抢救药品的及时供应；定期检查、清点病区小药柜药品的保管和使用，防止病区药品的囤积、过期，发现问题及时和病区协调处理解决；加强和临床科室的联系，开展临床药学工作，通过定期提供药品供应信息或新药介绍等资料，为临床合理使用药品提供信息；准确反馈临床用药信息，为本院基本药物目录的制定提供资料；为临床医护工作者和患者提供药物咨询。

（2）住院调剂室的用药特点　住院患者一般需要综合性的治疗，疑难病症多、重症多、大手术多、综合化疗多，临床经常使用的药品有近千种，贵重药、抗感染药、麻醉药、抗肿瘤药、血液制品、输液消耗量大，需求复杂。因此，药品管理是住院调剂室工作的重点和难点。

（3）住院调剂流程　目前我国各级医院住院调剂室实行的药品调配形式主要有3种：摆药、领药和病区药柜。

1）摆药　打印医嘱用药清单，查对无误后签字确认。调剂摆药，仔细核对医嘱中药品的名称、规格、产地以及有无配伍禁忌和用法用量错误，根据医嘱单对每个患者按医嘱的用法用量进行单剂量摆放。核对后将药品送至相应病区。部分医院建立静脉配置中心，住院患者中注射用药的长期医嘱由静脉配置中心完成调配，住院调剂室负责注射用药的临时医嘱和住院的口服、外用类药品的调剂。

2）领药　打印医嘱用药清单，查对无误后签字确认。仔细核对药单中药品的名称、规格、产地和用法用量，根据药单对整张药单中的所有药品进行调剂。核对后将药品送至相应病区。

3）病区药柜　护士凭请领单到住院调剂室领取病区常用药品，存放在病区药柜中，然后由护士在病区按医嘱摆药发放给患者。其优点是便于护士及时取用药品给患者用药，缺点是护士对药品的性质和贮存条件不了解，保管不当易造成失效、变质，影响用药安全。一般病区药柜多选注射剂，尽可能减少口服品种的备药。

4. 调剂的发展　随着药学服务理念的深入，调剂窗口为患者和临床提供专业的药学服务，调剂窗口的药学服务已被广大药学人员认可并得以实施。

（1）工作职能和工作模式转变　建立具有专科特色的病区卫星药房/药柜，由几名药师负责和承担所辖病区的药品调剂工作，同时参与病区患者药物治疗，设计临床药物治疗方案，开展患者用药指导。

（2）建立具有药学技术保障的现代化药房调剂　国内许多地区的医院已建立现代化的药房调剂流程，使用单剂量分包机、快速发药机等自动化设备辅助药师的调剂工作，防止调剂差错，防止药品的浪费、丢失、积压，加快发药速度，方便药品的核对、正确使用，也便于药品的运送。

（三）调剂质量

1. 服务礼仪

（1）仪容仪表　发型修饰得体。面容不得浓妆艳抹。手部不允许涂抹有色指甲油。与患者交谈时自然从容、目光温和。统一着装，佩戴胸卡并正面向外。

（2）体态语言　药师站姿、坐姿符合工作场合要求，给患者严谨、大方、安全之感。回答患者问题要注视对方，以示对患者尊重。

（3）口头语言　药师的语气要温和耐心，声音清晰，语速适中。称呼适当，应使用尊称。服务过程中语言精练，使用敬语，语言切忌"生""冷""硬""顶"。态度和善，充分尊重患者的人格和习惯。

2. 准确调配药品

（1）依序调配药品，注意每次调配好一种药品后再调配下一种药品，避免混淆。

（2）核对所调配药品包装及标签上注明的药品名称、规格、剂型与处方所开具药品名称、规格、剂型的一致性；特别注意药品名称相似、包装相似、多种规格、多种剂型的易混淆药品的正确辨识和调配。

（3）核对所调配药品包装和标签上注明的用法、用量与处方所开具药品给药剂量的一致性。

（4）核对药品形状、包装外观及标签的完整性，确保所调配药品的质量是合格的。发现药品标签不清或缺损，包装松动、变形、污染，颜色改变、性状改变或异样时，一律严禁调配，并将其按质量问题报告和处理。

（5）核对所调配药品包装数量与处方所开具药品总数量的一致性。

（6）核对所调配药品的有效期，确保发出的药品在患者处方治疗周期内是有效的。

3. 用药差错管理

（1）用药差错的含义　①用错患者：将药物给予不应该使用此药的患者。②用错药物：给患者用了与治疗无关的或对于患者不适宜的药物。③用错剂量：用药剂量过大造成中毒或剂量过小延误治疗时机。④用错给药途径：口服、外用、注射等给药部位或方法错误。⑤用错时间：错误的给药时间、间隔和疗程。

（2）调剂相关的用药差错　①审方疏漏：药师通过审方应发现并纠正医师的错误处方，避免将错误处方的药物发给患者。药师审方的疏漏常见于：应做皮试的药物没有标注"皮试阴性"；儿童使用不宜用于儿童的药物，如喹诺酮类；孕妇使用可能导致流产或致畸的药物，如沙利度胺、维A酸等；老龄患者用药剂量过大；注射剂溶媒选用不当；两种药物含相同成分，可能导致重复用药；两种药物具有不良的相互作用或潜在意义上的配伍禁忌；用法错误，如青霉素每日一次。承担审方责任的药师必须具备丰富的经验，掌握药物正确的用法和配伍禁忌，熟悉特殊患者的用药特点，了解药物配伍和药动学特性，才能凭经验审方发现处方错误。有条件的单位应安装处方审核软件，利用计算机自动审查处方，并对计算机自动提示的处方错误进行判断。②处方调剂错误：处方调剂错误指处方没有错误，但调配了错误的药品。这类差错较常发生，分为内部差错和外部差错两类。内部差错可能由负责核对的药师发现并及时纠正，因此，要求设定双人核对制度。如果没有双人核对，或者核对的人也没有发现差错，将错误的药品发给了患者，就构成了外部差错。外部差错可能导致患者用药错误，不仅影响医院形象，还可能造成患者身体伤害等严重后果。为了避免调剂差错，可以设置双人核对；科学合理摆放药架上的药品，将易混淆药品分开摆放，必要时在货架上设置提醒；合理配备调剂人员，避免疲劳作业，并经常培训调剂人员；保证调剂室光线明亮、药品存储空间充足、降低噪声干扰；自动化和智能化的调剂设备是降低处方调剂错误的有效措施。③处方（医嘱）信息缺失与辨识错误：患者信息和药品信息都是药师在调剂时需要考虑的因素。处方信息必须充实、完善地提供给药师，以帮助患者正确使用药品。在处方信息传递的过程中，信息缺失和错误都将可能造成严重的用药错误。④药品使用错误：药品使用错误指错误的药品已经给患者使用，或正确的药品以错误的方法给患者使用，包括处方（医嘱）错误、护士执行错误、患者不依从等。

（3）用药差错的呈报　要减少用药错误、加强用药安全，必须建立一个良好的差错报告制度。只有依靠医护人员对用药错误的报告，分析和评价用药错误事件，制定并执行有效措施，才能减少或预防用药错误发生。目前世界上有很多国家已建立了有效的用药差错报告系统，这些系统有一些共同的特点。首先是倡导以患者为中心的文化，鼓励医务人员报告用药差错事件；其次系统认为报告应该是自愿的、非惩罚性的、保密的和独立的。用药差错报告系统收集、整理、研究用药错误和不良事件报告，分析严重事件和有意义的可能导致失误的事件，提供安全用药实践的推荐意见和策略，对于严重事件进行根源分析、调查、评估、研究与分享，同时和药厂协作，进行产品变革，改善药品的使用安全性。中国药学会在2005年发布的《优良药房工作规范》中倡导建立用药差错报告系统，并制定了用药差错报告表。

三、医院制剂管理

（一）医院制剂的定义与特征

《医疗机构制剂注册管理办法》（试行）第三条阐述了医院制剂的定义："医疗机构制剂，是指医疗机构根据本单位临床需要经批准而配制、自用的固定处方制剂。医疗机构配制的制剂，应当是市场上没有供应的品种"。具体范畴包括：①用于预防、治疗、诊断人的疾病，有目的地调节人的生理功能，并规定有适应证、用法和用量的药物制剂，包括中药制剂、西药制剂等；②用于皮肤、医疗器械和医疗环境消毒处理的药剂，包括皮肤消毒剂、手术器械浸泡液和空气消毒液等；③用于诊断仪器的辅助药剂，如导电胶、耦合剂等，以增加仪器诊断的灵敏度；④用于保存脏器和组织的辅助药剂，如离体脏器保存液、心脏停搏液等。第十四条又进一步明确规定了医院制剂室不准配制的制剂品种：①市场上已有供应的品种；②含有未经国家药品监督管理部门批准的活性成分的品种；③除变态反应原外的生物制品；④中药注射剂；⑤由中药、化学药组成的复方制剂；⑥麻醉药品、精神药品、医疗用毒性药品、放射性药品；⑦其他不符合国家有关规定的制剂。

（二）医院制剂管理法规

1.《医疗机构制剂配制质量管理规范》 《医疗机构制剂配制质量管理规范》（试行）（以下简称《规范》）是国家第一次针对医院制剂生产全过程的质量控制而制定的管理标准。其主导思想是医院制剂同样属于药品范畴，其监管标准不能降低。共分为11章63条，其中20条针对硬件设施，43条针对软件管理，与制药工业实施的《药品生产质量管理规范》章节条款高度一致。

2. 医院制剂许可证制度 2001年1月以前，医疗机构制剂室生产资质的取得采取卫生局备案制的管理方式。2001年11月以后，根据《中华人民共和国药品管理法》第二十三条：医疗机构配制制剂，须经所在地省、自治区、直辖市人民政府卫生行政部门审核同意，由省、自治区、直辖市人民政府药品监督管理部门批准，发给医疗机构制剂许可证。无医疗机构制剂许可证的，不得配制制剂。

3. 医院制剂注册管理制度 《医疗机构制剂注册管理规范》（试行）是中华人民共和国成立以来第一个针对医疗机构制剂注册管理的文件，与国家药品注册管理办法的规定相一致，使医疗机构制剂生产品种由原来的备案制变为审批制。

（三）医院制剂的质量管理

1. 质量管理组织的人员组成 根据《医疗机构制剂配制质量管理规范》（试行）第六条规定："医疗机构制剂配制应在药剂部门设制剂室、药检室和质量管理组织。机构和岗位人员职责应明确，并配备具有相应素质及相应数量的专业技术人员。"因此，药学部门应设立制剂质量管理组织。相关机构人员组成原则如下。

（1）根据《医疗机构制剂配制质量管理规范》（试行）要求，质量管理组织机构应由药学部门主管院长与药学部门主任结合单位实际工作需要和人员情况建立。贯彻精简、高效原则。

（2）质量管理组织至少应由药学部门主任、配制机构负责人、检验机构负责人组成。此外，还可以吸收各部门负责人参加。

（3）配制和检验机构负责人应具有医药或相关专业大专以上学历，并由具有5年以上制剂生产经验或药品检验经验的人员承担。对工作中出现的异常情况能作出正确判断，同时具有处理和解决问题的能力。

（4）配制机构负责人与检验机构负责人不得互相兼任。

2. 质量管理组织机构的职责

（1）质量管理组织负责制定制剂与配制管理相关的规章制度和操作规程等管理文件。

（2）分析处理不合格制剂的投诉问题并制定处理方案。

（3）研究解决各部门不能自行解决的制剂生产过程中出现的技术问题。

（4）定期听取制剂生产各部门负责人及药检室负责人的工作汇报，并作出评价。

（5）对制剂生产有关质量的人和事负有监督实施、改正及阻止的责任。

（6）负责审查本院新制剂与新工艺的技术资料，报药品监督管理部门审批。

（7）组织制剂生产各部门人员与药检室人员的技术与法规培训。

四、临床药学业务的管理

1999 年，卫生部在《医院药师规范化培训大纲》中首次提出要"培训临床药师"。2005 年，卫生部颁布《医院管理评价指南（试行）》，进一步明确要求开展临床药学工作；同年，卫生部在全国设立了第一批临床药师培训试点基地，通过参加临床药物治疗工作实践培训临床药师，探索建立在职临床药师培养模式与标准以及在职人才培养的相关管理制度和规范。2007 年，卫生部发布《关于开展临床药师制试点工作的通知》，正式启动了医院临床药师制的试点工作，以探索真正适合我国国情的临床药师准入标准、配备标准、管理制度、工作模式、岗位职责以及临床药师工作的评价体系等。2010 年，国家临床重点专科建设项目首次将"药学部（临床药学）"纳入评审科目。2019 年，国家卫生健康委员会出台《关于印发紧缺人才（临床药师）培训项目实施方案（试行）的通知》（国卫科教教育便函〔2019〕157 号），明确指出临床药师培训带教师资要求。

2011 年，卫生部发布《医疗机构药事管理规定》，明确医院药学将从以保障药品供应的传统医院药学模式向以服务患者为中心的药学监护工作模式和以合理用药为核心的临床药学工作模式转变，同时对医疗机构药事管理及临床药师制有关问题做了进一步明确规定，并明确规定了医院药学部门要"设立临床药师""建立以患者为中心的药学管理工作模式"，开展以合理用药为核心的临床药学工作，参与临床疾病诊断、治疗、提供药学技术服务，提高医疗质量。

2017 年，国家卫生健康委联合国家中医药局印发《关于加强药事管理转变药学服务模式的通知》（国卫办医发〔2017〕26 号），要求加强临床药师队伍建设，大力培训和合理配备临床药师，发展以患者为中心、以合理用药为核心的临床药师队伍；加大处方点评力度，要求医疗机构按照《医院处方点评管理规范（试行）》开展处方点评，对点评中发现的问题，重点是超常用药和不合理用药，进行干预和跟踪管理。2018 年 11 月，国家卫生健康委联合国家中医药局印发《关于加快药学服务高质量发展的意见》（国卫医发〔2018〕45 号），强调医疗机构必须高度重视药学服务，适应新形势新要求，加快药学服务模式转变，加强药师队伍建设，充分调动药师队伍积极性；加强处方审核和处方点评，鼓励各级卫生健康行政部门依托药事质控中心等组织，开展本区域内、跨医疗机构的处方点评，将点评结果纳入对医疗机构的绩效考核指标中，并与医师处方权授予、职称评定、医师定期考核和药师审核处方质量评价挂钩；加强临床用药监测、评价和超常预警，对药物临床使用安全性、有效性和经济性进行监测、分析、评估。2020 年 2 月，经国务院批准，国家卫生健康委联合教育部 6 部门印发《关于加强医疗机构药事管理促进合理用药的意见》，强调在医疗服务价格中统筹考虑药学服务的成本和价值，支持药学服务发展。2023 年，国家卫生健康委员会联合国家中医药局印发《关于开展全面提升医疗质量行动（2023—2025 年）的通知》（国卫医政发〔2023〕12 号）中提出，要推行临床药师制，发挥药师在处方审核、处方点评、药学监护等合理用药管理方面的作用；并要求在儿科等重点科室配备驻科药师，参与药物治疗管理。2024 年，国家卫生健康委办公厅发布《关于开展驻科药师工作模式试点的通知》（国卫办医政函〔2024〕12 号），正式启动驻科药师工作模式试点工作，并发布了全国 94 家试点医院名单。

另外，《麻醉药品和精神药品管理条例》《处方管理办法》《抗菌药物临床应用管理办法》《二、三级综合医院药学部门基本标准（试行）》《医院处方点评管理规范（试行）》《医疗机构处方审核规范》《医疗机构药学门诊服务规范》《医疗机构药物重整服务规范》《医疗机构用药教育服务规范》《医疗机构药学监护服务规范》和《居家药学服务规范》等一系列法律法规和规章制度的公布与实施有助于推进临床药学的发展，发挥药师作用，规范临床药物治疗，促进合理用药，保障患者用药安全。

（一）临床药学服务的基本要求

临床药学在医院药学中占有核心地位，是以合理用药为核心的医院药学的重要工作，是医疗机构药学的发展方向。药师应与其他专业人员合作，深入临床，参与患者的临床药物治疗，为患者的安全、合理用药提供良好的专业服务。

1. 临床药学工作的基本原则　以患者为中心，在日常医疗工作中，发现、解决和防止潜在的或实际存在的用药问题，优化药物治疗效果，促进药物的安全、合理使用。

2. 药师的工作职责　药师应主动介入、积极参与临床药学工作。《医疗机构药事管理规定》明确药师的工作职责包括以下几个方面。

（1）负责药品采购供应、处方或者用药医嘱审核、药品调剂、静脉用药集中调配和医院制剂配制，指导病房（区）护士请领、使用与管理药品。

（2）参与临床药物治疗，进行个体化药物治疗方案的设计与实施，开展药学查房，为患者提供药学专业技术服务。

（3）参加查房、会诊、病例讨论和疑难、危重患者的医疗救治，协同医师做好药物使用遴选，对临床药物治疗提出意见或调整建议，与医师共同对药物治疗负责。

（4）开展抗菌药物临床应用监测，实施处方点评与超常预警，促进药物合理使用。

（5）开展药品质量监测，药品严重不良反应和药品损害的收集、整理、报告等工作。

（6）掌握与临床用药相关的药物信息，提供用药信息与药学咨询服务，向公众宣传合理用药知识。

（7）结合临床药物治疗实践，进行药学临床应用研究；开展药物利用评价和药物临床应用研究；参与新药临床试验和新药上市后安全性与有效性监测。

（二）临床药学服务的工作方向

临床药学服务应紧紧围绕以患者为中心、以合理用药为核心，组织药师参与临床药物治疗，提供药学专业技术服务，开展临床药学工作，提高个体化患者用药的安全性和有效性，促进医疗机构药物临床应用管理的持续改进。其主要工作方向体现在以下两个方面。

1. 针对患者个体用药，提供药学专业技术服务

（1）对住院患者，应按相关规定，专职专科临床药师直接参与用药相关的临床工作，在选定的临床科室参加日常性药物治疗工作；开展药学查房，对重点患者建立药历，实施药学监护；参加病例讨论，提出用药意见和个体化药物治疗建议；参加院内疑难重症会诊，为危重患者的救治提供专业技术支持；进行用药医嘱审核，发现不适宜医嘱时主动与临床医师沟通和干预；定期为临床医师、护士以及其他医务工作者提供合理用药培训和药学信息咨询服务；对患者进行用药教育和必要的药物治疗管理。

（2）对门诊患者，应提供用药交代或患者用药指导。药师通过详细询问患者既往病史、现病史、用药史、过敏史以及目前存在的用药问题，从有效性、安全性、经济性、适宜性等方面全面评估患者药物治疗方案的合理性，从药学专业角度解决患者用药问题，如存在多病共患、多药共用等情况，还应针对性开展药物治疗管理工作，并制定长期随访计划，监测患者的治疗效果和药物反应，及时调整治疗方案，确保患者获得持续、有效的药物治疗。此外，药学门诊还提供用药教育和咨询服务，药师向患者详细解释药物的作用机制、用法用量、预期效果及可能的不良反应，帮助患者正确理解和使用药物，提高用药的依从性和安全性。

（3）参与药品安全监测与合理用药管理相关工作。收集、填写和评价药品不良反应及不良事件表，上报不良反应报告；参与处方点评，开展合理用药评价；开展抗菌药物合理使用监察工作；在医院临床路径和单病种相关工作中提供药学专业技术服务；开展包括药物基因组学在内的治疗药物监测，提高药物治疗效益。

2. 对医院药事管理，提供药学专业技术支持

（1）参与医院有关合理用药各项政策和规范的制定工作。

（2）参与制定医院处方集和用药指南。

（3）参与合理用药相关管理和持续改进工作。

（4）协助建立药物治疗决策信息系统。

（5）宏观监控药物使用的合理性。

（6）与临床医师合作，积极参与药物治疗学、药学信息学、循证医学、药物利用、药物经济学和用药安全等研究，促进临床安全与合理用药。

（7）为医务工作者提供系统的合理用药信息，为患者提供用药教育和咨询服务。

（三）临床药学服务的主要内容

1. 药师深入临床，参与药物治疗　是临床药学工作最基本、最重要的工作内容。临床药师作为医疗团队的成员负责如下日常性药物治疗工作。

（1）深入临床科室了解药物应用动态，对药物临床应用提出改进意见。

（2）参与查房和会诊，参加危重患者的救治和病案讨论，对药物治疗提出建议。

（3）进行治疗药物监测，设计个体化给药方案，并对重点患者进行药学监护与用药教育。

（4）指导护士做好药品请领、保管和正确使用工作。

（5）协助临床医师做好新药上市后的临床观察，收集、整理、分析和反馈药物安全信息。

（6）开展药学信息咨询服务，宣传合理用药知识；结合临床用药，开展药物利用评价研究。

2. 药学门诊　药师在药学门诊可为患者提供专业的用药评估、咨询、教育和方案调整建议，从而提升患者用药的合理性和依从性，减少不良反应，改善预后，降低再入院率，以及优化治疗方案。这一服务对于提升医疗质量和保障患者安全具有重要作用。药学门诊的工作内容主要包括以下几个方面。

（1）患者信息收集　全面了解患者的病史、用药史、过敏史等基本信息。

（2）用药情况评估　分析患者当前用药方案的有效性、安全性和依从性。

（3）用药咨询与教育　解答患者疑问，提供用药指导，提高用药依从性。

（4）开展用药教育　药师向患者普及合理用药知识，提高患者的用药意识和自我管理能力，降低用药风险。

（5）提出用药方案调整建议　药师根据患者的具体情况和评估结果，提出用药方案的调整建议，优化患者的治疗方案，确保治疗效果和安全性。

（6）制定随访计划　对于多药共用、多病共患且需要开展 药物治疗管理的患者，药师应制定相应的随访计划，监测、评估患者药物长期使用的有效性和安全性，如出现问题，以便及时调整用药方案。

综上所述，药学门诊的工作内容涵盖了患者用药的各个方面，旨在为患者提供专业的药学服务，提高患者的用药合理性和依从性，从而改善患者的健康状况和生活质量。

3. 药师参与个体化的精准药物治疗　利用现代的分析手段，对一些重点药物和重点患者进行血药浓度监测和遗传药理学基因监测，并根据测定结果，设计个体化给药方案，实施个体化药物治疗，做到安全、合理用药，将临床用药从传统的经验模式提高到科学水平。

（1）治疗药物监测（therapeutic drug monitoring，TDM） 狭义 TDM 指通过测定患者体内药物暴露，利用药代动力学理论，以药物治疗窗为基准，制定合适的药物治疗方案。广义 TDM 不仅局限于血药浓度监测，还可以通过个体基因型、药理标志物（如华法林测定国际标准化比值）等来制定或调整给药方案。实施 TDM 的指征主要有药动学或药效学个体差异大的药物，特殊患者药动学或药效学发生改变时，合并使用影响药物处置的药物（如酶抑制剂或诱导剂），药物治疗窗比较窄的药物等。根据国内外的指南、共识，目前需常规开展血药浓度监测的药物包括心血管类药物、抗生素、神经系统与精神药物、免疫抑制剂、抗肿瘤药物、镇痛类药物、呼吸系统药物等，如地高辛、万古霉素、伏立康唑、卡马西平、丙戊酸、环孢素、他克莫司、甲氨蝶呤等。目前常用的药物浓度测定方法有酶免疫分析法、液相色谱质谱联用法、液相色谱法等。

（2）药物基因组学检测 药物代谢和效应个体差异与遗传基因因素相关。基因变异引起药物转运、代谢、清除及受体相关蛋白功能发生变化，从而影响药物在体内的暴露及效应。药物基因组学检测是对患者进行用药相关基因型检测，评估特定药物代谢和效应的情况，为临床药物的选择及剂量调整提供建议。

（3）群体药动学 该方法是在经典药代动力学基础上发展起来的一门药动学分支，将经典的药代动力学模型与群体统计学模型相结合，研究药物在体内的群体变化规律和药物代谢动力学参数的统计学分布及其影响因素。该技术相对于经典药动学方法优势在于，可以利用稀疏采样的浓度结果建立药动学模型，能分析药物代谢个体差异的影响因素，可根据相关因素估算群体药动参数，还能根据实测浓度结合贝叶斯法估算个体药动参数，提高准确度。基于药动参数可模拟不同给药方案下药时曲线，从而制定或选择合适的给药方案。目前利用 TDM 结果开展群体药动学研究较多，实际临床应用相对较少，其有效性、安全性及经济性还需要进一步研究。

基于上述，药师应根据临床实际、患者状况和药物特点，为患者合理选择监测项目，并知晓其方法及特点；在获知检测结果后，应及时根据监测结果为临床提供合理用药指导。同时药师应主动与临床科室沟通，依据循证药学知识，开展监测项目的优化与精选，为临床治疗提供个体化的药物治疗方案。为保证获得可靠的测定结果，开展治疗药物监测和药物基因组学检测工作的临床实验室应按照相关管理办法和规定建立全面质量管理体系，并定期进行室内质控。

4. 药学信息服务 各医院可根据自己的实际情况，配备经过培训的全职或兼职的信息药师，同时配备尽可能完善的资料，如工具书和医药学文献资料、计算机及其软件、数据库等，利用计算机网络功能，以提高药学信息服务的水平，其具体内容以下。

（1）通过电话、信件、传真或网络等多种形式提供药学信息服务。

（2）为临床提供信息支持和药学信息咨询服务。根据临床医疗需要，提供药学相关文献和合理用药相关信息；在病房查房和临床会诊中，对药物选择、药物相互作用和治疗方案等进行分析并提出建议；为临床课题研究提供药学相关技术支持；参与医务人员的入职教育和继续教育，对安全、合理用药提供建议和培训；编辑药讯或药学信息快报等，并定期发布，传递最新的药品信息和药物警戒信息。

（3）为患者提供药物咨询和用药指导服务，解决患者及家属的用药相关问题；为出院患者提供用药指导等。

（4）为医疗质量管理和医疗机构行政决策提供药学信息支持，为药事管理与药物治疗委员会、医疗机构感染管理委员会等提供信息支持；编写本院的"药品目录""处方集"等，便于临床查阅；参与制定院内合理用药规范与临床路径等；参与药品不良反应及用药差错报告；逐步建立和完善药学服务信息网，实现电子化药历和药学信息数据库；逐步建立患者 TDM、用药史或咨询情况数据库；逐步建立医疗机构之间、地区，甚至全国的药学服务信息网，实现资源共享和信息互通等。

（5）为药学人员提供咨询和信息支持，参与药学专业人员的继续教育工作，对工作实践问题提供咨询和建议；应药学人员要求，提供文献检索和信息支持；参与药物利用评价及其研究；为临床合理用药提供循证医学文献支持。

5. 药品不良反应（adverse drug reaction，ADR）监测和报告　按照《药品不良反应报告和监测管理办法》，应把药品不良反应监测列为常规工作，应有专人负责，并建立报告制度。一旦发现药品不良反应，应按规定及时收集和登记填报药品不良反应报告表，同时对所发现的药品不良反应进行因果关系分析，做出客观评价，确定药品不良反应的性质、类型和等级，并将登记的不良反应情况，定期通过网络上报。

6. 开展处方点评和药物利用评价（drug use evaluation，DUE）　按《处方管理办法》和《处方点评管理规范（试行）》规定，医院应建立处方点评制度，药学部门应成立处方点评工作小组，按照相关文件要求定期开展处方点评，以提高医院合理用药。通过处方调查和分析，可以掌握本单位或本地区的用药情况，了解药品动态用量；可进行不同时期和不同单位之间的比较，评价药物使用的合理性，并发现和查找存在的问题，为今后的合理用药提供依据。

DUE 是指从经济学角度出发，结合临床疗效，对药物的合理使用进行评价，对节约卫生资源，对药品使用的社会和经济效益进行综合评估。DUE 对促进合理用药，协助国家卫生行政部门进行宏观决策有重大意义。

7. 结合临床开展有关科学研究　医疗机构药学部门的药师应结合临床工作实践，主动开展药学研究，因地制宜，应用新知识和新方法来改进用药，促进学科建设，提高专业水平。可开展的研究内容如下。

（1）药物利用研究及评价，如医嘱/处方分析、药物使用分析、药物合理应用与耐药趋势分析、药品不良反应报告与评价、循证医学与循证药学等。

（2）临床药物动力学和药效学研究，如特殊病理生理条件下的药物动力学研究，种族、性别、饮食对药物动力学的影响，基因多态性与个体化治疗，剂量调整计算方法，药物代谢性相互作用，群体药物动力学研究等。

（3）药物经济学研究，如临床治疗方案的药物经济学分析，本医疗机构或本地区用药情况分析，药品市场的价格分析等。

（4）药剂学研究，如新制剂、新剂型、新工艺、贮存稳定性、配伍稳定性、上市后药品质量评价等。

（5）新药临床研究，如新药 I 期研究、生物利用度与生物等效性研究、新药安全性监测研究等。

（6）中药的临床药学研究，如中药安全性监测研究；中药与中药、中药与化学药的相互作用；中药处方/医嘱点评；中药合理应用研究等。

（7）药事管理方面研究，如开发药品管理软件，探索药学部门管理模式和经验，药事管理规范化、标准化的研究，卫生资源的配置和合理使用，调剂流程优化研究，差错防范与安全文化研究，药学职业道德与伦理学教育和研究等。

（8）药学信息化服务及数据库建设的研究，如本单位各种信息的收集和一些数据库的建设，推荐联合本地区或本省开展和建设共享的信息支持数据库，关于用药风险预警提示、用药禁忌或超量拦截、适应库存上下限的论证与设置等。

（9）临床急需阐明的药物治疗学中与药学技术有关的问题研究。

（10）其他与医疗机构药学相关的研究。

（葛卫红　李　俐）

书网融合……

题库

重点小结

第三章 医院药学部的处方调剂

PPT

📖 学习目标

1. 通过本章的学习，掌握处方与处方调剂的基本概念、"四查十对"及用药指导要点，PIVAS 的基本理论、操作规程与质量控制要求；熟悉处方调剂的分类、方式、流程及审核复核的重要性，PIVAS 的工作流程、无菌操作及药品管理技术；了解处方调剂发展趋势、药学从业资格、调配差错处理原则，PIVAS 在合理用药与效率提升中的作用，以及注射剂配伍稳定性、全肠外营养液与危害药品的调配原则。

2. 具备规范开展处方调剂、审核及差错识别与处理的能力；具备基于"四查十对"基本原则进行处方审核、患者用药交代的能力；具备 PIVAS 中注射剂配伍评估、肠外营养及危害药物调配的基本技能；能运用信息化和自动化手段提升调剂与集中调配效率，具备初步解决实际问题的能力。

3. 树立以患者为中心的药学服务与患者安全意识，坚持职业道德，遵守法律法规；具备团队协作精神和持续学习能力，主动承担药学服务责任，助力提升患者用药质量。

调剂学是研究如何依据医师处方（或医嘱）调配药品、制备外观适宜、方便投药、能发挥预期疗效的剂型发给患者，并进行用药交代，回答患者咨询的学问。处方调剂是医院药房日常工作的中心环节，是一项技术性、专业性、法规性和服务性很强的特殊工作，其过程包括收方、审方、配方、核对、发药以及安全用药指导等环节和内容。直至 20 世纪 90 年代初，我国的医院药师大部分从事单纯的药品采购、供应和传统的处方调剂工作（即管理供应型：只局限于根据医师的处方准确无误地把药发给患者），但是随着临床药学的发展，目前医院药师的工作从传统的管理供应型已转化为知识信息型、医药结合型和药学服务型，而且医院的医疗模式也从以药物为中心转化为以患者为中心，处方调剂也从传统的处方调剂（狭义）转变为现代处方调剂（广义）。现代处方调剂除了传统的处方调剂以外还包括审核处方、患者用药指导（或用药交代）、患者的药历记录、药品不良反应的预防和早期发现以及药品不良反应的对策等与药品相关的所有调剂工作。

《处方管理办法》第三十三条和《医疗机构药事管理规定》第二十八条中明确指出，药师发出药品时应当告知患者用法、用量以及注意事项，指导患者合理用药，对患者进行用药指导是药师的责任和义务，表明处方调剂和用药指导是医院药房药师的主要工作内容。

本章重点叙述医院药学部（或药剂科）处方调剂的工作内容。

第一节 医院处方调剂概述

一、处方

根据《处方管理办法》第二条规定，处方是指由注册的执业医师和执业助理医师（以下简称医师）在诊疗活动中为患者开具的、由取得药学专业技术职务任职资格的药学专业技术人员（以下简称药师）审核、调配、核对，并作为患者用药凭证的医疗文书，也包括医疗机构病区用药医嘱单。处方是医师为防治患者疾病而开写的书面文件，是药剂人员调配、发放药品的书面依据，也是药房统计调剂工作量、进行月底盘点消耗数量的原始资料，是在发生任何与药房有关的医疗或经济事故时的法律依据。

处方根据是否使用纸质可分为纸质处方和电子处方。随着医院电子计算机管理化发展，纸质处方的使用逐渐减少，电子处方的使用逐渐增多。电子处方是指通过医院信息系统（hospital information system，HIS）实现的数字化和无纸化处方。另外，处方也可分为门诊处方、急诊处方和住院处方（或医嘱）。按照《病历书写基本规范》的规定，医嘱是指医师在医疗活动中下达的医学指令。

二、处方调剂

处方调剂工作是药师以医师的处方为依据在医院药房和社会药房中进行。因此，处方调剂可分为医院药房处方调剂和社会药房处方调剂。医院药房处方调剂又可分为门诊处方调剂、急诊处方调剂和住院处方调剂。

处方调剂涉及处方管理，药品管理，制度与规范制定，质量控制，职责与流程管理，技能培训与实践等多方面内容。调剂工作程序包括收方、审方、调配药品、复核（核对处方与药品）、发药及患者用药指导（或用药交代）。《处方管理办法》第三十一条规定：具有药师以上专业技术职务任职资格的人员负责处方审核、评估、核对、发药以及安全用药指导；药士从事处方调配工作。然而，审方和用药指导的药师应具备丰富的临床药学相关知识。

三、医院处方调剂的分类

根据处方调剂的场所不同，医院处方调剂分为门诊处方调剂、急诊处方调剂和住院处方调剂。

四、处方调剂方式

《医疗机构药事管理规定》第二十九条规定：医疗机构门急诊药品调剂室实行大窗口或者柜台式发药；住院（病房）药品调剂室对注射剂按日剂量配发，对口服制剂药品实行单剂量（unit dose）调剂配发；肠外营养液、危害药品静脉用药应当实行集中调配供应。

（高　晨）

第二节　门诊处方调剂

门诊药房是药师根据医师处方为患者提供合格药品，并进行用药交代的窗口，医疗机构门诊药品调剂室实行大窗口或者柜台式发药。门诊药房的处方调剂工作流程包括接收处方（收方）、审核处方（审方）、调配处方、复核处方及药品（核查）、发药以及用药交代（图3-1）。

处方调剂操作规程如下。

（1）处方审核　对处方进行适宜性审核。

（2）药品调配　准确调配药品。

（3）标签标识　正确书写药袋或粘贴标签，注明患者姓名和药品名称、用法、用量。

（4）用药交代　向患者交付处方药品时，按照说明书或处方用法，进行用药交代（包括每种药品的用法用量、注意事项等）。

（5）处方签核　药学专业技术人员在完成处方调剂后，应当在处方上签名。

一、处方审核（审方）

处方审核是指药师在日常处方调配前履行对处方进行审核和安全用药检查把关的专业技术服务职责

的工作过程。随着医院调剂的自动化、信息化、网络化、数字化，虽然大部分三甲医院常采用 HIS 医院信息系统中的嵌入式合理用药软件系统（PASS）自动审方，但是很多医院是由药师进行人工审核，其审方的详细内容如下。

（一）处方书写

处方由三个部分组成。

1. 处方前记　包括医疗单位全称、科别、患者姓名、性别、年龄、处方日期、门诊号或住院号等；麻醉药品和第一类精神药品处方还包括患者身份证号、代办人姓名和身份证号、诊断名等；儿科处方还需注明体重、实足年龄等。

2. 处方正文　处方正文以拉丁文"R"或"RP"起始，表示"请取"；内容包括药品的名称、剂型、规格、数量、用法用量和给药途径等。

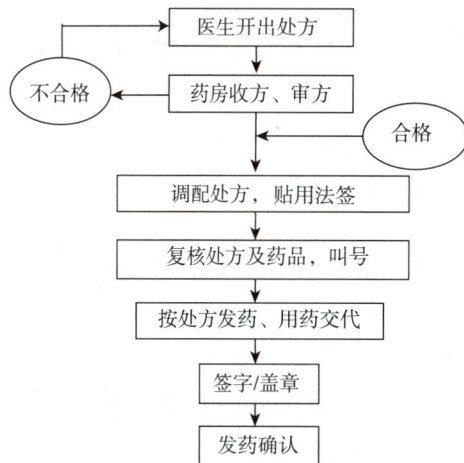

图 3-1　医院门诊处方调剂的流程图

3. 处方后记　包括医生签名、盖章以及配发人和审方人签名。

（1）处方权限　在严格意义上，处方只能由在职的执业医师开具；在特殊情况下，助理医师开具的处方在经执业医师签名并加盖专用签章后方有效；乡镇、村的医疗机构的助理医师可在注册的执业地点取得相应的处方权。医师经考核合格后可取得麻醉药品和第一类精神药品的处方权；药师经考核合格后取得麻醉药品和第一类精神药品的调剂资格。试用期人员开具的处方，应当经所在医疗机构有处方权的执业医师审核并签名或加盖专用签章后方有效。进修实习医师由所在医疗机构对其胜任本专业工作的实际情况进行认定后授予相应的处方权。任何有处方权的医师都要将本人签名或印章留存于药剂科作存档鉴证。

（2）处方书写制度　处方的书写必须做到内容完整准确，目前已经发展为电子处方，要求字体清晰可辨，不可出现字迹模糊，处方不全等现象。处方如要修改，需原处方医师签字盖章方能生效，在调配过程中，如发现处方书写不符合要求或有差错，需及时与医师联系，修改后做调配，药师不得擅自修改处方。处方中医师所写药品名可用中文或者英文，应当使用经药品监督管理部门批准并公布的药品通用名称、新活性化合物的专利药品名称和复方制剂名称。

（二）审核处方内容

1. 处方的颜色　普通处方为白色，急诊处方为黄色，儿科处方为淡绿色，第一类精神药品处方为淡红色，第二类精神药品处方为白色，麻醉药品处方为红色。

2. 药品类别　中药药品单独开方，西药和中成药可单独或一起开方；不能出现重复用药的现象，同一类别甚至同一成分不同厂家的药品不可以开在同一张处方上。

（1）门诊一般不得超过 7 日量。慢性病患者可开具长期处方。

（2）门诊处方应在 3 日内调配。

（3）每张处方限开具 5 种药品。

另外，对于处方中短缺的药品，应及时与库房联系，缺货时应主动与临床医师沟通使用其他药品替代，对于处方中有任何异议的，调配药师要及时与处方医师进行商议，不能擅自修改处方或更换药品。

（4）确认日剂量和次数、最大剂量。如果超过最大剂量，应与处方医师联系。

（三）审核处方的用药适宜性

1. 规定必须做皮试的药品，处方医师是否注明过敏试验及结果的判定

2. 处方用药与临床诊断的相符性

（1）非适应证用药　例如，肠球菌感染应用克林霉素，会出现耐药现象；用阿奇霉素治疗无感染的咳嗽者。

（2）过度治疗用药　例如，顺铂、氟尿嘧啶、表柔比星、依托泊苷合用于食道癌患者，后两者疗效不明显且毒性过大等。

3. 选用剂型（或给药途径）、剂量与用法的合理性　给药途径、剂量与用法影响起效的快慢、作用强度及作用的持续时间，可能产生不同的药理作用，甚至会发生毒性反应。例如，甘露醇作为冲洗剂应用于经尿道前列腺切除术，静滴给药可用于组织脱水；硫酸镁口服给药产生导泻作用，注射给药用于镇静、抗惊厥；氯己定栓剂用于杀菌，溶液剂用于治疗口腔溃疡；当茶碱用于治疗支气管哮喘时，其注射剂、片剂和栓剂的作用时间依次延长。

4. 是否有重复给药现象

（1）同一个处方中有重复的药物（如具有相同成分的药品）。

（2）不同处方中有重复的药物（不同临床科室的处方中出现重复药物或与患者正在服用的药物重复）。

5. 是否有潜在临床意义的药物相互作用和配伍禁忌　审核处方时，支持有益的药物相互作用；拒绝调配有害的相互作用，对于有争议的药物相互作用，需提醒临床医生加强用药监测，一旦发现问题，要及时上报。若有药剂学的配伍禁忌，调剂时应分别包装；若有药理学的配伍禁忌，应与处方医师联系并确认；处方上应记录处方医师姓名、与医师联系的日期和时间，并由负责药师签名。

有益的药物相互作用是指药理作用相加、可减少不良反应的合用情况。有害的相互作用是指出现竞争性拮抗作用、产生不良反应甚至毒性增强的合用情况，例如：阿司匹林与青霉素竞争肾小管排泄；四环素类药品与多潘立酮合用，生成难溶性物质；水合氯醛与抗肿瘤类药品合用竞争结合血浆蛋白，使游离药品增多，药效降低。产生不良反应甚至毒性增强的案例如下：肝素钠与双嘧达莫合用增加出血的危险；山莨菪碱与哌替啶合用使毒性增加；甲氧氯普胺与吩噻嗪类抗精神药品合用会加重锥体外系反应；氨基糖苷类药品与万古霉素合用使肾、耳毒性增强。

6. 是否有潜在临床意义的配伍禁忌　禁忌事项包括小儿禁忌、老年人禁忌、孕妇禁忌和哺乳妇女禁忌。例如，阿昔洛韦与齐多夫定注射液配伍引起肾毒性；亚胺培南与更昔洛韦合用可诱发癫痫；地高辛片与麻黄碱合用会诱发心脏毒性；复方利血平片与麻黄碱合用，影响降压效果；苯巴比妥类镇静药品与含乙醇的药品合用会抑制中枢神经；阿托品与生物碱合用增加中毒风险。

若处方中有配伍禁忌和妊娠禁忌，应拒绝调配；处方中药物用量超过常规用量，应由处方医生重新签字确认。

当处方中出现禁忌药物时应联系处方医师，处方上应记录处方医师姓名、与医师联系的日期和时间，并负责药师签名后按确认后的结果进行处方调剂。

7. 疑义处方的对策　疑义处方是指存有缺陷或不清楚之处的处方，且这些疑问使得药师无法理解处方者的治疗方案而无法判断和调剂药品，或者是处方中存在严重用药安全隐患或不合理性等问题。当处方审核中发现疑义处方（用药不适宜情形）时，应告知处方医师，请其确认或重新开具处方。发现严重不合理用药或者用药错误时，应当拒绝调剂，及时告知处方医师并记录，按照有关规定报告，药师必须联系处方医师进行再次确认或修改处方。

8. 审方资格　《处方管理办法》第三十一条规定，具有药师以上专业技术职务任职资格的人员负责处方审核、评估、核对、发药以及安全用药指导；药士从事处方调配工作。

（四）检查医师盖章、收费盖章是否有效

审方时，药师应确认处方医师的有效盖章情况及有效收费盖章情况。

门急诊处方原则上都是当日有效，过期处方必要时经由原处方医师修改日期后重新签字盖章方能生效。

二、调配处方

根据《处方管理办法》第三十七条规定：药师调配处方时必须做到"四查十对"。"四查十对"的内容包括：①查处方，对科别、姓名、年龄；②查药品，对药名、剂型、规格、数量；③查配伍禁忌，对药品性状、用法用量；④查用药合理性，对临床诊断。

签名及不得调剂的规定如下：①须凭医师处方调配处方药品，非经医师处方不得调配；②药师对于不规范处方或者不能判定其合法性的处方，不得调配；③药师完成调配后，在处方上签名或加盖专用签章。

不得限制门诊患者持处方外购药品的规定如下：除麻醉药品、精神药品、医疗用毒性药品和儿科处方外，医疗机构不得限制门诊患者持处方到药品零售企业购药。

调配处方的过程如下。

1. 调配药师收到处方后，首先应该从头到尾认真阅读处方，发现问题要及时与收方人员进行沟通，并处理和解决问题。

2. 确认处方无误后，开始按照处方中药品的顺序逐一调配，第一张处方调配齐全后，再处理第二张处方，以免出现药品混淆差错。调配人员要努力做到零差错，以免造成前台收方人员工作上的难度。

3. 调配人员应核查药品的批号、有效期，发给患者带走的药品要保证药品效期至少要有一个月，院内使用的药品要在距失效期一周内，过期药品不能发出。对于特殊药品的发放要分别进行登记入账，调配已完毕后，与处方逐一核对（药品的名称、剂型、规格、数量和用法），粘贴用药交代标签。准确规范的书写标签应特别标识注意事项：如餐前或餐后服用、驾驶员及运动员禁用、摇匀后服用等，对于需要特殊保存的药品（如 $2 \sim 10℃$ 保存）应贴上醒目标签。

4. 核对无误后要在调配一栏内签字盖章，以示其法律效应。

三、复核处方

复核处方是指药师发药前，对处方已调配药品进行二次核验的操作流程。通过药师的处方复核能够降低处方调剂过程中发生的用药失误。

1. 处方中的药品调配完成后，另一名药师进行核查，确认调配无误后，复核药师签字盖章。

2. 核对内容一般包括再次核实处方内容，即核对科别、患者的姓名及年龄，核对处方药品和调配药品的名称、剂量、规格、数量、药品的性状、用法与用量是否一致，核对结束后，递交给发药人员。

四、发药与用药交代

根据《处方管理办法》第三十三条"向患者交付药品时，按照药品说明书或者处方用法，进行用药交代与指导"规定和《医疗机构药事管理规定》第二十八条"发出药品时应当告知患者用法用量和注意事项，指导患者合理用药"规定，药师必须给患者进行用药教育。

（一）发药与用药交代

发药是处方调剂的最后一道关口，一旦出现错误，将直接影响患者的用药，造成不可挽回的后果，因此发药时药师必须时刻保持警惕。

1. 首先核对发票，确认是否已全部收费。要特别注意部分相同成分、不同厂家或不同规格的药品是否收费正确，若有疑义应及时与收费处联系解决。

2. 核对患者姓名，确认患者。

3. 逐一核对处方与已调配药品的相符性，即检查药品的名称、规格、数量、包装。若发现处方有问题，及时与患者、临床医师沟通并解释，将处方退回给临床医师；若发现调配处方有问题，将处方和药品退还给调配人员，并及时改正。

4. 最后将药品交至患者手中，交付处方药的同时必须进行用药交代，确保患者遵守医师制定的药物治疗方案（即提高患者的用药依从性）。

用药交代内容主要包括用法与用量、用药时间（如餐前或餐后服用）、注意事项（如驾驶员及运动员禁用、摇匀后服用等）及特殊保存等，具体实例如下。

（1）药物服用的适宜时间 ①根据生物钟规律，肾上腺素、抗高血压药物以及抗抑郁药物应在清晨服用；②阿苯达唑等驱虫类药物在清晨服用可增加药物与虫体的接触；③利尿药物应在白天服用，避免夜尿的发生；④二甲双胍、格列美脲、阿卡波糖、对氨基水杨酸等药物在餐中服用，可减少胃肠道不良反应；⑤餐中服用灰黄霉素，脂肪餐可使药物的溶解度变大，提高药效；⑥餐后服用维生素 B_1 和维生素 B_2 使药物的吸收增加，提高药效；⑦睡前服用茶碱缓释片可预防哮喘的凌晨发作；⑧睡前服用阿托伐他汀等他汀类降血脂药使药效增强；⑨抗过敏药可能会引起嗜睡反应，应睡前服用，避免白天服用，并提醒患者服药后尽量不要开车。

（2）不同剂型的使用方法 ①泡腾片严禁直接服用或做含服，用温水浸泡待溶解或气泡消失后再饮用；②舌下片为迅速给药，要求舌下含服五分钟，不能咀嚼或直接吞咽，并且含服后半小时内尽量不要饮水或吃东西；③含漱剂要求在口腔内多停留一段时间，不宜立刻进食；由于剂型中含有防腐消毒成分，严禁儿童吞服；④栓剂要求在使用前排便，睡前清洗后使用；在夏季由于温度较高，栓剂会变软，影响使用，可以连包装一起放在低温环境下，待其变硬后再使用；⑤打开滴眼液包装后应尽快使用，不宜多次打开使用；若发现药液变色或浑浊应立即停止使用；阿托品、毛果芸香碱等具有一定毒性，使用后要压迫泪囊区 2~5 分钟，以免回流至泪囊和鼻腔，引起中毒反应；⑥透皮贴剂直接贴于患者皮肤，不可贴于破损、溃烂、红肿的皮肤处，初次使用应观察皮肤四周的情况，出现任何异样，应立即撕开，并就近找医护人员进行检查。

（3）服用药物与饮食问题。①一些药物服用后需要多饮水。例如，苯溴马隆、丙磺舒和别嘌醇等降低尿酸的药物，服用后要多饮水，防止尿酸沉积形成结石；磺胺类药物容易形成结晶性沉淀，因此需要碱化尿液并多饮水；②一些药物服用后需要限制饮水。例如，治疗胃肠道疾病的药物、止咳药、舌下含片、抗利尿药物等，饮水可降低血药浓度，应在服药后的一定时间内限制水量的摄入；③一些药物在服用期间应严禁饮酒。例如，别嘌醇片会与乙醇反应可降低其抑制尿酸生成的效果；乙醇会加速苯妥英钠的代谢，减弱药效，导致癫痫发作无法人为控制；乙醇与甲硝唑、头孢曲松、头孢哌酮、氯丙嗪等药物反应引起双硫仑样反应，严重时可导致死亡；乙醇可拮抗性抑制利福平的代谢，加重患者的肝损害；乙醇加快普萘洛尔的代谢，可促发心绞痛与心动过速等不良反应；④一些药物应避免与茶水同服。例如，麻黄碱、阿托品类生物碱，洋地黄、人参以及含有钙等多价金属离子的药物与茶中的鞣酸结合形成沉淀，降低药物的吸收，降低血药浓度；若鞣酸与胃蛋白酶、胰蛋白酶、淀粉酶等蛋白质类药物合用，可使其酶类药物失去药理活性。

（二）患者用药指导

给患者发药后，必要时让患者到门诊药物咨询室接受专业指导。患者用药指导的内容主要包括：①药品名称；②药物治疗的目标；③药物的用法用量；④药物的疗效（适应证）、不良反应及注意事项（孕妇、老年人、哺乳妇女等）；⑤药物相互作用；⑥药物的储存；⑦忘记服用药物时的应对措施。

五、处方的保管和其他事项

（一）处方的保管

处方由调剂处方药品的医疗机构妥善保存。普通处方、急诊处方、儿科处方保存期限为 1 年，医疗用毒性药品、第二类精神药品处方保存期限为 2 年，麻醉药品和第一类精神药品处方保存期限为 3 年。处方保存期满后，经医疗机构主要负责人批准、登记备案，方可销毁。医疗机构应当根据麻醉药品和精神药品处方开具情况，按照麻醉药品和精神药品品种、规格对其消耗量进行专册登记，登记内容包括发药日期、患者姓名、用药数量。专册保存期限为 3 年。

（二）其他

处方中还存在很多细节问题，例如处方药品是否需要皮试，需要特别注意部分会引起过敏反应的药品，其处方中需有本医院输液室所盖有的皮试阴性的章，或者有医师注明"继续使用"的字样，一般需做皮试的药品有青霉素类、细胞色素 C 注射剂、普鲁卡因、TAT、胸腺素、降纤酶等。

六、处方调配错误的处理与防范

（一）调配错误的处理

1. 医师处方错误，但药师未能审核出　调配人员应立即向患者真诚道歉，联系开处方医师，咨询正确的处理方法。

2. 医师开具处方正确，但药师调配处方出现错误　当发生这种情况时，首先要查找原始处方核实，确认投诉后调出当日的监控酌情处理。若确实为调剂人员失误，应诚恳地向患者道歉，并协商合适的处理方案，其大致的方案及处理流程如下。①患者未服用错发的药物：第一时间发给患者正确的药品，换回错发的药品，尽量赔偿患者的损失，包括来回路费。②患者错服药物，但临床表现不明显：对于只误服一次且无临床表现的患者，耐心解释错服的药品对其身体无任何伤害，发给正确的药物，且耐心告知药物的使用方法和储存条件；对于服用两次以上、已出现临床表现的患者，应及时让患者就诊，并给与免费积极的治疗。③患者错服高警示药品：根据患者的症状，分析药物的作用、半衰期以及不良反应，确认对患者的伤害程度后酌情处理；对于只服用一次的患者，分析是否已过五个半衰期，观察是否有明显的不适；若患者均表示良好，赔礼道歉，告知患者药物已代谢和排泄、无任何危险，给予正确的药物，并获得患者的谅解；对于服用两次以上的患者，若未过 5 个半衰期的时间，应立即询问患者的各项指征，及时请临床医师进行相应诊疗，在此期间药师要积极配合医师的治疗，将患者的损失降低到最小。

3. 调配错误报告　调配错误发生且进行处理后，当事人必须向负责人报告，认真全面地分析发生错误的过程、细节、原因、事故发生后的解决方案、改正措施，并将该事件作为案例警示其他处方调剂人员避免类似事故的再次发生。

（二）调配错误的防范

1. 门诊药房制定合理有效的药品货位管理制度，按照药物的药理作用、剂型、药品名称首字母等进行合理分类，只允许进行严格训练的调剂人员摆放药品，并确保药品与货架标签严格对应；对于具有兴奋作用或高警示品应贴上标签以示警醒；对于包装类似、同一成分剂型含量不同等易发生差错的药品，应分开摆放；严格遵循先进先出、近期先出的原则，每月进行药品盘点，对于药品效期数量要做到有账可依。

2. 定期对调剂人员进行岗位培训，告知调配、发药岗位操作规章，树立正确的职业道德规范。另外，还应制定合理有效的防范差错措施：①保证值班人数，并在工作高峰期适当增加工作人员；②定期组织药师进行新药相关信息的学习；③定期召开工作会议，总结上阶段出现的不良现象，表扬近期工作积极分子，及时分析出现的调配事故的原因、后果以及处理措施。

第三节　急诊处方调剂

主要介绍急诊药房普通处方的调配和发药流程（图 3-2）。

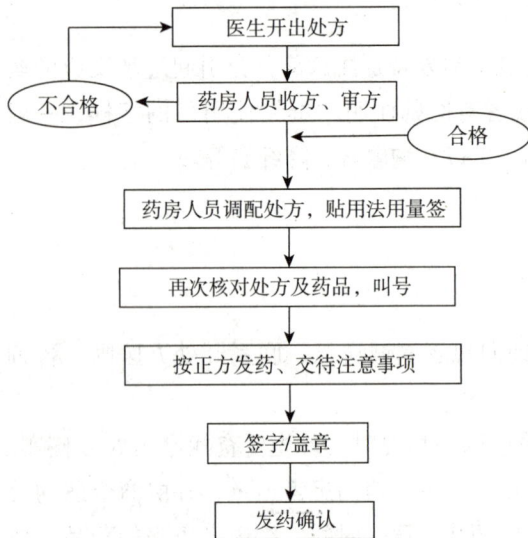

图 3-2　急诊普通处方的调剂流程图

一、收方、审方和调配流程

1. 急诊值班药师接到值班医生为患者开具的急诊处方，首先要按照《处方管理办法》进行"四查十对"，审查处方书写是否规范，如有不合格之处应及时联系医生改正。需要皮试的药品，应核查是否注明过敏试验及结果判断。

2. 按处方书写顺序调配，调配时要注意药品名称、规格、含量、数量、厂家及有效期。

3. 在口服药品外包装上按医嘱注明用法、用量，再次自行核对后，调配药师签字或盖章。

注意事项：①需要拆除外包装的药品不能用手直接接触，并尽可能保存其内包装或使用厂家的原容器包装；②内服、外用药品应按规定使用相应的药袋分开包装，并注明用法用量；③已拆外包装但未发出的剩余药品，应与整包装药品分开存放，并注明批号/有效期；④同一药品存在不同批号/有效期时，在保证药品质量和用药安全的前提下，遵循近效期先用原则。同一张处方，应优先调配同一批号/有效期的药品。对于无法调换的应向患者明确说明，并在药品外包装上标示清楚，发药时再次提醒患者。

二、复核与发药流程

1. 药品调配完毕后，仔细核对患者姓名、药品名称、规格、数量、厂家、用法用量是否与处方一致。确认处方，系统自动销账。核对有无配伍禁忌、妊娠禁忌和超剂量用药。对特殊管理药品和老年患者、妊娠期妇女、哺乳期妇女的用药剂量应重点核查。

2. 复核有无多配、错配、漏配。对易发生调剂差错的药品应特别仔细核对。

3. 在处方和药品进行准确复核后将药品发给患者并签字盖章。急诊因特殊情况无第二人核对时也应自行复核并签字以示已经复核。

注意事项：①药品特殊用法、用量及注意事项必须向患者口头交代清楚；超剂量用药应要求处方医生在用量处再次签名；②发现问题及时联系相关人员更正。属差错事故要按规定程序及时上报。

第四节　住院处方调剂

根据《医疗机构药事管理规定》第二十九条：住院（病房）药品调剂室对注射剂按日剂量配发，

对口服制剂药品实行单剂量（unit dose）调剂配发，肠外营养液、危害药品静脉用药应当实行集中调配供应。

住院处方调配程序：收方→审方→计价→调配→核对→发药。

住院医嘱调配程序：医嘱→处理医嘱→核对摆药单→摆药→核对→发给病房护士（图3-3）。

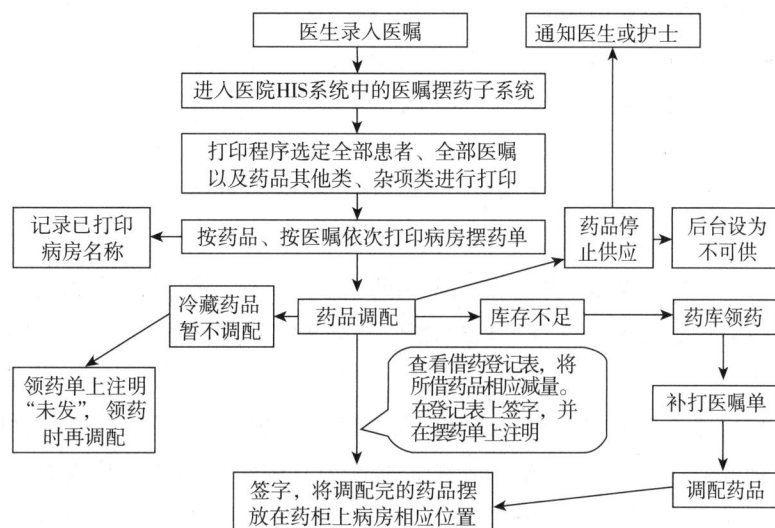

图3-3　医院住院处方调剂的流程图

（一）审核处方

药师负责对医师的住院处方（即长期医嘱和临时医嘱）进行审核，审核内容包括患者姓名、性别、年龄、体重、职业、药物过敏史、药物名称、用药剂量、给药频率、药物剂型或给药途径及药物相互作用等，尤其是化疗药物和全肠外营养（TPN）。对于主要经肝脏代谢或经肾脏排泄的药物，药师应确认患者的肝功能和肾功能指标，并确定医师开具的剂量是否正确。当发现问题及时与医师联系，对使用的药物建议调整给药方案或更换药物。

如果医师开具不在医院药品基本目录（essential drug list in hospital，EDLH）内的药物，药师应联系处方医师建议选用作用相似的EDLH药物。医师可以同意或拒绝药师的建议，药师要尊重医师拒绝的意见。但是应填写一张药物使用登记单并交给药剂科主任，由药剂科主任定期向医院药物治疗委员会汇报。

一些容易耐药的抗菌药物的使用必须得到医院感染委员会的同意才能使用，否则药师只是调配首剂量，有权拒绝调配下一个剂量。如果药师未接到同意使用的通知，药师应及时联系医师，提醒医师及时向医院感染委员会提出该抗菌药物使用的申请。病区抗菌药物的使用应定期更换，以防耐药菌株的产生。化疗药物必须由相当于主治医师以上资格的医师才能开写，且必须有两个医师签名，药师同样负责监督处方医师是否具备资格以及双签名是否遗漏。

住院处方（即长期医嘱和临时医嘱）的审核内容包括：①给药途径、用药剂量、给药次数、疗程是否正确；②有无重复用药；③联合用药是否合理，有无药物相互作用和配伍禁忌；④注射剂溶媒选择是否合理；⑤医师有无特殊用药交代；⑥患者有无药物过敏史；⑦使用特殊药品是否规范，抗菌药物使用是否符合相关规定。

用药医嘱若有错误或疑问之处，必须联系医生进行干预，并记录干预内容和结果。

（二）调配处方

1. 住院医嘱的调配　药师对医嘱审核后方可调配，一般采取每天调配的方式发放长期医嘱药品，临时医嘱需要急时配置、急时发送。

（1）住院患者口服药按每次用药包装，包装上应注明患者姓名和服药时间。

（2）需提示特殊用法和注意事项的药品，应由药师加注提示标签，或向护士特别说明。

（3）制定夜间临时医嘱取药的程序和地点。

（4）医嘱变更须将药品退回药房，不能辨认的药品应作报废处理。

（5）麻醉药品使用后须将注射剂包装交还药房检查，集中作销毁处理。

（6）住院药房实行单剂量配发药品。

2. 出院带药的处方调配

（1）审核出院带药处方，包括患者姓名、病案号、药名、剂量、用法用量、疗程、重复用药、配伍禁忌等。

（2）加注服药指导标签。逐步开展出院患者用药教育，提供书面或面对面的用药指导。

（3）在药品外包装袋上应提示患者：当疗效不佳或出现不良反应时，及时咨询医生或药师。告知医院及药房电话号码。

3. 特殊调剂　根据患者个体化用药的需要，药师应在药房中进行特殊剂型或剂量的临时调配，如稀释液体、磨碎片剂并分包、分装胶囊、制备临时合剂、调制软膏等，应在清洁环境中操作，并作记录。

4. 住院处方的调剂方式

（1）中心摆药　临床药师将经审核的处方输入电脑系统，先把一张包含患者姓名、药名和数量、给药途径、用法用量、配药日期、有效期的标签打印出来，由药士（或技术员）按病区进行摆药，一天摆药一次，将摆好的药品封装在药袋中并贴上标签，由临床药师核对后双方签字，将药品放到患者的药盒内，然后送到各个病区药品储藏柜内，病区药品储藏柜凭密码才能打开，并自动记录开关的有关信息。

（2）单剂量调剂（unit dose dispensing，UDD）　是调剂人员把患者所需服用的各种固体制剂药品，按一次剂量借助分包机用铝箔或塑料袋热密封合后单独包装。包装上标有药名、剂量、剂型、适应证、用量和注意事项等。UDD便于药师、护士和患者自己进行核对，能够避免过去发给患者的散片无法识别、核对的缺点，从而保证用药正确无误。

目前国内大多数三甲医院都实现了电脑自动化的UDD，即单剂量调剂系统（UDD system，UDDS）。单剂量调剂系统（UDD system，UDDS）是指药品自动单剂量分包机（automated drug dispensing machines）与医院信息系统（HIS）中的计算机医嘱录入（computer physician order entry，CPOE）方式连接，使住院处方调剂实现全自动化的一种先进的处方调剂系统。药品单剂量调剂不仅能够进一步加强药品管理，保证药品调剂的准确性，降低药品的消耗和浪费，还能提高药学服务质量，方便患者。

（3）注射剂的配制　《医疗机构药事管理规定》《卫生部关于印发二、三级综合医院药学部门基本标准（试行）的通知》《静脉用药集中调配质量管理规范》等文件中明确规定：肠外营养液、危害药品静脉用药应当实行集中调配供应。静脉药物配置中心（pharmacy intra venous admixture service，PIVAS）配制的药品主要包括使用前需要稀释的药品、需要延长给药时间的药品、需要制定个体化给药方案的药品、混合后不能进行最终灭菌的药品及对无防护措施的医护人员有害的药品等。

（4）急救药品的准备　医院根据各科室治疗和抢救需要，经过医院治疗委员会审定各科室急救药品目录，技术员将急救药品调配后由临床药师审核，然后每天定点由技术员送到各个科室并取回另一套急救车，由临床药师将取回的急救车的药品清点审核后，打印出需要补充或更换的药品清单，技术员调配后再由临床药师审核双方签字封存后备用。

（三）临时处方药品的发放

一般临时处方经过药师审核后，由药士调配再经过药师核对后由技术员直接送到相关科室。

（四）病区贮备药品的管理

为方便患者用药，可根据情况，在病区贮备少量药品作为基数药。

1. 制定各病区的贮备药品目录和基数，包括抢救车备药、止痛药、麻醉药、解痉药、镇静催眠药等。病房药房和病区护士站各留存一份贮备药清单。

2. 由护士长指定专人专柜保管药品，并认真配合药房的监管。

3. 基数药取用后应及时补充。

4. 根据药品效期管理的有关规定，临近效期的药品，需及时向药房更换，避免过期失效和浪费。

5. 药师定期到病区检查，检查项目包括品种、数量、外观质量、有效期、保存条件等。

第五节　静脉用药集中调配中心 🔲微课

静脉用药集中调配中心趋向于高效自动化，通过集成智能技术和信息化管理系统，实现药品调配的精准化和个性化。同时，PIVAS 将强化质量控制，确保患者用药的安全性，并与医疗团队紧密合作，提升整个医疗服务的质量。此外，PIVAS 将注重可持续发展和环境保护，同时不断适应法规变化，以满足不断演进的医疗保健需求。

一、概述

（一）静脉用药集中调配中心的发展概况

1. 国外发展概况　静脉用药集中调配中心（pharmacy intravenous admixture service，PIVAS）简称"静配中心"，在国际上已有几十年的发展历史。随着时间的推移，PIVAS 已经成为国外医院药学服务的重要组成部分，尤其在美国、英国、澳大利亚、加拿大、日本和新加坡等国家，PIVAS 的建设和运营已经相当成熟。美国在静脉用药调配方面制定了严格的标准和操作规范，相关标准由美国国家药典规定，并由美国药剂师协会提供相应的行业内部控制标准。此外，美国的 PIVAS 服务已经非常普及，93% 的盈利性医院和 100% 的非盈利性医院都建有不同规模的 PIVAS；西方很多国家的教学医院也都设有 PIVAS，且服务范围不断向社区扩大，形成了区域性集中调配中心。在技术层面，国外 PIVAS 的发展趋势包括预调配药物、个体化调配以及使用高科技设备如机器人来提高调配效率和安全性。预计 PIVAS 将继续向更加自动化、智能化的方向发展，进一步优化医疗服务流程，提高医疗服务质量。

2. 国内发展概况　在中国，鉴于其庞大的人口基数和巨大的患者需求，静脉用药集中调配中心（PIVAS）的发展呈现出了与国外不同的特色和挑战。自 1999 年上海市静安区中心医院建立国内首个 PIVAS 以来，这一模式迅速获得关注并在国内多个省市如广东、上海、云南、江苏等地得到推广。国内 PIVAS 发展不仅是医疗服务模式的创新，也是对国内临床药学服务需求增长的响应，PIVAS 建设面临着服务规模大、患者需求多样化的特殊情况。为了满足广泛的医疗需求并保障药品使用的安全性和有效性，国内 PIVAS 从一开始就注重在有限的资源下实现规模化和标准化操作。在政策层面，国家卫生行政管理部门及时更新了相关法规，如《医疗机构药事管理规定》和《处方管理办法》，并在《二、三级综合医院药学部门基本标准（试行）》中对 PIVAS 的建设和管理提出了具体要求，为 PIVAS 的发展提供了法规支持。2010 年，卫生部正式颁布了中国医院协会药事管理专业委员会起草的《静脉用药集中调配质量管理规范（试行）》，2021 年 12 月 10 日颁布《静脉用药调配中心建设与管理指南（试行）》，2023

年12月15日中国药师协会发布《静脉用药调配中心评估规范》，标志着中国PIVAS进入了规范化、法制化管理的新阶段。随着医疗技术的发展和对患者安全用药需求的增加，相关管理机构及学术团体正在进一步细化技术标准，以期实现更加科学和高效的PIVAS管理。国内PIVAS在发展过程中，面对患者数量众多的现状，特别强调了信息化与自动化技术的融合，自动化配液系统的研发和应用成为提高效率、降低错误率、保障药品安全的关键。目前，一些PIVAS已经开始采用自动化设备进行危害药物如抗肿瘤药物的调配，减少了人为差错并提升了工作安全性。此外，国内PIVAS正逐步从单一的药品调配功能向提供综合性药学服务转型，随着医院药学和临床药学的不断发展，PIVAS的服务范围正在拓展，包括但不限于药品信息咨询、药物合理使用指导、患者用药教育等，以期为患者提供更全面的医疗服务，并逐步缩小与发达国家在药学服务领域的差距。

（二）输液方式和输液容器的发展历史

1. 输液方式 1832年，英国发生了霍乱病的大规模流行。医务人员将大量煮沸冷却的生理盐水给患者输注，发现未输注生理盐水的患者死亡率超过50%，而大部分接受生理盐水治疗的患者得救，但其中许多患者出现了"发热"症状，说明输液治疗是一个非常有效的治疗方式，但敞开式输液受污染的可能性非常大。

随着医疗安全意识的提高，静脉输液方式也有了较大演变。最初是从全开放的输液方式发展到半开放的输液方式，即通过空气导管加压使液体完成输注，但仍然存在空气污染的可能。到20世纪70年代，输液方式转变为全封闭系统，即真空输液袋直接输注，这种全封闭系统显著降低了输液过程中的污染风险，提高了输液的安全性。输液方式的演变如图3-4所示。

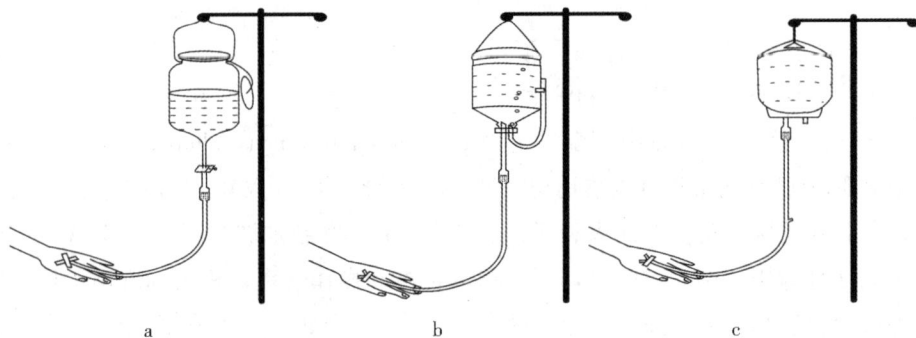

图3-4 输液方式的发展
a. 全开放系统；b. 半开放系统；c. 全封闭系统

2. 输液容器 输液容器的发展历程体现了从开放式容器到全封闭系统的显著演变。最初使用的是敞开式输液容器，随后发展为半开放式的硬质玻璃瓶和塑料瓶，这些设计部分减少了直接暴露在空气中的风险。现代输液系统则采用了全密闭的塑料软袋，通常采用多层无菌包装和特殊防渗透材料，有效降低了受空气污染的程度，真空包装的使用进一步确保了输液的无菌状态，减少了对带空气导管输液器的需求。

3. 输液方式的发展对输液调配方式的新要求 输液方式的发展历程从最初的敞开式输液系统，逐步演变到半开放式输液系统，直至今日广泛应用于临床的全封闭塑料软袋输液系统。这一演变过程是基于医疗专业人员对输液过程中可能受到环境污染的认识不断深化的结果。尽管全密闭塑料软袋输液系统在设计上旨在减少污染风险，但如果在开放的治疗室内调配输液，或者使用带空气导管的输液器进行输液治疗，依然存在空气污染的可能性。这不仅无法实现真正的无菌状态，也削弱了全封闭输液系统的设计初衷。因此，为了进一步提高输液的安全性，对调配输液的环境提出了更为严格的要求。PIVAS正是为了满足这些要求而发展起来的，通常配备有层流净化系统和生物安全柜等净化设备，确保输液在整个调配过程中均处于无菌环境，从而最大限度地降低感染风险，保障患者安全。

（三）国内输液治疗现状

1. 静脉输注治疗方式使用比例大　我国住院患者采用静脉输注给药方式的比例较高，据报道可达到70%，这一比例高于国外常见水平的20%~30%。此外，门诊患者也广泛使用输液治疗。而且，当前输液加药使用中存在加药种类多、配伍禁忌及药物相互作用复杂等问题，导致不合理用药情况较为普遍。

2. 采用传统输液调配方法　目前，国内超过90%的医疗机构仍采用传统的输液调配方法，这些方法多为按需临时调配，未能充分考虑调配环境的洁净度、调配人员专业素质及临床药物治疗学的综合要求。

3. 药品浪费较大　由于患者病情变化和医嘱调整，导致已调配药品无法使用，以及非整剂量使用药品的剩余部分被丢弃，造成药品浪费。此外，病区直接丢弃或销毁废弃药品，不仅造成资源浪费，也对环境造成污染。

4. 药师的作用较难体现　在传统输液调配过程中，药师参与度不高，难以对医嘱用药的合理性进行有效审核，增加了药害事件的发生风险。

5. 护理人员工作强度大，缺乏职业防护　护理人员在处理输液调配工作中投入大量时间，影响了对患者病情观察和处理的及时性。在开放式环境中调配药品，尤其是在调配危害药品时，存在职业暴露风险。据报道，缺乏充分职业防护的护理人员更易受到接触性皮炎、湿疹、荨麻疹等职业性疾病的影响。

（四）静脉用药集中调配的概念及建立PIVAS的目的和意义

1. 静脉用药集中调配及静脉用药集中调配中心的概念　静脉用药集中调配（centralized intravenous admixture preparation）指医疗机构药学部门根据经药师审核干预后合格的医师处方或用药医嘱，由药学专业技术人员按照无菌操作要求，在洁净环境下对静脉用药品进行加药混合，使其成为可供临床直接静脉输注使用的成品输液的过程。

静脉用药集中调配中心（PIVAS）是医疗机构为患者提供静脉用药集中调配专业技术服务的部门。静脉用药调配中心通过静脉用药处方医嘱审核干预、加药混合调配、参与静脉输液使用评估等药学服务，为临床提供优质可直接静脉输注的成品输液。

2. 建立静脉用药集中调配中心的目的　建立静脉用药集中调配中心（PIVAS）的主要目的是通过提供专业的无菌环境，加强对药品使用环节的质量控制，确保药品在整个生产、流通和使用过程中的安全性、有效性、稳定性和均一性；PIVAS由专业药学技术人员操作，依据严格的无菌操作规程和质量管理体系，进行药品的集中调配。与传统的分散调配相比，PIVAS可以有效降低药品在非净化空气中的污染风险，减少护理人员在病区的工作量，并通过集中管理提高工作效率和资源利用效率。

3. 建立静脉用药集中调配中心的意义

（1）保证输液质量，确保静脉用药安全　PIVAS通过由受过专业培训的人员在洁净操作环境中，严格按照无菌操作规程进行药品的转移、混合，显著降低了微生物、热原及微粒污染的概率，最大限度降低输液反应，确保静脉用药的安全性和有效性。

（2）提升药学服务能力，促进合理用药　PIVAS的处方审核环节使药师能够更深入地参与药学服务，确保药物相容性和稳定性，提供药物信息咨询和教育，推广合理用药，提高药物治疗的整体效果。

（3）减少药品浪费，降低医疗成本　通过集中化和标准化的静脉用药调配，PIVAS实现了药品的集中管理，合理拼用药品，有效防止药品流失、变质失效和过期，显著减少药品浪费，降低医疗成本。

（4）加强职业防护，降低环境污染　在 PIVAS 中调配高风险危害药物时，采用生物安全柜及负压洁净环境，调配人员穿戴专门的隔离衣、手套、口罩及护目镜，显著加强了对调配人员的职业防护，降低了环境污染和职业暴露的风险。

（5）减轻护理人员工作量，提高护理质量　在以"患者为中心"医疗理念的推动下，将药物调配工作从临床护理人员中分离出来，使护理人员能够将更多时间和精力投入患者的直接护理中，提高了护理工作的质量和效率，具有显著的社会效益和经济效益。

建立 PIVAS 后，输液调配环境极大改善，操作更加安全规范。

二、静脉用药集中调配质量管理相关法规

为提高输液的安全性和效率，我国卫生行政管理部门 2010 年颁布了《静脉用药集中调配质量管理规范》（简称《质量管理规范》）及其《操作规程》，这些规范性文件针对传统输液调配中存在的污染、药品浪费和药师参与不足等问题，提供了明确的解决方案和操作标准。随着 2021 年《静脉用药集中调配建设与管理指南（试行）》（简称《建设与管理指南》）和 2023 年《静脉用药调配中心评估规范》（简称《评估规范》）的相继出台，我国在静脉用药集中调配领域的管理更加规范化、标准化。《建设与管理指南》对《质量管理规范》中的较多内容进行了更新，并明确对同一事项作出的规定不一致的以《建设与管理指南》为准；《评估规范》包括标准化文件框架及编写规则、设计评估规范、验收评估规范、运行评估规范四个部分，用于静配中心建设与运行管理全过程的质量评估。

《质量管理规范》提供了基础的操作标准，《建设与管理指南》提供了全面的规划建设和管理指导，《评估规范》则确保了 PIVAS 的质量和评估体系的完善。这些法规和指南为医疗机构规划建设和运行 PIVAS 提供了法律和技术依据，确保了从设计、建设到日常运营的每个环节都符合国家规定，有助于实现静脉用药集中调配的规范化管理，有效降低输液过程中的风险，减少药品浪费，提升药师在医嘱审核和药物治疗中的作用，最终保障患者的用药安全，推动医疗服务质量的持续提升。相关法规对静配中心的各项主要工作要求如下。

（一）机构与人员

1. 机构要求

（1）静配中心应当由药学部门统一管理。医疗机构药事管理与药物治疗学委员会负责组织对其进行监督和检查。医疗机构应当加强静配中心的建设和管理，培养药学专业技术人员，落实技术操作规范，确保成品输液质量，不断提高合理用药水平，保障用药安全和医疗质量。

（2）医疗机构对静脉用药进行集中调配和供应的，应当设置静配中心。肠外营养液和危害药品静脉用药应当实行集中调配与供应。

（3）普通输液静脉用药的调配是否采用集中调配和供应，应根据各医疗机构实际情况而定，但应改变开放式加药混合调配方法，均应在洁净或清洁环境下的层流台内进行调配操作。

（4）应建立相应的规章制度、岗位职责和标准操作规程（standard operation procedure，SOP）。

（5）应建立各级质量管理小组，负责监督、检查 PIVAS 对规范、规程、制度的落实，并提出改进措施。

2. 人员资质要求

（1）静配中心应当按照规定，配备数量适宜、结构合理的药学专业技术人员和工勤人员，一般可按照每人每日平均调配 70~90 袋（瓶）成品输液的工作量配备药学专业技术人员。

（2）静配中心负责人应当由具有药学专业本科及以上学历、药学专业中级及以上专业技术职务任职资格、具有药品调剂工作经验和管理能力的药师担任。

（3）负责用药医嘱审核的人员应当具有药学专业本科及以上学历、药师及以上专业技术职务任职资格、具有3年及以上门急诊或病区处方调剂工作经验，接受过处方审核相关岗位的专业知识培训并考核合格。

（4）负责摆药贴签核对、加药混合调配的人员，原则上应当具有药士及以上专业技术职务任职资格；负责成品输液核查的人员，应当具有药师及以上专业技术职务任职资格，不得由非药学专业技术人员从事此项工作。

（5）从事静脉用药集中调配工作的药学专业技术人员，均应当经岗位专业知识和技术操作规范培训并考核合格，每年应当接受与其岗位相适应的继续教育。

（6）从事与静脉用药集中调配工作相关的人员，每年至少进行一次健康检查，建立健康档案。对患有传染性疾病或者其他可能污染药品的疾病、或患有精神性疾病等不宜从事药品调配工作的，应当调离工作岗位。

（二）环境、设施与设备建设

1. 环境布局要求

（1）静配中心整体布局、各功能区设置和面积应当符合有关规定，与其工作量相适应。功能区主要包括洁净区、非洁净控制区和辅助工作区。三个功能区之间的缓冲衔接和人流与物流走向合理，不得交叉。

（2）静配中心应当设于人员流动少、位置相对独立的安静区域，并便于与医护人员沟通和成品输液的运送。设置地点应远离各种污染源，周围环境、路面、植被、空气等不会对静配中心和静脉用药调配过程造成污染。不宜设置在地下室和半地下室。洁净区采风口应设置在周围30米内环境清洁、无污染地区，离地面高度不低于3米。

（3）静配中心各功能区应当有适宜空间，确保相关工作顺利开展。洁净区主要空间应当包括调配操作间、一次更衣室、二次更衣室及洗衣洁具间；非洁净控制区主要空间应当包括普通更衣室、清洁间、用药医嘱审核、打印输液标签、贴签摆药、成品输液核查与包装和配送等区域；辅助工作区主要空间应当包括药品库、物料贮存库、药品脱外包区、转运箱和转运车存放区以及综合性会议示教休息室等，配套的空调机房、淋浴室和卫生间也是静配中心的辅助工作区，但属于污染源区域。

（4）鼓励医疗机构在静配中心设计筹建以及现场验收时，向当地省级静脉用药集中调配管理专业组进行技术咨询，并邀请进行现场指导；设计与装修施工企业资质符合要求，熟悉静脉用药集中调配工作流程与技术操作规范相关规定。

2. 硬件设施建设要求

（1）PIVAS室内应当有足够的照明度，墙壁颜色应当适合人的视觉；顶棚、墙壁、地面应当平整、光洁、防滑，便于清洁，不得有脱落物；洁净区房间内顶棚、墙壁、地面不得有裂缝，能耐受清洗和消毒，交界处应当成弧形，接口严密；所使用的建筑材料应当符合环保要求。

（2）PIVAS洁净区应当设有监测温度、湿度、气压等设备和通风换气设施，保持静脉用药调配室温度18~26℃，相对湿度35%~75%，保持一定量新风的送入。

（3）PIVAS应当根据药物性质分别建立不同的送、排（回）风系统。排风口应当处于采风口下风方向，其距离不得小于3米或者设置于建筑物的不同侧面。

（4）配置水平层流洁净台，用于调配电解质类及其他普通输液和肠外营养液等成品输液；配置生物安全柜，用于调配抗生素和危害药品等成品输液，应当选用Ⅱ级A2型。

（5）PIVAS内安装的水池位置应当适宜，不得对静脉用药调配造成污染，不设地漏；室内应当设置有防止尘埃和鼠、昆虫等进入的设施；淋浴室及卫生间应当在中心（室）外单独设置，不得设置在静脉用药调配中心（室）内。

3. 仪器和设备基本要求

（1）PIVAS 应当有相应的仪器和设备，保证静脉用药调配操作、成品质量和供应服务管理。仪器和设备须经国家法定部门认证合格。

（2）PIVAS 仪器和设备的选型与安装，应当符合易于清洗、消毒和便于操作、维修和保养。衡量器具应准确，且应定期进行校正。维修和保养应当有专门记录并存档。

4. 各功能区的洁净级别要求

（1）一次更衣室、洗衣洁具间为十万级；二次更衣室、加药混合调配操作间为万级；层流操作台为百级。

（2）PIVAS 洁净区的洁净标准应当符合国家相关规定，经法定检测部门检测合格后方可投入使用。

（3）其他功能室应当作为控制区域加强管理，禁止非本室人员进出。

（4）洁净区应当持续送入新风，并维持正压差；抗生素类、危害药品静脉用药调配的洁净区和二次更衣室之间应当呈 5~10Pa 负压差。

（三）药品及物料管理

1. 药品管理

（1）静脉用药调配所用药品应当按规定由医疗机构药学及有关部门统一采购，应当符合有关规定。静脉用药调配所用的注射剂应符合《中国药典》中规定的静脉注射剂质量要求。

（2）药品储存应当有适宜的二级库，按其性质与储存条件要求分类定位存放，不得堆放在过道或洁净区内。应当分设冷藏、阴凉和常温区域，库房相对湿度按照《中国药典》规定控制在 35%~75%。二级药库应当干净、整齐，门与通道的宽度应当便于搬运药品和符合防火安全要求。有保证药品领入、验收、贮存、保养、拆外包装等作业相适宜的房屋空间和设备、设施。

（3）药品的贮存与养护应当严格按照《静脉用药集中调配操作规程》等有关规定实施。应建立药品的进销存账册、药品盘点、报损制度，确保药品管理账物相符。

2. 物料、耗材管理

（1）静脉用药调配所用医用耗材和物料应当按规定由医疗机构药学或有关部门统一采购，应当符合有关规定。

（2）医用耗材和物料的储存应当有适宜的二级库，按其性质与储存条件要求分类定位存放，二级库的温湿度应符合医用耗材和物料的储存条件要求。有保证医用耗材和物料领入、验收、贮存、保养、拆外包装等作业相适宜的房屋空间和设备、设施。

（3）静脉用药调配所使用的注射器等器具，应当采用符合国家标准的一次性使用产品，临用前应检查包装，如有损坏或超过有效期的不得使用。

（4）应建立医用耗材和物料的进销存账册、盘点、报损制度，确保账物相符。

（四）感染控制管理

1. 卫生与消毒基本要求

（1）PIVAS 应当制定卫生管理制度、清洁消毒程序。各功能室内存放的物品应当与其工作性质相符合。

（2）洁净区应当每天清洁消毒，其清洁卫生工具不得与其他功能室混用。清洁工具的洗涤方法和存放地点应当有明确的规定。选用的消毒剂应当定期轮换，不会对设备、药品、成品输液和环境产生污染。定期检测洁净区空气中的菌落数，并有记录。进入洁净区域的人员数应当严格控制。

（3）洁净区应当定期更换空气过滤器。进行有可能影响空气洁净度的各项维修后，应当经检测验证达到符合洁净级别标准后方可再次投入使用。

（4）设置有良好的供排水系统，水池应当干净无异味，其周边环境应当干净、整洁。

（5）重视个人清洁卫生，进入洁净区的操作人员不应化妆和佩戴饰物，应当按规定和程序进行更衣。工作服的材质、式样和穿戴方式，应当与各功能室的不同性质、任务与操作要求、洁净度级别相适应，不得混穿，并应当分别清洗。

（6）根据《医疗废弃物管理条例》制定废弃物处理管理制度，按废弃物性质分类收集，由本机构统一处理。

2. 净化环境清洁消毒及监测要求　PIVAS 洁净区使用的各类物品及设备均须每日清洁消毒，包括层流台、传递窗、座椅、装药篮、推车等；洁净区及辅助工作区的地面须每日进行清洁消毒，门、窗、墙面须每周进行清洁消毒，天花板须每月进行清洁消毒。

PIVAS 应定期进行净化空气、物体表面、手等取样细菌培养监测。每年还须对洁净空调系统及洁净层流台的风速，洁净环境的悬浮粒子等洁净级别控制指标进行监测，以满足洁净环境要求。

（五）制度文件管理

1. PIVAS 应当建立健全各项管理制度、人员岗位职责和标准操作规程。其中，管理制度说明规定事项的原因，岗位职责规定不同岗位需要完成的相关事项，SOP 规定完成相关事项的具体流程。

2. 制定管理制度、岗位职责、标准操作规程等文件应符合相关法律、法规、规章的规定与要求。

3. 制度及 SOP 通常可由文件识别信息、目的、适用范围、正文、参考文献、附件等内容组成。文件识别信息包括制度标题、文件编码、制订人（修订人）签名及日期、审核人签名及日期、批准人签名及日期、颁布时间、生效时间、修订记录和审查记录等要素。目的应准确说明文件的性质；适用范围说明文件适用的部门或人群；正文对规定事项描述准确、简洁、易懂；参考文献列举产生此制度及 SOP 的相关法律法规、参考书籍；附件可以列出执行此文件的相关记录表格或流程图等。

4. PIVAS 应当建立制定制度、明确制度及 SOP 的起草、修订、审核、批准、编码、颁布、保管、生效及失效时间等的管理流程，根据文件性质，应有药学部门或医疗机构领导批准。

5. 建立文书保管制度，包括管理记录、签名记录文件和质量管理相关文件。

（六）质量控制管理

1. 质量控制体系建设　医疗机构根据实际情况针对 PIVAS 的质量控制可以建立 PIVAS、药学部门、医院药事管理与治疗学委员会或医院质控部门组成的三级质量控制体系，制定相关规章制度与规范，对静脉用药集中调配的全过程进行规范化质量管理。

2. 质量控制要点

（1）医师应当按照《处方管理办法》有关规定开具静脉用药处方或医嘱；药师应当按《处方管理办法》有关规定和《静脉用药集中调配操作规程》，审核用药医嘱所列静脉用药混合配伍的合理性、相容性和稳定性，对不合理用药应当与医师沟通，提出调整建议。对于用药错误或不能保证成品输液质量的处方或用药医嘱，药师有权拒绝调配，并做记录与签名。

（2）集中调配要严格遵守标准操作规程，不得交叉调配；洁净区和洁净台质量管理应按操作规程进行，检查设备是否处于正常工作状态，温度、湿度等是否达到要求，应定期检测洁净区空气中的菌落数，达到医院感染管理要求，并有记录；调配过程中出现异常应当停止调配，立即上报并查明原因。

（3）静脉用药调配及清洁卫生工作每道工序完成后，药学人员应当按操作规程的规定，填写各项记录，内容真实、数据完整、字迹清晰。各道工序与记录应当有完整的备份输液标签，并应当保证与原始输液标签信息相一致，备份文件应当保存 1 年备查。

（4）医师用药医嘱经药师适宜性审核后生成输液标签，标签应当符合《处方管理办法》规定的基本内容，并有各岗位人员签名的相应位置。书写或打印的标签字迹应当清晰，数据正确完整。

（5）核对后的成品输液应当有外包装，危害药品应当有明显标识。成品输液应当置入各病区专用密封送药车，加锁或贴封条后由工人递送。递送时要与接收护理人员有书面交接手续。

（6）药品、医用耗材及物料的购进、储存与养护、调配使用等应严格按照本规范规定执行。各种设施设备按照相关规定做好验收、使用、养护、维修等工作。

（七）信息系统管理

具有医院信息系统（Hospital information system，HIS）的医疗机构，PIVAS 应当建立用药医嘱电子信息系统，电子信息系统应当符合《电子病历基本规范（试行）》有关规定。PIVAS 应当逐步建立与完善药学专业技术电子信息支持系统。电子处方或用药医嘱信息系统应当建立信息安全保密制度，医师用药医嘱及调剂操作流程完成并确认后即为归档，归档后不得修改。PIVAS 的信息系统管理通常包含药品管理、工作流程管理（批次划分模块、标签打印模块）、审方技术支持（用药医嘱审核模块、医嘱点评模块）三方面内容。

1. 药品管理　药品管理系统可以包含药品请领采购、药品入库、药品出库、药品盘点、效期管理、滞销药品、药品退货等模块，有条件的医疗机构可以增加药品物流模块。加强药品、医用耗材及物料的成本核算和账务管理，应当做到每月清点，账物相符，并自动形成药品月收支结存报表，如有不符应当及时查明原因。

2. 工作流程管理

（1）实现用药医嘱的分组录入、药师审核、划分批次、标签打印、药品调剂排药、调配管理、核对打包、病区签收等工序的信息化管理，各道工序操作人员应当有身份标识和识别手段，操作人员对本人身份标识的使用负责。

（2）药学人员采用身份标识登录电子处方系统完成各项记录等操作并予确认后，系统应当显示药学人员签名。

（3）**排药模式**　PIVAS 目前采用的排药模式主要有按病区排药、按主药排药、按主药和病区排药，医疗机构 PIVAS 可以根据自身情况确定适合的模式来设定信息化管理方式。

（4）**收费模式**　可以考虑的收费节点通常有医嘱开列时、接收医嘱时、药品调配前、核对打包时、病区签收患者使用时。收费节点较早，药品退费工作较麻烦及繁琐；收费较晚，可能会产生漏收费，所以实际操作中在药品调配前收费能较好地兼顾调配收费及退费问题。

3. 审方技术支持

（1）审方软件应该能对药品说明书的各个事项进行分类管理及审核，特别对配伍禁忌、溶媒选择、药物浓度、药物剂量、滴速等事项能分项审核，不符合要求的医嘱应着重提示给审方药师。有条件的医疗机构可以增加合理用药查询模块、医嘱点评模块、静脉用药不良事件报告模块、绩效考核模块等。

（2）审方软件对各个病区医嘱使用的输液品种及用量，根据临床用药规则进行分批次管理，将静脉用药集中调配工作分批次进行，以避免工作量过于集中，导致病区患者无法及时得到输液治疗。

（3）特殊滴速、避光滴注、特殊用药监护等注意事项打印在标签上提示临床护理人员。

（4）审方药师每天对临床病区新生成医嘱进行审核，对审方软件无法完成的审核进行人工审核，但对于医疗机构的协定处方及用药错误的经验，审方软件应可个性化设置。

随着处方前置审核软件的引入，医嘱审核流程得到了显著的改进和扩展，静配中心的审方逐渐被药学部门的处方审核中心替代。处方前置审核软件已不再局限于对单一输液用药的审核，可以实现对同一患者的多组用药进行综合评估，包括它们之间的相互作用和配伍禁忌，部分医疗机构实现对全医嘱的审核，不仅能够审核输液用药，还能够对患者的注射用药、口服用药以及其他途径用药进行综合评估，确保整个治疗方案的合理性和安全性。这种全面的审核能力，对于复杂的肠外营养液组成和抗肿瘤药物的综合治疗方案尤为重要，有助于医生制定更为精准和个性化的治疗方案，同时降低患者用药风险。

三、静脉用药集中调配工作流程与无菌操作技术

（一）静脉用药集中调配工作流程

1. PIVAS 基本工作流程 临床医师开具静脉输液治疗处方或用药医嘱→用药医嘱信息传递→药师审核→打印标签→贴签摆药→核对→混合调配→输液成品核对→输液成品包装→分病区放置于密闭容器中、加锁或封条→由工人送至病区→病区药疗护理人员开锁（或开封）核对签收→给患者用药前护理人员应当再次与病历用药医嘱核对→给患者静脉输注用药。

2. 静脉用药混合调配注意事项

（1）不得采用交叉调配流程。

（2）静脉用药调配所用的药物，如果不是整瓶（支）用量，则必须将实际所用剂量在输液标签上明显标识，以便校对。

（3）若有两种以上粉针剂或注射液需加入同一输液时，应当严格按药品说明书要求和药品性质顺序加入；对肠外营养液、高危药品和某些特殊药品的调配，应当制定相关的加药顺序调配操作规程。

（4）调配过程中，输液出现异常或对药品配伍、操作程序有疑点时应当停止调配，报告当班负责药师查明原因，或与处方医师协商调整用药医嘱；发生调配错误应当及时纠正，重新调配并记录。

（5）调配操作危害药品应当重视操作者的职业防护；调配完成后，必须将危害药品的成品输液独立包装；一次性注射器、手套、口罩及检查后的西林瓶、安瓿等废弃物，按医疗机构规定统一处理；危害药品溢出处理按照相关规定执行。

（二）无菌操作技术

1. 无菌操作技术相关概念 无菌操作技术（aseptic technique）是指在执行医疗、护理技术过程中，防止一切微生物侵入机体和保持无菌物品及无菌区域不被污染的操作技术和管理方法。

（1）无菌物品 经过物理或化学方法灭菌后，未被污染的物品称无菌物品。

（2）无菌区域 经过灭菌处理而未被污染的区域，称无菌区域。

2. 洁净环境及层流洁净台的基本构成 PIVAS 洁净系统分为送回风洁净空调系统和送排风洁净空调系统；其中普通及营养药物调配操作间可以采用送回风洁净空调系统，抗菌药物及危害药物调配间可以采用送排风洁净空调系统。净化系统主要由送风机、初效过滤器、中效过滤器、温湿度调节设备和送风管道、回（排）风管道以及置于送风管道末端的高效过滤器组成。层流洁净台是 PIVAS 洁净系统中的重要组成部分，它通过均匀分布的层流空气来维持操作区域的洁净度。

3. 层流台区域划分

（1）内区 最靠近高效过滤器的区域，距离高效过滤器 10～15cm，适宜放置已打开的安瓿和其他一些已开包装的无菌物体。

（2）工作区 即工作台的中央部位，离洁净台边缘 10～15cm，所有的调配应当在此区域完成；生物安全柜的工作区在离工作台外沿 20cm，内沿 8～10cm，并离台面至少 10cm 区域内进行。

（3）外区 从台边到 15～20cm 距离的区域，可用来放置有外包装的注射器和其他带外包装的物体（应尽量不放或少放）。

4. 无菌物品的准备 PIVAS 通常需准备的无菌物品有一次性口罩、帽子，洁净服（一次性或重复使用），各种型号的手套、各种规格的注射器，输液袋，乙醇等。所有无菌物品均不能脱落纤维或颗粒物质。

5. 层流台物品摆放要求

（1）应当尽量避免在操作台上摆放过多的物品，较大物品之间的摆放距离宜约为 15cm；小件物品之间的摆放距离约为 5cm。

洁净工作台上的无菌物品应当保证第一时间洁净的空气从其流过，即物品与高效过滤器之间应当无任何物体阻碍，也称"开放窗口"。

（2）避免任何液体物质溅入高效过滤器，高效过滤器一旦被弄湿，很容易产生破损及滋生霉菌。

（3）放置物体避免过于靠近高效过滤器，所有的操作应当在工作区内进行，不要把手腕或胳膊肘放置在洁净工作台上，随时保持"开放窗口"。

6. 无菌操作要点　无菌操作是 PIVAS 输液调配工作的核心，其目的是防止微生物污染，确保输液的安全性。无菌操作的成功实施基础在于强化工作人员的无菌意识，通过不断的教育和专业培训来提高。"无菌区域"不能跨越、"开放窗口"不能阻挡，以及物品摆放符合要求是无菌操作全过程都必须时刻关注的关键问题。无菌操作除此之外，还需注意以下操作要点。

（1）抽取安瓿药液注意手势手法，注射器刻度应朝上，避免污染。

（2）最大吸取药物量应至少低于最大刻度的 20%。

（3）消毒安瓿时，应先消毒砂轮；控制安瓿锯痕小于 1/4。

（4）为防止穿刺时西林瓶橡胶的碎屑掉落进药液中，正确的穿刺方法应该是针头斜面向上，斜行穿刺，切忌针头垂直插入胶塞。

（5）操作安瓿时，为利于抽取全部药液，可以选取单侧孔针头抽吸药液。

7. PIVAS 的新技术应用　主要集中于信息化和自动化领域，以应对大规模输液调配的挑战，并提高工作效率和准确性。自动化设备包括智能审方系统、智能摆药系统、智能贴签系统、智能配液系统、智能分拣系统、智能运送系统等，这些 PIVAS 自动化设备不仅能代替大量的人工操作，减少差错和降低工作强度，还提高了整体工作效率。自动化技术的实施需要操作人员接受相应的培训，以确保他们能够有效管理和维护这些系统，随着人工智能和机器学习等技术的发展，未来 PIVAS 的自动化系统将更加智能化，进一步提升药品调配的安全性和效率。

四、静脉用药集中调配中心的建设与运行

（一）PIVAS 的规划设计思路

1. 场地的选择　PIVAS 场地的选择应基于多种因素进行综合考量，包括专门规划和旧房改造两种方式。专门规划的场地可以根据医疗机构的具体用药特点和规模量身打造，从而最大限度地满足当前和未来的业务需求。理想地点应远离污染源，同时考虑到交通便利性以便于成品输液的运输和分发。对于基础建设条件有限的医疗机构，旧房改造提供了一种成本效益较高的解决方案，改造时应着重考虑现有结构的适应性，并确保满足 PIVAS 的技术和操作要求。无论选择哪种方式，都应进行详尽的环境因素评估，确保空气质量、温湿度控制等满足洁净要求。场地应符合安全标准，并具备应对紧急情况的能力。此外，场地应能够适应先进的技术和设备，包括自动化配药系统和信息化管理工具，以提高效率和准确性。

2. 静脉药物集中调配范围和规模的确定　在确定 PIVAS 的调配范围和规模时，医疗机构应首先进行场地条件的综合评估，包括空间大小、布局合理性和环境控制能力。根据评估结果，合理规划 PIVAS 的规模，优先保证全肠道外营养液和危害药物的集中调配，随后逐步扩展到抗菌药物和普通药物。为确保规模的适宜性，医疗机构应开展输液用量的详细调研，了解不同病区的需求量，并以满足所有病区的需要为出发点。同时，应避免调配规模超出医疗机构的承担能力，或适用范围不足，无法覆盖所有病

区。在规划过程中，应考虑 PIVAS 的灵活性和可扩展性，以便未来根据患者需求和临床反馈进行调整。此外，还需考虑现有技术和设备的能力，以及在遵守国家和行业相关法规和标准的前提下，进行适当的规模设定。

3. 各功能室设置 PIVAS 的规划设计布局和面积大小应与功能区的流程及整体规模相匹配，既要保证操作的合理性，也要考虑工作人员的舒适性和安全性。此外，应考虑环境控制、设备兼容性、维护清洁和紧急疏散等要求，确保 PIVAS 长期稳定运行。

（二）工作人员组成、分工及培训

1. 工作人员组成 大多数 PIVAS 的工作人员主要由药学人员、护理人员和工勤人员组成，他们共同协作以确保 PIVAS 的高效运行和患者用药安全。PIVAS 隶属于药学部门，由于护理人员履职晋升职称问题，也有较多 PIVAS 没有护理人员，仅由药学人员及工勤人员组成。

2. 工作人员分工

（1）药学人员 是 PIVAS 的核心，负责关键的药学服务和质量控制工作。他们需要具备相应的专业资质，并定期接受继续教育和专业培训。具体职责包括医嘱接收、审方、定批次、排药、校对、成品核查、包装；药品管理、药学服务；检查处方药物的配伍禁忌、相互作用及稳定性。

（2）护理人员 在 PIVAS 中扮演重要角色，他们需要接受专业培训，熟悉药物特性和无菌操作技术。具体职责包括排药、核对、调配、拆包、加药，工作间及用具的清洁消毒。在没有护理人员的 PIVAS 中，药学人员可以承担这些工作。

（3）工勤人员 主要负责 PIVAS 的日常运维和非技术性工作，需要掌握基本的清洁和运输技能。具体职责包括清洁、包装、运送、协助维护 PIVAS 的整洁和有序。

（三）工作人员规范化培训

1. 岗前规范化培训 具体培训内容：法律、法规和政策、管理制度和岗位职责、药学专业知识、实际操作技能、特殊药品知识、净化环境知识、医院感染管理、应急处理预案、临床治疗方案等。工作人员只有经过岗前规范化培训，并考核合格后才可上岗调配输液，以确保成品输液的质量安全。

2. 继续教育培训 具体培训内容：职业道德准则、药品说明书学习、药物合理使用规范、常见病症治疗指南、实际操作技能强化、多学科知识更新、国际药学新进展等。

通过规范化培训，PIVAS 的工作人员能够不断提升专业技能和知识水平，确保静脉用药调配工作的高质量和安全性。同时，定期评估和反馈机制的建立，有助于持续优化培训内容，满足实际工作需求。

（四）信息系统的建设

医疗机构 PIVAS 的信息化建设是在其 HIS 系统基础上构建的独立专业模块，关键在于实现与 HIS 系统的无缝集成和信息交互。为此，在 PIVAS 信息化建设过程中要加强与医院 HIS 系统软件工程师的沟通，明确各种信息的交互方法，确保各项流程的顺利运行。

（五）药品、耗材及物料的管理

在 PIVAS 中，药品、耗材及物料管理的关键环节如下。

1. 专用存储 设立专用药品库和耗材储存区，确保适宜的存储环境。

2. 管理制度 制定清晰的药品和耗材管理流程，包括领取、保管、发放和盘点。

3. 信息化管理 使用电子系统记录和管理库存，实现实时监控和自动预警。

4. 专人负责 指定专业人员负责日常的药品和耗材管理，确保准确和及时。

5. 质量控制 定期检查药品和耗材的质量与有效期，避免使用过期产品。

6. 库存优化 采用先进先出原则，合理控制库存，减少浪费。

7. 应急准备   准备应急药品和耗材，确保紧急情况下的供应。

（六）与病区的沟通及反馈

1. 宣传与教育   在 PIVAS 启动前，通过培训会议和相关材料，向临床医师和护士明确 PIVAS 的目标和流程，建立合作基础。

2. 协调会议   在增设新病区调配服务前，通过调研医嘱情况，制作沟通函，并组织相关医护人员的协调会议，确保他们理解 PIVAS 的要求，并提出合理需求。

3. 沟通与改进   在 PIVAS 运行中，对于出现的质量问题或配送问题，主动与病区沟通并寻求解决方案。定期进行满意度调查，收集临床科室的反馈，及时调整服务以满足需求。

4. 解决工作习惯冲突   认识到 PIVAS 对医师工作习惯的影响，鼓励医师适应新的审核流程，并确保用药合理性，通过持续沟通减少流程变更带来的冲突。

五、静脉用药集中调配中心与合理用药

（一）注射剂的配伍稳定性

PIVAS 主要是调剂注射用药物，并需要在洁净环境中进行调配，故主要考虑的是注射用药物配伍禁忌问题。配伍禁忌是指两种以上药物混合使用或药物制成制剂时，发生体外的相互作用，出现使药物中和、水解、破坏失效等理化反应，这时可能发生浑浊、沉淀、产生气体及变色等外观异常现象。

影响静脉用药配伍稳定性的因素有不合理配伍、溶液组成改变、PH 改变、缓冲剂、离子作用、直接反应、盐析作用、调配液的量、药物混合顺序、反应时间、氧与二氧化碳的量、成分纯度、光敏感度等。

（二）全肠外营养液的调配原则

1. 应用正确的混合顺序调配液体，葡萄糖先与氨基酸混合后方可与脂肪乳混合，混合时应边混合边振摇。

2. 有配伍反应的药物混合前，应先进行稀释或缓冲。

3. 电解质、微量元素不能直接加入脂肪乳中，应先溶于氨基酸或葡萄糖溶液；钙、镁制剂不能在同一输液中直接混合。

4. 含磷制剂应加入葡萄糖溶液。

5. 脂溶性维生素溶解水溶性维生素后加入脂肪乳中；无脂溶性维生素时，水溶性维生素应用葡萄糖或脂肪乳溶解后加入其中。

6. 调配完毕的营养液需进行排气并封口，至少翻转三次以便混合均匀。

7. 全肠外营养液（Total Parenteral Nutrition，TPN）最好现配现用，24 小时内输注完毕。

（三）危害药物的调配原则

1. 危害药品调配应当重视操作者的职业防护，调配时应当拉下生物安全柜防护玻璃，前窗玻璃不可高于安全警戒线，以确保负压。

2. 危害药品调配完成后，必须将留有危害药品的西林瓶、安瓿等单独置于适宜的包装内，与成品输液一并送出，以供核查。

3. 危害药品的成品输液应与其他药品分开包装，并应有专门标识。

4. 调配危害药品用过的一次性注射器、手套、口罩及检查后的西林瓶、安瓿等废弃物，按规定由本医疗机构统一处理。

5. PIVAS 应制定危害药品溢出的应急预案，一旦出现危害药品溢出，按照应急预案执行。

（四）不合理用药的常见问题

PIVAS 常见不合理用药类型主要包括溶媒选用不当、总用药剂量超标、给药频次或间隔时间不当、单次用药剂量超标、药物浓度超标（用法用量错误）、配伍禁忌、重复用药、给药途径不当、规格与剂量不符（操作失误）等。

PIVAS 代表了医疗机构药学部门调剂工作的未来，它不仅是临床药学服务的延伸，更是对患者护理质量的全面提升。以药品质量安全为核心，以促进合理用药为使命，PIVAS 致力于提供高效、专业的服务，满足临床及患者需求。

第六节　处方传递系统和调剂新技术

一、门诊处方调剂的发展与思考

门诊处方调剂是患者在医院就诊的最后环节，发药准确率以及效率会直接影响患者的就医服药情绪，逐渐复杂化的药物种类对医师的药学知识提出了巨大挑战，增加了医师开具处方的难度，加重了药师调配的工作量。

目前电子处方系统已经基本取代旧式的手写处方，该系统主要利用信息以及网络传输等技术，承载医生在具体诊疗活动中为患者提供的相关药物信息，该系统的运用帮助医生在较短的时间内选择对患者病情有最佳效果的方案，提升药师和医生的工作效率，减少了很多不必要的差错。作为一种医疗文书软件，它是目前医院信息系统中的主要构成要素，也是实现医疗业务网络化、数字化以及无纸化发展的主要工具，同时能提供患者使用药物的临床资料，医生可以随时对目标资料进行查阅，减少就诊用药所需要的时间，药师则可以在系统的帮助下不断更新自我药学知识架构，从而为患者提供更为优质的药学服务。目前先进的电子处方系统甚至能够为医生提供目标疾病的选择用药方案，例如医师将某患者的疾病名称输入适应证检索项，就能显示出供选药物，系统对电子处方加以自动的初步分析，明确出不同药物之间的相互作用，提供药物的配伍禁忌。另外，药师在进行发药时，可以利用扫描来寻找患者的相关信息，在对药物确认之后，药房库存就会减少。因此，该项系统在实际运用过程中具有药品统计以及查询功能，药房管理工作人员和计算机管理人员紧密配合，对药品的消耗、使用情况、库存、药品调价以及药品控制等工作进行操作，并对药房工作人员的发药量加以计算，电子处方系统在现代门诊药房中的运用能够从根本上提升门诊药房的工作效率，保证药师能够为患者提供更加优质、高质量的药学服务，从而在方便患者的同时改变传统的门诊工作方式，杜绝以往手写处方容易出现的问题，还能够减少发错药的概率。但是受到各种因素的影响，目前电子处方系统在使用过程中还存在一些亟待解决的问题，例如电子处方内容极易不完整、超长开药、用法用量不合理、诊断与用药不相符、用法用量输入错误等，为了使现代电子处方系统在门诊药房中的运用效果不断提升，相关工作人员需要进行不断的监察和改进，医师和药师也应积极参与到电子处方系统的改进工作当中，提升电子处方系统的运用水平和质量，使其能够更好地服务于临床。

另外医院药房设备实现自动化管理也已成为当代门诊药房发展的必然趋势，自动发药机就是在这个契机下出现的，它可以将药师从重复繁重的机械手工处方调剂中释放出来，能够有更多的时间和精力用于进行用药指导、咨询、合理用药等以患者为中心的人性化药学服务中，从而提高门诊西药房的工作和医疗服务质量，目前自动发药机已出现在众多门诊西药房中，图 3-5 为门诊西药房自动发药系统的一般工作流程。

这项技术的引进使得调剂在岗人员需求减少、服务窗口增加，对于门诊药房来说具有实质性的改

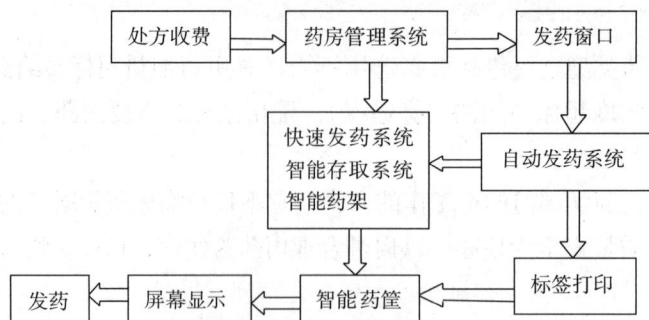

图 3 - 5　门诊西药房自动发药系统工作流程

进。配药药师劳动强度大幅降低，同时职工的工作积极性整体增加，差错率显著下降，患者排队候药的时间有所减少，可以充分提高患者的满意度。但在使用自动发药机的过程当中仍然存在很多问题有待解决，首先是配药准确率问题，自动配药系统的实施必然会降低差错率，配药设备配错的可能性非常低，医师开具的电子处方直接传送到服务器，经过系统转换成自动配药设备可识别的指令，配药的品种和数量是根据指令执行的，但是轨道中的药品是否正确，设备是无法识别的，因此在这一环节就需要有正规的配药药师对发药机进行检查，从而保证调剂的准确性，从源头杜绝差错的发生，结合医院自身的特点设计优化措施，可在启用后尽快发挥其功能作用；另外自动发药机系统目前还不够成熟，仍然需要在应用中根据出现的问题不断地改进和优化，不断地发现和解决问题，以保证自动配药系统长期、高效率地运行。自动配药系统的良好运行，可在很大程度上为患者的安全用药提供保障、节约资源，自动发药机在医院药房的应用中具有良好的前景，加之新医疗体制改革的推行，自动化、系统化、数字化管理是药房发展的必然趋势。

门诊药房调剂处方的形式会随着现代社会的发展不断演变，我们处在发展的长河之中，需要意识到其中的机遇和挑战，每一位调剂药师都要不断积累经验，提高自身的知识架构，还应不断关注高新技术的发展，并从自身的工作中不断寻找和思考药学发展的方向，努力提升医院的整体服务水平，将关爱寄托在调剂的每一个环节，为患者安全有效用药提供保障，也为药学的未来发展贡献自己的力量！

二、住院处方调剂的发展与思考

住院药房处方传递系统（order communication system，OCS）所传输的医嘱是一种科学的、客观的、有相对固定或公认标准的规范文书信息，传输的医嘱是根据对患者的诊治需要产生的，因此，严格按医嘱执行的自身规律组织患者的就诊流程，用网络传输手段实现医嘱信息的快速传递和最大范围的共享，带来病历信息的电子化、规范化和集约化，并使电子病历有可能实现充分的共享和灵活的分类检索、统计。

（一）主要功能

住院部药房管理系统是医院管理系统的一个重要组成部分。住院部药房管理系统对操作人员设置权限管理，需输入个人工号及个人密码方可进行所属部门系统，住院药房管理系统主要由药房管理程序、医嘱摆药程序、处方管理程序、药品查询程序四个功能模块组成。

1. 药房管理程序

（1）药品出入库管理　入库管理主要包括药房与药库之间的领药入库，住院药房与其他药房之间的调整入库，由领药方录入数据，确认保存，对方确认保存数据，打印领药单，发出药品，领药方签收，进行系统记账处理，完成入库操作；出库包括药房与药库间的退药出库，住院药房与其他药房之间的调整出库及手术室领药单领药，同样需双方确认才可完成数据出库处理，报损出库由本部门录入数据，打印报损单，按流程操作后，进行系统出库记账处理。系统设置出库数量不能超过原库库存总数。

（2）药品月结盘点　住院药房实行每月盘点制，盘点前系统自动提醒，要求所有出入库单记账到位方可生成盘点清单，实时盘点，记录各药品数量，并输入电脑，数据录入完后核查盘点数据，确认无误后进行数据保存，打印盘点表备查。

2. 医嘱摆药系统　病区医生接诊或查完房后录入或变更医嘱，医嘱信息整体发送至药房，药师审方确认打印医嘱单后进行调剂，病区医嘱包括长期医嘱和临时医嘱。

3. 处方管理程序　出院带药或住院药房实行处方发药，由病区医生录入电子处方，住院药房药师审核，确认处方信息，打印纸质处方后进行调剂。处方管理程序含退药程序，录入药品数量时输入负数，打印退药申请单，注明退药原因，药房药师审核、确认，进行退药/账处理。

4. 药品查询程序　信息系统可随时查询用药历史记录，输入相应时间，可查每月盘存信息。查询程序的功能主要包括患者用药、退药查询、病区用药量统计查询、药品出入库查询、即时库存查询、药品价格查询；查询程序含自动统计功能，包括摆药药品消耗统计、摆药出库去向统计、处方出库品种金额统计；可实时查询、打印药品日消耗报表、药品盘点清单。

（二）应用前景

1. 温湿度监控系统　药品管理中有很多需要冷藏存储的药品，特别是生物制剂、血液类药品。为了确保冷藏药品使用过程中的温度能够得到有效监控，确保患者用药安全，使用冷链管理系统，通过无线传感器网络，对冷藏药品的温度数据进行采集和记录，实时监控，使药品始终处于所需的低温环境，以保证药品质量安全，减少损耗，防止污染。传统的药库温湿度管理是通过人工监控和手工记录模式实现的，这样操作费时费力，而且做不到实时监控。引入温湿度监控系统后，通过温湿度传感器实时获取温湿度情况，所有数据记录在温湿度监控系统中。温湿度监控系统应用后节约人力，提高温湿度记录的准确性，并且能提供预警机制，更好地保证药品质量。

2. 药物相互作用的计算机网络监测（PASS）系统　建立知识库，录入药品的适应证、存在的不良反应、禁忌证、用法用量、药物之间的配伍禁忌、相互作用等信息，对医生医嘱合理用药进行审查，监测并建立自动报警程序。

3. 药品批次追踪　药品采购全过程信息化后，药品的数量、批次等相关信息随每笔采购入库记录到药库药品信息数据库中，并伴随出库信息延伸到药房药品的相关信息，再经由药房配合自动单剂量分包机与智能药柜的每一次分发记录关联到每个用药的患者，实现药品的批次追踪。

4. 用药信息查询和共享　药品领用时提供近一次的请领药品的时间、批号、近期用量等信息，有利于领药工作的及时准确；药品查询功能可以提供各病区抗菌药物使用率等合理用药数据，进一步提高药学人员的工作时效；医嘱接收时，病区与药房之间建立语音系统或设立窗口自动弹出提示。建立药物信息查询系统，在药品管理信息化的基础上，医院药房网络化管理的最终目的，就是要利用网络在信息传输和信息共享方面的优势，建立反应迅速、具有综合性和辅助决策能力的信息咨询系统。

（三）应用 OCS 的优势

1. 充分发挥了其简便快捷易于操作的特点，有效地解决了病区药房与用药各环节的信息传递工作。药房系统工作程序明晰，做到长期/临时医嘱、处方用药分开调剂，退药用负数参数，简化了工作流程，减轻了病房医护人员的工作量，把更多的时间还于临床一线，总体提高了临床医务人员的工作效率。

2. 提高了工作精准率，确保了计价的准确性。可实时查询药品的使用情况，药品管理由原来的金额管理向数量管理过度，盘点时账物准确率提高，加强了药房管理，做到双向制约，宏观统一管理，建立了交互式信息确认，避免了药费欠款调剂现象，减少了漏收错收造成的经济损失。

3. 药库和各药房可随时查询每种警戒线品数量动态变化的情况，相互之间可以调剂，随时调整各部门存药量，相关部门也可随时了解药品资源信息及库存量情况，更合理有效地保障了临床用药，同时也避免造成药品积压，可以加速药品周转。

4. 提高了工作效率，减少人工录入环节。从采购计划到采购入库全过程药品的信息录入工作，全部通过信息系统闭环自动生成，减轻了人工录入的工作量，避免了人工录入产生的差错。通过自动检索药房内低于数量下限的药品，系统自动生成药品申领单，药库根据申请单为药房补货，为保障药品供应起到了很好的作用。

5. 调价盈亏，账实相符。每年定期不定期的药品调价已经成为常态，数量至少涉及几十个品规，而调价后的退换货又往往要滞后调价数月。调价时所涉及的药品，药库与药房均有存货，在调价后进行定期盘点时产生的调价盈亏与日后退换货费用差值的对应就难以实现了。通过信息化改造后，在调价的前一时点，将涉及调价的药品，全部退回药库调价，调价后，再根据之前退库的情况，原数出库给药房；全过程由信息系统自动完成，避免了人工操作的繁杂易错，既满足了调价，又实现了盈亏统一体现在药库的目的，便于日后退换货时核对费用差值。极大地减轻了工作人员调价及核对药品调价盈亏的工作量，又保证了调价相关统计的数据准确性。

三、处方传递系统与现代化调剂设备

药学服务（pharmaceutical care）理念，即突出以患者为中心的思想，强调药学服务的价值。建立新型的药学服务体系，为患者提供更便捷，更合理的药学服务。药房全程实行集成计算机控制；对医嘱全面实时监控；引进自动药品调剂设备保证全品种单剂量供应；为住院患者用药提供独立包装。

（一）自动单剂量分包机

1. 自动单剂量分包机的应用　20世纪90年代，在药品现代化管理思想的指导下，德国、美国、日本等发达国家就已经开始了药房自动化方面的研究。21世纪初，药房现代化设备开始陆续被欧美等发达国家的医疗机构所接受并开始普及。医院药房自动单剂量分包机是通过OCS系统与医师工作站、收费系统连接，实现医院药品调剂工作的信息化和自动化，改变医院药房现有手工调剂分发药品的模式，提高摆药速度和质量，实现了从"人找药"到"药找人"的改变，提高了医院的管理水平，满足医院长远发展的需求。该系统通过OCS系统接收电子处方信息，将片剂或胶囊药品按住院患者单次服用量自动包在药袋内，并在药袋上打印患者信息、药品信息、服药信息、条形码等。

2. 应用自动单剂量分包机的优势

（1）提高摆药效率，节约成本　传统摆药方式参与摆药人员较多，增加了药房运行成本。片剂自动摆药模式为"机器自动摆药"，药师核对发药患者的医嘱，摆药信息传输到药房内自动单剂量分包机后，自动单剂量分包机根据处方信息自动准确摆药，将药品装入药袋内，同时将药品的服用时间、用药说明、剂量等打印在药袋上，药师通过核对后将药品送达病区，实现了后台自动摆药，提高了工作效率，节省了时间和人力成本。

片剂自动单剂量分包机摆药速度最快可以达到60包/分，高安全模式下平均包药速度也能达到40～45包/分。节约空间使用自动单剂量分包机后，可减少或不使用药架、大幅缩小护士领药核对区域，大概可以节约2/3以上现有摆药空间。

（2）将护理人员的时间还给患者　目前，医院由药师分药后由各病区护士领药、核对并发放给患者，这一过程大约需要消耗每名护士时间约2小时。使用自动单剂量分包机后，将由机器进行摆药，药师核对后再由护工配送，护士的时间可以还给患者，极大地减轻了护理部的压力。

（3）科学进行药品有效期的管理　提高了药品调剂效率并可以做好有效期的管理，减少了药品浪费。电脑系统具有库存信息和效期管理功能，可以科学地进行效期管理。杜绝非正常的药品损耗；手工摆药的特点决定了其不可避免地会出现药品浪费的情况。使用自动单剂量分包机后药品精确发放，不会滞留于病区。且自动单剂量分包机具有库存管理功能，可以有效管理药品。

管理系统对用药信息的统计、分析使管理人员对药品使用情况、库存情况及时了解并采取相应措施确保临床用药。减少了药品的积压和缺乏，库存管理精度提高。

（4）最大程度杜绝药品污染和交叉污染　手工单剂量摆药由于工作条件和流程不可避免地会造成一定污染，而且使用的药盒做不到每次使用每次清洗，必然会造成药品之间的交叉污染，自动单剂量分包机采用一次专用塑封袋由机器流水作业完成，最大限度杜绝了污染，保证用药安全。

（5）提高投药准确率　据抽样调查，医院手工摆药误投率一般在千分之一到二。以一千张病床的医院为例，每年约有一百万张处方，平均每天就会有 2.7 ~ 5.4 张错方，由药师摆药护士核对转变为机器自动摆药和具有药理知识的药师核对，有效提高了投药准确率。

（6）为患者提供用药信息　分包药品附带的药品明细（名称、规格、数量、服用时间和每袋中的片数等内容）与"一审二核三签字"制度的严格实施，不仅对药师和临床护士口服类药品的核对工作提供了极大的帮助，同时也为患者提供了药品信息，进一步保证了药品使用准确性，极大降低差错发生率。由于社会的进步，患者服药的合理用药意识逐渐加强，为患者提供用药信息有利于药品的正确使用，提高患者依从性，充分发挥药物疗效，减少不良反应，保障患者用药安全。

自动单剂量分包机引入医院的作用是在以患者为中心的前提下，实现药房自动化可以显著提高摆药、发药效率，增加药事服务安全性，避免出现医疗事故，减少药品浪费，提高医院整体管理水平。

（二）智能药柜

1. 智能药柜　智能药柜终端设置在病区，存放该病区的贵重药品、毒麻药品和常用药品。医生开医嘱后，医嘱自动传送到智能药柜终端，护士指纹登录药柜，按照医嘱取药，智能药柜自动提示药品位置及数量。如果护士在设定的时间内未取药品，系统自动报警提示，药房药师可以实时监控病区智能药柜的库存情况及病区患者药品使用情况。智能药品管控系统进行药品管理，可以监管药品从进入药房到应用于患者的整个流程，在药品使用的各个环节进行把控，保证患者的用药安全，同时节省了医护人员药品管理花费的时间，大大提高了工作效率，降低了用药风险。

2. 智能药品管控系统　用于存储和管理毒麻药品，其主要流程是：由西药库调拨药品到住院西药房后，调拨单自动传送到智能药柜中，药品入库到智能药柜中，自动生成药品入库单，并可自动跟踪药库发放的药品批号、有效期。通过智能药柜的药品发放规则，智能药柜为医院所有病区发放的毒、麻药品，可以确定其批号和有效期，用电子化记录替代了手工登记的过程。同时智能药柜作为手术室药柜的上级库房，可根据手术室药柜库存下线提示，自动生成补药单，将药品发放给手术室。如果在设定时间内手术室药柜内的药品没有被及时填充，药房设备自动报警。智能药柜所发出的药品批号和有效期可自动跟踪到手术室药柜的填充和使用环节，实时、准确确认每个批号的药品存放位置、使用患者、发放及使用人员，形成毒、麻药品的入库、发放、传输、使用闭环管理。

（高 晨 刘平羽 黄 健）

书网融合……

微课

题库

重点小结

第四章　临床合理用药

PPT

📖 学习目标

　　1. 通过本章的学习，掌握合理用药的基本原则，抗菌药物的预防与治疗指征、联合用药基本原则，妊娠期妇女的安全用药分级，儿童的剂量计算方法，老年人的药动学、药效学特点，肾衰患者给药方案的调整方法；熟悉糖皮质激素的不良反应；了解抗肿瘤药物合理使用原则及要点。

　　2. 具备用药获益与风险批判性思维；具备评价妊娠期用药安全性的能力。

　　3. 培养持续学习和自我反思的习惯，提高临床决策能力，确保用药安全和有效。

　　药物是治疗疾病的主要武器。药物存在两重性，既有治疗作用，也有不良反应。虽然医生是合理用药的第一责任人，但是药师也应在合理用药中承担重要职责。门诊处方调配中，药师要审核处方，为合理用药把关，并要给予患者用药交代，指导患者合理用药。医院药师还要开设药学门诊，开展用药咨询、治疗药物监测、药品不良反应监测，并走进临床，协助医生、护士用药治疗，参与疑难疾病诊治，向患者提供直接的、负责任的药学监护（pharmaceutical care）。

第一节　合理用药的基本原则

一、合理用药基本要素

　　合理用药包括安全、有效、经济、适当四个基本要素。

　　WHO 提出的合理用药标准包含五条：①确保药物质量安全有效；②开具处方的药物应适宜；③在适宜的时间，给予患者价格适中的药物；④正确地调剂处方；⑤以准确的剂量，正确的用法和用药时间使用药物。

　　广义地讲，合理用药是指以当代系统的医学和药学知识指导用药，使药物治疗达到有效、安全、经济、适当的基本要求。这个基本要求也是合理用药的基本准则，其涵盖了药物治疗的全过程。首先，存在对疾病正确诊断从而合理选用药物问题；其次，根据个体设计正确给药方案问题；最后，处方合并用药应避免潜在的药物不良相互作用，这一切都与合理用药有关。此外，合理用药不仅是医务人员的问题，还有患者的依从性即按医嘱用药问题，因此要合理地使用药物，还要有医务人员及患者的合作。

　　用药合理性是相对的，不是绝对的。一般认为，某种疾病选用某种药物治疗，评价是否合理，要结合患者所能获得的各种选择来评价。经济性要建立在药物有效和安全的前提之下，绝对无不良反应的药物是不存在的。

二、选择适宜的药品

　　在正确诊断基础上，根据疾病临床诊疗指南推荐的治疗药品，以及药品说明书标明的适应证，结合患者的生理病理特点、医保支付类别、经济承受能力，选择适当的治疗、预防药品。

超适应证、超功能主治的用药，疗效与安全性通常缺乏循证医疗证据支持，所以尽可能避免超适应证、超功能主治用药。

三、选择适宜的剂型与用药途径

通常说的用药途径是指给药方法。为患者制订给药方案时，除了合理地选择药物外，恰当的剂型与给药途径也是十分重要的。不同的患者，因生理及病理状态的差异，适宜选择不同的剂型与给药途径。

给药途径种类较多，通常分为全身给药与局部给药两大类。

同一药物的不同给药途径有可能引起不同的效应。一般说来，注射剂比口服药吸收快、吸收率高，表现出起效迅速、药理作用强的特点。

（一）全身给药

全身给药后，药物通过体内吸收入血液，经血循环带到全身各个部位发挥作用。

全身给药途径分口服、注射、舌下、吸入和直肠内给药等其中口服和注射两种方法最常用。

1. 口服给药　常用、安全、方便，多用于神志清醒、主动配合的患者，但不适于昏迷、呕吐的患者。

2. 注射给药　注射剂直接进入组织内、体腔内、血管内。按注射部位不同又可分皮内注射、皮下注射、肌内注射、静脉推注、静脉滴注、鞘内注射、心内注射、动脉内注射、硬膜下注射等。

注射给药的特点是起效快，但操作要求高。不同注射部位适宜的注药量各异，如皮下注射适用于少量药液，一般少于 2ml；肌内注射药液量少于 10ml；静脉注射则适于较大量药液。

3. 舌下给药　某些具有首过效应的药物可以舌下给药，通过黏膜吸收能迅速起效，如硝酸甘油片。

4. 吸入给药　治疗呼吸道疾病的药物制剂常采用吸入法，如沙丁胺醇气雾剂等。

5. 直肠黏膜给药　为减少某些药物的不良反应，可制成栓剂直肠内给药，如吲哚美辛栓剂等。

舌下、吸入、直肠给药等，看似局部给药，实际上多进入体循环发挥作用，仍属全身给药。

（二）局部给药

药物在皮肤及黏膜的局部发挥作用，如常用的皮肤病外用贴剂，用于黏膜的滴眼剂、滴鼻剂等。

四、选择适当的剂量

在一定剂量范围内，药物剂量愈大，组织与器官中的药物浓度愈高，药理作用也愈强。

药品说明书、《中华人民共和国药典·临床用药须知》（以下简称《临床用药须知》）所规定的常用剂量，是对大多数成人所产生明显的治疗作用而又不致产生严重不良反应的剂量。极量是治疗量增加的最大限度，是"最大治疗剂量"。为了保证用药安全，医生应避免超过极量。

绝大多数药品说明书上列出了儿童体重与对应用量的对应关系。对于说明书没有标示儿童用量的药品，可以参照药品说明书、《临床用药须知》规定的成人用量，儿童可按照体重来估算。但儿童对药物反应与成年人不同，不仅是因为儿童体重较轻，还由于生长发育上的差异，这点应予注意。

五、选择合理的每日给药次数

每日用药次数，需要参考药物的半衰期而定。但药物的半衰期也可随个人病理、生理情况变化而不同，在给药时必须注意这一点。

抗菌药物要遵循 PK/PD 理论设计每日给药次数。时间依赖性抗菌药物适宜每日多次给药，而浓度依赖性抗菌药物每日 1 次给药更有效、更安全。

六、选择合适的服药时机

有些口服药物，服药时间是决定药物能否发生应有作用的重要因素。例如促胃动力药适宜在饭前服用，催眠药适宜在晚间临睡前服用，驱虫药通常空腹或半空腹时服用，某些导泻药在早餐饭前服用方便并且效果好。

凡是有刺激性的药物，应在饭时或饭后服用，可以减少消化道的不良反应。抗酸药近年主张在饭后 0.5~1 小时服用。

七、确定合理的疗程

大部分疾病的对症治疗（如止咳、化痰、镇痛）通常没有固定的疗程，但部分疾病的对因治疗需要一定疗程，才能取得预期的疗效。

急性盆腔炎抗菌药物疗程需要 14 天，疗程不足有可能病情反复发作或转成慢性。

肾盂肾炎抗菌药物疗程通常 14 天，但若患者曾经反复发作则疗程需要延长到 4~6 周。

针对幽门螺杆菌感染，铋剂四联方案（质子泵抑制剂 + 铋剂 + 阿莫西林 + 甲硝唑或质子泵抑制剂 + 铋剂 + 阿莫西林 + 四环素），14 天疗程治愈率超过 90%。

同一种疾病采用不同治疗方案，疗程可能有所不同。例如，治疗慢性乙型肝炎，采用核苷类抗病毒药物（拉米夫定、替比夫定、恩替卡韦、阿德福韦酯）疗程至少 1 年；采用胸腺素、干扰素免疫治疗的首个疗程为 6 个月，若患者经过首个疗程后无应答则改用其他药物，如患者有应答则疗程可延长到 1 年。

高血压、糖尿病等慢性病，目前仍然需要终生用药。

第二节　特殊人群的合理用药

一、妊娠期、哺乳期妇女的合理用药

世界上最难的用药是妊娠期和哺乳期妇女的用药。妊娠期和哺乳期妇女用药涉及的不仅仅是患者个体的安危。对于大部分患病的妊娠期和哺乳期妇女而言，不用药并不是最好的选择，安全用药才是最佳方案。

（一）妊娠期用药的安全性

孕妇难免会使用药物。据统计，妊娠期用药的妇女高达 80%。

1. 妊娠期用药的 FDA 分级　针对妊娠期用药的安全性分级，美国 FDA 将药物分为 A、B、C、D、X 五级。

（1）A 级药物　在有对照组的早期妊娠妇女中未显示对胎儿有危险，并在中、晚期妊娠中亦无危险的证据，可能对胎儿的伤害极小。维生素属于此类药物，如维生素 B、维生素 C、叶酸等。值得注意的是，维生素 A 正常剂量范围里安全性是 A 级，大剂量（每日 2 万 IU 剂量，可致畸）即转成 X 级。

（2）B 级药物　在动物生殖实验中并未显示对胎儿的危险，但无孕妇的对照组，或对动物生殖实验显示有副反应，但在早孕妇女的对照组中并不能肯定其副反应，并在中、晚期妊娠亦无危险的证据。B 级药物包括青霉素类、头孢菌素类，以及林可霉素、克林霉素、红霉素、阿奇霉素、乙胺丁醇、非甾体抗炎药（吲哚美辛、双氯芬酸、布洛芬）、地高辛、毛花苷 C、泼尼松等。

（3）C 级药物　在动物的研究中证实对胎儿有副反应，如致畸或使胚胎致死等，但在妇女中无对照组或在妇女和动物研究中无可以利用的资料。药物仅在权衡对胎儿的利大于弊时给予。C级药物较多，对氨基水杨酸钠、异烟肼、抗病毒药（阿昔洛韦、齐多夫定）、镇静剂（乙琥胺、苯巴比妥、戊巴比妥）、拟胆碱药、抗胆碱药、血管活性药（肾上腺素、麻黄素、多巴胺）、降压药（甲基多巴、哌唑嗪）、利尿剂（呋塞米、甘露醇）、糖皮质激素（倍他米松、地塞米松）等均属C级药物。阿司匹林小剂量使用时安全性为C级，长期大剂量服用时因对胎儿损害而成为D级。C级药物的安全性仍需要等待有更多的临床研究予以证实，所以C级药物的使用要谨慎，如果有可以替代的药物则选用替代药物，否则在权衡利弊后，向患者或患者家属告知该药的安全性。

（4）D级药物　对人类胎儿的危险有肯定的证据。孕妇面临生命垂危或疾病严重而无更安全的药物情况下才可使用。妊娠期特别是在妊娠早期尽可能不用D级药物。例如，四环素类破坏胎儿齿釉质，氨基糖苷类可能损伤第八对颅神经而发生听力丧失，甲氨蝶呤可发生绒毛坏死而导致流产。四环素类、氨基糖苷类药物、大部分抗肿瘤药（甲氨蝶呤、顺铂、5－氟尿嘧啶）、镇静催眠药（地西泮、氯氮、甲丙氨酯、奥沙西泮）、利尿剂（氢氯噻嗪、依他尼酸）均属于D级。

（5）X级药物　动物或人的研究中已证实可使胎儿异常，或基于人类的经验获知其对胎儿有危险。通常该类药物对孕妇的危险明显地大于获益。该类药物禁用于已妊娠或将妊娠的妇女。他汀类降脂药、利巴韦林、沙利度胺、己烯雌酚、维A酸、镇静剂（氟西泮、氟硝西泮）等均属X级药物。X级药物并不多，但致畸率高，或对胎儿危害很大。例如，沙利度胺引起海豹胎，己烯雌酚引起阴道腺癌，故孕妇禁用X级药物。

2. 妊娠期用药注意事项

（1）妊娠期用药，单独用药有效情况下要避免联合用药，并尽可能选择B级药物。

（2）妊娠期的疾病治疗既要考虑胎儿风险，又要兼顾孕妇疾病的痛苦。

（3）不仅仅药物可以致畸，还要注意到其他各种致畸的可能性，在用药时应对患者认真地解释。

（4）要注意孕早期是胎儿身体各部分及器官的分化阶段，药物致畸容易发生在此阶段。中、晚期妊娠用药的安全性增加，但某些药物，例如乙醇，对胎儿的危害特别是神经系统，是贯穿妊娠整个阶段的。

（二）妊娠期、哺乳期妇女抗菌药物的应用

1. 妊娠期患者抗菌药物的应用　需考虑药物对母体和胎儿两方面的影响。

（1）对胎儿有致畸或明显毒性作用者，如氟喹诺酮类、氨基糖苷类抗菌药物，孕妇禁用。

（2）对母体和胎儿均有毒性作用者，如氨基糖苷类、四环素类等，妊娠期避免应用；但在有明确应用指征，经权衡利弊，用药时患者的受益大于可能的风险时，也可在严密观察下使用。氨基糖苷类等抗菌药物有条件时应进行血药浓度监测。

（3）药物毒性低，对胎儿及母体均无明显影响，也无致畸作用者，妊娠期感染时可选用。如青霉素类、头孢菌素类等β－内酰胺类抗菌药物。

2. 哺乳期患者抗菌药物的应用　哺乳期患者接受抗菌药物后，某些药物可自乳汁分泌，通常母乳中药物含量不高，不超过哺乳期患者每日用药量的1%；少数药物乳汁中分泌量较高，如氟喹诺酮类、四环素类、大环内酯类、氯霉素、磺胺甲噁唑、甲氧苄啶、甲硝唑等。

青霉素类、头孢菌素类等β－内酰胺类和氨基糖苷类等在乳汁中含量低。

然而无论乳汁中药物浓度如何，均存在对乳儿潜在的影响，并可能出现不良反应，如氨基糖苷类可导致乳儿听力减退，氯霉素可致乳儿骨髓抑制，磺胺甲噁唑等可致乳儿核黄疸和溶血性贫血，四环素类可致乳儿牙齿黄染，青霉素类可致乳儿过敏反应等。因此治疗哺乳期患者时应避免用氨基糖苷类、喹诺酮类、四环素类、氯霉素、磺胺类药物等。

（三）妊娠期、哺乳期妇女糖皮质激素的应用

孕妇慎用糖皮质激素，大剂量使用糖皮质激素者不宜怀孕。特殊情况下临床医生可根据情况决定糖皮质激素的使用，例如慢性肾上腺皮质功能减退症及先天性肾上腺皮质增生症患者妊娠期应坚持糖皮质激素的替代治疗，严重的妊娠疱疹、妊娠类天疱疮也可考虑使用糖皮质激素。

哺乳期妇女应用生理剂量或维持剂量的糖皮质激素对婴儿一般无明显不良影响。但若哺乳期妇女接受中等剂量、中程治疗方案的糖皮质激素时不应哺乳，以避免经乳汁分泌的糖皮质激素对婴儿造成不良影响。

二、儿童的合理用药

儿童人口约占世界人口的四分之一，保护儿童健康是全体公民的义务和职责，是医务人员的神圣而又艰巨的任务。研究儿童生理和用药特点，保证临床安全、有效、合理使用药物十分重要。

（一）儿童发育阶段的划分

儿童是一组处在生长发育旺盛时期的人群。根据儿童发育阶段的不同特点，儿童可以按年龄划分为以下阶段。

1. 胎儿期 从受精卵形成到小儿出生为止，共 40 周。胎儿期组织与器官的迅速生长和功能渐趋成熟。

2. 新生儿期 自胎儿娩出脐带结扎时开始至 28 天之前为新生儿期。

3. 婴儿期 自出生到 1 周岁称为婴儿期。婴儿期生长发育极其旺盛，体格生长和中枢神经系统发育迅速。

4. 幼儿期 自 1 周岁至 3 周岁为幼儿期。幼儿期体格生长和中枢神经系统发育渐趋缓慢，语言、行动与表达能力明显提高。

5. 学龄前期 自 3 周岁到 6 ~ 7 岁进入小学前称为学龄前期。学龄前期生长发育变慢，动作和语言能力逐步提高。

6. 学龄期 自小学开始（6 ~ 7 岁）至青春期为学龄期。学龄期脑的形态结构基本完成，智能发育进展较快，淋巴系统发育迅速。

7. 青春期 年龄范围一般从 10 ~ 20 岁，女孩的青春期开始年龄和结束年龄都比男孩早 2 年左右。青春期体格发育加速，生殖系统发育成熟。

（二）婴幼儿生理与用药特点

婴幼儿期包括婴儿期和幼儿期，年龄从出生后 1 个月 ~ 3 岁。这时期的生理特点是体格生长显著加快，各器官功能渐趋完善。例如体重，除初生数日呈生理性下降外，前 3 个月以平均每周 200 ~ 250g，即每月 800 ~ 1000g 的速率增长，3 ~ 4 个月的体重约为初生时的 2 倍；以后体重增加渐慢，3 ~ 6 个月平均每月增重 500g，6 ~ 12 个月平均每月增重 250g，1 周岁体重约为初生时的 3 倍，2 岁体重约为初生时的 4 倍。又如药物代谢的主要酶系肝微粒体酶、葡萄糖醛酸转移酶的活性已成熟，特别是药物和葡萄糖醛酸结合的酶的活性，在新生儿期迅速日趋完善，婴、幼儿期已达成人水平。

由于这一时期，生长发育迅猛，特别要密切注意药物通过不同机制影响儿童的正常生长发育。婴幼儿对药物的毒性反应或过敏反应可以是明显的，也可以是不明显的，要警惕中枢神经系统的毒性。例如氨基糖苷类对婴幼儿很难反映出药物早期中毒的指征，一旦听神经受损，会导致聋哑，终身残疾。

这一时期是主要的哺乳期，要注意药物通过乳汁进入婴幼儿体内的后果。

1. 吸收 婴幼儿胃内酸度仍低于成人，3 岁左右才达成人胃液 pH，胃容积 1 岁时已达 40ml/kg 左

右，仍小于成人。到6~8个月胃肠才有蠕动，胃排空时间较新生儿缩短，在十二指肠的药物吸收速度快于新生儿。对于危重患儿，为了及时达到有效血浓度，宜用注射方法给药。

2. 分布　1岁时的体液总量已从新生儿的80%下降至70%，仍高于成人的55%~60%，细胞外液从新生儿的45%，到6个月时已降为42%，1岁时为35%，仍高于成人的20%，水溶性药物在细胞外液的浓度被稀释。新生儿体内脂肪含量少，随年龄增长而有所增加，幼儿脂溶性药物分布容积较新生儿期大。婴幼儿血-脑屏障功能仍较差，某些药物可进入脑脊液。

3. 代谢　婴幼儿期药物代谢的主要酶系肝微粒体酶、葡萄糖醛酸转移酶的活性成熟。由于婴幼儿期肝脏相对重量增加，新生儿期为3.6%，6个月为3.9%，1岁时达4%，为成人的2倍，因此，幼儿期药物的肝代谢速率高于新生儿，亦高于成人，使很多以肝代谢为主要消除途径的药物 $t_{1/2}$ 短于成人。

4. 排泄　婴幼儿期肾小球滤过率和肾血流量迅速增进，6~12个月可达成人值，肾小管排泌能力在7~12个月也接近成人水平。肾脏占全身的比例，1~2岁为0.74%，仍高于成人0.42%，因此，一些以肾排泄为主要消除渠道的药物，消除较快，$t_{1/2}$ 短于成人。

（三）儿童期生理和用药特点

儿童期包括学龄前儿童和学龄儿童，年龄从3~12岁。

儿童期生理特点是生长发育缓慢，10岁前体重年平均增长约2kg左右。但新陈代谢旺盛，代谢产物排泄快，对水、电解质调节能力差，易受药物影响引起平衡失调。如利尿剂可能引起低钠、低钾现象；低氧血症、酸中毒时可以增加异丙基肾上腺素的毒性反应，发生室性心动过速等。在这一时期，要注意药物是否会影响儿童听力、注意力、营养吸收等。

儿童期的末期由于内分泌的改变，生长发育特别快，第二性征开始出现，进入青春发育早期。

（四）儿童剂量

各时期的儿童由于脏器发育及其功能不同对药物在体内处置也不同。因此儿童用药剂量与成人相比较复杂，除了简单的剂量折算外，尚需结合临床经验适当增减。

儿童剂量有多种计算法，如按体重、体表面积、年龄计算及按成人剂量折算法等。

1. 按体重计算法

（1）正常儿童体重推算方法

$$3~12 个月儿童体重（kg）=［年龄（月）+9］/2$$

$$1~6 岁儿童体重（kg）=年龄（岁）×2+8$$

$$7~12 岁儿童体重（kg）=［年龄（岁）×7-5］/2$$

用本法推算的体重可能需要视营养状况适当增减。

（2）儿童剂量

$$儿童每日剂量=患儿体重（kg）×每日每千克体重所需药量$$

$$儿童每次剂量=患儿体重（kg）×每次每千克体重所需药量$$

上述公式中的"每日每千克体重所需药量""每次每千克体重所需药量"，部分药品说明书里有比较明确的说明。

2. 按体表面积计算法

$$体重30kg以下儿童体表面积（m^2）=0.1+0.035×体重（kg）$$

$$体重30kg以上儿童体表面积（m^2）=0.105+0.02×［体重（kg）-30］$$

3. 按年龄计算法　简便易行，适用于营养类药品等安全性较高、剂量幅度较大、通常不需要十分精准的药品。

4. 按成人剂量折算法 儿童剂量 = 成人剂量 × 儿童体重（kg）/50

此方法计算出的剂量一般偏小，故仅适用于说明书中未提供儿童剂量的药品。

（五）儿童临床用药的注意事项

1. 严格掌握适应证，挑选药物 由于儿童正处于生长发育阶段，身体各方面比较娇嫩，组织器官尚不成熟，功能尚不完善，抵御外界侵害的能力极弱。因此选择药物时应严格掌握适应证，选择疗效确切、不良反应较小的药物，特别是对中枢神经系统、肝、肾功能有损害的药物尽可能少用或不用。

2. 根据儿童特点，选择给药途径 根据儿童特点和疾病程度，慎重选择适当的给药途径。口服给药为首选，但要注意牛奶、果汁等食物的影响；肌内注射给药要充分考虑注射部位的吸收状况，避免局部结块、坏死；静脉注射虽然吸收完全，但易给患儿带来痛苦和不安全因素；栓剂和灌肠剂对儿童不失为一种较安全的剂型，但目前品种较少；儿童皮肤吸收较好，然而敏感性较强，不宜使用含有刺激性较大的品种。

3. 根据儿童不同阶段，严格掌握用药剂量 儿童用药，特别是新生儿、婴幼儿用药，应严格掌握剂量，太小达不到治疗效果，太大有可能危害患儿。还应注意，随着年龄增长，儿童的体重逐步增加，组织器官逐步成熟，功能逐步完善，用药剂量应相应逐步增加。目前儿童剂量的计算方法很多，有按体重计算法、体表面积计算法、年龄计算法、成人剂量折算法，可选择使用。

4. 根据儿童生理特点，注意给药方法 儿童给药，应因势利导。根据儿童年龄不同阶段和自主能力，采取适当的方法。特别是口服给药要防止呕吐，切不能硬灌，以防意外。

5. 严密观察儿童用药反应，防止产生不良反应 儿童应激能力较差，较敏感，极易产生药品不良反应。在用药过程中应密切注意药品不良反应，以免造成严重后果。

（六）儿童患者抗菌药物的应用

儿童患者在应用抗菌药物时应注意以下几点。

1. 氨基糖苷类 该类药物有明显耳、肾毒性，6 岁以下患者应避免应用。临床有明确应用指征且无其他毒性低的抗菌药物可供选用时，方可选用该类药物，并在治疗过程中严密观察不良反应。有条件者应进行血药浓度监测，根据结果个体化给药。

2. 糖肽类 该类药有一定肾、耳毒性，儿童患者仅在有明确指征时方可选用。在治疗过程中应严密观察不良反应，有条件者应进行血药浓度监测，个体化给药。

3. 四环素类 可导致牙齿黄染及牙釉质发育不良，不可用于 8 岁以下儿童。

4. 喹诺酮类 由于对骨骼发育可能产生不良影响，该类药物避免用于 18 岁以下未成年人。

（七）儿童糖皮质激素的应用

儿童长期应用糖皮质激素更应严格掌握适应证和妥当选用治疗方法。应根据年龄、体重（体表面积更佳）、疾病严重程度和患儿对治疗的反应确定糖皮质激素治疗方案。更应注意密切观察不良反应，以避免或降低糖皮质激素对患儿生长和发育的影响。

三、老年人的合理用药

随着年龄增长，老年人生理功能、药动学和药效学发生改变，发病率增加，使老年患者对药物产生不良反应的可能性增加，所以研究老年人的生理和用药特点尤为重要。

（一）老年人年龄阶段的划分

WHO 对年龄划分标准为：18 ~ 44 岁为青年人，45 ~ 59 岁为中年人，60 ~ 74 岁为年轻老年人，75 ~ 89 岁为老老年人，≥90 岁为长寿老人。

中华医学会老年医学学会对年龄划分标准为：45～59岁为中年人（老年前期），60～89岁为老年人（老年期），≥80岁为老龄老人，90～99岁为长寿老人，≥100岁为百岁老人。

（二）老年人的生理特点

随着年龄的增长，人类机体的形态与功能发生一系列变化。主要为细胞数量的减少，再生能力的降低。老年人特征包括：①组织逐渐脱水；②细胞分裂、细胞生长及组织恢复能力降低；③基础代谢率降低；④细胞萎缩及变性；⑤组织弹性减低，结缔组织变性；⑥神经系统退行性改变——肌反应速度减缓；⑦骨强度及韧性减低；⑧调节内环境稳定的诸因素发生障碍。

1. 老年人机体组成改变　表现为体内水分减少，脂肪组织增多。正常成年男性身体总水分占体重的60%，女性约占50%，而60岁以上的老年男性占体重的51.5%～52%；女性占42%～45.5%。此外老年人细胞外液比青年人多，细胞内液的绝对值及其与细胞外液之比较低。相对脂肪含量增加，导致身体肥胖。肥胖是引起高血压、冠心病、糖尿病等的重要诱因。

2. 视力与听力的变化　一般表现为"老花眼"，看近物调节力减弱，对暗适应能力明显减退，视野范围缩小。听力下降，触觉、嗅觉、味觉减退。

3. 神经系统的变化　老年人神经系统的变化主要表现在神经细胞与脑重量的减少，尚存的脑神经细胞功能减退。神经细胞是属于出生后不再进行分裂的细胞，老年人脑神经细胞减少10%～17%，剩余的脑细胞承受了较重的负荷。60岁以后脑重量明显减少，并随增龄逐渐萎缩。由于脑神经细胞的减少和形态改变，可导致老年人行动迟缓、智力衰退、记忆力下降等。

4. 呼吸系统的变化　老年人由于胸廓变形，限制了胸廓的活动范围。肺脏的弹性回缩力减退，进氧量减少。因而表现出"老年性肺气肿"。老年人肺活量平均每年减少0.55%。老年人肺和血管壁的结构变化，导致呼吸黏膜扩散量减少，氧利用系数降低。肺功能呈进行性减退。

5. 循环系统的变化　成年以后，心排出量随年龄增长每年以1%的速度呈直线下降。65岁的老年人与25岁的青年人相比，心排出量约减少40%。心脏的潜在力量，70岁时只相当于40岁的50%。

血管弹性降低，特别是主动脉和肺动脉。有功能的毛细血管数量减少，血流减慢，脆性增加。血压升高，心律变慢而弱，脉搏细微。

6. 消化系统的变化　口腔牙齿脱落，牙周萎缩。胃液与消化酶分泌减少，胃肠蠕动减缓，胃排空率降低，消化吸收功能下降。

7. 肾脏与肝脏的变化　老年人肾脏重量减轻，肾小球数量减少，肾容量缩小。早期肾单位减少伴皮质量减少，很快累及髓质和肾血流量。与年龄相关的药动学改变最重要的是肾小球滤过率减低。

肾功能随年龄增长呈直线性下降。到80岁时，即使肾脏的重量和血清肌酐水平等参数没有改变，肾小球滤过率也减少到20岁时的一半左右。对经肾排泄的药物影响尤为明显，如地高辛、氨基糖苷类抗生素和大多数ACE抑制剂。

老年人肝脏重量减轻，大约比30岁成年人减少30%左右。在组织学上出现变性细胞，在细胞水平上染色体、线粒体发生改变，肝微粒体酶数量降低，活性减弱。肝血流量比年轻人减少40%～45%，因此肝脏代谢功能和清除率下降。如钙通道阻滞剂、β受体拮抗剂等药物清除将受到影响。

8. 内分泌系统的变化　老年人胰岛素作用减弱，即细胞膜上胰岛素受体数量减少，因而限制了细胞对胰岛素的反应性。此外性激素分泌减少，性功能减退。

9. 免疫功能下降　表现为T淋巴细胞数量减少，功能降低，老化的体液免疫是对外来抗原产生抗体的能力降低，而对自身抗原产生抗体的能力亢进。这表明老年人易发生自身免疫性疾病。

（三）老年人药动学的特点

1. 吸收　老年人唾液分泌减少，口腔黏膜吸收能力降低，使舌下给药吸收较差；食管蠕动障碍，使药物在食管中停留时间延长；胃酸分泌减少，胃液 pH 值升高，酸性药物离子型吸收减少；胃肠道蠕动减慢，影响药物的吸收速率，尤其是影响固体制剂的吸收，对液体制剂影响较小。对主要经被动转运的药物和非肠道途径给药的药物无影响。

2. 分布　药物在人体的分布主要取决于药物的理化性质（分子大小、亲脂性、pH 值），血浆蛋白的结合及机体的组成。老年人由于水分减少，脂肪组织增加，因而水溶性药物如地高辛、普萘洛尔、哌替啶等分布容积减少，血药浓度增高。而脂溶性药物如利多卡因、地西泮、氯丙嗪等分布容积增大，血药浓度较低。但奎尼丁、华法林、丙硫氧嘧啶等老年人表观分布体积却没有改变。老年人血浆白蛋白约减少 20% 左右，因此，使许多与血浆蛋白结合的药物游离浓度增高，而引起药物的不良反应。

3. 代谢　药物代谢的主要场所是肝脏，大多数药物代谢由肝微粒体药物代谢酶（药酶）代谢，只有少数药物由非微粒体酶代谢。老年人由于肝脏重量的降低，肝血流减少，药酶活性下降，使肝脏药物代谢能力下降，药物半衰期延长。老年人应用肝摄取率（hepatic extraction ratio）高的药物如异丙肾上腺素、硝酸甘油时应特别谨慎。老年人肝清除率下降，使血浆中这些药物浓度大大提高。

4. 排泄　老年人肾功能减退，药物易滞留在血浆中，使半衰期延长，特别是以原型从肾脏排泄的药物如 ACE 抑制剂、阿替洛尔等半衰期延长更明显，因此在给药时要了解肾功能。必须指出，老年人血清肌酐清除 <132.6μmol/L（1.5μg/dl）时不能提示肾小球滤过率正常，而必须观察内生肌酐清除率的改变。因此，最好根据内生肌酐清除率调整药物剂量。为了避免药物的积蓄和不良反应的出现，必须减少给药剂量与延长给药间隔。此外，以肾小球为主的维持体液平衡的功能减退，易引起电解质紊乱，在应用利尿剂和补液时需特别注意。

（四）老年人药效学的特点

不同药物老年人和青年人的药效学有显著差异。临床研究发现，老年人应用阿片类镇痛剂（吗啡、芬太尼等）、地高辛、氨茶碱等药物后，血浆药物浓度位于正常的治疗范围，或与青年人血浆药物浓度相似，但老年人药理效应更强、更易出现毒性反应。

1. 老年人对药物的反应性增加　靶器官对某些药物的敏感性增加（如中枢神经系统药物、抗凝药、利尿剂、降压药等），可提高疗效。对少数药物的反应性降低，即靶器官对药物的敏感性降低（如 β 受体激动剂与拮抗剂），可降低疗效。药效学的改变涉及药物受体数目及其与靶细胞的亲和力、信息传递机制、细胞反应与内环境稳定功能减退等。

2. 老年人用药个体差异大　是其他任何年龄组都不能比拟的。同龄的老年人，药物剂量可相差数倍之多。至今，人们仍没有找到一个适合于老年人的药物剂量公式。个体差异大的原因是：①遗传因素和老化进程有很大差别；②各组织器官老化改变不同；③过去所患疾病及其影响不同；④多种疾病多种药物联合使用的相互作用；⑤环境、心理素质等。

3. 老年人药物的不良反应增多　很多学者都一致认为，药品不良反应随年龄的增加而增加。在 75 岁以上的老年人中最多见。老年人比年轻人大约增加一倍。老年医学机构所做的研究表明，15%～30% 的入院老年患者可能是与药品不良反应有关，而在一般入院患者中却只有 3%。药品不良反应的普遍发生是老年人的一个重大问题。大多数不良事件与剂量相关，而不是特异体质或过敏现象。老年患者不良反应危险性增加的其他因素有：①药品不良反应的既往史；②因多种病状而使用多种药物；③肾脏和肝脏功能紊乱；④疾病表现不典型，临床评价不恰当；⑤患者用药的依从性差，体内药物消除情况改变。

药品不良反应可能表现跌倒、精神错乱、大小便失禁和反应迟钝的急性或逐渐发作。易引起不良反应的药物有：影响精神行为的药物、抗高血压药、口服降糖药、利尿药、地高辛、抗菌药和抗心律失常药。处于危险状态的老年人更常使用上述药物。

（五）老年人的用药原则

老年人的生理、药动学和药效学发生改变，老年人用药要掌握下列原则。

1. 切实掌握用药指征，合理用药　每用一种药都必须有明确的指征。要在全面了解老年人整体健康水平及药物治疗史的基础上开出处方。研究表明，服用 6 种或更多药物的住院老年患者，药品不良反应发生率增加 27%，所以尽量避免多种药物用于同一患者。

2. 慎重地探索"最佳"的用药量　在用药剂量这个问题上，由于老年人个体差异很大，所以要严格遵循个体化原则，寻求最适宜的剂量。

老年人由于生理功能改变，很多药物的用量与成年人有所不同，尤其肝肾功能改变是影响用药最重要的药动学因素。老年患者肝肾对药物消除能力下降，如提高多次给药的稳态血药浓度，疗效和不良反应随之增加，故老年人用药应减少剂量。一般 60 岁以上的老年患者可用成人剂量的 3/4。

（1）根据年龄，50 岁以后每增加一岁药量应减少成人标准计量的 1%。

（2）半量法则，即大多数药物在开始时，只给成人常规剂量的一半，这种给药方案特别适用于经肾脏排泄的药物。

（3）多数学者认为用年龄和体重综合衡量用药，估算出每日用药剂量。

（4）按照老年人肾功能，即根据肾内生肌酐清除率调整剂量（主要从肾脏排泄的药物）。

（5）有条件的可以检测血药浓度，根据血药浓度制定个体化给药方案。

3. 用药从简　药物品种应尽量简单，尽管老年人往往同时患有几种疾病，也应避免同时给予太多的药物，宜视病情轻重缓急先后论治，以减少药物的不良反应。对于出院带药和门诊患者，应特别注意。

4. 联合用药　为了减少药物的不良反应，老年人用药剂量宜小，如不足以产生疗效，则需要联合用药。如以小剂量的皮质酮和硫唑嘌呤联合应用治疗老年人类风湿关节炎。

5. 加强药物监测　定期监测肝、肾功能、电解质和酸碱平衡状态。对某些药物，如地高辛、茶碱等尽可能检测血药浓度。要密切观察患者的临床反应，既要重视客观指征，又要了解患者主观感受。

6. 选择适宜的给药方法　老年人需要长期用药时，尽可能口服给药，对部分吞咽困难的最好用液体制剂，必要时注射给药。此外，老年患者药瓶和药袋上的标签应以大字注明药物名称、用法和用量，不但要对患者本人，而且要对家属及陪护人员交代清楚，对高龄、行动不便及智能障碍者尤为重要。

鉴于老年人生理、病理、心理状况，根据老年患者的身体状况和动力学、药效学的特点，选择合适的药物剂量和给药方案，医生、患者和亲属共同努力，增加患者依从性，保证老年患者用药安全有效。

（六）老年患者抗菌药物的应用

由于老年人组织器官呈生理性退行性变，免疫功能下降，一旦罹患感染，在应用抗菌药物时需注意以下事项。

1. 老年人肾功能呈生理性减退，按一般常用量接受主要经肾排出的抗菌药物时，由于药物自肾排出减少，可导致药物在体内积蓄，血药浓度增高，易发生药品不良反应。因此老年患者，尤其是高龄患者接受主要自肾排出的抗菌药物时，可按轻度肾功能减退减量给药。青霉素类、头孢菌素类和其他 β - 内酰胺类的大多数品种即属此类情况。

2. 老年患者宜选用毒性低并具有杀菌作用的抗菌药物，无用药禁忌者可首选青霉素类、头孢菌素类等 β - 内酰胺类抗菌药物。氨基糖苷类具有耳、肾毒性，应尽可能避免应用。万古霉素、去甲万古霉素、替考拉宁等药物应在有明确应用指征时慎用，必要时进行血药浓度监测，并据此调整剂量，使给药方案个体化，以达到用药安全、有效的目的。

四、肝功能不全患者的合理用药

肝脏是大多数药物代谢的场所，肝功能障碍时，药物的吸收、代谢、排泄等各环节均受到不同程度的影响。

（一）肝功能不全时药动学改变

1. 游离型增多　肝功能不全时，肝脏制造白蛋白的能力降低，严重时可发生低蛋白血症。从而药物的蛋白结合型减少，游离型增多。

2. 药物生物转化减慢　药物在体内经生物转化后水溶性增高，易从肾脏排出体外。当肝功能不全时，肝药酶活性均降低，从而使药物代谢减慢，清除率下降，半衰期延长。

3. 药物排泄减慢　某些药物如利福平、红霉素、四环素等主要经胆汁分泌排泄，当慢性肝损害时，胆汁分泌排泄障碍，使其排泄受阻，至血浆内药物总浓度升高，但药物结合型与游离型比例可因药物本身酸碱性而异。

4. 药物分布容积增大　肝硬化伴有水肿或腹腔积液时，组织间腔的容积增大，药物易从组织间液扩散至组织中，显示效应增大。

综上所述，肝功能不全时主要经肝代谢的药物，表现为代谢减慢、半衰期延长、药效与毒副作用增强。

（二）肝功能不全时用药注意点

1. 应了解所用药物在肝病时药代动力学改变　一般地，慢性肝功能不全时，主要经过肝脏代谢的药物其清除率可降低50%，因而所用剂量应减少一半。

2. 避免或慎用肝毒性药物　中药、抗肿瘤药物、抗菌药物（抗结核药物、抗真菌药物）都可能引起急、慢性肝细胞损害。一类是与剂量、疗程有关具有肝毒性的药物，如乙醇、四环素、利福平、泛影葡胺等。另一类是与药物剂量无关而与特异质相关的肝损伤药物如苯妥英钠、对氨水杨酸、氯丙嗪、氨茶碱、红霉素、西咪替丁、雷尼替丁等。肝功能不全时，药物在体内滞留时间延长，对肝的毒性也更大。因此，在使用肝毒性药物时，尤其某些抗生素必须使用时应特别注意。

3. 注意合并用药时药物的相互作用　有些药物具有诱导肝药酶作用，也有些药物具有抑制肝药酶作用。尤其酶抑制作用药物如氯霉素等，当其与双香豆素、氯磺丙脲、甲苯磺丁脲、苯妥英钠等同时应用时，会延缓这些药物代谢、灭活，造成血药浓度增高，出现毒性反应，在肝功能不全时更甚。因此在合并用药时，必须仔细选择药物并认真观察药物毒副反应。

（三）肝功能减退患者抗菌药物的应用

肝功能减退时，抗菌药物的选用及剂量调整需要考虑肝功能减退对该类药物体内过程的影响程度，以及肝功能减退时该类药物及其代谢物发生毒性反应的可能性。由于药物在肝脏代谢过程复杂，不少药物的体内代谢过程尚未完全阐明，根据现有资料，肝功能减退时抗菌药物的应用有以下几种情况。

1. 药物主要经肝脏或有相当量经肝脏清除或代谢，肝功能减退时清除减少，并可导致毒性反应的发生，肝功能减退患者应避免使用此类药物，如氯霉素、利福平、红霉素酯化物等。

2. 药物主要由肝脏清除，肝功能减退时清除明显减少，但并无明显毒性反应发生，肝病时仍可正常应用，但需谨慎，必要时减量给药，治疗过程中需严密监测肝功能。红霉素等大环内酯类（不包括酯化物）、克林霉素、林可霉素等属于此类。

3. 药物经肝、肾两途径清除，肝功能减退者药物清除减少，血药浓度升高，同时伴有肾功能减退的患者血药浓度升高尤为明显，但药物本身的毒性不大。严重肝病患者，尤其肝、肾功能同时减退的患者在使用此类药物时需减量应用。经肾、肝两途径排出的青霉素类、头孢菌素类等均属此种情况。

4. 药物主要由肾排泄，肝功能减退者不需调整剂量。氨基糖苷类、糖肽类抗菌药物等属此类。

五、肾功能不全患者的合理用药

肾脏是许多药物及其代谢物排泄的主要器官，当肾功能不全时，药物肾排泄能力大为减弱。因此肾功能不全时会影响药物的效应和增加药物毒性。

（一）肾功能不全时药动学特点

1. 影响药物的吸收、分布、代谢和反应性　肾功能不全尤其肾功能衰竭患者对药物的体内处置有很大影响。①肾功能衰竭患者由于体液中尿素氮增加及胃肠道水肿 pH 升高，而常引起明显恶心、呕吐、腹泻、致使口服药物吸收受到影响。因肌肉、皮下组织水肿，肌注药物吸收亦延迟。②肾功能衰竭使机体内代谢产物排泄受阻，体内毒性产物潴留，影响生物酶的活性，尤其肝微粒体酶系活性受到抑制，影响了药物代谢与解毒。③肾功能衰竭时因蛋白质流失及摄入减少，引起低蛋白血症以及尿毒症时药物与蛋白的亲和力下降，均可致药物的血浆蛋白结合率降低，而活性的游离型药物浓度增高。④肾功能衰竭患者严重贫血，组织供氧相对减少，酸中毒使体液携氧能力减低，影响某些药物的氧化反应及代谢。⑤尿毒症时机体对某些药物反应性增强，如麻醉剂、镇静剂及磺酰脲类药物的敏感性增强。

2. 影响药物的排泄　按药物的排泄和对毒性的影响可分三种类型：①主要以原型从肾脏排出的药物，肾功能衰竭时血中浓度增加，故须减量或延长给药间隔，如巴比妥、氨基糖苷类、青霉素类、头孢菌素等；②活性或毒性代谢产物主要经肾脏排泄的药物，因肾功能衰竭时引起积蓄中毒，须减少剂量，如别嘌呤醇、利福平、地高辛、硝普钠、盐酸哌替啶等；③主要通过肝脏代谢体内清除的药物，仅有15%以下的原型由肾排出，肾衰时对药物影响较小，可用常用剂量，如地西泮、硝西泮、氯霉素、红霉素、克林霉素、华法林、肝素等。

（二）肾功能不全时用药注意

1. 必须根据肾功能不全时尤其肾功能衰竭时药动学改变，合理选择药物。

2. 避免或慎用肾毒性药物。

3. 谨慎联合用药，防止产生不利的药物相互作用。

（三）肾功能衰竭时给药方案的调整

1. 减少药物剂量　肾功能衰竭时由于药物排泄减少，对主要由肾排泄的药物应减少剂量。

一般首次先给予正常剂量，以后根据肾功能衰竭程度按正常间隔时间给予较小维持量。可按下式计算：

肾功能衰竭时药物维持量 ＝（正常时血肌酐浓度/肾功能衰竭时血肌酐浓度）×正常时药物维持量

此法的优点是药物有效浓度保持时间较长，药效优于延长给药间隔时间法。但当肾功能严重损害时，即使每次给予较小剂量，也可能达到中毒水平。故当血肌酐大于10mg/dl 时，用此法无参考价值。

2. 延长给药间隔时间　对于主要由肾脏排泄药物，每次用正常剂量，只延长给药间隔时间也可维持药效。

3. 根据肾功能试验进行剂量估算　以内生肌酐清除率判定肾功能轻、中和重度损害后，分别将每日剂量减为正常剂量的1/2 ~ 2/3、1/5 ~ 1/2 和 1/10 ~ 1/5。

4. 血药浓度监测结果制订个体化给药方案　对毒性大的氨基糖苷类抗生素、万古霉素、去甲万古霉素等进行血药浓度监测，以此调整给药方案是最理想的方法。可按峰－谷浓度法估算剂量，或按药动学方法计算给药剂量及间隔。

（四）肾功能减退患者抗菌药物的应用

1. 基本原则 许多抗菌药物在人体内主要经肾排出，某些抗菌药物具有肾毒性，肾功能减退的感染患者应用抗菌药物的原则如下。

（1）尽量避免使用肾毒性抗菌药物，确有应用指征时，严密监测肾功能情况。

（2）根据感染的严重程度、病原菌种类及药敏试验结果等选用无肾毒性或肾毒性较低的抗菌药物。

（3）使用主要经肾排泄的药物，须根据患者肾功能减退程度以及抗菌药物在人体内清除途径调整给药剂量及方法。

2. 抗菌药物的选用及给药方案调整 根据抗菌药物体内过程特点及其肾毒性，肾功能减退时抗菌药物的选用有以下几种情况。

（1）主要由肝胆系统排泄，或经肾脏和肝胆系统同时排出的抗菌药物用于肾功能减退者，维持原治疗量或剂量略减。

（2）主要经肾排泄，药物本身并无肾毒性，或仅有轻度肾毒性的抗菌药物，肾功能减退者可应用，可按照肾功能减退程度（以内生肌酐清除率为准）调整给药方案。

3. 肾毒性抗菌药物 避免用于肾功能减退者，如确有指征使用该类药物时，宜进行血药浓度监测，据以调整给药方案，达到个体化给药，疗程中需严密监测患者肾功能。

4. 接受肾脏替代治疗 患者应根据腹膜透析、血液透析和血液滤过对药物的清除情况调整给药方案。

第三节　常用药物的合理使用

一、抗菌药物的合理使用

（一）抗菌药物治疗性应用的基本原则

抗菌药物临床应用是否合理，基于以下两个方面：有无抗菌药物应用指征；选用的品种及给药方案是否适宜。

1. 诊断为细菌性感染者方有指征应用抗菌药物 根据患者的症状、体征、实验室检查或放射、超声等影像学结果，诊断为细菌、真菌感染者方有指征应用抗菌药物；由结核分枝杆菌、非结核分枝杆菌、支原体、衣原体、螺旋体、立克次体及部分原虫等病原微生物所致的感染亦有指征应用抗菌药物。缺乏细菌及上述病原微生物感染的临床或实验室证据，诊断不能成立者，以及病毒性感染者，均无应用抗菌药物指征。

2. 尽早查明感染病原，根据病原种类及药物敏感试验结果选用抗菌药物 抗菌药物品种的选用原则上应根据病原菌种类及病原菌对抗菌药物敏感性，即细菌药物敏感试验（以下简称药敏试验）的结果而定。因此有条件的医疗机构，对临床诊断为细菌性感染的患者应在开始抗菌治疗前，及时留取相应合格标本（尤其血液等无菌部位标本）送病原学检测，以尽早明确病原菌和药敏结果，并据此调整抗菌药物治疗方案。

3. 抗菌药物的经验治疗 对于临床诊断为细菌性感染的患者，在未获知细菌培养及药敏结果前，或无法获取培养标本时，可根据患者的感染部位、基础疾病、发病情况、发病场所、既往抗菌药物用药史及其治疗反应等推测可能的病原体，并结合当地细菌耐药性监测数据，先给予抗菌药物经验治疗。待获知病原学检测及药敏结果后，结合先前的治疗反应调整用药方案；对培养结果阴性的患者，应根据经验治疗的效果和患者情况采取进一步诊疗措施。

4. 按照药物的抗菌作用及其体内过程特点选择用药 各种抗菌药物的药效学和人体药动学特点不同，因此各有不同的临床适应证。临床医生应根据各种抗菌药物的药学特点，按临床适应证（参见"各类抗菌药物适应证和注意事项"）正确选用抗菌药物。

5. 综合患者病情、病原菌种类及抗菌药物特点制订抗菌治疗方案 根据病原菌、感染部位、感染严重程度和患者的生理、病理情况及抗菌药物药效学和药动学特点制订抗菌治疗方案，包括抗菌药物的选用品种、剂量、给药次数、给药途径、疗程及联合用药等。

在制订抗菌药物的应用方案时应遵循下列原则。

（1）品种选择 根据病原菌种类及药敏试验结果尽可能选择针对性强（窄谱）、安全性高、价格适中的抗菌药物。进行经验治疗者可根据可能的病原菌及当地耐药状况选用抗菌药物。

（2）给药剂量 一般按各种抗菌药物的治疗剂量范围给药。治疗重症感染（如血流感染、感染性心内膜炎等）和抗菌药物不易达到的部位的感染（如中枢神经系统感染等），抗菌药物剂量宜较大（治疗剂量范围高限）；而治疗单纯性下尿路感染时，由于多数药物尿药浓度远高于血药浓度，则可应用较小剂量（治疗剂量范围低限）。

（3）给药途径 对于轻、中度感染的大多数患者，应予口服治疗，选取口服吸收良好的抗菌药物品种，不必采用静脉或肌内注射给药。仅在下列情况下可先予以注射给药：①不能口服或不能耐受口服给药的患者（如吞咽困难者）；②患者存在明显可能影响口服药物吸收的情况（如呕吐、严重腹泻、胃肠道病变或肠道吸收功能障碍等）；③所选药物有合适抗菌谱，但无口服剂型；④需在感染组织或体液中迅速达到高药物浓度以达杀菌作用者（如感染性心内膜炎、化脓性脑膜炎等）；⑤感染严重、病情进展迅速，需给予紧急治疗的情况（如血流感染、重症肺炎患者等）；⑥患者对口服治疗的依从性差。肌内注射给药时难以使用较大剂量，其吸收也受药动学等众多因素影响，因此只适用于不能口服给药的轻、中度感染者，不宜用于重症感染者。

接受注射给药的感染患者，经初始注射治疗病情好转并能口服时，应及早转为口服给药。

抗菌药物的局部应用宜尽量避免：皮肤黏膜局部应用抗菌药物后，很少被吸收，在感染部位不能达到有效浓度，反而易导致耐药菌产生，因此治疗全身性感染或脏器感染时应避免局部应用抗菌药物。抗菌药物的局部应用只限于少数情况：①全身给药后在感染部位难以达到有效治疗浓度时加用局部给药作为辅助治疗（如治疗中枢神经系统感染时某些药物可同时鞘内给药，包裹性厚壁脓肿脓腔内注入抗菌药物等）；②眼部及耳部感染的局部用药等；③某些皮肤表层及口腔、阴道等黏膜表面的感染可采用抗菌药物局部应用，但应避免将主要供全身应用的品种作局部用药。局部用药宜采用刺激性小、不易吸收、不易导致耐药性和过敏反应的抗菌药物。青霉素类、头孢菌素类等较易产生过敏反应的药物不可局部应用。氨基糖苷类等耳毒性药不可局部滴耳。

（4）给药次数 为保证药物在体内能发挥最大药效，杀灭感染灶病原菌，应根据药动学和药效学相结合的原则给药。青霉素类、头孢菌素类和其他 β - 内酰胺类、红霉素、克林霉素等时间依赖性抗菌药，应一日多次给药。氟喹诺酮类和氨基糖苷类等浓度依赖性抗菌药可一日给药一次。

（5）疗程 抗菌药物疗程因感染不同而异，一般宜用至体温正常、症状消退后 72 ~ 96 小时，有局部病灶者需用药至感染灶控制或完全消散。但血流感染、感染性心内膜炎、化脓性脑膜炎、伤寒、布鲁菌病、骨髓炎、B 组链球菌咽炎和扁桃体炎、侵袭性真菌病、结核病等需较长的疗程方能彻底治愈，并减少或防止复发。

（6）抗菌药物的联合应用 单一药物可有效治疗的感染不需联合用药，仅在下列情况时有指征联合用药：①病原菌尚未查明的严重感染，包括免疫缺陷者的严重感染。②单一抗菌药物不能控制的严重感染，需氧菌及厌氧菌混合感染，2 种及 2 种以上细菌感染，以及多重耐药菌或泛耐药菌感染。③需长程治疗，但病原菌易对某些抗菌药物产生耐药性的感染，如某些侵袭性真菌病；或病原菌含有不同生长特点的菌群，需要使用不同抗菌机制的药物联合使用，如结核和非结核分枝杆菌。④毒性较大的抗菌药物，联合用药时剂量可适当减少，但需有临床资料证明其同样有效。如两性霉素 B 与氟胞嘧啶联合治疗隐球菌脑膜炎时，前者的剂量可适当减少，以减少其毒性反应。

联合用药时宜选用具有协同或相加作用的药物联合，如青霉素类、头孢菌素类或其他 β - 内酰胺类与氨基糖苷类联合。联合用药通常采用 2 种药物联合，3 种及 3 种以上药物联合仅适用于个别情况，如结核病的治疗。此外必须注意联合用药后药品不良反应亦可能增多。

（二）抗菌药物预防性应用的基本原则

1. 非手术患者抗菌药物的预防性应用

（1）预防用药目的　预防特定病原菌所致的或特定人群可能发生的感染。

（2）预防用药基本原则　①用于尚无细菌感染征象但暴露于致病菌感染的高危人群。②预防用药适应证和抗菌药物选择应基于循证医学证据。③应针对一种或两种最可能细菌的感染进行预防用药，不宜盲目地选用广谱抗菌药或多药联合预防多种细菌多部位感染。④应限于针对某一段特定时间内可能发生的感染，而非任何时间可能发生的感染。⑤应积极纠正导致感染风险增加的原发疾病或基础状况。可以治愈或纠正者，预防用药价值较大；原发疾病不能治愈或纠正者，药物预防效果有限，应权衡利弊决定是否预防用药。⑥以下情况原则上不应预防使用抗菌药物：普通感冒、麻疹、水痘等病毒性疾病；昏迷、休克、中毒、心力衰竭、肿瘤、应用肾上腺皮质激素等患者；留置导尿管、留置深静脉导管以及建立人工气道（包括气管插管或气管切口）患者。

（3）对某些细菌性感染的预防用药指征与方案　严重中性粒细胞缺乏（ANC $\leqslant 0.1 \times 10^9$/L）持续时间超过 7 天的高危患者和实体器官移植及造血干细胞移植的患者，在某些情况下有预防用抗菌药物的指征，但由于涉及患者基础疾病、免疫功能状态、免疫抑制剂等药物治疗史等诸多复杂因素，其预防用药指征及方案需参阅权威诊疗规范。

2. 围手术期抗菌药物的预防性应用

（1）预防用药目的　主要是预防手术部位感染，包括浅表切口感染、深部切口感染和手术所涉及的器官/腔隙感染，但不包括与手术无直接关系的、术后可能发生的其他部位感染。

（2）预防用药原则　围手术期抗菌药物预防用药，应根据手术切口类别、手术创伤程度、可能的污染细菌种类、手术持续时间、感染发生机会和后果严重程度、抗菌药物预防效果的循证医学证据、对细菌耐药性的影响和经济学评估等因素，综合考虑决定是否预防用抗菌药物。但抗菌药物的预防性应用并不能代替严格的消毒、灭菌技术和精细的无菌操作，也不能代替术中保温和血糖控制等其他预防措施。①清洁手术（Ⅰ类切口）：手术脏器为人体无菌部位，局部无炎症、无损伤，也不涉及呼吸道、消化道、泌尿生殖道等人体与外界相通的器官。手术部位无污染，通常不需预防用抗菌药物。但在下列情况时可考虑预防用药：手术范围大、手术时间长、污染机会增加；手术涉及重要脏器，一旦发生感染将造成严重后果者，如头颅手术、心脏手术等；异物植入手术，如人工心瓣膜植入、永久性心脏起搏器放置、人工关节置换等；有感染高危因素如高龄、糖尿病、免疫功能低下（尤其是接受器官移植者）、营养不良等患者。②清洁 - 污染手术（Ⅱ类切口）：手术部位存在大量人体寄殖菌群，手术时可能污染手术部位引致感染，故此类手术通常需预防用抗菌药物。③污染手术（Ⅲ类切口）：已造成手术部位严重污染的手术。此类手术需预防用抗菌药物。④污秽 - 感染手术（Ⅳ类切口）：在手术前即已开始治疗性应用抗菌药物，术中、术后继续，此不属预防应用范畴。

（3）抗菌药物品种选择　①根据手术切口类别、可能的污染菌种类及其对抗菌药物敏感性、药物能否在手术部位达到有效浓度等综合考虑。②选用对可能的污染菌针对性强、有充分循证医学证据、安全、使用方便及价格适当的品种。③应尽量选择单一抗菌药物预防用药，避免不必要的联合使用。预防用药应针对手术路径中可能存在的污染菌。如心血管、头颈、胸腹壁、四肢软组织手术和骨科手术等经皮肤的手术，通常选择针对金黄色葡萄球菌的抗菌药物。结肠、直肠和盆腔手术，应选用针对肠道革兰阴性菌和脆弱拟杆菌等厌氧菌的抗菌药物。④头孢菌素过敏者，针对革兰阳性菌可用万古霉素、去甲万古霉素、克林霉素；针对革兰阴性杆菌可用氨曲南、磷霉素或氨基糖苷类。⑤对某些手术部位感染会引起严重后果者，如心脏人工瓣膜置换术、人工关节置换术等，若术前发现有耐甲氧西林金黄色葡萄球菌（MRSA）定植的可能或者该机构 MRSA 发生率高，可选用万古霉素、去甲万古霉素预防感染，但应严格控制用药持续时间。⑥不应随意选用广谱抗菌药物作为围手术期预防用药。鉴于国内大肠埃希菌对氟喹诺酮类药物耐药率高，应严格控制氟喹诺酮类药物作为外科围手术期预防用药。

（4）给药方案　①给药方法：给药途径大部分为静脉输注，仅有少数为口服给药。静脉输注应在皮肤、黏膜切开前 0.5～1 小时内或麻醉开始时给药，在输注完毕后开始手术，保证手术部位暴露时局部组织中抗菌药物已达到足以杀灭手术过程中沾染细菌的药物浓度。万古霉素或氟喹诺酮类等由于需输注较长时间，应在手术前 1～2 小时开始给药。②预防用药维持时间：抗菌药物的有效覆盖时间应包括整个手术过程。手术时间较短（<2 小时）的清洁手术术前给药一次即可。如手术时间超过 3 小时或超过所用药物半衰期的 2 倍，或成人出血量超过 1500ml，术中应追加一次。清洁手术的预防用药时间不超过 24 小时，心脏手术可视情况延长至 48 小时。清洁 - 污染手术和污染手术的预防用药时间亦为 24 小时，污染手术必要时延长至 48 小时。过度延长用药时间并不能进一步提高预防效果，且预防用药时间超过 48 小时，耐药菌感染机会增加。

（5）常见围手术期预防用抗菌药物的品种选择　参见《抗菌药物临床应用指导原则》。

二、糖皮质激素的合理使用

糖皮质激素在临床主要用于抗炎、抗毒、抗休克和免疫抑制，合理应用主要取决于以下两个方面：一是适应证是否准确，二是给药方案是否合理。

（一）严格掌握糖皮质激素的适应证

1. 内分泌系统疾病　用于原发性和继发性肾上腺皮质功能减退症、先天性肾上腺皮质增生症的替代治疗；肾上腺危象、垂体危象、甲状腺危象等紧急情况的抢救；重症亚急性甲状腺炎、Graves 眼病、激素类生物制品［如胰岛素及其类似物、促肾上腺皮质激素（ACTH）等］药物过敏的治疗等。大、小剂量地塞米松抑制试验可判断肾上腺皮质分泌状况，诊断和病因鉴别诊断库欣综合征（皮质醇增多症）。

2. 风湿性疾病和自身免疫病　弥漫性结缔组织疾病皆有自身免疫参与，常见的如红斑狼疮、类风湿关节炎、原发性干燥综合征、多发性肌病/皮肌炎、系统性硬化症和系统性血管炎等。糖皮质激素是最基本的治疗药物之一。

3. 呼吸系统疾病　主要用于支气管哮喘、外源性过敏性肺炎、放射性肺炎、结节病、特发性间质性肺炎、嗜酸粒细胞性支气管炎等。

4. 血液系统疾病　多种血液系统疾病常需糖皮质激素治疗，主要为两种情况：一是治疗自身免疫病，如自身免疫性溶血性贫血、特发性血小板减少性紫癜等。二是利用糖皮质激素溶解淋巴细胞的作用，将其作为联合化疗方案的组分之一，用于淋巴系统恶性肿瘤如急性淋巴细胞白血病、淋巴瘤、多发性骨髓瘤等的治疗。

5. 肾脏系统疾病　主要包括原发性肾病综合征、多种肾小球肾炎和部分间质性肾炎等。

6. 严重感染或炎性反应　严重细菌性疾病如中毒型细菌性痢疾、暴发型流行性脑脊髓膜炎、重症肺炎，若伴有休克、脑病或其他与感染有关的器质性损伤等，在有效抗感染的同时，可加用糖皮质激素以缓解中毒症状和器质性损伤；严重病毒性疾病如急性重型肝炎等，也可用糖皮质激素辅助治疗。

7. 重症患者（休克） 可用于治疗各种原因所致的休克，但须结合病因治疗和抗休克治疗；急性肺损伤，急性脑水肿等。

8. 异体器官移植 用于异体组织器官移植排斥反应的预防及治疗；异基因造血干细胞移植后的移植物抗宿主病的预防及治疗。

9. 过敏性疾病 过敏性疾病种类众多，涉及多个专科，许多疾病如严重的荨麻疹等，需要糖皮质激素类药物治疗。

10. 神经系统损伤或病变 如急性视神经病变（视神经炎、缺血性视神经病变）、急性脊髓损伤，急性脑损伤等。

11. 慢性运动系统损伤 如肌腱末端病、腱鞘炎等。

12. 预防治疗某些炎性反应后遗症 应用糖皮质激素可预防某些炎性反应后遗症及手术后反应性炎症的发生，如组织粘连、瘢痕挛缩等。

（二）掌握糖皮质激素避免使用、慎重使用的情况

1. 下述情况避免使用 严重精神病史，癫痫，活动性消化性溃疡，活动性肺结核，新近胃肠吻合术后，骨折，创伤修复期，单纯疱疹性角、结膜炎及溃疡性角膜炎、角膜溃疡，严重高血压，严重糖尿病，较严重的骨质疏松，未能控制的感染（如水痘、真菌感染），妊娠初期，寻常型银屑病。

2. 下述情况慎重使用 库欣综合征、动脉粥样硬化、急性心力衰竭、糖尿病、青光眼、高脂蛋白血症、高血压、重症肌无力、严重骨质疏松、消化性溃疡病、有精神病倾向、病毒性感染，哺乳期妇女、儿童也应慎用。

（三）合理制订糖皮质激素治疗方案

注意根据不同糖皮质激素的药代动力学特性和疾病具体情况合理选择糖皮质激素的品种、剂型，设计适宜的剂量、疗程和给药途径。

1. 品种选择 各种糖皮质激素的药效学和人体药代动力学（吸收、分布、代谢和排出过程）特点不同，因此各有不同的临床适应证，应根据不同疾病和各种糖皮质激素的特点正确选用糖皮质激素品种。

2. 给药剂量 生理剂量和药理剂量的糖皮质激素具有不同的作用，应按不同治疗目的选择剂量。一般认为给药剂量（以泼尼松为例）可分为以下几种情况。①长期服用维持剂量：$2.5 \sim 15 \text{mg/d}$；②小剂量：$< 0.5 \text{mg/(kg} \cdot \text{d)}$；③中等剂量：$0.5 \sim 1 \text{mg/(kg} \cdot \text{d)}$；④大剂量：大于 $1 \text{mg/(kg} \cdot \text{d)}$；⑤冲击剂量：（以甲泼尼龙为例）$7.5 \sim 30 \text{mg/(kg} \cdot \text{d)}$。

3. 疗程 不同的疾病糖皮质激素疗程不同，一般可分为以下几种情况。

（1）冲击治疗 疗程不少于5天。适用于危重症患者的抢救，如暴发性感染、过敏性休克、严重哮喘持续状态、过敏性喉头水肿、狼疮性脑病、重症大疱性皮肤病、重症药疹、急进性肾炎等。冲击治疗须配合其他有效治疗措施，可迅速停药，若无效大部分情况下不可在短时间内重复冲击治疗。

（2）短程治疗 疗程小于1个月，包括应激性治疗。适用于感染或变态反应类疾病，如结核性脑膜炎及胸膜炎、剥脱性皮炎或器官移植急性排斥反应等。短程治疗须配合其他有效治疗措施，停药时需逐渐减量至停药。

（3）中程治疗 疗程3个月以内。适用于病程较长且多器官受累性疾病，如风湿热等。生效后减至维持剂量，停药时需要逐渐递减。

（4）长程治疗 疗程大于3个月。适用于器官移植后排斥反应的预防和治疗及反复发作、多器官受累的慢性自身免疫病，如系统性红斑狼疮、溶血性贫血、系统性血管炎、结节病、大疱性皮肤病等。维持治疗可采用每日或隔日给药，停药前亦应逐步过渡到隔日疗法后逐渐停药。

（5）终身替代治疗 适用于原发性或继发性慢性肾上腺皮质功能减退症，并于各种应激情况下适当增加剂量。

4. 给药途径 包括口服、肌内注射、静脉注射或静脉滴注等全身用药，以及吸入、局部注射、点滴和涂抹等局部用药。

（四）监测糖皮质激素的不良反应

糖皮质激素的不良反应与品种、剂型、剂量、疗程、用法等明显相关，其严重程度与用药剂量及用药时间成正比。

1. 医源性库欣综合征，如向心性肥胖、满月脸、皮肤紫纹瘀斑、类固醇性糖尿病（或已有糖尿病加重）、骨质疏松、自发性骨折甚或骨坏死（如股骨头无菌性坏死）、女性多毛月经紊乱或闭经不孕、男性阳痿、出血倾向等。

2. 诱发或加重细菌、病毒和真菌等各种感染。

3. 诱发或加剧胃十二指肠溃疡，甚至造成消化道大出血或穿孔。

4. 高血压、充血性心力衰竭和动脉粥样硬化、血栓形成。

5. 高脂血症，尤其是高甘油三酯血症。

6. 肌无力、肌肉萎缩、伤口愈合迟缓。

7. 激素性青光眼、激素性白内障。

8. 精神症状如焦虑、兴奋、欣快或抑郁、失眠、性格改变，严重时可诱发精神失常、癫痫发作。

9. 儿童长期应用影响生长发育。

10. 长期外用糖皮质激素类药物可出现局部皮肤萎缩变薄、毛细血管扩张、色素沉着、继发感染等不良反应；在面部长期外用时，可出现口周皮炎、酒渣鼻样皮损等。

11. 吸入型糖皮质激素的不良反应包括声音嘶哑、咽部不适和念珠菌定植、感染。长期使用较大剂量吸入型糖皮质激素者也可能出现全身不良反应。

12. 停药反应。长期中或大剂量使用糖皮质激素时，减量过快或突然停用可出现肾上腺皮质功能减退样症状，轻者表现为精神萎靡、乏力、食欲减退、关节和肌肉疼痛，重者可出现发热、恶心、呕吐、低血压等，危重者甚至发生肾上腺皮质危象，需及时抢救。

13. 反跳现象。在长期使用糖皮质激素时，减量过快或突然停用可使原发病复发或加重，应恢复糖皮质激素治疗并常需加大剂量，稳定后再慢慢减量。

（五）糖皮质激素应用期间的药学监护

糖皮质激素有许多禁忌证、不良反应，用药期间的药学监护非常重要。

1. 有精神病史的患者长期用药，应注意情绪、行为、睡眠、精神状态等，警惕精神病复发。

2. 注意患者电解质尤其是血钙水平，如有抽筋、烦躁、心律失常等发生，要及时测定血清钙，决定是否要补充钙。长期应用可引起骨质疏松，甚至有压缩或自发性骨折的危险。患者外出需有人陪同，睡硬板床。

3. 长期用药者，应定期检查血压、餐后血糖。糖尿病患者应每天查血糖1次，如血糖明显高于正常值，应适当减少激素用量；伴消化性溃疡患者应及时加服抗溃疡药物；高血压患者根据血压波动及时调整降压方案。

4. 治疗类风湿病时，长期大量使用不安全，故应以其他消炎镇痛药为主，用本品辅助治疗。

5. 长期用于眼疾时，应每1~2个月检查眼压一次。

6. 注意患者的体重变化。在开始用药后，食欲增进，体重增加，但在稳定后，持续增长体重，应限制钠摄入量，少吃或不吃高钠食物，多吃清淡及高钾食物。

7. 长期应用可抑制机体免疫功能而致免疫力降低，故应同时加用免疫增强剂。

8. 长疗程使用糖皮质激素，患者会出现向心性肥胖，表现为满月脸、水牛背、痤疮、多毛等，但停药后可逐渐恢复，所需时间一般一年左右。要告诉患者不必紧张，更不要擅自停用。

9. 长疗程用药者不可突然停药，否则可致撤药综合征。必须逐渐减量，使因药物导致的部分萎缩的肾上腺皮质功能得以恢复，或重建下丘脑 - 垂体 - 肾上腺功能，需监护一年左右。如有严重应激情况（创伤、手术、感染等）时，还需用糖皮质激素或盐皮质激素治疗。

三、抗肿瘤药物的合理使用

目前临床上常用的抗肿瘤药很多，主要作用是干扰或阻断细胞增殖的过程。从 DNA 合成到蛋白质合成，从蛋白质合成到有丝分裂，每一环节的生化事件均有相应的化疗药物阻断——或干扰核酸代谢，或直接干扰 DNA 合成，或干扰 mRNA 转录，或阻止蛋白质的合成等。

（一）抗肿瘤药物使用原则

鉴于大部分抗肿瘤药物具有显著的毒副作用，抗肿瘤药物的应用尤其要遵循谨慎、合理原则。

1. 权衡利弊，最大获益　力求患者从抗癌治疗中最大获益。根据患者病情，用药前进行严格的风险评估，权衡患者对抗肿瘤药物预期毒副反应的耐受力和经济承受力，客观评估预期疗效。即使毒副作用不危及生命，并能被患者接受，也要避免所谓"无效但安全"的不当用药行为。

2. 目的明确，方案有序　抗肿瘤药物治疗是肿瘤整体治疗的一个重要环节，应针对患者肿瘤临床分期和身体耐受情况，进行有序治疗，并明确每个阶段的治疗目标。

3. 医患沟通，知情同意　用药前务必与患者及其家属充分沟通，说明治疗目的、疗效、给药方法以及可能引起的毒副作用等，医患双方尽量达成共识，并签署知情同意书。

4. 治疗适度，合理规范　抗肿瘤药物治疗应行之有据，合理规范，依据临床诊疗指南、规范或专家共识实施治疗，确保药物适量、疗程足够，不宜随意更改，避免过度治疗或治疗不足。药物疗效相近时，治疗应舍繁求简，讲求效益，切忌重复用药。

5. 熟知病情，因人而异　应根据患者年龄、性别、种族以及肿瘤的病理类型、分期、耐受性、分子生物学特征、既往治疗情况、个人治疗意愿、经济承受能力等因素综合制定个体化的抗肿瘤药物治疗方案，并随患者病情变化及时调整。

老年、肝肾功能不全患者，应充分考虑其生理特点，从严掌握适应证，制定合理可行的治疗方案。

6. 处方审核，认真把关　药师调配抗肿瘤药物前必须认真核对患者信息、药品信息，审核药物之间的配伍禁忌，及潜在的相互作用。

7. 预防渗漏，安全操作　医护人员应掌握抗肿瘤药物的相关不良反应及药液渗漏发生时的应急预案和处置办法。一旦出现给药部位药液漏出，需及时采取相应的对症处理，以减轻对患者造成的局部损害。有较大刺激性的药物应采取深静脉给药方式。

静脉用药的配液操作，尽可能在静脉用药调配中心（室）内进行，实行集中调配与供应，要有完善的静脉用抗肿瘤药物配置的防护措施和操作规程。

用药过程中，应注意抗肿瘤药物的输注速度、输注时间、渗漏处理等各个环节，严格把关。

8. 不良反应，谨慎处理　提前评估及时发现可能出现的毒副作用，提前制定药源性损害的救治预案，毒副反应一旦发生，应及时处理。

（二）抗肿瘤药物合理使用要点

合理应用抗肿瘤药物是提高肿瘤患者生存率和生活质量，降低死亡率、复发率和药品不良反应发生率的重要手段，是肿瘤综合治疗的重要组成部分。在使用抗肿瘤药物过程中，应注意以下几点。

1. 确定开展化疗后，应制订治疗计划，选用合适的药物，设计合理的给药途径、剂量和疗程，不宜长期无限制地用药或盲目加大剂量，因为毒性的出现大都与累积的总剂量有关。

2. 必须密切观察毒性反应，并采用一些减轻或避免毒性反应的措施。应该了解部分抗肿瘤药产生的特殊不良反应，如长春新碱可引起外周神经变性、肢端麻木，博来霉素可引起肺纤维化、肺衰竭，顺铂可引起肾毒性等。

3. 各种抗肿瘤药共有的不良反应有骨髓抑制、胃肠道反应、脱发等，故应定期检查血常规变化，一般每周检查 1~2 次，如白细胞总数下降则应更加密切观察，并给予升高白细胞数的药物。

4. 很多抗肿瘤药存在致突变或致畸作用，故妊娠期、哺乳期妇女禁用；靶向药与免疫治疗药，妊娠期、哺乳期妇女慎用。

5. 合并用药时应选择不同作用机制的药物，既发挥协同作用，又尽可能减少药物的毒性叠加。

（孙安修）

书网融合……

题库　　　重点小结

第五章　个体化用药

📖 学习目标

1. 通过本章的学习，掌握个体化用药、治疗药物监测（TDM）、药物基因组学、单核苷酸多态性的概念，需要进行 TDM 药物的典型指征；熟悉进行 TDM 的常见药物及指标，常见的药物代谢物酶、药物转运体和药物靶点的基因多态性；了解影响血药浓度的因素，常见药物基因组学的研究方法。

2. 具备选择血药浓度测定方法的能力；具备开展 TDM 咨询服务的能力；具备解读 TDM 结果及根据 TDM 结果调整治疗方案的能力；具备开展基础药物基因组学研究的能力。

3. 在个体化用药实践中，始终坚守医疗伦理原则，尊重患者隐私，确保基因信息的安全与合理使用，对患者负责。能够有效与患者、家属及医疗团队成员沟通个体化用药的必要性和方案细节，促进团队合作，共同提升患者治疗效果。培养持续学习的习惯，紧跟个体化用药领域的科学进展，不断提升自身专业知识与技能，为患者提供更精准、更有效的医疗服务。

第一节　概　述

传统的药物治疗模式遵循的是药物的群体与经验治疗，临床医生通过临床诊断、辅助检查结果并结合自身的临床经验去判断和选择相应的治疗药物。该种模式忽略了药物的体内过程、效应的个体差异，药物过量时造成不良反应的发生，用量不足时造成疗效欠佳，不能最大限度地发挥药物的疗效，最终都导致治疗失败，未能做到精准的个体化治疗。

一、个体化用药的概念

个体化用药是指在充分考虑每位患者的个体特征，如遗传因素、性别、年龄、体重、生理、病理特征以及合并用药等综合情况的基础上，制定出安全、有效、合理、经济的药物治疗方案，即"在最适的时间、对最适的患者、给予最适的药物与最适的剂量"。更广泛的定义是指，在整个治疗期间（包括疾病的预防、诊断、治疗及预后），根据患者的需求、喜好和特点进行患者"量身裁药"式的药物治疗，以期达到治疗效果最大化和毒副作用最小化的新型药物治疗模式。

二、个体化用药的模式

实现个体化用药，通常可采用两种模式：一是治疗药物监测（therapeutic drug monitoring，TDM）模式，即在服药后，测定患者体内的药物浓度，即时调整给药剂量。但 TDM 是在服药以后展开，患者已经有了药物暴露。二是基因导向的个体化用药模式（又称药物基因组学），即在服药前，检测患者的遗传学差异，预测个体之间药物代谢、药物效应和不良反应的差异，据此制定药物治疗方案。近年来，模型引导的精准用药（model‑informed precision dosing，MIPD）模式正在渐渐兴起。这种模式将定量药理学与 TDM、药物基因组学相结合，为个体化用药提供了新的方向。MIPD 通过数学建模与模拟技术，将患者、药物和疾病等相关信息进行整合，为患者个体化用药提供依据。与经验用药比较，MIPD 是一种基于患者的生理、病理、遗传、疾病等特征制订给药方案的新方法，可提高药物治疗的安全、有效、经济和依从性。

三、个体化用药的临床意义

现阶段，临床药物治疗处于传统用药向个体化用药的精准药学转变阶段，精准药学的核心是做到安全、有效、合理的个体化用药。基于药动学原理进行的 TDM 是个体化用药指导最常见且最重要的手段之一。TDM 是建立在血药浓度与药效相关的前提条件下，若一般状况、疾病诊断、药物使用、血药浓度相同而疗效有差异、用传统的药动学原理无法解释，则需要考虑药物的作用位点（如代谢酶、受体蛋白等）是否产生变异。此时通过药物基因组学对患者进行基因分析，明确不同人群的基因差异，制订初步给药方案，随后通过血药浓度监测对相应给药方案进行调整与修正，使目标血药浓度维持在理想的浓度范围内，将药物基因组学与血药浓度监测手段进行有机整合，促进真正的"个体化用药"。因此，个体化用药指导正逐渐由过去的血药浓度监测为目标的定量模式，向血药浓度监测与药物基因检测相结合指导的治疗方案为主的多药物、多环节、多因素的定性定量参数结合的有机系统监测模式转变。

通过药物基因组学研究实现临床用药个体化是血药浓度监测的进一步延伸和充实，目的在于更好地发展和完善"个体化用药"这一主题。药物基因组学的应用，弥补了以往只根据血药浓度监测进行个体化给药的不足，也为以前无法解释的药效学现象找到了答案，为临床个体化用药开辟了一条新的方向。虽然个体化用药临床实践仍存在许多问题（例如，血药浓度与基因检测是否可以结合，如何结合；国内关于基因检测成本效果的研究数据有限；我国药物基因检测领域处在发展阶段，相关指南及法规尚不完善；部分药物基因检测还未能纳入医疗保险系统；部分临床医师缺乏个体化治疗的相关知识等），导致个体化用药目前的研究成果和研究方法仍不足以广泛应用于临床，但随着精准医学的飞速发展，越来越多跨学科的科研力量投入其中，基础研究不断取得突破，新技术、新设备持续涌现，监管部门也在加速完善相关政策法规，这些都让人们有理由相信在不久的将来个体化用药终将成为临床治疗的常规手段。

随着现代分析技术的飞速发展，将药物基因组学与血药浓度监测进行有机整合，指导特定药物对特定患者的合理使用，不仅能对某一特定患者给予最合适的药物，在治疗开始就给予最合适与最安全的剂量，而且在治疗过程中可维持稳定的、合适的治疗浓度，提高疗效、缩短病程、减少不良反应、降低治疗成本，促进真正的"个体化用药"与"精准药学"目标的实现。

第二节 治疗药物监测

一、治疗药物监测概述

（一）治疗药物监测的概念

治疗药物监测是以生物药剂学、药动学和临床药理学为基础，运用现代分析手段测定血液或其他体液中的药物浓度，再根据药动学原理来制定合理的给药方案，以达到优化药物治疗方案、提高药物的疗效、避免或减少毒副反应，同时通过合理用药最大化节省药物治疗费用的目的。

（二）治疗药物监测的意义

随着人们生活水平的提高，患者对医疗水平也提出了更高的要求。由于患者个体间存在着绝对差异，因而从疾病的易感风险、发生、进展和药物治疗干预的疗效和不良反应都存在着个体化的异质性。这就要求我们量体裁衣、因人而异地进行医疗，即"个体化医疗"。TDM 有助于药师协助医生制定合理的给药方案，达到提高疗效、避免或减少毒副反应的目的。TDM 的建立和发展得益于药剂学、药理学理论和分析技术的发展。在临床药物治疗过程中，药师以药动学和药效学基础理论为指导，监测药物疗效的同时定时采集患者的血液（有时是尿液或者唾液），测定药物浓度，使给药方案个体化，从而达到满意的疗效及避免发生毒副反应，也为药物过量中毒的诊断和处理提供有价值的实验室依据。

1. 有助于实施个体化用药 对大多数药物而言，药理效应的强弱和持续时间，与药物作用部位的浓度成正比。直接测定药物作用部位的浓度目前尚无法做到，通常只能测定血液中的药物浓度。血液中的药物浓度与作用部位的药物浓度形成一个可逆的平衡。因此，血液中的药物浓度间接反映了药物在作用部位的浓度，药理效应与血药浓度的相关性强于与剂量的相关性。同一剂量在不同患者体内的浓度存在个体间差异，也造成了疗效和不良反应发生风险的不同。TDM 的根本目的在于实现"个体化治疗"，但是两者并不等同。个体化治疗的内容比较宽泛，不仅包括监测体液药物浓度，也可以通过监测血压、心率、血糖等生理和药效学指标来指导用药；此外，根据患者的诊断结果，甚至包括"望闻问切"等经验诊断方法来对不同患者进行"量体裁衣"式的治疗均称为个体化治疗。由此可见 TDM 只是"个体化治疗"中的一种，其特点是以药动学理论为指导，以血药浓度监测为基础的一种个体化治疗。

2. 降低药品不良反应发生率 对于治疗窗窄的药物，TDM 可有效预防患者不良反应的发生。如环孢素的血药浓度和免疫抑制的强度相关，也与其肾毒性反应相关，药物导致的肾毒性和异体器官移植的排斥反应临床表现有时不易鉴别，环孢素的有效浓度与中毒浓度又很接近，加之不同患者都有不同的药动学改变，因此在环孢素的临床应用过程中，必须进行血药浓度监测，这有利于提高移植器官的存活率，降低不良反应发生的风险。

3. 提高患者的用药依从性 患者的用药依从性是指患者对医师药物治疗的信任程度。临床疗效既取决于医师医嘱的正确性，又取决于患者是否合作、是否按医嘱用药。在临床药物治疗中，某些患者的治疗效果与应用药物之间呈现不相关或负相关，最主要的原因是患者依从性差、未遵医嘱用药所致。TDM 是判断患者用药依从性的有效手段，可通过监测患者体内药物浓度，判断患者是否按医嘱服药，从而提高患者用药依从性。

（三）药物进行 TDM 的前提条件

虽然治疗药物监测能够提高药物疗效，减少药物的毒副作用，但并不是所有的药物均需要进行治疗药物监测，需要进行治疗药物监测药物的典型指征如下。

1. 药动学因素 ①药动学个体差异大，且药理活性强，如三环类抗抑郁药、苯妥英钠；②由于遗传因素等导致药物代谢存在较大差异，如去甲替林、美托洛尔；③具有非线性动力学特征，如苯妥英钠、茶碱和水杨酸等；④药物 – 药物相互作用，药物与肝药酶抑制剂或诱导剂合用；⑤特殊生理状况导致药物的体内行为异常，如肾移植患者、儿童、老年人、妊娠妇女、肥胖者用药；⑥特殊病理状况导致药物的体内行为异常，如患有心、肝、肾、胃肠道等脏器疾病。

2. 药效学因素 ①治疗指数低、安全范围窄、毒副作用强的药物，如强心苷、氨基糖苷类抗生素；②疾病症状与药物中毒症状相似，如地高辛、苯妥英；③药物治疗失败将导致严重后果，如免疫抑制剂、部分抗生素；④需长期治疗且缺乏明确的疗效指标，如免疫抑制剂、抗癫痫药物；⑤不同的治疗目的需要不同的血药浓度，如免疫抑制剂、抗生素。

3. 特殊原因 ①判定患者依从性，如常规剂量下无效或者出现中毒反应；②药物中毒的判断与解救，如过量服用药物时；③提供司法依据，如兴奋剂检测、判定中药中是否混有西药等。

以下一种或多种情况下均可排除于治疗药物监测之外：①治疗窗不明确的药物，即使获得了相关的血药浓度数据，也无法正确解释和指导临床用药；②有切实可行的临床指标用于判断疗效和不良反应，据此就可以有效地进行用药剂量的调整；③治疗范围比较宽的药物，在比较大的剂量范围和血浓度范围内都有较好的疗效和安全性；④应用不可逆的药物或作用于局部的药物，血药浓度不能预测药理作用强度。表5-1列出了常规治疗药物监测的药物。各个医院应根据自己的患者类型，制定并随时调整 TDM 药物目录。

表 5 - 1 进行 TDM 的常见药物

药物种类	常规监测药物
心血管系统药物	
强心苷类药物	地高辛、洋地黄
抗心律失常药	利多卡因、普鲁卡因胺、奎尼丁、胺碘酮、因卡胺、异丙吡胺胺
中枢神经系统药物	
抗癫痫与抗惊厥药物	苯妥卡因、苯巴比妥、乙琥胺、卡马西平、丙戊酸钠、拉莫三嗪、托吡酯、非氨酯、加巴贡丁、氨己烯酸、唑尼沙胺、奥卡西平、泰加平、左乙拉西坦
抗抑郁药物	阿米替林、丙米嗪、去甲替林
抗精神病药物	氯氮平
抗躁狂药物	碳酸锂
抗微生物药物	
抗细菌药物	庆大霉素、卡那霉素、妥布霉素、链霉素、万古霉素、去甲万古霉素
抗真菌药物	伊曲康唑、伏立康唑、泊沙康唑、两性霉素 B
抗病毒药物	抗艾滋病毒药物
免疫抑制剂	环孢素 A、他克莫司（FK506）、西罗莫司、霉酚酸酯
抗肿瘤药物	甲氨蝶呤、顺铂
平喘药	茶碱、氨茶碱
镇痛药	对乙酰氨基酚、水杨酸盐

二、血药浓度的测定方法

（一）生物样本预处理

治疗药物监测采用的生物样品包括血液、尿液、唾液、脑脊液、乳汁、精液等。在测定之前，样本需要进行预处理。

1. 血液　血液样本常用的处理方法有蛋白沉淀法、有机溶剂提取法和固相萃取法。

（1）蛋白沉淀法　向血浆或血清样品中加入与水混溶的有机溶剂，如甲醇、乙腈、乙醇、丙酮等，可使蛋白质分子内分子间的氢键发生变化而使蛋白质凝聚，使与蛋白质结合的药物释放出来。当血浆或血清与水溶性有机溶剂的体积比为 1:（1~3）时，就可以将 90% 以上的蛋白质除去。也可加入中性盐，如饱和硫酸铵、硫酸钠、镁盐、磷酸盐等，中性盐能将与蛋白质水合的水转换出来，从而使蛋白质脱水而沉淀。加入强酸使 pH 值低于蛋白的等电点时，蛋白质以阳离子形式存在，同时强酸与蛋白质阳离子形成不溶性盐而沉淀，也可除去生物样品中的蛋白质，常用强酸有 10% 三氯醋酸、6% 高氯酸和 5% 偏磷酸等。当待测物热稳定性好时，可采用加热的方法将一些热变性蛋白质沉淀。加热温度视待测组分的热稳定性而定，通常可加热至 90℃；蛋白沉淀后可用离心或过滤法除去，这种方法最简单，但只能除去热变性蛋白且只适用于热稳定性良好的药物。

（2）有机溶剂提取法　多数药物是亲脂性的，在适当的有机溶剂中的溶解度大于在水相的溶解度，而血样或尿样中含有的大多数内源性干扰物质是强极性的水溶性物质，因而可用有机溶剂提取法除去大部分内源性干扰物质。因此，应选用对待测物溶解度高、与所用标本不相混溶也不发生乳化的有机溶剂，并根据待测物的酸碱性和 pK_a，酸化或碱化样本，使待测物尽可能多地以脂溶性高的分子态存在，从而主要分配到有机溶剂中，最后挥去有机溶剂使样品浓缩以便进样测定。

（3）固相萃取法　该法将不同填料作为固定相装入微型小柱，当含有药物体的样品溶液通过小柱时，由于受到"吸附""分配""离子交换"或其他亲和力作用，药物及内源性干扰物质同时被保留在固定相（填料）上，用适当溶剂洗除干扰物质，再用适当溶剂洗脱药物。根据待测物的理化性质选用合适的常压短色谱柱，TDM 中常用疏水性填料柱。待标本过该柱后，以适当强度的溶剂洗脱，选择性收集含待测组分的洗脱液部分，即可达到较理想的提取目的。也可用强度不同的溶剂分次洗脱，仅收集洗脱待测组分。本法虽比有机溶剂提取法繁琐，但具有较高的回收率及提取特异性。固相萃取法和有机溶剂提取法所得药物浓度均为游离药物与结合药物的总浓度。

（4）其他　需要测定游离药物浓度时可采用超滤法，该法是以多孔性半透膜作为分离介质的一种膜分离技术，按照截留相对分子质量大小，通过选用不同孔径的不对称微孔膜达到理想的分离效果。血液中游离药物的测定可采用相对分子质量截留值在 5 万左右的超滤膜，用加压过滤法或高速离心法将血浆或血清中游离药物分离，从超滤液或离心液中得到的游离药物可直接或经浓缩后测定浓度。与通常的分离方法相比，超滤具有不引入化学试剂、没有相态变化、对待测药物的破坏性小等优点。本法简便快捷，结果稳定、可靠，已成为游离药物分析的首选方法。因所需的血样量极少，尤其适合 TDM 的血样分析。中空纤维离心超滤（hollow fiber centrifugal ultrafiltration，HFCF – UF）是一种新型样品前处理技术，以径向膜代替平膜，离心力方向与超滤膜方向平行，克服了浓差极化现象，并且超滤液体积可以通过玻璃管与中空纤维膜内径控制，对药物的蛋白结合平衡影响较小，操作简便，仅需一步离心即可完成样品前处理使其特别适合 TDM 的需要。

近年来，干血滤纸片法（dried blood spots，DBS）陆续被用于药物浓度监测。与传统的静脉采血相比，干血滤纸片法优点如下：①简单，微创取样。DBS 采样方便，患者舒适度更高。对患者进行足够的训练后，患者可自行采血，便于随访药物浓度，患者无需在医院等候；②所需样本体积量小，可取指尖血进行测定；③稳定性高，便于储存和运输。DBS 样本相比传统样本稳定性高，可以室温条件下通过正常的快递系统发送，无需专门的邮寄环境，便于储存和运输。在药物浓度监测方面，全血是否是比血浆或血清更具代表性，尚存在争议。DBS 也有其缺点：①由于样本量小，需要更加灵敏的测试分析方法；②存在污染风险，如果同一患者自我进行采血，却同时在服用检测药物，那么就存在污染的可能；③患者采血不一定能成功，尽管对患者进行过训练，但仍有失败的可能；④血细胞比容的个体化差异和同质性对测试结果的影响需要明确。

2. 唾液　唾液标本的收集宜在自然分泌状态下进行，可采用自然吐出，或用特制的负压吸盘采集，咀嚼石蜡块等机械刺激可促进唾液排出。若以维生素 C、枸橼酸等置于舌尖，虽可刺激唾液大量分泌，但因可降低唾液药物浓度，改变唾液 pH 及可能干扰测定，不宜使用。唾液采集后，最好立即测定其 pH，以便供解释结果时参考。若为口服用药，应在口服后充分漱口，并不宜在服药后短期内取样，以免残留药物污染干扰。口腔有炎症时，炎性渗出物可能干扰测定，不宜用唾液作为 TDM 标本。唾液中的药物除极少数种类可以主动转运方式进入外，大多是由血浆中未与蛋白质结合的游离药物，尤其是高脂溶性的分子态游离药物，以被动扩散的方式进入。另一方面，与血浆相比，唾液中蛋白量甚少，并且为黏蛋白、淀粉酶、免疫球蛋白等不与药物结合的蛋白质，因此唾液中的药物几乎均以游离态存在，并和血浆中游离药物浓度关系密切，用以反映靶位药物浓度较总血药浓度更适合。但是，唾液 pH 波动在

6.2～7.6范围内，平均约6.5。唾液pH的波动将导致与稳定的血浆pH间的差值变动，从而改变药物在两种体液间产生不稳定的解离度和分配比，即唾液药物浓度与血浆游离药物浓度比值出现波动。此外，唾液分泌量及成分受机体功能状态影响，若处于高分泌状态，将产生大量稀薄唾液，一些扩散慢的药物将难以和血药达分布平衡。由于前述pH差异，一般中性或弱酸性药物能较快进入唾液，达到分布平衡；而碱性较强的药物则相反，往往出现唾液中的药物浓度较血药浓度滞后的现象。

采用唾液作为TDM生物样品主要适用于下列情况：①已知唾液药物浓度与血浆药物浓度（总浓度或游离药物浓度）比值较恒定的药物；②在唾液与血浆间能较快达到分布平衡的药物，多数弱碱性、中性及在体内分布属单室模型的药物都属此类；③本身或同时使用的药物应无抑制唾液分泌的M胆碱受体阻断作用。丙咪嗪等三环类抗抑郁药、氯丙嗪等吩噻嗪类抗精神分裂症药、苯海拉明等抗组胺药及阿托品等胃肠解痉药，都可抑制唾液分泌，改变唾液中药物浓度，并且收集唾液困难，所以不能用唾液作TDM标本。有关唾液药物浓度与药物效应间关系的资料极少，因此以唾液为标本进行TDM时，结果的解释评价多通过建立唾液与血药浓度间的关系，再借助后者的资料进行。可用唾液作TDM的药物有对乙酰氨基酚、水杨酸类、苯妥英钠、苯巴比妥、氨茶碱、甲磺丁脲、锂盐等。特别是锂盐，虽是以主动转运方式进入唾液，其唾液浓度可为血浆的2～3倍，但对同一个体，达稳态浓度后，其二者间比值相当恒定，尤宜采用。

3. 尿液 体内药物主要以原型或代谢物形式通过尿液排出，因此尿液中药物浓度较高，收集量可以很大，收集也很方便。尿液放置后会有盐类析出，并有细菌繁殖、固体成分的崩解，因而尿液易变浑浊，因此必须放入适当防腐剂保存。采集的尿是自然排尿，包括随时尿、晨尿、白天尿、夜间尿及时间尿几种。因尿液浓度变化较大，所以应测定一定时间内排入尿中的药物总量。采集尿液的容器常用涂蜡的一次性纸杯或玻璃杯，并用量筒准确量好体积放入储尿瓶，并做好记录。从理论上讲，以滤过方式从肾小球排泄的药物，任一时刻的排泄速率等于该药的肾清除率和该时刻的游离血浆药物浓度的乘积，因此药物的尿排泄率与血浆药物浓度成正比。但上述假设与实际有差异，尿液生成不可能是均匀的，并且未考虑影响肾小管对药物重吸收的因素，特别是尿液pH改变对其中的药物解离度的影响所致被动扩散重吸收的变化。事实上，尿液pH随饮食成分、饮水量多少、水电解质和酸碱平衡状态的改变而变化，可有较唾液pH更大的波动。因此，在TDM的实际工作中以尿为标本甚少。但对用作治疗泌尿道感染的药物，及可产生肾小管损害的药物，检测尿药浓度则有其特殊意义。

（二）血药浓度测定方法

随着分析技术的发展，生物样品的测定方法也越来越多，主要分为光谱分析法、色谱分析法和免疫分析法三大类，目前以色谱分析法与免疫分析方法最为常用。表5-2列出了常见血药浓度测定方法。

表5-2 血药浓度测定方法

方法		原理	优点	缺点
光谱分析法	紫外-可见分光光度法	利用被测物质在特定波长处或一定波长范围内的吸收度来测定物质的含量	所需仪器一般临床实验室均具备，检测成本低、技术简单、省时、易于推广	灵敏度不高，所需样本量大，对于多个成分混合样品不易分离、定量，专属性较差
	原子吸收法	利用原子蒸气可以吸收由该元素作为阴极的空心阴极灯发出的特征谱线的特性进行定性、定量分析	检出限低、准确度高、选择性好、分析速度快、应用范围广	不能多元素同时分析，测定元素不同需更换光源灯，标准工作曲线线性范围窄，样品前处理麻烦，仪器设备价格昂贵，对某些元素原子化效率低、受化学干扰严重，非火焰的石墨炉原子化器重现性和准确度较差，对操作人员要求较高

续表

方法		原理	优点	缺点
色谱分析法	薄层色谱法	将固定相均匀地涂布在表面形成薄层，不同物质在展开过程中进行色谱分离	分离速度快、检出灵敏度高、选择性好、显色方便	灵敏度及重复性比 HPLC 和 GC 法要差，操作步骤较多
	气相色谱法	利用物质在流动相和固定相中的分配系数或吸附能力的差异而达到分离的目的	选择性好、灵敏度高、需样品量少、分析速度快	要求被测药物及其代谢物具有一定的挥发性和热稳定性
	高效液相色谱法	以经典液相色谱为基础，以微粒型填料为固定相，采用高压泵输送流动相和各种高灵敏度检测器检测药物	分离效能高、分析速度快、检测灵敏度高、应用范围广	对样品的前处理要求高，操作费时，费用相对较高
免疫分析法	放射免疫分析	利用放射性同位素的测量方法与免疫反应基本原理相结合	灵敏度高、特异性强、样品用量少、标记物容易制备以及放射性强度容易检测	存在放射性污染风险
	酶免疫分析	以酶作为标记物的免疫测定方法，分为均相酶免疫分析和非均相酶免疫分析	均相酶免疫分析不需分离结合与游离的酶标药物，操作简便	非均相酶免疫分析需分离结合与游离的酶标药物，操作相对复杂
	化学发光免疫	将化学发光反应的高度灵敏性和免疫反应的高度专一性结合起来	灵敏度极高	化学发光剂或底物可能不稳定
	荧光免疫	以荧光物质作为标记物与待测药结合，形成的荧光标记药物与抗体发生免疫反应	灵敏度较高，均相荧光分析易实现自动化操作	荧光物质可能存在光漂白现象
	荧光偏振免疫	利用偏振荧光的强度与荧光物质受激发时分子转动的速度成反比的现象	主要用于小分子药物的测定，灵敏度较高	对仪器设备要求较高

（三）检测技术新进展

随着医学科学与相关学科的深度交融，传统血药浓度监测技术正面临全新挑战与变革契机。从手性药物的精准拆分，到复杂联用技术对药物分子全方位的剖析，再到高效毛细管电泳法的快速分离，以及新兴的热生物传感、可穿戴和自主传感技术在药动学与药效学监测领域的探索，这些前沿技术不仅着眼于提升药物疗效、降低不良反应风险，更致力于为个体化用药方案的精准制定提供坚实的数据支撑，进而开启医院药学服务迈向更高精准度、智能化与个性化的全新篇章。表 5-3 列出血药浓度检测技术新进展。

表 5-3 血药浓度检测技术新进展

检测技术	原理/特点	优势	局限	适用范围
手性药物的高效液相色谱法	间接法柱前衍生化、直接法引入手性环境分离对映体	实现手性药物对映体分离	操作相对复杂	含手性中心的药物
气相色谱 - 质谱联用技术	气相色谱与质谱联用，靠质量分析器按质荷比分离离子	结合两者优势，可分析成分及结构信息	对仪器要求较高	复杂有机化合物分析
液相色谱 - 质谱联用技术	超高效液相色谱采用小颗粒填料和超高压泵，与质谱联用	速度、灵敏度、分离度好，提供结构信息	仪器成本较高	多种药物成分分析
液相色谱 - 核磁共振联用技术	液相色谱与核磁共振结合，利用后者结构分析优势	能准确鉴定药物分子结构	对样品纯度要求高、检测灵敏度低、受溶剂峰影响	需精准结构鉴定的药物分析
高效毛细血管电泳法	经典电泳与微柱分离结合，高电场分离	分析速度快、样品用量小	适用范围相对有侧重	多肽、蛋白质、核酸及部分药物分析

续表

检测技术	原理/特点	优势	局限	适用范围
热生物传感法	检测酶促反应热量	无需样本前处理、即时检测	仅限于对酶敏感药物	β-内酰胺类抗菌药物
可穿戴和自主传感技术	实时监测相关指标，利用组织间液反映浓度变化	实现个性化药物治疗，无创监测	存在稳定性等多方面挑战	临床药物治疗监测

三、影响血药浓度的因素

（一）药物因素

1. 制剂工艺　药物的制剂因素能够影响药物的吸收和生物利用度。同一药物不同剂型、不同厂家和批号，虽然药物含量相同，但产生的临床效果不一定相同。影响因素包括理化性质、剂型、处方、辅料、工艺过程等。例如，与速释制剂比较，缓控释制剂的释放缓慢，在体内的药物浓度–时间曲线更为平稳，峰浓度变小，因此可以提高疗效和减少药物的毒副作用。

2. 合并用药　药物的相互作用也可能对药动学和药效学产生影响：药动学相互作用是药物吸收、分布、代谢及排泄被其他药物所改变；药效学相互作用是指一个药物直接改变另一个药物分子的、细胞的或生理的作用。合并用药是临床用药过程中的常见现象，特别是对于老年人，其生理功能降低，抵抗力下降，呈现多病性，常常多药并用。据报道，50%以上的老年患者同时服用4~6种药物。一种药物使另一种药物的药动学或药理效应发生改变称为药物–药物相互作用，而药物–药物相互作用使不良反应的发生率明显上升。例如：甲氧氯普胺能加速胃排空，使同时服用的对乙酰氨基酚很快进入小肠，加快吸收；丙磺舒可延缓青霉素从肾脏排泄，使其血中浓度升高；保泰松、苯妥英钠、水杨酸类可使华法林从蛋白结合部位释出，其抗凝作用增加造成出血；氯霉素可使甲磺丁脲的代谢减慢、作用增强；氨基糖苷类抗生素除抗菌作用外，有一定的耳毒性、肾毒性和神经肌肉阻滞作用，和一些具有耳毒性药物（阿司匹林、红霉素、呋塞米等）、肾毒性药物（第一代头孢、右旋糖酐注射液等）及具有肌松作用的药物（苯二氮䓬类、普萘洛尔等）联合应用，可导致毒性加强。由此可见，合并用药时，药师应密切关注药物的治疗效果和不良反应发生情况，并依情况及时作出调整。环孢素A、他克莫司和西罗莫司等免疫抑制药物口服后，主要由肠道吸收，胃排空速度和肠蠕动速度的改变均可影响药物吸收，导致药物的生物利用度改变，进而影响血药浓度。由于进食时胃排空和肠蠕动速度加快，影响肠道对药物的吸收，导致血药浓度下降。因此，应在进食前1小时或进食后2小时口服他克莫司等免疫抑制剂。

（二）机体因素

1. 生理因素

（1）性别　在生理上，男性与女性有着许多区别，一般来说，男性在身高、体重与肌肉量方面均大于女性，女性的脂肪多于男性，男性与女性在激素水平方面也有着显著区别。女性肺活量较小，使得她们在使用气雾剂等吸入剂型时，吸收率较男性低；女性对痛觉更为敏感，她们往往需要稍大剂量的止痛药才能获得和男性一样的止痛效果。此外，在某些治疗学领域（特别是心血管疾病）公布的临床试验分析显示，在很多研究中，很少或没有女性参与试验。这一疏漏就留下了疑点，即客观上所开发药物对于女性患者是否有效。

（2）年龄　人体在不同年龄阶段时各器官组织的功能不同，特别是对于儿童与老年人。儿童正处于迅速生长发育的过程中，其肝、肾功能未完全达到成年人水平，药物在体内的代谢和排泄缓慢；在儿童的不同年龄阶段，药动学和药效学也是有显著区别的，因此，掌握各年龄段儿童的生理特点，研究药物在儿童体内的药动学和药效学特点，对合理用药至关重要。而老年人器官功能减退和身体组成比例的改变，使药物在体内的动力学行为和药物效应也不同于青年人，如肝、肾功能的减退，造成药物代谢缓慢，半衰期延长，容易引起体内药物的蓄积而中毒。

（3）种族　研究表明，某些药物在不同种族人群中的体内行为、疗效和安全性等存在明显的差异，这种由于种族因素导致的差异就是药物种族差异。如经 CYP3A4 酶代谢的药物普萘洛尔的清除率在中国人、高加索人和非洲人中有种族差异，硝苯地平的药时曲线下面积在亚洲人、高加索人和尼日利亚人中有种族差异；中国人和其他亚洲人对氟哌啶醇和氯氮平的反应较白种人敏感。我国是一个多民族的国家，各族人民的起源不同，在漫长的历史进程中经历过多次迁移、融合与分化形成了具有不同的群体遗传结构特征的民族与族群。中国各民族人群在起源、遗传学、生理和病理、生活环境、生活习惯、饮食结构、社会经济、教育状况等方面均存在一定差异，这些民族差异同种族差异一样可能会导致不同民族间对同一种药物的药动学和药效学方面出现差异。

（4）体重　可显著影响药物的表观分布容积，体重小的患者在血容量、肌肉、脂肪、皮肤、骨骼和体内器官等各个方面均小于体重大的患者，服用等剂量的药物后，药物在各组织器官分布的浓度较体重大的患者高，这势必影响药物的效应强度。此外，体质指数（body mass index，BMI）是用体重千克数除以身高米数平方得出的数字，是目前国际上常用的衡量人体胖瘦程度以及是否健康的一个标准，它能从一定程度上反映人体各组织成分的比例，对药物的组织分布也会产生一定的影响。

（5）遗传因素　CYP450 酶系是药物及其他内、外源物质的主要代谢酶，其中的 CYP3A4、CYP2D6、CYP2C9、CYP2C19、CYP2E1、CYP1A2 和 CYP2A6 参与了近 90% 的药物代谢。然而这些代谢酶在不同的人群中存在明显的多态性，CYP450 酶的多态性是引起经药物个体差异的重要因素。对于某药物的慢代谢型患者用药后的清除率较低，半衰期延长，药物效应增强甚至可能引起蓄积中毒；而快代谢患者正好相反，药物代谢迅速，药效减弱甚至无效。理论上讲临床上的用药应该是因人而异的，首先应该先确定患者 CYP450 的基因型，然后判断其表型是快代谢者还是慢代谢者，从而确定个体的用药量，以免达不到应有的疗效或者产生严重的不良反应。

（6）生活方式　吸烟不但可以损害心血管、呼吸道、消化道功能及胎儿的发育，还能够影响药物代谢酶，使某些药物在人体内的代谢和消除明显加快甚至疗效降低，已知的有右丙氧芬、吗啡、茶碱、咖啡因、普萘洛尔、美西律、非那西丁、扑热息痛、保泰松、胰岛素等。饮用酒中主要成分为乙醇，它对肝药酶有双向调节作用，小剂量和大剂量分别具有酶促和酶抑作用，长期饮酒会导致肝损害，必然影响药物的体内代谢及药物疗效。

2. 病理因素

（1）肝功能受损　肝脏疾病时，肝内血流阻力增加，门静脉高压，肝脏内在清除率下降，内源性的缩血管活性物质在肝内灭活减少，影响高摄取药物的摄取比率，药物不能有效地经过肝脏的首过作用，使主要在肝脏内代谢清除的药物生物利用度提高，同时体内血药浓度明显增高而影响药物的作用，而药物的不良反应发生率也可能升高。药物在体内的分布主要通过与血浆蛋白结合而转运。药物的血浆蛋白结合率主要与血浆蛋白浓度减少程度密切相关，血浆中与药物结合的蛋白质主要是白蛋白、脂蛋白和酸性 α - 糖蛋白。酸性药物主要与白蛋白结合，碱性药物主要与脂蛋白和酸性 α - 糖蛋白结合。在肝脏疾病时，肝脏的蛋白合成功能减退，血浆中白蛋白浓度下降，使药物的血浆蛋白结合率下降，血中结合型药物减少，而游离型药物增加，虽然血药浓度测定可能在正常范围，但具有活性的游离型药物浓度增加，使该药物的作用加强，同时不良反应也可能相应增加，尤其对于蛋白结合率高的药物，其影响更为显著；肝脏损伤时胆红素分泌增加，胆红素与药物竞争血浆蛋白上的结合位点，亦可导致游离型药物增加，血药浓度升高。

人体内代谢药物的主要酶是细胞色素 P450 超家族（cytochrome P450 proteins，CYP），它们是一类主要存在于肝脏、肠道中的单加氧酶，多位于细胞内质网上，催化多种内、外源物质的（包括大多数临床药物）代谢。P450 酶能通过其结构中的血红素中的铁离子传递电子，氧化异源物，增强异源物质的水溶性，使它们更易排出体外。CYP 有多个亚家族，包括 CYP3A4、CYP3A5、CYP2D6、CYP2C9、CYP2C19等。肝硬化患者的肝组织中细胞色素 P450 含量降低，活性降低。此外，肝脏损伤后，储存在肝细胞内的代谢酶释放进入血液，使血液中的酶活性升高，如丙氨酸氨基转移酶（ALT）、天冬氨酸氨基转移酶（AST）、醛缩酶、乳酸脱氢酶（LDH）以及单胺氧化酶（MAO）等；肝脏受损时，主要在肝细胞合成的代谢酶合成减少，活性降低，如凝血酶，凝血因子如维生素 K 依赖因子（Ⅱ、Ⅶ、Ⅸ、Ⅹ）几乎均在肝脏中合成，肝功能受损早期，白蛋白检测几乎正常，但维生素 K 依赖因子显著降低。进入肝脏的药物，经肝脏代谢之后，一部分经肝静脉进入体循环，一部分随胆汁的分泌排出体外。肝脏功能受损及肝血流量减少时，胆汁分泌减少，胆道阻塞，经胆汁排泄的药物或代谢物减少，可导致药物及其代谢产物在体内蓄积。

（2）肾功能受损　肾脏是调节机体水和电解质平衡的主要器官，也是药物及其代谢产物排泄的最重要器官。轻、中度肾功能不全对药物吸收的影响较小，但晚期慢性肾病患者胃肠道功能紊乱，某些治疗肾功能不全的药物等可影响药物的吸收速率与吸收程度，因此肾功能不全时应尽可能静脉给药，以免口服给药时因吸收率降低而影响疗效。药物在体内的分布主要用表观分布容积来表示，可根据体内药物含量除以血药浓度计算得到，主要受药物的脂溶性和蛋白结合率的影响。蛋白结合率大或水溶性药物的分布容积较小，而脂溶性药物的分布容积较大。肾功能不全时患者体液增多，如水肿、腹腔积液等，可增加药物的表观分布容积，血药浓度降低，同时血浆蛋白尤其是白蛋白浓度降低，药物与蛋白结合率下降，药物游离部分增多，血药浓度升高。因此，肾功能不全对药物分布的影响较难判断。药物经肝脏代谢转化后大多数失去药物活性而水溶性增强，可迅速经肾脏排泄出去，肾功能不全时，某些主要经由肾脏排泄的毒性代谢产物将在体内蓄积，从而增加药品不良反应的发生率。此外，肾皮质内的活性微粒体氧化酶系统参与药物的代谢，肾功能不全亦会导致活性降低。肾功能不全导致肾性贫血，组织供氧减少，影响药物在肝脏内的代谢。除部分药物经肝胆系统清除外，绝大多数药物主要以原形或代谢产物的形式通过肾脏排泄。肾功能减退时，药物的排泄减慢，血药浓度升高，消除半衰期延长，而容易在体内蓄积。

（3）心功能衰竭　心功能衰竭（简称"心衰"）对药物的体内行为有着较大的影响。在吸收方面，由于心衰患者血液流速降低可使胃肠道、肌肉及皮下血液流量不足，从而使口服、肌肉和皮下给药途径吸收速度及生物利用度不稳定而难以预测，此时对于特殊患者可采用静脉注射的方法。血液流量的不足会引起血流的重新分布，血液更多进入大脑和心肌，而进入肾脏、肝脏、肌肉等其他组织器官的血液显著减少，这能导致更高的血药浓度，即心衰患者药物的表观分布容积更小，比如静脉给予利多卡因后，心衰患者的血浆药物浓度要高于正常患者。此外心脏疾病患者还可能出现蛋白结合异常，如心肌梗死引发感染反应，产生大量循环急性期反应物，包括 α_1-酸性糖蛋白，而后者可以与部分碱性药物结合，使奎尼丁及利多卡因等蛋白结合率增加。肝血流量的减少导致肝脏的代谢能力下降，如利多卡因半衰期清除在无心衰的心肌梗死患者中延长 3 倍，明显心衰患者中延长可达 6 倍。心排血量轻度下降时虽然肾脏可通过自身调节维持肾小球滤过率水平，但长时间的心衰或更严重的心衰中肾小球滤过率也可能下降，虽然目前我们对于心衰对肾小管功能的影响知之甚少，但心衰患者的药物排泄功能异于非心衰患者的事实是毋庸置疑的。

（4）血-脑屏障受损（blood-brain barrier，BBB）　是由介于血循环与脑实质间的软脑膜、脉络丛的脑毛细血管壁和包于壁外的胶质膜所组成，能阻挡病原生物和其他大分子物质由血循环进入脑组织和脑室，这种结构可使脑组织少受甚至不受循环血液中有害物质的损害，从而保持脑组织内环境的基本稳定，对维持中枢神经系统正常生理状态具有重要的生物学意义。中枢神经系统疾病可引起血-脑屏障结构和功能的剧烈变化，如新生儿核黄疸和血管性脑水肿，使脑毛细血管内皮细胞间紧密连接开放，屏障的通透性显著提高以致大分子物质都可通过屏障。在无炎症脑脊液中青霉素钠的浓度仅为血药浓度的1%~3%，在有炎症的脑脊液中浓度可达血药浓度的5%~30%。氨苄西林透过正常脑膜能力低，但在脑膜发炎时则透过量明显增加。

（5）低蛋白血症（hypoproteinemia）　指血浆总蛋白的减少，特别是血浆白蛋白的减少，具体指血清总蛋白低于60g/L或者白蛋白低于35g/L。低蛋白血症不是一个独立的疾病，而是各种原因所致氮负平衡的结果。血液中的蛋白质主要是血浆蛋白质及红细胞所含的血红蛋白。血浆蛋白质包括血浆白蛋白、球蛋白、纤维蛋白原及少量结合蛋白如糖蛋白、脂蛋白等，总量为6.5~7.8g。低蛋白血症发生的原因如下。①蛋白摄入不足或吸收不良：各种原因引起的食欲缺乏及厌食，如严重的心、肺、肝、肾脏疾患，胃肠道淤血，脑部病变；消化道梗阻，摄食困难如食道癌、胃癌，以及慢性胰腺炎、胆道疾患、胃肠吻合术所致的吸收不良综合征。②蛋白质合成障碍：各种原因的肝损害使肝脏蛋白合成能力减低，血浆蛋白质合成减少。③长期大量蛋白质丢失：如消化道溃疡、痔疮、钩虫病、月经过多、大面积创伤渗液等均可导致大量血浆蛋白质丢失；反复腹腔穿刺放液、终末期肾病腹膜透析治疗时可经腹膜丢失蛋白质；肾病综合征、狼疮性肾炎、恶性高血压、糖尿病肾病等可有大量蛋白尿，蛋白质从尿中丢失；消化道恶性肿瘤及巨肥厚性胃炎、蛋白漏出性胃肠病、溃疡性结肠炎、局限性肠炎等也可由消化道丢失大量蛋白质。④蛋白质分解加速：如长期发热、恶性肿瘤、皮质醇增多症、甲状腺功能亢进等，使蛋白质分解超过合成，而导致低蛋白血症。

药物起效依赖于血液中游离药物浓度。药物与血浆蛋白的结合率取决于药物与血浆蛋白的亲和力及血浆蛋白的量，白蛋白是结合容量最大的血浆蛋白。当患者发生低蛋白血症时，药物与蛋白结合率降低，血中游离药物浓度升高，易发生中毒反应。

（6）血液透析（hemodialysis）　简称血透，又称之为人工肾、洗肾，是血液净化技术的一种，其利用半透膜原理，通过扩散、对流体内各种有害以及多余的代谢废物和过多的电解质移出体外，达到净化血液、纠正水电解质及酸碱平衡的目的。透析对药物的排泄有着至关重要的作用，半透膜尺寸越小、透析流量越低则对药物的消除能力越低。此外，药物的性质对透析也有着重要影响：水溶性大的药物容易分配进水透析液，而脂溶性药物则保留在血液中；只有游离药物能够通过半透膜，而蛋白结合药物的分子量过大，无法透过，因此蛋白结合率较低的药物游离分数较大，容易透析清除，相反蛋白结合率高的药物则不易通过透析清除；分布容积大的药物由于多集中于组织结合部分而非血液中，因此不易被透析清除，相反分布容积小的药物则有较高的清除率。

（三）环境因素

工作或生活环境中长期接触某些化学物质会对药物的体内过程产生影响。如多环芳香烃类和挥发性全麻药可诱导CYP酶活性，铅中毒可抑制CYP酶活性，从而影响CYP酶底物在机体内的浓度。

四、治疗药物监测咨询服务

TDM是由医生、药师、护士以及检验人员等多学科人员协作完成的一项团队医疗行为，其核心目的是为了实现患者的个体化用药，确保药物治疗安全、有效。TDM服务内容包括但不限于以下方面。①药物浓度监测方面：分析异常结果，进行药物重整、剂量调整、优化给药方法和危急值的处理等。②基因检测方面：根据药物代谢酶和转运体相关位点基因型制订或调整给药方案；根据基因突变类型选择疾病靶向治疗药物；筛查药品不良反应相关基因，规避使用相关药物，减少不良反应发生风险；筛查疾病风险基因，对高危人群加强监测、提前给予预防性治疗措施。③药学监护：对依从性、治疗效果和不良反应等进行全程监护，并及时进行TDM咨询、教育、科普宣教；收集关键临床效应指标，包括有效性、安全性指标及相关终点事件，建立治疗药物评估体系。④随访及管理：对进行 TDM 的患者，应采集基本信息、疾病信息、生化检查结果、用药信息、基因检测/药物浓度检测结果，并了解患者家庭、经济、饮食、运动、治疗意愿、宗教信仰等相关情况，建立患者 TDM 档案。

TDM 实施过程分为以下四个步骤：TDM 的申请、生物样品的采集、样品测定、数据分析与解释等。

（一）治疗药物监测的申请

在临床治疗过程中，通常由医生根据患者的治疗情况和临床指征来决定是否实施 TDM，在提出 TDM 时，应当明确其目的。通常情况下 TDM 的目的有两种：①常规性目的，即通过 TDM 以了解患者的当前血药浓度水平是否在有效范围内，或是否中毒，以及对需要长期用药的患者了解其用药的依从性如何等；②解决药物治疗方案的合理性问题，通过监测患者的药动学数据来建立个体化用药方案，或评价和判断某一治疗方案是否合理等，这类 TDM 事先应做详细调查，并需要制定周密的监测计划，属于研究性的。

在进行 TDM 之前需要填写 TDM 申请表，申请表的作用在于：①将一项监测请求通知给临床药师，同时也通知护士具体的采样时间和方法；②将患者有关情况告诉给临床药师，以供参考。因此临床医师必须认真、完整、准确地填写治疗药物浓度监测申请单，申请表中的基本内容应该包括：①患者的基本情况，包括一般身份项目、所患疾病及主要临床症状、主要脏器（心、肝、肾）功能；②用药情况，包括申请监测的药物名称及其用药方法、时程、合并用药等情况；③样品情况，包括取样时间、样品性质等；④特殊情况，如代谢酶的基因型等。医院药师在这个环节中的主要职责是协助临床医生将 TDM 的申请控制在合理的范围，主要体现在两个方面：首先应提醒医生进行必要的 TDM，其次对于不合理的 TDM 申请应建议取消。

（二）生物样品的采集

给药与生物样品采集工作通常是由护士具体实施，并由医院药师提供必要的技术支持。生物样品采集前应当确定以下内容：采集样品的类型、取样容器（抗凝剂）、采样时间、采样量、样品处理方法和样品保存条件等。样品类型一般为血液样品，某些情况下可采集唾液样品。为了准确地进行结果解释和剂量调整，采样时间应当尽可能严格控制，尤其是对于半衰期较短的药物，其血药浓度变化较快，如果采样时间不精确，会导致测定结果偏差较大。采样量主要与分析测定的方法有关，随着现代化分析仪器的逐渐普及和提高，所需样品量倾向于越来越少。样品的处理方法主要由监测的药物和后续的分析方法决定，主要是指血液是否需要抗凝、避光或添加保护剂等。

1. 采样的时间

（1）采样前需考虑的因素　①多剂量给药时，在血药浓度达稳态后采血，以考察与目标浓度（安全有效范围）的符合程度。多在下一次给药前采取血样，所测浓度接近谷浓度，称偏谷浓度；②用于设计给药方案时，必须按照各方法的不同要求采血；③当怀疑患者出现中毒反应或急救时，可以随时采血。

（2）理想的采样时间　一般情况下，测定血药浓度的目的是估算个体的分布容积和清除率，并以此来预测负荷剂量和维持剂量，达到有效的治疗浓度范围。在治疗开始时取血测定，主要是估算分布容积，达到稳态后取血测定，才可用于估算清除率。确定理想的采样时间，主要取决于药物的给药形式和半衰期。

以氨茶碱为例，假设某患者哮喘急性发作，此前已经服用了氨茶碱片，则需给予静脉负荷剂量。如果在静脉注射前和静脉注射后约 20 分钟取样测定浓度，并根据分布容积来调整剂量，就可能导致不准确的结果。因为氨茶碱的半衰期为 8 小时，给药后 1 小时内消除的药物<5%，所以，此时的血药浓度并不能反映清除率。换句话说，较早期测定的血药浓度并不能用来作为给药方案设计和剂量调整的依

据。患者如果希望尽早测定血药浓度并调整给药剂量，至少应在氨茶碱给药后4小时（此时大约30%的给药剂量被清除）取样才是比较合适的，并且在24小时内以及随后几天定时取样，直到获得理想的治疗浓度。

对于非急性哮喘发作，口服氨茶碱治疗一般不用负荷剂量，而应用缓释制剂200～400mg，2次/日。取样时间可选择在32小时（4个半衰期）后，此时血药浓度已达稳态，可以准确地计算清除率，再进一步求算出患者所需的维持剂量。

地高辛口服后需要较长时间才能完全分布于组织中。当首次给予地高辛负荷剂量后，血药浓度可达20μg/L，但6～8小时后又下降到2μg/L，此时地高辛的组织分布基本完成。所以，地高辛血药浓度监测的首次取样时间至少应在给药后6小时（主要用于估算分布容积）。又因地高辛的半衰期较长，约36小时，其血药浓度至少需要经过1周才能达到稳态，若想根据较准确地清除率来计算维持剂量，则采样测定应选择在1周后进行。

群体药代动力学模型等定量药理学模型的引入可以提前血药浓度采集时间。以万古霉素为例，对于肾功能正常的患者，建议第3天（首次给药48小时后）开始进行万古霉素TDM；对于肾功能不全的患者，推荐首次给药72小时后开展万古霉素TDM。若使用Bayesian估计法辅助万古霉素个体化给药，首次TDM时机可提前。

（3）采血注意事项 ①准确记录患者用药时间、采血时间。根据药动学原理，体内血药浓度变化是一个经时的动态过程，如果不准确记录采血时间，测得的结果难以分析和解释。②血样应立即送检测部门处理，以免放置过程出现分解或溶血。后者会影响一些药物的测定结果，如溶血可使地高辛的测定值偏低。③采血试管不可随意代用。某些药物易被塑料试管吸附，从而影响测定结果的准确性。

2. 有效血药浓度范围 多数药物的血药浓度与药理效应及毒副反应具有良好的相关性。如苯妥英的浓度为10～20μg/ml时，出现眼球震动，30～40μg/ml时产生运动失调，超过40μg/ml时可出现精神异常。当血药浓度低于一定水平时，则不表现出药理反应。因此，临床上"有效血药浓度范围"的概念，通常是指最低有效浓度（minimum effect concentration，MEC）与最低中毒浓度（minimum toxic concentration，MTC）之间的范围，该范围又称治疗窗（therapeutic window）。临床上常将此范围作为个体化给药的目标值，以此作为调整血药浓度。设计给药方案的基本依据，以期达到最佳疗效和避免毒副反应。

必须指出，有效血药浓度范围是一个统计学结论，它建立在大量的临床观察基础之上，是对大部分人有效且能很好耐受的范围，但并不一定适用于每一个人和每一个具体情况。事实上，不存在一个对所有人均有效而无毒副反应的浓度范围。在此范围内，少数患者可能无效，另有一些人则出现严重的毒副反应。例如，茶碱的有效浓度范围是10～20μg/ml，但有的老年患者的有效浓度仅为4μg/ml，当其血药浓度达到10.7μg/ml（一般人的MEC）时，却出现了茶碱中毒反应。另外，有些药物可用于治疗数种疾病，而治疗范围则会随病种不同而改变。

这些现象表明，血药浓度和药理效应的相互关系既非常密切，也相当复杂。两者的相关性可能因某些因素如衰老、疾病、合并用药等而产生变异，致使有效浓度范围在某个患者体内显著地不同于一般人。为了避免死搬硬套有效浓度所造成的治疗失误，近年来有人提出目标浓度的概念。与有效浓度范围不同，目标浓度无绝对的上下限，也不是大量数据的统计结果，而是根据具体病情和药物治疗的目标效应为具体患者设定的血药浓度目标值。显然，目标浓度的设立必须考虑治疗指征、患者的各种生理病理学参数、以往治疗该患者的经验以及患者的反应等，注重血药浓度与药理效应之间相关关系的个体化。

目前国内描述血药浓度多惯用μg/ml（或ng/ml）表示，常规TDM药物的有效浓度范围见表5-4。

表 5 – 4　常规 TDM 药物的有效血浓度范围

药物	消除半衰期（h）	有效浓度（μg/ml）	潜在中毒浓度（μg/ml）
卡马西平	成人：10～30	单一用药：4～12	>12
	儿童：8～19	合并用药：4～10	
乙琥胺	成人：50～60	40～100	>150
	儿童：30～50		
苯巴比妥	成人：96（53～140）	15～40	>50
	儿童：62（37～94）		
	新生儿：103（43～404）		
苯妥英	成人：18～30	10～20	>25
	儿童：12～22		
扑米酮	成人：6～8	6～15	>18
	儿童：5～8		
丙戊酸	成人：10～12	50～100	未定
	儿童：8～15		
阿咪替林	成人：15～25	0.15～0.25	>0.50
去甲替林	成人：18～43	0.05～0.15	>0.50
丙咪嗪	成人：9～24	0.20～0.30*	>0.50
地昔帕明	成人：12～54	0.15～0.30	>0.50
碳酸锂	成人：8～35	0.08～1.40	>2.00**
茶碱	成人：3～8	10～20	>20
	儿童：1～8		
丙吡胺	成人：4～8	2.0～5.0	>7.0
利多卡因	健康成人：74～140	1.5～5.0	>5.0
	心衰患者：115～360		
普鲁卡因胺	成人：2.2～4.0	4～10	>16
普萘洛尔	成人：2～5	0.05～0.10	未定
奎尼丁	成人：4～7	2～5	>5
	儿童：6		
地高辛	36	0.0008～0.002	>2.0
洋地黄毒苷	164（144～192）	0.013～0.025	>0.034
庆大霉素	2～4	5～10	>12
甲氨蝶呤	成人：10.4	0.2～10	
	儿童：1.5		

注：* 原药与去甲基代谢产物浓度之和；** 单位为 mmol/L。

（三）样品测定

目前，国内的 TDM 的生物样品检测工作主要在药剂科的药物浓度监测室进行，在进行样品测定前，需要明确测定对象是原型药物还是活性代谢物、是总药物还是游离药物、是外消旋体还是对映体（手性药物），依据不同的测定对象选择不同的测定方法。除前体药物外，活性代谢物的浓度一般较低，没有必要另行测定，仅在活性代谢物浓度较高，活性较强或者因受到肝、肾功能障碍影响而导致其浓度明显上升，也就是对药物疗效和毒性反应可能发挥明显作用时考虑进行测定。某些药物具有较高的蛋白结合率，当各种原因导致药物的蛋白结合发生变化时，游离药物浓度会发生明显变化，从而导致药理性显著增强甚至出现毒副反应，这时必须直接监测游离药物浓度才能有助于剂量调整。有些对映体之间存在药效 – 药动学的差异，如果仅测定维拉帕米的消旋体药物浓度，则不能很好地反映剂量、浓度与效应之间的相关性。在进行正式的样品测定前需要建立准确可靠的测定方法，测定方法应满足特异性、精密度、准确度、灵敏度、线性范围等方法学的相关要求。

（四）数据分析与解释

目前，TDM 结果解读尚缺乏科学统一的规则，解读流程不规范，解读内容不统一，甚至未对 TDM 检测报告进行必要的解读和干预。针对上述情形，标准明确 TDM 结果解读和干预的基本流程，包括患者信息重整、监测结果分析、提出推荐意见和出具解读报告等过程。结果解读工作中，药师应综合判断重点解读和干预情形（如结果异常情况下出现疗效不佳或严重不良事件），应体现专业性、规范性、及时性和临床适用性。药师对 TDM 结果解读和提出推荐意见后，应对患者个体化治疗方案、药物治疗管理及自我管理等进行干预，加强随访，以评估疗效和安全性，同时建立相应的纸质或电子随访信息档案，便于溯源。

1. 掌握必要的资料 对血药浓度测定结果的解释是 TDM 的关键，关系到临床决策，意义重大。要得到正确的解释结果，首先要掌握必要的资料，详细了解患者的生理、病理状态，尤其是要了解影响药物与血浆蛋白结合率的因素；应详细了解患者的所用药物情况，特别是被检测药物的使用过程；应了解被检测药物的药动学参数群体值和有效浓度范围，了解该药的剂量 – 血药浓度和 – 效应间的相关程度和影响因素等。因此，需重视患者资料的收集。下述资料均与血药浓度的解释有关。

（1）临床资料

1）年龄 药物在人体内的动力学性质与年龄有关。一些重要的参数如分布容积、半衰期等表现出年龄相关性，甚至血药浓度有效范围也是如此。

2）体重、身高 与计算药物剂量、分布容积、清除率等参数有关。

3）合并用药 药物间的相互作用可引起药动学参数的变化，此外，还可避免某些合并用药对分析方法的干扰。特殊生活方式如吸烟、饮酒等亦要予以记录。

4）剂量、服药时间、采血时间 用于计算参数、调整给药方案。

5）病史、用药史、诊断、肝肾功能、血浆蛋白含量等 对血药浓度值的解释至关重要。

除了收集上述资料外，在解释血药浓度时，还必须考虑以下因素。

6）血药浓度范围 再具体情况下可能会发生变化。例如，老年患者长期服药时，往往对药物有一定的耐受性，但由于各脏器的老年性改变，对药物的敏感型性亦会增强，结果使得药物的安全有效范围变窄。近年来发现抗癫痫药物有效浓度范围相差甚大，可能与不同类型的癫痫对血药浓度的需求不同有关。

7）患者依从性 近年来，由于 TDM 的广泛开展，发现患者的依从性是一个临床上不容忽视的问题。有报道称，国外 50% 以上的患者并不按医嘱用药，表现为非依从性，从而导致治疗的失败。通过 TDM 技术，易于发现导致治疗失败的重要原因。发现血药浓度异常时，应当询问患者是否遵从医嘱用药。

8）其他疾病的影响 肝肾功能损害时，药物从体内的消除或代谢减慢，导致药效成分血药浓度升高或降低。当胃肠疾病或外源性损伤（如放射性治疗）时，会影响口服药物的吸收，血药浓度下降。尤其是病情危重时，脏器功能在短时间内变化较大，使得药物的体内动力学性质处于不断变化的状态，必须慎重做出解释。

9）合并用药的影响　许多药物具有肝药酶诱导或抑制作用，合并使用时可显著改变其他药物的动力学性质，只是血药浓度变化异常。

10）特殊患者群体　老年人、儿童、婴儿、新生儿、孕妇等，均有其特殊的药动学特点，需加以注意。

需要采集的临床资料见表5-5。

表5-5　制定给药方案应掌握的临床资料

项目	内容
一般情况	年龄、性别、体重、身高
临床诊断	主要症状、体征、临床诊断
并发症	影响药动学参数的疾病，如肝肾功能不全等
肝功能	血清清蛋白、胆红素、球蛋白、氨基转移酶
肾功能	血清肌酐、尿素氮
蛋白结合	血清清蛋白、球蛋白、α_1-酸性糖蛋白浓度、胆红素、游离胆红素等置换因子
电解质	血清 Na^+、K^+、Cl^-、Ca^{2+} 等离子，酸碱平衡
营养状态	特别饮食，深静脉营养等
用药情况	指测定药物的给药方案
合并用药	影响药动学参数、生化指标和测定方法的药物
采样情况	准确的采血时间，采样条件
与测定有关的因素	给药剂量，临床治疗效果，有无可能中毒；细菌，感染部位和严重程度，MIC（测定抗菌药物时）

需要指出，并不是每一位患者使用某种药物时都需要了解表中的所有项目，因为临床实践中不易做到，但如果患者的病历上有这些内容的记录，则应收集起来，有些生化项目的检查对 TDM 的结果分析很重要，如果缺乏，则应及时补做。

（2）药动学资料　除临床资料外，还应掌握有关的药动学资料（表5-6）。当然，资料中的一些内容依序不易得到，但临床医师和药师应了解，这些因素会影响个体的药动学参数，这在分析有关的结果是应予以考虑。

表5-6　制定给药方案是应掌握的药动学资料

分类	内容
健康人的参数	模型与各项药动学参数
病态时的参数	心、肝、肾、甲状腺等疾病时
	休克、烧伤、肥胖、浮肿、血透、发热时
生理变化时的参数	年龄（新生儿、婴幼儿、老年人），性别，妊娠，遗传，种族
	饮食（高脂肪、高蛋白、高碳水化合物）
	烟、酒、茶等嗜好，活动情况，环境因素

2. 结果解释

（1）实测值与预测值比较　在掌握上述资料的基础上，根据现有的药动学资料计算血药浓度水平作为预测值，将此值与实际测定值作比较（表5-7），对比较的结果做进一步分析。

表 5 – 7   血药浓度实测值与预测值的比较

比较结果	结果分析
实测值 > 预测值	患者是否按医嘱用药（用药量增加）
	药物制剂的生物利用度偏高
	蛋白结合率增加，游离药物减少
	分布容积比预计的少
	消除比预计的慢
实测值 < 预测值	患者是否按医嘱用药（用药量减少）
	药物制剂的生物利用度偏低
	蛋白结合率下降，游离药物增加
	分布容积比预计的大
	消除比预计的快

当实测值与预测值不相符合时，应作出合理的解释，从患者用药依从性、药物生产厂家、生物利用度、药物的蛋白结合率、患者的生理病理因素等方面考虑。观察血药浓度与疗效的关系，即血药浓度在有效浓度范围内时，临床上是否表现为有效；当遇到不一致情况时，应找出原因，着重考虑影响药效的因素。

（2）求算药动学参数   根据测定的血药浓度，求算患者的药动学参数，并与已知值作比较。根据患者的具体情况，包括生理、病理情况及合并用药等，做出分析和判断（表 5 – 8），以确定是否需要修改给药方案。

表 5 – 8   患者药动学参数与已知值的比较

比较结果			处理意见
实测血药浓度（C_p）	临床疗效	患者的药动参数	
C_p 在有效范围内	有效	与文献一致	给药方案合适，不需要调整
C_p < 有效范围	不准	与文献不一致	给药方案不合适，需要修改；再监测
C_p < 有效范围	有效	与文献不一致	给药方案合适，待病情有变化时再监测
C_p < 有效范围	无	与文献不一致	根据新参数修改给药方案；再监测
C_p 在有效范围内	不佳	与文献一致	根据新参数修改给药方案；谨慎地提高 C_p，密切观察病情变化

（3）制定新的给药方案   根据新的药动学参数，制定新的给药方案。经患者执行后，适时重新测定血药浓度，一般情况下，此时的实测值与预测值将会比较一致。

如果长期使用该药物，还应定期监测血药浓度，以观察血药浓度是否有变化，因为这种变化可能随病情或用药不同而经常发生。

给药方案的个体化设计是治疗药物监测和临床药动学的中心环节，临床给药方案设计是指选定最佳药物之后，确定药物的极性、给药途径、剂量、给药间隔、给药时间及疗程等。设计或调整给药方案，必须明确两点：目标血药浓度范围及药动学参数的来源。

目标血药浓度范围：一般以文献报道的安全有效范围为目标浓度范围。特殊患者可根据临床观察药物的有效性或毒副反应来确定。

药动学参数的确定：可采用文献报道的群体药代动力学参数。特殊患者需测定个体化参数。

设计或调整给药方案，首先是需要采集多个血样，绘制较为完整的药时曲线，既不经济，且不易得到患者的配合。此外，还会涉及繁琐的数学计算，以下介绍几种临床上简便的给药方案设计方法。

1）稳态一点法   多次用药，当血药浓度达到稳态水平时，测定血药浓度，若此浓度与目标浓度相差较大，可根据下式对原有给药方案进行调整。

$$D' = D \times c'/c$$

式中，D' 为校正剂量；D 为原剂量；c' 为目标浓度；c 为测定浓度。

说明，使用该公式的条件是：血药浓度与剂量呈线性关系；必须在血药浓度达稳态后采血，通常在下一次给药前采血，所测得的浓度为偏谷浓度。

2）重复一点法　对于药动学参数偏离正常值或群体参数变异较大的患者，往往需要根据其个体参数值来设计给药方案。测定和求算患者药动学参数的系统方法是在给药后采取一系列血样，并应用计算机拟合相应的房室模型计算出数据。所得参数齐全、准确，但费时费力，不便采用。重复一点法只需采血两次，即可求算出与给药方案相关的两个重要参数：消除速率常数（K）和表观分布容积（V_d）。

具体方法：给予患者两次试验剂量，每次给药后采一次血，采血时间须在消除相的同一时间。准确测定两次血药浓度，按下述公式求算 K 和 V_d：

$$K = \ln \left[c_1 / \left(c_2 - c_1 \right) / \tau \right]$$

$$V_d = D \times e^{-K\tau} / c_1$$

式中，c_1 和 c_2 分别为第一次和第二次所测血药浓度值；D 为试验剂量；τ 为给药间隔时间。

说明：该方法只适用于第一、第二次给予试验剂量，而不能在血药浓度达稳态时使用；血管外给药时，应注意在消除相时采血；血样测定务求准确，否则计算的参数误差较大。

由此可见，如果已经给过药，但没有取到第一次、第二次血样，则本法不再适用。

另外，本方法的计算中引入了两个药动学参数，即消除速率常数 K 和表观分布容积 V_d。当患者有肥胖、水肿、心肌梗死、肝肾功能不全和低蛋白血症时，V_d 可有较大的变化，而肝肾功能不全时还会引起 K 的变化，这些都会影响计算的结果。在 K 和 V_d 这两个参数中，如果其中一个参数有变化，另一个参数无变化或变化很小，本法仍然适用。

3. 肾衰时的参数校正　对于以肾排泄为主的药物，如地高辛，当肾功能严重受损时，其消除速率常数 K 和消除半衰期 $t_{1/2}$ 显著增大，应根据肾功能校正参数和调整剂量，避免毒性反应。

肾衰时的消除速率常数 K 可按下式校正：

$$K' = K \left[CL'_{Cr}/CL_{Cr} - 1 \right] \times F_u]$$

式中，K' 和 K 分别为肾衰和正常情况下的药物消除速率常数；CL'_{Cr} 和 CL_{Cr} 分别为肾衰和正常情况下的肌酐清除率；F_u 为药物由尿中排泄的分数。

肌酐清除率可由血清肌酐值求得：

$$CL_{Cr,m} = \left(140 - A \right) \times BW \left(kg \right) \times Crs/72$$

$$CL_{Cr,f} = CL_{Cr,m} \times 0.9$$

式中，$CL_{Cr,f}$ 和 $CL_{Cr,m}$ 分别为男性和女性的肌酐清除率；A 为年龄；BW 为体重（kg）；Crs 为血清肌酐值。

（五）TDM 实例

患儿，男，4 岁，尿毒症，肾脏双边发育不全伴膀胱输尿管反流，于 2024 年 10 月行肾脏移植，初始免疫抑制治疗给予他克莫司、霉酚酸酯及泼尼松方案。2025 年 9 月，将他克莫司速释制剂更换为缓释制剂 Advagraf，采用酶联免疫方法，根据 Advagraf 全血谷浓度监测结果调整剂量。

2025 年 10 月，给予新普乐可复，2.5mg/d，由于患儿血压升高（140/78mmHg），加用氨氯地平 0.5mg/（kg·d）。之后，他克莫司谷浓度从 3.7ng/ml 升高至 12.2ng/ml，$AUC_{0\sim24h}$ 从 211h/（ng·ml）上升至 638h/（ng·ml），血肌酐由 66μmol/L 上升至 95μmol/L，初步怀疑药物相互作用导致的肾毒性。将新普乐可复剂量下调至 2mg/d，谷浓度降至 9.4ng/ml，$AUC_{0\sim24h}$454h/（ng·ml），血肌酐下降至

89μmol/L，合用氨氯地平使他克莫司清除率减少61%，表观清除率从11.8L/h下降至4.6L/h。

病历中未发现有影响他克莫司清除率的临床因素（如感染、腹泻和移植排斥）或生理指标异常（如天冬氨酸氨基转移酶、丙氨酸氨基转移酶、白蛋白和血细胞比容），未使用其他影响其代谢的药物（如依那普利）。药物代谢酶基因检测结果显示，患儿CYP3A4 *1B、CYP3A5 *3/ *3 、ABCB1 C1236T（T/T）、ABCB1 G2677T/A（G/T）、C3435T（C/T）。

该病例证实了氨氯地平显著影响了他克莫司在患儿体内的代谢、暴露量和肾毒性。在肝脏和肠道，CYP3A4和CYP3A5参与他克莫司的代谢，P-gp影响其生物利用度。该患儿的基因型属于风险基因型，CYP3A5表达弱，氨氯地平又是CYP3A4和P-gp的底物，因此CYP3A4和P-gp成为导致药物相互作用的主要途径，从而导致他克莫司浓度升高。通过治疗药物监测，结合药物代谢酶基因检测结果，及时调整剂量，降低药物相互作用导致的不良反应发生的风险。

第三节　药物基因组学与个体化用药

基因组学的最早起源据传是公元前510年，毕达哥拉斯发现一部分人群食用蚕豆后会导致潜在的致命性溶血性贫血，而其他人则没有这种现象。几个世纪后，人们发现这是由于遗传导致的葡萄糖-6-磷酸脱氢酶缺乏引起的。20世纪50年代，人们发现不同的遗传背景会导致药物反应的差异，而这些差异是由基因多态性造成。1959年，Elliott Vesell和George Page的一个里程碑式实验表明相对于异卵双胞胎，同卵双胞胎之间安替比林的药代动力学特征更加相似。在此基础上，Vogel提出的"遗传药理学"就是药物基因组学的一种雏形，它从单基因的角度研究遗传因素对药物代谢和药物反应的影响，特别是遗传因素引起的异常药物反应。

20世纪末，随着分子生物学、分子遗传学的发展和人类基因组计划的顺利实施，人类基因的多态性不断被发现和证实。人类认识到人体的许多基因参与药物的体内过程，某一药物的体内反应和代谢涉及多个基因的相互作用，从而为从基因组水平研究药物反应的个体差异奠定了基础。药物基因组学就是在这样的历史背景下诞生的，它是基因组学、遗传药理学和人类遗传学这几门学科交叉形成的一门新学科。时至今日，它在药品监管中起到了越来越重要的作用，越来越多的药品说明书上开始标注药物基因组学信息，提醒临床可以通过基因分型提升个体化治疗的效果和安全性。

一、药物基因组学的基本概念、研究任务及研究内容

（一）药物基因组学的基本概念

1. 基本概念　个体所拥有的等位基因类型被称作基因型。人类的染色体为二倍体，即有相似的（不是相同的）两套基因，因此每个人的基因实际上是一对，叫等位基因。这一对等位基因可相同也可不同，相同的叫纯合子，不同的叫杂合子。自然界中同种生物群体某些特征存在两种以上不同类型的现象，称为多态性。表型是指外在的特征（性状）。不同表型称为表型多态性，不同基因型称为基因多态性。

基因多态性是生物群体中正常个体等位基因的差别，是造成药物反应个体差异的主要原因。因此，药物基因组学是指从基因水平研究基因序列的多态性与药物效应多样性之间的关系，即研究基因本身及其突变体对不同个体药物作用效应差异的影响，以此为平台开发药物，指导合理用药，提高用药的安全性和有效性。

2. 基因多态性类型　目前常见的基因多态性主要有6种，具体如下。

（1）单核苷酸多态性（single nucleotide polymorphisms，SNPs）　指不同等位基因之间存在个别单核

苷酸的不同，通常为碱基的置换、插入和缺失。通常当人群中单个核苷酸的改变大于 1% 时，便将其定义为多态性。人体内大多数的遗传变异（大约 80%）是由 SNP 造成的（也就是一个核苷酸被另外一个替换）。据估计，平均每 300bp 就有一个 SNP 发生。当单核苷酸的改变频率小于 1% 时，被称为稀有突变。SNP 既是导致人类遗传易感性的重要因素，也是导致人类药物代谢和反应差异的重要因素，因此在药物基因组学研究中发挥重要的作用。

关于 SNP 命名，有以下几种方法。

1）用数字和字母表示特定基因和变异的位置　例如 *ABCB1 1236* C > T，*ABCB1* 是编码三磷酸腺苷结合核蛋白 B1（adenosine - triphosphate binding cassette protein B1，*ABCB1*）基因的名称，数字 1236 表示 SNP 在 DNA 上的位置，C 代表原始（参考）核苷胞嘧啶，字母 T 是指突变核苷胸腺嘧啶。

2）根据等位基因来表示　SNP 等位基因（allele）是指位于一对同源染色体的相同位置上控制着相对性状的一对基因。人类是二倍体生物，每个染色体和特定的基因都有两个拷贝，因此人类具有两个等位基因，个体的基因型由两个等位基因共同决定。以 *CYP2C19* 为例，*CYP2C19 *1* 为原始等位基因亚型，CYP2C19 是指蛋白，* 和后面的数字是表示等位基因亚型，*CYP2C19 *2* 和 *CYP2C19 *3* 则为不同的等位基因亚型，不同的亚型功能不同。*CYP2C19 *2/ *2* 代表个体基因型为纯合子，两个等位基因均为 *CYP2C19 *2*。若一个等位基因为 *CYP2C19 *1*，一个等位基因为 *CYP2C19 *2*，则基因型为 *CYP2C19 *1/ *2* 的杂合子。一般情况下，编号按照等位基因鉴定的年代顺序排列。

（2）限制性片段长度多态性（restriction fragment length polymorphism，RFLP）　指由于单个碱基突变或 DNA 分子内部发生较大顺序变化使限制性内切酶位点发生变化，导致 DNA 片段长度改变。使用限制性核酸内切酶可分析核苷酸改变。

（3）可变数目串联重复序列（variable number of tandem repeats，VNTR）　指一个时间变量的 DNA 序列小部分重复，比如微卫星 DNA 长度多态性和小卫星 DNA 长度多态性。

（4）拷贝数目变异（copy number variation，CNV）　指大片段的 DNA 片段出现重复或者缺失，一般大于 1000bp。

（5）结构变异（structural variation）　指存在长度为 10 ~ 3000000bp 的微观插入和缺失，是一种亚显微结构的变异。结构上的变异发生的频率更高，对表型的影响在理论上更占优势，是人类和其他物种内部以及人类与其他物种之间大量不明原因表型差异的可能来源。结合高通量 DNA 测序和基因组扫描技术，对基因组学结构的识别、特征和作用开展系统性的研究称为结构基因组学。

（6）表观遗传变异（epigenetic variation）　指在基因组水平上对非基因序列改变所致基因表达水平变化进行的研究。一般包括 DNA 自身共价化学修饰（如 DNA 甲基化）和 DNA - 组蛋白相互作用所形成的高序结构。这种非基因序列的改变也是可以遗传的。

（二）药物基因组学的研究任务

药物基因组学是在整个基因组水平上研究遗传因素对药物治疗效果的影响，它主要基于对基因多态性（包括药物代谢酶、药物转运体、药物作用靶点的基因多态性）和对已有蛋白质的结构与功能的研究，来针对性地合成药物，抑制与疾病有关的蛋白质。药物基因组学研究等位基因多态性与药物反应多态性之间的内在联系，从而改变传统的"一个药物适合所有人"的观点，根据基因的特性为某个群体甚至个体选择药物的种类和剂量，实现真正意义上的"个体化用药"，提高药物的特异性、有效性，降低和避免不良反应，节约医疗保险费用，降低研发成本等。

药物基因组学的主要研究任务有以下四个方面：一是根据基因组结构和传统药物的作用靶点，确定新的药物的作用靶点，并结合计算机辅助设计、组合化学及其他手段进行新药高通量筛选；二是根据某些基因多态性和表达谱的特异性改变其对药物的敏感性，为个体化治疗提供依据；三是根据与疾病相关的蛋白质的空间结构，寻找药物的新作用靶点；四是进行药理作用机制的研究。

（三）药物基因组学的研究内容

一般原型药物具有一定的脂溶性，在Ⅰ相药物代谢酶的作用下发生氧化、还原、水解等反应，在这个过程中羟基、羧基等基团的引入增大了Ⅰ相代谢产物的水溶性，继而在Ⅱ相药物代谢酶的作用下发生葡萄糖醛酸结合、硫酸结合、甲基化、乙酰化、谷胱甘肽结合等反应，生成水溶性代谢产物排出体外。与此同时药物及其代谢物和内源性物质可以在药物转运体的介导下由细胞内向细胞外外排或由细胞外至细胞内摄取实现跨膜转运，参与药动学、药效学、组织保护及胆汁分泌等生理现象。

基于上述药物在体内的药动学及药效学过程，药物基因组学的主要研究内容包括药物代谢酶、药物转运体和药物作用靶点的基因多态性对药动、药效和毒性反应的影响。

1. 细胞色素 P450 酶家族基因多态性　目前与药物反应相关的基因多态性研究主要集中在药物代谢酶，其中对细胞色素 P450 家族研究最深入。细胞色素 P450 酶（cytochrome P450，CYP450）是由一群基因超家族编码的酶蛋白组成，参与临床上 60% 以上的药物代谢。P450 酶基因多态性是造成不同个体药物代谢差异的主要根源。CYP 主要有 3 个基因家族 *CYP1*、*CYP2*、*CYP3*，涉及体内大多数药物代谢的亚型包括 *CYP2D6*、*CYP2C9*、*CYP2C19*、*CYP3A*、*CYP2E1*、*CYP1A1*、*CYP1A2*、*CYP1B1*、*CYP2B6* 和 *CYP2C8* 等都存在基因多态性的现象。

总之，编码 CYP 酶的基因可分为两类，一类是保守型 CYP450 基因，没有临床上重要的功能多态性，比如 *CYP1A2*、*CYP2E1*、*CYP3A4* 等；另一类是高变异型 CYP450 基因，可导致重要的功能性后果，比如 *CYP2C19*、*CYP2D6* 等。对于高变异型 CYP450 基因，不同的突变类型会对 P450 酶的活性产生不同影响。按照代谢的快慢分为快代谢和慢代谢。快代谢者药物代谢消除快、半衰期短、血药浓度低，慢代谢者恰好与此相反。

（1）CYP2D6　CYP2D6 亚家族是最早被发现的基因多态性 CYP450 酶，也是被研究最充分的基因多态性 CYP450 酶。其是在抗高血压药异喹呱的代谢缺陷现象中发现的。CYP2D6 酶的表达水平很低，占人肝脏中 CYP 蛋白总量的 2%～4%，但大约 25% 药物尤其是碱性药物如布非洛尔、帕罗西汀等是由 CYP2D6 介导的代谢。所有参与药物代谢的细胞色素 P450 基因家族中，CYP2D6 是唯一不能被诱导的酶，其基因多态性对酶的个体活性有重要影响。CYP2D6 的基因多态性可表现为 4 种表型：慢代谢型（poor metabolizer，PM）、中间代谢型（intermediate metabolizer，IM）、有效代谢型（extensive metabolizer，EM）、超快代谢型（ultrarapid metabolizer，UM）。

CYP2D6 等位基因存在明显的种族和人群差异。高加索人中，慢代谢型发生频率为 5%～10%，而在亚洲人中，慢代谢型发生频率约为 1%、中间代谢型则占了 51%。慢代谢的基因基础为 *CYP2D6 *3*、*CYP2D6 *4*、*CYP2D6 *5*、*CYP2D6 *10* 等位基因突变或缺失等。在亚洲人群中没有 *CYP2D6 *3* 和 *CYP2D6 *4* 突变，因此慢代谢者少。

（2）CYP2C9　是人类 CYP2C 家族中肝脏表达最高的同工酶，约占肝微粒体 CYP 酶总量的 20%，介导大约 10% 的临床常用药物如华法林、苯妥英钠、非甾体抗炎药、沙坦类药（降压）、降糖药和利尿剂的代谢。CYP2C9 主要有 3 种代谢表型的基因，分别为 *CYP2C9 *1*（野生纯合子）和 *CYP2C9 *2*（突变杂合子）和 *CYP2C9 *3*（突变纯合子）。不同基因型对药物的代谢能力也不同。

CYP2C9 的遗传多态性存在明显的种族差异。*CYP2C9 *1*、*CYP2C9 *2* 和 *CYP2C9 *3* 在高加索人中发生频率分别为 70%、22% 和 8%（酶活性异常达 30%），亚洲人中分别为 92%、0% 和 8%（酶活性异常 8%）。

（3）CYP2C19　*S*-美芬妥因的羟化代谢呈现快慢两种代谢类型，后被证实与 CYP2C19 基因多态性相关。所以 CYP2C19 也称为 *S*-美芬妥因羟化代谢酶基因，CYP2C19 酶主要有 4 种代谢表型的基因，分别为*CYP2C19 *1*（强代谢型）、*CYP2C19 *2*（弱代谢型）、*CYP2C19 *3*（弱代谢型）和*CYP2C19 *17*（超强代谢型）。除了美芬妥因外，CYP2C19的代谢底物包括抗抑郁药阿米替林、丙米嗪等，抗惊厥药苯妥英、苯巴比妥等，质子泵抑制剂奥美拉唑、兰索拉唑等。

CYP2C19的遗传多态性存在明显的种族差异。如*CYP2C19 *2*在高加索人中发生频率为13%，尼格罗人种为13%~25%，亚洲人为23%~32%。*CYP2C9 *3*在高加索人中发生频率为0%，尼格罗人种为0%~2%，亚洲人为6%~10%。所以CYP2C19慢代谢型亚洲人整体占29%~42%，而高加索人为13%，尼格罗人种为13%~27%。

（4）CYP3A CYP3A家族是最重要的药物代谢酶之一，参与了50%临床常用药的代谢。其在成人肝和肠中主要表现为CYP3A4和3A5，二者与底物的结合特征相似，但是CYP3A5的酶活性较CYP3A4低。CYP3A4占肝脏CYP450酶总量的25%，代谢38个类别约150种药物。目前发现CYP3A4基因多态性的变异率较低，而CYP3A5更为常见。在CYP3A5多个基因变异型中，*CYP3A5 *3*是最常见的。其是由于内含子3发生剪接缺陷，导致CYP3A5蛋白表达受阻，酶蛋白合成和活性均显著减少，与野生型相比代谢能力降低。*CYP3A5 *3*在高加索人的发生频率为62%~83%，尼格罗人种发生频率为27%~55%，中国人为71%~76%。

常见代谢酶的基因多态性见表5-9。

表5-9 常见代谢酶的基因多态性

CYP	CYP等位基因命名	关键突变位点	rs号码	位置	功能
CYP2D6	CYP2D6 *3	2549delA	rs35742686	移码突变	无功能
	CYP2D6 *4	1846G > A	rs3892097	剪接缺陷	无功能
	CYP2D6 *5	重组	—	缺失	无功能
	CYP2D6 *6	1707delT	rs5030655	移码突变	无功能
	CYP2D6 *10	100C > T	rs1065852	P34S	蛋白表达和活性降低
	GYP2D6 *17	1023C > T	rs28371706	T1071R296C	蛋白表达和活性降低
		2850C > T	rs16947		
CYP2C9	CYP2C9 *2	3608C > T	rs1799853	R144C	活性降低
	CYP2C9 *3	42614A > C	rs1057910	I359L	活性显著下降
CYP2C19	CYP2C19 *2	19154G > A	rs4244285	剪接缺陷	无功能
	CYP2C19 *3	17948G > A	rs4986893	W212X	无功能
	CYP2C19 *17	-806C > T	rs12248560	启动子	蛋白表达和活性增加
CYP3A5	CYP3A5 *3	6986A > G	rs776746	剪接缺陷	蛋白表达和活性显著下降
	CYP3A5 *6	14690A > G	rs10264272	剪接缺陷	蛋白表达和活性显著下降
CYP2E1	CYP2E1 *2	1168G > A		外显子2	蛋白表达和活性下降
CYP1A	CYP1A1 *2C	2454A > G	rs1048943	I462V	活性增加
	CYP1A2 *1C	-3860G > A	rs2069514	启动子	诱导性下降
	CYP1A2 *1F	-163C > A	rs762551	内含子	诱导性增加
CYP1B	CYP1B1 *6	142C > G	rs10012	R48GA119SL432V	活性下降
		355G > T	rs1056827		
		4326C > G	rs1056836		

续表

CYP	CYP 等位基因命名	关键突变位点	rs 号码	位置	功能
CYP2B	CYP2B6 *4	18053A > G	rs2279343	K262R	蛋白表达和活性增加
	CYP2B6 *5	25505G > T	rs3211371	R487C	蛋白表达和活性下降
	CYP2B6 *6	18053A > G	rs2279343	Q172H K262R	蛋白表达下降，活性改变
	CYP2B6 *18	21011T > C	rs28399499	I328T	蛋白表达和活性显著下降
	CYP2B6 *22	−82T > C	rs34223104	启动子，TATA 盒	蛋白表达和活性增加，诱导性增加
	CYP2C8 *2	11054A > T	rs11572103	I269F	活性下降
	CYP2C8 *3	2130G > A	rs11572080	R139K K399R	活性发生改变
		30411A > G	rs10509681		
	CYP2C8 *4	11041C > G	Rs1058930	I264M	活性下降

2. Ⅱ相药物代谢酶的基因多态性 Ⅱ相（结合）反应药物代谢酶催化基团结合到药物母体及氧化产物上，增大水溶性，使其更容易排出体内。人体最大的Ⅱ相药物代谢酶系统是尿苷二磷酸葡萄糖醛酸基转移酶（UDP‑glucuronosyltransferase，UGT）家族，它以 UDP‑葡萄糖醛酸（UDP‑glucuronic acid，UDPGA）作为辅因子催化多种底物。UGT 在许多组织内都有表达，但是肝脏是 UGT 表达量最高的器官。UGT 可以将相当大一部分化学物质和药物转变为葡萄糖醛酸苷。

UGT 家族可以帮助人体抵抗环境毒物、致癌物质和膳食毒素，维持大量内源性物质的稳定状态。底物广泛，包括内源性物质（胆红素、类固醇类物质等）和外源性物质（酚类、非甾体类抗炎药等）。根据核苷酸序列的相似性分为四个家族，其中最重要的是UGT1 和UGT2 。UGT1A1 、UGT1A6 、UGT1A7 、UGT2B4 、UGT2B7 和UGT2B15 基因编码区都发现了遗传病变异，但UGT1A1 的药物基因组学研究最为深入。迄今为止，发现 60 余种 UGT1A1 的变种与非结合型血内胆红素过多症有关，其中UGT1A1 *28 的研究较多。UGT1A1 *28 与大部分白种人的 Gilbert 综合征（又称为体质性肝功能不良性黄疸）有关。在亚洲人群中，包括UGT1A1 *6 、UGT1A1 *7 、GUTTA *27 在内的若干个突变体对轻度的高胆红素血症有显著的促进作用。UGT1A1 *28 是在 UGT1A1 的启动子 TATA 盒中插入一个 TA，比如 6/6 纯合子指的是（TA）6TAA 等位基因，为野生型；7/7 纯合子指的是（TA）7TAA 等位基因，为突变型。TA 的数量与 UGT1A1 的相对活性呈负相关。其在几种人群中的等位基因频率和基因型频率已经被确定。在苏格兰人种中，6/6 纯合子的频率为 40%，6/7 杂合子的频率为 48%，7/7 纯合子的频率为 12%。在非裔美国人群中，7/7 纯合子的频率较高为 23%，然而中国和日本人群中，7/7 纯合子的频率较低。

伊立替康是一种喜树碱类药物，用于治疗结肠癌、直肠癌。伊立替康体内被羧基酯酶水解，转化为活性的代谢产物 SN‑38。在肝脏和肝外组织中，SN‑38 进一步被 UGT1A1、UGT1A8、UGT1A9、UGT1A10 葡萄糖醛酸化成为无活性的葡萄糖醛酸 SN‑38（SN‑38G）。在 44 个个体的肝微粒体中进行的体外实验表明UGT1A1 *28 等位基因的存在显著改变了 SN‑38 的代谢。相对于野生型携带者，UGT1A1 *28 携带者的 SN‑38G/SN‑38 曲线下面积比例显著下降，并且有产生更为严重的中性粒细胞减少症和痢疾的趋势。UGT1A1 *28 等位基因还发现与患乳腺癌的风险有关。

其他Ⅱ相代谢包括磺基转移酶、甲基转移酶、谷胱甘肽‑S‑转移酶等的药物基因组学情况也都得到了研究。比如有研究发现，磺基转移酶（sulfotransferase 1A1，SULT1A1）的拷贝数差异是造成他莫昔芬体内代谢差异的因素之一。比如谷胱甘肽‑S‑转移酶（glutathione S‑transferase，GST）1 *B 等位基因对铂类药物的解毒能力下降，从而使得携带有该等位基因的个体具有更高的化疗反应率。

人尿苷二磷酸葡萄糖醛酸基转移酶中常见的基因多态性现象见表 5‑10。

表 5 – 10　人尿苷二磷酸葡萄糖醛酸基转移酶中常见的基因多态性现象

等位基因	典型底物	变异	体外活性
UGT1A1 *28	胆红素	启动子区域的 TA 丢失/插入	酶表达量下降到 30%
UGT1A1 *6		G71R	丧失 50% 酶活性
UGT1A6 *2	平面酚	T181A，R184S	丧失 25%~75% 酶活性
UGT1A7 *2	羟基苯芘	N129K，R131K	丧失 60%~84% 酶活性
UGT1A7 *3		N129K，R131K，W208R	
UGT1A1 *4		W208R	
UGT1A8 *2	羟基苯芘	A173G	不影响活性
UGT1A8 *3	羟基 – 2 – 乙酰氨基芴	G277Y	完全失活
UGT2B4 *2	猪去氧胆酸	D458E	无报道
UGT2B7 *2	吗啡 R – 奥沙西泮	H268Y	不影响活性
UGT2B115 *2	S – 奥沙西泮雄酮	D85Y	对 S – 奥沙西泮代谢活性下降 80%

3. 药物转运蛋白的基因多态性　药物在体内的吸收、分布、代谢和排泄离不开转运体的作用，目前发现有两种转运体家族溶质转运体（solute carrier，SLC）和 ABC 家族转运体（ATP – binding cassette，ABC），前者多数属于摄取转运体，后者属于外排转运体。摄取转运体包括有机阴离子转运多肽、有机阴离子转运体、寡肽转运蛋白等，外排转运体包括 P – 糖蛋白、多药耐药相关蛋白、乳腺癌耐药蛋白等。药物转运蛋白在机体内负责内外源性物质的摄取和外排，继而影响药物在机体内的吸收、分布、代谢及排泄过程。相对于药物代谢酶的基因多态性，目前临床上经过确认的转运体相关的显著基因多态性并不多见，但是其研究也愈来愈受到关注。

（1）摄取转运体　有机阴离子转运多肽（organic anion transporting polypeptides，OATPs）中与药物体内处置过程密切相关的主要是 OATP1B1（编码基因 *SLCO1B1*）和 OATP1B3（编码基因 *SLCO1B3*）。研究发现，亚洲人群中最常见为 c. 521T > C 和 c. 388A > G，该变异会对他汀类药物造成较大影响。OATP1B3 在氨基酸组成上与 OATP1B1 相似，其基因多态性主要影响伊马替尼、睾酮、他克莫司等药物的体内过程。关于 OATP2B1 基因多态性报道较少，现已发现的变异包括 c. 1457C > T、c. 935G > A、c. 601G > A、c. 1175C > T 等，往往变异的发生会减少药物的吸收；有机阴离子转运体（organic anion transporters，OATs）主要介导药物的分泌和重吸收，在药物的排泄和分布过程中发挥重要作用。相对于 OATPs，有机阴离子转运体（OATs）基因多态性研究较少，其中 OAT1、OAT2、OAT3 基因多态性研究较早，目前已发现多种非同义突变；有机阳离子转运蛋白（organic cation transporter，OCT）对内源性胺类和多种外源性药物（如二甲双胍、顺铂）起重要转运作用。欧美人群中 OCTs 基因多态性与二甲双胍疗效研究表明，41C > T（S14F）、262T > C（R61C）、566C > T（S189L）等七个位点的变异均与二甲双胍摄取减少有关，因此其疗效随基因型不同而不同。

（2）外排转运体　ABC 转运体作为跨膜转运蛋白，利用 ATP 水解产生的能量可将胞内物质转运出胞外，介导多类药物的转运。其变异多样，研究其基因多态性具有积极的临床意义。P – gp 具有高度基因多态性，研究最多的是 1236C > T、2677G > T/A、3435C > T。其中 3435C > T 与肠内 P 糖蛋白水平的降低及血浆内地高辛水平的上升有关。奈韦拉平诱发的药源性肝损伤也与该突变高度相关。多药耐药相关蛋白 2（multidrug resistance – associated protein 2，MRP2）是 ABC 家族与药物处置过程密切相关的转运体，已发现的 SNPs 高达 400 多个，健康人群中 MRP2 – 24C > T 变异频率达 18.52%。BCRP 可介导内源性化合物和众多药物的外排，如尿酸、叶酸等内源性物质和抗肿瘤药物米托蒽醌、甲氨蝶呤、吉非替尼等。BCRP 421C > A、34G > A、376C > T 基因型在中国汉族健康人群中的分布频率分别为 32.1%、

28.6%、1.4%，与韩国、日本人中分布相似。目前研究最多的是 421C > A 突变，该突变使部分药物血药浓度升高，比如瑞舒伐他汀。

4. 药物结合蛋白多态性 血浆蛋白可与药物结合，将其运输分布到靶部位，是影响药物体内分布的重要因素。血浆蛋白可分为白蛋白、α_1 - 球蛋白、α_2 - 球蛋白、β - 球蛋白、γ - 球蛋白和纤维蛋白等，其中白蛋白和 α_1 - 酸性球蛋白最常与药物结合。

已知白蛋白变异包括 Lys313Asn、His218Aig、Asp365His、Asp269Gly 等，Lys313Asn 变异者对华法林、地西泮等高血浆结合率药物的结合能力下降，从而使游离药物浓度增加。α_1 - 酸性球蛋白含量较少，但如 β 肾上腺素受体阻断剂、抗心律失常药以及黄体酮、红霉素、氯丙嗪等众多药物皆与 α_1 - 酸性球蛋白结合显著，其基因多态性也是用药后个体差异产生的部分原因。

5. 药物靶点基因多态性 药物与机体分子结合部位成为药物靶点，药物的靶点多为受体、酶，也包含离子通道和核酸等。药物靶点基因的改变使药物的结合、药效发生变化。对比药物靶点和药物代谢的基因组学研究，除了研究对象不同之外，还存在以下几个方面的不同。①多态性产生的表型不同；药物代谢酶或转运体的多态性，常常产生失活的蛋白。药物作用靶标的基因多态性，多数情况是氨基酸改变或蛋白表达受到影响；这是因为药物靶标如果出现失活突变可能是致死的或者是在发展过程中被强烈选择保护的。相对而言，代谢酶的突变不会带来类似的结局。②研究方法不同：药物代谢的多态性研究多由表型到基因型，而药物作用靶标多态性研究多由基因型到表型。③转化不同：目前遗传药理学检测多针对药物代谢酶，药物靶点案例较少。

关于受体的基因多态性，目前受到广泛关注的有肾上腺素受体、阿片受体、多巴胺受体等。

（1）**肾上腺素受体** 分为 α 受体和 β 受体两个亚家族。β_1 肾上腺素受体由 ADRB1 基因编码，已知近 10 种导致氨基酸变异的单核苷酸多态性，其中研究广泛的是 145A > G 和 1165G > C。145A > G 突变使 Ser 突变为 Gly，其发生频率在西方健康人群中约为 0.13，该型受体对激动剂诱导的受体减敏程度度减弱。1165G > C 突变使 Gly 突变为 Arg，其发生频率在西方健康人群中约为 0.27。与健康人群相比，高血压患者 1165G > C 突变频率变高，提示该受体多态性可能参与疾病的发生发展进程。β_2 肾上腺素受体由 ADRB2 基因编码，其基因多态性多为单核苷酸多态性。其中受体功能变化的变异有 46 位突变（Arg16Gly）、79 位突变（Gln27Glu）和 491 位突变（Thr164Ile）。发生率较高的为基因 46 位和 79 位突变，这种突变具有明显的地域差异，在白种人中发生频率较高。Arg16Gly 突变可促进 β_2 受体激动剂所致的受体下调，Gln27Glu 突变恰好与 Arg16Gly 突变相反，可阻止 β_2 受体激动剂所致的受体下调。Thr164Ile 突变发生率较低，为 2.5%，不会对激动剂所致的受体下调产生影响，但可使受体与部分激动剂亲和力下降。

（2）**阿片受体** 是阿片类镇痛药的重要靶点，阿片受体主要分为 μ 阿片受体、δ 阿片受体、κ 阿片受体和阿片受体样受体1。μ 受体和 δ 受体基因多态性常见，其中 μ 受体由于其功能性更受到广泛关注。发生在 μ 受体的变异有 Ala6Val、Asp40Asn，具有明显的种族差异性。

（3）**多巴胺受体** 是多种抗精神病类药物的作用靶点，可根据理化性质分为 D1 家族受体和 D2 家族受体，分别涵盖 D1、D5 和 D2 - D3 五种亚型。多巴胺 D1 受体 - 48A/G 基因型以 AA 纯合子最常见，AG 杂合子次之，以 A 等位基因频率最高。D2 受体突变为 Ser311Cys、- 141C ins/Del 突变以及酶切位点的突变。D3 受体保守性较高，但仍存在 Ser9Gly 以及 RFLP 变异。

其他临床报道还包括 5 - 羟色胺受体基因多态性、血管紧张素 Ⅱ 受体基因多态性和维生素 D 受体基因多态性等。

整体来讲，药物代谢酶、药物转运体、药物受体或靶点以及药物结合蛋白基因多态性的综合作用造成个体和种族之间较大的差异性，这一观点目前在糖尿病、高血压、高脂血症等方面都得到了系统的研究。

二、药物基因组学的研究步骤和研究方法

（一）药物基因组学的研究步骤

药物基因组学的重点并不是疾病发生的内在分子机制，而是个体遗传差异对药物反应的不同作用，因此药物基因组学着重于遗传差异（即基因多态性）的快速测定。方法上依赖于药理学、生物化学、遗传学及基因多态性，尤其需要高效的基因变异检测方法，即从众多的个体中获得某等位基因产物，检查其变异，并确定变异基因的序列变化。

药物基因组学开展研究时，常见的步骤是首先应明确药物作用机制，确定与药物反应相关的基因产物（如受体或酶等），而后确定候选基因，找出其多态性（如单核苷酸多态性）并确定其功能和频率，最后通过临床试验，考察候选基因的变异与药物反应间的联系。

（二）药物基因组学的研究方法

药物基因组学研究不需要发现新的基因，研究的主要策略包括选择药物起效、活化、排泄等过程相关的候选基因，以鉴定基因序列的变异，确定基因对药物效应的多态性。这些变异既可以在生化水平进行研究，估计它们在药物作用中的意义；也可以在人群中进行研究，用统计学原理分析基因突变与药效的关系。

目前药物基因组学的研究方法有：第一，构建全基因组基因多态性图谱；第二，发现各种疾病和各种药物反应表现型差异与基因多态性的统计关联；第三，根据基因多态性对人群或患者进行疾病易感性和药物反应分类，并开发诊断试剂盒；第四，在临床上针对易感人群进行疾病防治，针对不同药物反应的患者进行个体化治疗。

1. 药物效应图谱（medicine response profiles，MRPs） 药物的体内过程受身高、体重、年龄、环境、并发症等多个因素的影响，且受药物代谢、转运、靶点多态性控制，针对某些代谢差异性药物，同等剂量下不同基因型的个体（超强代谢者、强代谢者、中等代谢者、弱代谢者）将产生不同的作用，因此可根据基因型调整给药剂量。

药物效应图谱技术利用患者微量的 DNA 来预测他们对某种药物的效应。目前用于研究临床药物在一小部分患者群体中所产生的罕见不良反应，以及协助医师确定患者是否对相对罕见而严重的药品不良反应具有易感性。

2. 连锁分析（linkage analysis）和关联分析（association analysis） 代表两大广义的研究设计，用于筛选特定 DNA 序列变异和一定疾病状态或其他有意义的表型之间的关系。

连锁分析是利用连锁的原理研究致病基因与参考位点（遗传标记）的关系。根据孟德尔分离率，如果同一染色体上的位点不连锁，那么遗传标记将独立于致病基因而分离，与致病基因位于同一单倍体或不同单倍体的机会各占一半，否则表明连锁的存在。根据家系遗传信息中基因间的重组率计算出两基因间的染色体图距。另外根据疾病有无合适的遗传模式，可以分别进行参数分析与非参数分析。如能获取多个患病和不患病家族成员的 DNA 样本时，连锁分析是一个非常强大的致病基因定位和鉴定技术。其通常在高外显率和疾病表型表现有限的情形下有用，但对于多基因或环境因素作用比例较高的遗传疾病如糖尿病、心脏病和精神疾病等的致病基因筛选，只能提供部分参考性意见。

关联分析是一种简单、实用的分析技术，就是发现存在于大量数据集中的关联性或相关性，从而描述一个事物中某些属性同时出现的规律和模式。基因组学中应用关联分析即在不相关的人群中寻找与性状（疾病或药物反应）相关的染色体区域。如果某一等位基因能增加患某种疾病的风险，那么患者中含有这个等位基因的频率应该高于正常者，即这一等位基因与该疾病存在关联。基因组范围内遗传标志物和药物反应表型之间的关联研究中 SNP 是基因组关联研究最常用的标志之一。

在连锁分析上，特定位点的所有等位片段都起作用；反之，关联分析可以检测单个等位片段的作用。在常见的复杂疾病中，由于每个效应基因的贡献度较小，应用关联分析往往较连锁分析更为有效。

3. 表型（phenotype）和基因型（genotype） 药物代谢的表型分析可以通过测定其代谢情况或临床结果而获得。基因型分析涉及 PCR – RFLP、多重 PCR、等位基因特异性扩增、寡核苷酸连接分析、高密度芯片分析、质谱分析等一系列技术。

基因型和表型之间有着密不可分的联系。基因型是从亲代获得的，它反映生物体的遗传构成，可能发育为某种性状的遗传基础。表型是指生物体所有性状的总和，但整个生物体的表型还会受到环境因素的影响，因此是无法具体表示的。且基因型与表型的关系具有一定的异质性，有些基因对药物代谢的影响是明确的，而其他的一些基因的遗传方式可以是隐性也可以是显性，对药物代谢影响的并不一定显现。

4. 基因芯片技术（gene chip technology） 基因表达的特异性改变被认为是许多人类疾病的起始因素，这个假说促使了全基因组水平的基因表达谱分析的发展。微阵列是将成千条寡核苷酸或 cDNA 序列在一张微型膜上有规则的排列，并且可以由机器进行自动点样、处理样品、读出报告以及处理数据的一种装置，又称基因芯片、DNA 芯片或生物芯片。RNA 或 DNA 分离样品在芯片上的杂交可以用来监测 mRNAs 的表达以及基因组 DNA 多态性的表现，从而在全基因组的基础上了解药物作用机制的探索。

DNA 芯片在药物基因组学研究中应用广泛，可以对患者治疗前的基因诊断，确定其基因多态性，实施个体化治疗；对特定人群的基因诊断，有助于针对性的开发新药；进行转录分析，提供药物基因组学标记，有助于药物筛选。

5. 候选基因法和全基因组关联研究（genome – wide association studies，GWAS） 候选基因法是根据药物现有的药理学和药动力学知识选择目的基因，是目前遗传药理学研究的最普遍的方法。在一个染色体的单倍体域中存在很多 SNP，但通常只用少数几个就能反映该区域内大多数的遗传多态模式信息。这些少数的有代表性的 SNP 称为标签 SNP（TagSNP）。它可以作为一种高效的多态标记，用于复杂疾病的关联分析；也可作为个体遗传特征的十分有效的标记，用以构建 SNPs 图谱，对疾病进行准确的基因诊断。另外，SNP 因具有双等位特性亦适合高通量的基因型测定，并非建立在药物作用机制的推测上，因此可以帮助发现与药物反应相关的全新基因。SNPs 检测分析多基于 PCR 技术，分析核苷酸多态性，通常有两种研究平台：以质谱为基础的平台和以荧光标记为基础的平台。前者运用质谱仪确定特异寡核苷酸微小的质量变化来验证相关 SNPs，后者以荧光探针为检测标记。

全基因组关联研究指在全基因组层面上，开展多中心、大样本、反复验证的基因与疾病的关联研究，是通过对大规模的群体 DNA 样本进行全基因组高密度遗传标记（如 SNP 或 CNV 等）分型，从而寻找与复杂疾病相关的遗传因素的研究方法，全面揭示疾病发生、发展与治疗相关的遗传基因。

候选基因法在遗传药理学研究方面比在疾病关联研究方面更有成效，部分原因在于药物的药理学活性和药物动力学参数能被合理的解释，而复杂疾病的发病机制却不容易被理解。全基因组关联研究不需要依赖对药物及疾病的认识，不存在假定的偏见。但是 GWAS 研究的各种设计以及遗传统计方法无法从根本上消除人群混杂、多重比较造成的假阳性，需要通过增大样本数量来提高检验效率，增加与疾病相关联的 SNPs 的概率以避免假阳性与假阴性结果；同时样本规模与显著性差异 P 值选择也会增加假阳性的可能。通常会把 P 值设为 $< 10^{-6}$ 或者 10^{-7}，尽量避免假阳性。另外需要在另一个独立的人群研究中重复。

三、药物基因组学与个体化用药

药物基因组学的应用主要存在于两个方面，一是指导临床用药，实现个体化治疗。现代分子生物学、分子医学以及药物基因组学等学科的发展，使医学研究越来越趋向于个体化。通过对用药个体基因组多态性及其对药物反应相关性的分析，可制定基于个体遗传学特征之上的"个体化治疗"。目前，应用的方法是根据药物动力学的原理，通过测定服药者体内的药物浓度，计算出药物动力学参数，设计个体化给药方案。药物基因组学已经成功用于高血压、哮喘、高血脂和肿瘤等疾病的药物治疗。但也要注意药物代谢的遗传多态性是否具有临床意义取决于药效活性存在于底物还是其代谢物，以及由遗传决定的消除途径在总消除途径里所占的比重。二是促进新药的研究和开发。应用药物基因组学开发新药就是利用基因组数据库，经生物信息学分析、高通量基因表达筛选等现代生物技术快速高效的研发新药。流程大致包括发现疾病基因及靶点、鉴定疾病基因及靶点、化合物高通量筛选、先导化合物优化、临床前试验和临床试验。

此外，药物基因组学的引入，极大地改变了药物临床试验的模式。药物基因组学可根据基因型选择有效的治疗群体，从Ⅰ期临床试验开始，实验对象就被划分为不同的基因型，根据实验数据和结果，在进入Ⅱ期、Ⅲ期临床试验时，则可明确这些药物适合哪些患者，或选择哪些患者作为实验对象，避免不良反应的发生。重新评价"无效"或因不良反应大而未获批准的药物。从而加速新药研发的历程并减少研发经费，并助力实现"老药新用"。

抗肿瘤药物他莫昔芬、抗凝药物华法林、氯吡格雷、抗排斥药物他克莫司等已陆续出台临床指南。下面将具体介绍抗肿瘤药物、抗凝血药物、免疫抑制药物等的药物基因组学与个体化用药。

（一）抗肿瘤药物的药物基因组学研究

恶性肿瘤是机体由于外界刺激或自身生理缺陷导致细胞发生基因突变后异常增殖的结果。多年来，虽然手术、放疗和化疗取得长足进展，但都难以根治。手术后的肿瘤转移、复发，用药后的耐药性和不良反应均十分普遍，特别是同一种化疗药物用于不同患者取得的效果也千差万别。肿瘤基因组学是在人类基因组的基础上，寻找癌相关基因组及遗传序列，筛选及检测肿瘤特异性或相关性表达，判断基因间相互关系，并比较个体之间基因差异，最终用于指导肿瘤发病机制研究及临床肿瘤个体化治疗。

1. 药效相关的基因研究　他莫昔芬是雌激素受体阳性乳腺癌患者预防和治疗的常用药物，CYP2D6将他莫昔芬代谢为4羟基－他莫昔芬和吲哚昔芬，其与雌激素受体的亲和力为原药的约100倍。Goetz等报道，在NCCTG 89－30－52试验的乳腺癌患者中，与杂合子或野生型相比，纯合突变的*CYP2D6 *4*（弱代谢者）乳腺癌患者使用他莫昔芬的无复发生存时间缩短，无病生存率下降。研究发现CYP2D6弱代谢者的乳腺癌复发率为最高的（风险比为3.12，$F = 0.007$）。该研究结果相继被多个研究小组证实，如日本人群的*CYP2D6 *10*等位基因携带者单独使用他莫昔芬治疗的肿瘤复发率增高。对中国人群而言，*CYP2D6 *10*为最常见的弱代谢型，该等位基因纯合突变患者使用他莫昔芬的效果相对不佳。简而言之，与野生型/正常功能的CYP2D6基因型的患者相比，携带*CYP2D6 *4*和*CYP2D6 *41*（剪切缺陷）、*CYP2D6 *5*（基因缺失）、*CYP2D6 *10*和*CYP2D6 *17*（活性下降）等基因突变的患者使用他莫昔芬的复发率增加，无复发期较短，无瘤生存率降低。2018年发布的临床指南，分别依据CYP2D6的代谢状态（超快代谢、快代谢、中间代谢和慢代谢）给出了相应的治疗建议。

2. 药物毒性相关的基因研究　6－巯基嘌呤（6－MP）是一种嘌呤类类似物，用于治疗儿童急性淋巴细胞性白血病。其在临床应用广泛但是毒性反应较大且个体间差异显著。研究发现体内活性代谢产物浓度过高是导致毒性反应的主要因素。6－硫鸟苷酸（TGNs）是6－巯基嘌呤的主要活性代谢产物，但过多将导致严重的毒副反应。硫嘌呤甲基转移酶（thiopurine S－methyltransferase，TPMT）催化6－MP转变成无活性的甲基化衍生物而失活，低活性TPMT将导致血浆中活性代谢产物的蓄积，进而使6－巯基嘌呤的毒副反应增加。TPMT基因具有多态性，根据其表型分类：①正常活性正常代谢型，基因型

为 *1/*1。②中等活性中等代谢型，基因型为 *1、*2、*3A、*3B、*3C 或 *4 无功能等位基因。③低活性慢代谢型，即 2 个等位基因均为无功能型 *2、*3A、*3B、*3C 或 *4。

纯合型无功能基因携带者使用常规剂量的 6 - MP 会产生致命的骨髓抑制反应，因此建议以 10% 正常剂量作为起始剂量，而仅有 30%~60% 的杂合型患者会因毒副反应而无法耐受常规剂量的 6 - MP，指南建议的起始剂量为正常剂量的 30%~70%。

其他诸如喜树碱类药物与尿苷二磷酸葡萄糖醛酸转移酶，氟尿嘧啶类药物与二氢嘧啶脱氢酶，顺铂和谷胱甘肽 - S - 转移酶等也存在基因多态性。总之，抗肿瘤药物基因组学的核心目的是以个体患者的遗传特质为基础，预测其对某种抗癌化疗药物的反应性和毒性。随着研究的不断深入，将来会有更多抗肿瘤药物通过对患者基因或遗传多态性的研究，来预测该患者对相应药物的敏感性和毒性，最终实现个体化用药，并且阐明能够影响肿瘤药物在人体内反应的各种因素，逐步将肿瘤治愈。

（二）抗凝血药的药物基因组学

抗凝血药可用于防治血管内栓塞或血栓形成的疾病，是通过影响凝血过程中的某些凝血因子阻止凝血过程的药物。现主要介绍法华林的药物基因组学研究。

华法林一直是口服抗凝药治疗中的支柱性药物。但由于其治疗窗较窄、个体间剂量差异大、影响因素多（药物、疾病状态、年龄、遗传等多种因素均对华法林有效剂量产生影响）限制了在临床中的使用。1999 年研究发现 CYP2C9 基因变异可能是导致华法林剂量的个体差异的主要原因，因此人们对基因多态性与华法林剂量之间的关系开展了大量研究。

2017 年临床药物基因组学实施联盟（Clinical Pharmaco - genetics Implementation Consortium，CPIC）发布的指南提出了影响华法林剂量的 4 个主要基因。华法林是 R 和 S 型异构体的混合物，S - 华法林的活性是 R - 华法林的 3~5 倍。S - 华法林主要由 CYP2C9 代谢，CYP2C9 等位基因 *CYP2C9 *2*，*CYP2C9 *3* 的多态性可以影响个体对华法林的敏感性及在抗凝治疗过程中出血的危险性。体内和体外研究表明 *CYP2C9 *2* 和 *CYP2C9 *3* 分别降低 S - 华法林的代谢 30%~40%、80%~90%。相比于纯合子 *CYP2C9 *1*，*CYP2C9 *2* 或者 *CYP2C9 *3* 杂合子或突变纯合子只需要较低剂量即可达到相似的抗凝水平，需要更多的时间达到稳定的国际标准化比值（international normalized ratio，INR），而且华法林治疗的出血风险较大。另外，华法林主要抑制维生素 K 环氧化物还原酶（VKOR），通过干扰维生素 K 依赖的血栓因子的合成而发挥药效的。维生素 K 环氧化物还原酶复合物 1 基因（VKORC1）启动子区 -1639G > A 的多态性与华法林的临床用药剂量有关。突变型的启动子活性高，凝血作用强，使华法林的用量增加，因此携带该变异基因的患者属华法林高剂量组。CYP4F2 为肝脏维生素 K 氧化酶，而 *CYP4F2 *3* 是首个被 3 个独立的白人队列研究证明影响酶活性、与华法林剂量相关的变异。

临床指南里推荐了 2 个基因指导的能准确预测华法林稳定剂量的模型，即 GAGE 模型和 IWPC 模型。这两种计算方法推荐的剂量非常相似。预测的每日华法林稳定剂量可以精确到小数点后一位，由临床医生制定给药方案。与模型比较，2010 年 FDA 批准的华法林说明书中提供的剂量表能更好地预测华法林剂量。在线剂量计算网址不仅提供了原始版计算，还提供了校正 *CYP4F2*，*CYP2C9 *5*、*CYP2C9 *6* 的计算，但基因多态性只能解释华法林的部分个体差异。因此，需要综合考患者的体表面积、肝肾功能及合并用药等因素来选择合适的剂量。另外，临床指南推荐的华法林稳定剂量预测模型是基于非亚洲人群建立的，是否能适用于中国人群还需要更多的数据支持。

（三）免疫抑制药物的药物基因组学

免疫抑制药是一类广泛用于器官移植排斥和自身免疫性疾病的药物，它们都有治疗指数窄、个体间药物代谢动力学和药物疗效差异大的特点，这些特点多源于遗传因素。半个世纪以来，医药学家做了大量的临床研究工作来确定各种免疫抑制剂的治疗窗，以此作为调整药物剂量和预测药品不良反应的依据。但有时，即使免疫抑制剂浓度在治疗窗内，患者仍会发生排斥反应或产生药品不良反应。

环孢素（CsA）作为一种强效免疫抑制剂，近年来广泛应用于器官移植术后的抗排斥反应治疗。CsA 的体内过程主要受药物代谢酶 CYP 和转运蛋白 P－gp 的影响，其中 CYP 主要参与 CsA 的代谢，P－gp 则在 CsA 的吸收和分布中发挥重要的作用。目前确认的研究发现是：*CYP3A5 *1/ *1* 基因型比 *CYP3A5 *3/ *3* 基因型 AUC 较低和 CsA 清除率较高。肾移植术后第 3、6 个月，*CYP3A5－CYP3AP1* 连锁基因型 **1 *1 *1 *1* 的表达者比 **1 *3 *1 *3* 型和 **3 *3 *3 *3* 型表达者需要更高剂量的 CsA。因此，最理想的状态是针对特定的种族、性别甚至包括年龄，进行分类研究以完善个体化用药。

他克莫司（tacrolimus，FK506）是从链霉菌中发酵分离出来的一种新型的大环内酯类免疫抑制剂，可相对特异性地抑制淋巴细胞的增殖。目前其基因多态性研究主要集中在 CYP3A5 和 ABCB1 的基因多态性上。研究发现该基因的一种 SNP（A6986G）将会决定表达的酶是否有活性，即*CYP3A5 *3/ *3* 表达无活性的酶，*CYP3A5 *1/ *1* 表达正常活性的酶，*CYP3A5 *1/ *3* 表达低活性的酶，酶活性的降低或失活将使他克莫司的代谢减少。多药耐药基因 1（MDR1/ABCB1）是目前研究较多、功能较明确的编码跨膜转运蛋白 P－gp 的基因。而跨膜转运蛋白 P－gp 主要作用是能量依赖性地将作用底物（如他克莫司）由细胞膜内转运至细胞膜外，降低细胞内药物浓度，使机体对该药产生耐药性。MDR1 基因的多态性通过改变 P－gp 的活性从而影响他克莫司的药代动力学参数。2015 年发布的临床指南，将 CYP3A5 的代谢状态分为强代谢型（*CYP *1/ *1*），中间代谢型（*CYP *1/ *3*、*CYP *1/ *6*、*CYP *1/ *7*）和慢代谢型（*CYP *3/ *3*、*CYP *6/ *6*、*CYP *7/ *7*、*CYP *3/ *6*、*CYP *3/ *7*、*CYP *6/ *7*），并建议强代谢型和中间代谢型将起始剂量增加到 1.5~2 倍，但不应该超过 0.3mg/（kg·d），慢代谢型按推荐剂量治疗。

综上所述，药物基因组学的发展将彻底阐明导致药物效应、药代动力学和毒性多样性的遗传基础，患者的遗传药理学信息将以基因芯片形式存储和调用，有望根据每个患者特定的遗传背景来选择最优药物，提高疗效、缩短疗程、减少毒副作用、降低成本，实现基于药物基因组学指导和优化的个体化用药。随着更多新技术的研究和应用，药物基因组学将有着更为广阔的前景。

值得注意的是，依据药物基因组，药物目标人群将产生不同的药物体内处置特征人群和不同的疾病治疗亚型人群。随之引发有关孤儿药物、临床试验分配的公平性、对"难以治疗"人群的偏见和歧视、自我用药的风险等一系列社会、伦理和隐私的问题，这也是需要面对和重新思考的。

（郝国祥　赵　娣）

书网融合……

题库　　　　　　重点小结

第六章　药品不良反应监测

PPT

学习目标

1. 通过本章的学习，掌握药品不良反应的定义、分类和评价方法；熟悉药品不良反应监测的管理和报告方法，药物警戒的概念及内涵；了解医疗机构药物警戒体系的构成和研究方法。

2. 具备药品不良反应报告的填报和药品不良反应关联性评价的基本能力。

3. 培育大学生的用药安全素养，倡导、践行"生命第一"和"以患者为中心"的患者安全文化。深刻理解药学工作者的责任，重视临床用药安全，加强患者药学监护，提升大学生的职业素养和使命担当。

在批准某一药品上市前，国家药品监督管理部门会对其进行风险效益评价。通常只有在某药品的治疗效益大于治疗风险时，此药品才会被批准上市。但是由于临床试验的周期较短、参与试验人数较少、某些特殊人群无法涉及，许多罕见的、迟发性药品不良反应（adverse drug reaction，ADR）、药物不良事件（adverse drug event，ADE）和药物相互作用等，在上市前研究中难以观察到，但是在临床使用过程中会逐步地暴露出来。据世界卫生组织（WHO）统计，各国住院患者 ADR 的发生率为 10%~20%，其中 5% 因为用药不当死亡。有研究表明，在致死性 ADR 中 67% 是可以防止的，在致残性的 ADR 中 84% 是可以防止的，在危及生命的 ADR 中 28% 是可以防止的。ADR 的规范化报告与监测是有效降低 ADR 相关事件的重要环节。

最新调查研究结果显示，我国医疗机构的药品销售额占全国 72.4%，医疗机构成为发现 ADR/ADE 信号的主要场所。根据《国家药品不良反应年度报告（2024 年）》，全年共收到 259.7 万份 ADR/ADE 报告表，较往年呈上升趋势，其中 91.2% 来自各医疗机构。如今，在国家药品监督管理局的推动下，药品不良反应监测的工作得到了全面重视与发展。而随着患者安全文化的逐步建立，药物警戒体系的建设也不断得以完善。

第一节　药品不良反应与药物警戒

一、药品不良反应概述

（一）ADR 的概念

1972 年，WHO 国际药物监测合作中心（现称乌普萨拉监测中心，Uppsala Monitoring Centre，UMC）将 ADR 定义为：在人类预防、诊断和治疗疾病或调节生理功能的过程中，正常使用药物剂量时发生的一种有害的和非预期的反应。

2012 年，欧盟实施的药物警戒法规将 ADR 的定义扩大为"药品产生的非预期且有害的反应"，删除了不良反应中对于药物剂量的限制，将超说明书用药、药物过量、误用、滥用、用药错误等引起的安全问题也纳入了药品不良反应的范畴，并首次提出了"疑似不良反应"的概念。

我国 2011 年发布的《药品不良反应报告和监测管理办法》（以下简称《办法》）对 ADR 的定义为：

合格药品在正常用法用量下出现的与用药目的无关的有害反应。2018 年国家药品监督管理局颁布了《关于药品上市许可持有人直接报告不良反应事宜的公告》，明确遵循"可疑即报"的原则，将患者用药后出现的、与用药目的无关且无法排除与药品存在相关性的所有有害反应，都作为 ADR 上报，以全面收集药品上市后在真实世界中使用的安全性信息。其工作实质与欧盟药品不良反应定义的范畴是一致的，更能体现保障公众临床用药安全的风险管理目标。

（二）ADR 的分类

1. 按与药理作用有无关联性分类　Rawlins 和 Thompson 在 1977 年提出 AB 型 ADR 分类法，该分类方法简单实用，被广泛采用。将药品按照不良反应与其药理作用之间有无关联性，分为 A 型和 B 型两类，我国药品监督管理局采用其衍生的 ABC 型分类法。

（1）A 型不良反应　又称剂量相关型不良反应（dose‐dependent），临床上最为常见。其特点为：①药品的药理作用增强所致，程度轻重与用药剂量有关；②一般容易预测，停药或减量后症状减轻或消失；③发生率高、死亡率低；④与药物制剂的差异、药动学差异及药效学差异等因素有关。例如普萘洛尔引起的心脏传导阻滞、抗胆碱能类药物引起的口干等。

（2）B 型不良反应　又称为剂量无关型不良反应（dose‐independent）。其特点为：①与正常药理作用无关；②严重程度与用药剂量无关；③一般难以预测；④发生率低，死亡率高；⑤该类型反应可能是药物有效成分或其代谢物、添加剂、增溶剂、赋形剂等引起，也可能是遗传因素导致的个体差异所诱发。例如，青霉素的过敏性休克、氟烷引起的恶性高热等。

（3）C 型不良反应　A 型和 B 型反应之外的异常反应。其特点为：①长期用药之后出现，潜伏期较长；②缺乏明确的时间关联性，难以准确预测。其发病机制复杂多样，部分与致癌、致畸以及长期用药后心血管疾病、纤溶系统变化等有关；有些机制不清，目前仍处于研究阶段。

2. 按药理学的其他分类　根据 ADR 发生后与药理作用的关联性进一步细化，可分为更易识别的 9 类。

（1）A 类（augmented）　是药物对人体呈剂量相关的反应，可根据药物或赋形剂的药理学和作用模式来预测，停药或减量可以部分或完全改善，是最常见的类型。

（2）B 类（bugs）　由特定微生物生长促进引起的 ADR，这类反应可以预测。B 类反应与 A 类反应的区别在于其作用对象主要针对微生物，如抗生素使用后引发的菌群失调等。但应注意，药物引起的免疫抑制进而导致的感染情况，不归类为 B 类反应。

（3）C 类（chemical）　该类反应取决于药品或赋形剂的化学性质，化学刺激是其基本形式，这类反应的严重程度主要取决于药物浓度，典型症状包括静脉炎、注射部位局部疼痛、外渗反应等，可根据已知药品的化学特性进行预测。

（4）D 类（delivery）　该类反应由给药方式引起，与药品成分的理化性质无关，而是药品的物理性质或给药方式所致。一旦改变给药方式，ADR 即可消失。例如注射剂中的微粒引起的血管栓塞、植入药物周围的炎症或纤维化。

（5）E 类（exit）　撤药反应，是生理依赖的表现，只发生在停药或剂量减少后，再次用药症状改善。反应的可能性更多与给药时程有关，而不是与剂量有关。常见的能引起撤药反应的药物种类有阿片类、三环类抗抑郁药、β 受体拮抗剂、可乐定、尼古丁等。

（6）F 类（familial）　仅发生在由于遗传因子异常引起的代谢障碍而导致的 ADR，此类反应必须与人体对某种药物代谢能力的正常差异而引起的 ADR 相鉴别，如葡萄糖 6‐磷酸脱氢酶缺陷引起的镰状细胞贫血是 F 类反应。

（7）G 类（genotoxicity）　为基因毒性反应，一些药物能损伤基因，出现致癌、致畸作用。

（8）H类（hypersensitivity）　不是药理学可预测的，且与剂量无关，因此必须停药，如光敏反应。

（9）U类（unclassified）　为未分类反应，机制不明，如药源性味觉障碍。

3. 按ADR因果关系分类

（1）肯定的（definite）ADR　用药后的反应在时间上是合理的，或已测出体液或组织中相应药物浓度；该反应涉及药物的已知反应形式，在停药后反应消失，再给药时（称为再暴露）反应再现（称为激发试验）；无法用合并用药、患者的疾病来合理解释。

（2）很可能的（probable）ADR　用药后的反应在时间上是合理的，反应与药物已知作用相符或该反应不是已知的ADR；停药后反应消失或减轻；没有重复用药或重新用药；无法用合并用药、患者的疾病合理地解释，且患者临床的已知特征对此反应不能作出解释。

（3）可能的（possible）ADR　用药后反应出现的时间合理，反应与该药物的已知作用相符，但原有临床情况及其他疗法的关系也能导致此种反应。

（4）可疑的（doubtful）ADR　给药与反应时间顺序相关，不遵循"可疑药物"的已知ADR类型，能用已知患者临床状况的特征来解释。

4. 按ADR严重程度分级　在日常工作中按照ADR的严重程度通常分为三级，轻度指轻微的反应，症状不发展，一般无需治疗；中度指ADR症状明显，重要器官或系统有中度损害；重度是指重要器官或系统功能有严重损害，缩短或危及生命。ADR也可进一步细分为以下6级。1级：为轻微的、非进展性ADR症状或疾病，不会使原有疾病复杂化；引起反应的药物可以不必停用，也可能要停用，停用后即消失，不需要治疗，如轻微头痛。2级：为较重的非进展性反应，造成患者短暂损害，不需要住院，不延长住院时间，需要治疗或干预，容易恢复，如严重的头痛。3级：造成患者短暂损害，门诊患者需住院治疗，住院患者需延长住院治疗时间（7天以上）。4级：具有长期影响日常生活的慢性效应，可造成患者永久性损害（系统和器官的永久性损害、"三致"、残疾等），可缩短预期寿命，但不会直接危及生命，如高血压。5级：1~2年内可能会致死，但不属于急症。6级：危急的致命反应。

（三）ADR的表现

总体来说，药品的不良反应可能涉及人体的各个系统、器官、组织，其表现主要包括以下几项。

1. 副作用（side effect）　药物在治疗剂量下，伴随治疗作用出现的与固有药理作用相关，但与用药目的无关的作用。一般较轻微，但难以避免。例如阿托品用于解痉时，同时能引起口干、视觉模糊等副作用。该不良反应通常是由药物作用选择性低所造成的。

2. 毒性反应（toxic effect）　药物在体内蓄积过多或给药时间过长，对人体某种功能或器质方面造成的危害性反应。

3. 后遗效应（after effect）　停药后，血药浓度已降至最低有效浓度以下时残存的药理效应。例如服用巴比妥类催眠药后，次日早晨出现的宿醉现象。

4. 继发反应（secondary reaction）　由药物的治疗作用所引起的不良后果，又称为治疗矛盾。例如广谱抗生素长期应用可改变正常肠道菌群的关系，使肠道菌群失调导致二重感染。

5. 停药反应（withdrawal reaction）　长期用药后突然停药，出现原有疾病或症状加剧的现象。如长期应用可乐定，突然停药后血压急剧回升。

6. 变态反应（allergic reaction）　反应的发生与药物固有的药理效应和剂量无关，反应的严重程度因人因药而异。

7. 特异质反应（idiosyncratic reaction）　少数先天性遗传异常的患者对某些药物特别敏感，很小的剂量即可引起远超常人的强烈的药理效应。反应的性质与药物固有的药理作用基本一致，反应的程度与剂量成比例，拮抗药救治可能有效。

8. 成瘾性与依赖性（dependence） 反复用药所引起的人体心理和（或）生理对药物的依赖状态，表现出一种强迫性连续或定期用药的行为。分为精神依赖性和生理依赖性。长期服用吗啡、可待因等药物会使机体产生严重依赖性和耐受性，停药后可出现戒断症状。

二、药品不良反应发生的影响因素

几乎所有的药品都可引起不良反应，只是反应的程度和发生频率不同。影响 ADR 发生的因素主要有机体方面的因素、药物方面的因素和其他因素等。

（一）机体方面的因素

机体方面的因素包括用药者的种族和民族、性别、年龄、血型、病理状态、怀孕状态、饮酒和食物及个体差异对 ADR 的影响。

1. 种族 在不同的种族或民族间，某些 ADR 的表现存在差异。研究发现，白色人种与有色人种在对药物的感受性方面具有相当大的差异。如异烟肼，快代谢型患者肝毒性大，而慢代谢型患者易发生神经炎；异丁苯酸在英国多出现损伤，而在日本则比较少见。

2. 性别 据文献报告，不良反应男性发生率占 7.3（50/682），女性则为 14.2%（68/478）。但在药物性皮炎中，男性发病者多于女性，其比率约为 3∶2，西咪替丁可引起男性乳房发育。另外，女性在月经期、妊娠期、哺乳期服用药物，在 ADR 方面还会发生一些特殊情况。

3. 年龄 婴幼儿相较于成年人易发生不良反应，这是因为其药物代谢速率较慢、肾排泄功能较弱、对药物作用的高敏感性以及药物易于进入脑内等特性。小儿对中枢抑制药、影响水盐代谢及酸碱平衡的药物均较敏感。而老年人，由于脏器功能减退，代谢较慢，加之血浆蛋白含量减少，较年轻人更易发生不良反应，在使用洋地黄、利血平等药物时，尤应注意。

4. 血型 报道较少。研究发现少数女性服用口服避孕药以后能引起静脉血栓，A 型较 O 型者多。

5. 病理状态 病理状态能够影响药品的作用效果，从而引起 ADR。在同样的剂量条件下，部分患者达不到治疗效果，而另外一些患者则出现中毒反应。例如腹泻时，口服药物的吸收差，作用弱；而便秘患者因口服药在消化道内停留的时间长，吸收量增多，容易引起不良反应。肝肾功能减退时，可以显著延长或加强许多药物的作用，甚至引起中毒。

6. 肝脏疾病对 ADR 的影响 许多药物进入人体后，主要经肝脏代谢转化。长期的肝脏疾病可引起肝脏的蛋白合成作用减弱，使血浆蛋白含量减少，血浆蛋白与药物的结合率降低，引起游离型药物浓度升高，易引起 ADR；有些肝脏疾病患者的胆汁排泄功能也受到损害，使药物经胆汁排泄减少，血药浓度增加，引起不良反应。例如，地高辛在 7 天内经胆汁排泄的量约为 30%，但肝脏疾病患者可降至 8%。

7. 肾脏疾病对 ADR 的影响 肾脏是仅次于肝脏的药物代谢器官，肾功能不全会使一些药物还原、水解和乙酰化功能降低，导致代谢障碍。由于患者的血浆蛋白因蛋白尿而大量丢失，药物与血浆蛋白的结合减少，游离型药物含量增加，血药浓度维持较高水平，从而引起一些不良反应。在肾脏疾病时，常伴有机体脂肪的丢失，使药物进入人体后脂肪库中的贮存也减少，容易增加血药浓度。

8. 怀孕 许多药品都能影响胎儿正常发育，因而孕妇应尽量不用药，特别是妊娠前 3 个月，用药时应进行监护。

9. 饮食、饮茶与酒对 ADR 的影响 饮食可影响药物的作用，如富含脂肪的食物能增加机体对脂溶性药物的吸收，在较短时间内达到较高的血药浓度。长时间的低蛋白饮食或营养不良，可使肝细胞微粒体酶活性下降，药物代谢速度减慢，容易引起 ADR。乙醇可使消化道血管扩张，饮酒后用药可增加药物的体内吸收，导致药物浓度升高引起 ADR；而酒本身又是许多药物代谢酶的诱导剂，少量多次饮用可使药酶活性增高导致药物体内代谢增加而降低药效；但如果长期大量饮酒致肝功能损害、肝药酶活性降低则可使许多药物体内代谢受阻，导致药物半衰期延长、体内药物浓度升高而引起 ADR 增加。

10. 个体差异　一般来讲，不同个体对同一剂量的相同药物有不同的反应，这是正常的"生物学差异"。当服用同剂型、同剂量的同一药物时，在不同种族患者之间也可出现不同的 ADR。

（二）药物方面的因素

1. 药理作用　有些药品长时间应用后，由于其药理效用的持续性，也可导致不良反应的发生，如长期大量使用糖皮质激素会出现类肾上腺皮质功能亢进症。也可因药物的选择性差，在治疗过程中对一些与治疗目的无关的系统、器官和功能也会产生影响，有的甚至会产生毒害作用。例如，阿托品用于术前减少唾液腺、呼吸道腺体分泌时，术后会引起腹胀、尿潴留的副作用。

2. 药物不良相互作用　两种或两种以上药物同时或先后服用而出现的不良反应，称为药物不良相互作用。为了增强药效或同时控制多种疾病，通常需要联合用药，但是用药种数的增加也可导致 ADR 发生的概率增加。在药物不良相互作用中代谢性相互作用的发生率最高，CYP 酶系被抑制或被诱导是导致药物不良相互作用的主要原因。药物不良相互作用可分为药动学相互作用和药效学相互作用。

（1）药动学相互作用　药物在吸收、分布、代谢、排泄过程的任一环节发生相互作用，均可影响药物在血浆或其作用靶位的浓度，最终使其药效或不良反应发生相应改变。

1）影响吸收　包括吸收速率和吸收程度两个方面。吸收速率的改变可引起药物达峰时间的变化。吸收程度的改变直接影响体内的药物浓度而影响疗效。

2）影响分布　表现为相互竞争血浆蛋白的结合部位，改变游离药物的比例，或改变药物在某些组织的分布量，从而影响靶浓度。

3）影响代谢　氯霉素、异烟肼、西咪替丁等是肝药酶抑制剂，可以减弱肝药酶的代谢能力，可导致药物自体内清除减慢，体内药物浓度升高，药物作用增强及不良反应发生。苯巴比妥、卡马西平等肝药酶诱导剂使肝药酶活性增加，药物代谢加快，药效降低。

4）影响排泄　药物排泄的相互作用主要发生在肾脏。当一种药物改变了肾小管的 pH、干扰了肾小管的主动转运过程或重吸收过程或影响到肾脏的血流量时，就能影响一些其他药物的排泄，尤其是以原形排出的药物影响较大。当青霉素与丙磺舒合用时，后者阻碍青霉素的主动分泌排泄，使青霉素的血药浓度增高、有效浓度维持时间延长、治疗效果增强。

（2）药效学相互作用　并非所有 A 型 ADR 都由剂量过大不能耐受引起，有些只是体内药物靶器官的敏感性增强所致。两种或两种以上的药物作用于同一受体或不同受体，产生疗效的协同、相加或拮抗作用，对药物的血浆或作用靶位的浓度可无明显影响。这种个体间敏感性差异的存在可能与药物受体、生理调节系统稳定机制和疾病的影响有关，即受体数量、敏感性差异会影响药效学药物相互作用。如果患者的心血管、肝脏和肾脏等器官受损、功能减退药物的吸收、分布、代谢和排泄等药动学过程会发生变化，患病器官受体对药物的敏感性也可能发生改变，导致药效差异。

应当注意的是，有时药物相互作用的产生可以是几种机制并存。

3. 药剂学影响　若同一种药物的剂型、生产工艺和用药方法不同，可导致生物利用度的差异，会影响药物的体内吸收与血药浓度。药物的有效成分、分解产物及药品中的添加剂、增溶剂、稳定剂、着色剂、赋形剂和杂质等均可能成为过敏原或化学刺激物而引起药品不良反应，如胶囊壳的染料常会引起固定性皮疹。

由于技术原因，药物在生产过程中可能残留一些中间产物，或者由于药物本身的化学稳定性差，储存过程中有效成分会分解生成一些有毒物质，这些中间产物、有毒物质往往容易导致 ADR。例如，青霉素引起过敏性休克的物质是青霉烯酸、青霉噻唑酸以及青霉素聚合物；青霉噻唑酸是生产发酵过程中由极少量的青霉素降解而来，而青霉烯酸则是在酸性环境中由部分青霉素分解而来。氯贝丁酯中含有的不纯物质是对氯苯酚容易引起皮炎的主要原因。再如四环素在温暖条件下保存可发生降解，形成的黏性物质可引起范可尼综合征并伴有糖尿、蛋白尿以及光敏感等反应。

4. 药物配伍的影响 药物配伍常用于增加疗效和方便治疗。但有的药物配伍后在理化性质或药理效应方面能发生显著变化，如出现沉淀或变色，或产生新的成分，导致药物疗效降低、消失或引发新的毒性反应。例如，20%磺胺嘧啶钠注射液（pH 为 9.5~11）与 10% 的葡萄糖注射液（pH 为 3.2~5.5）混合后，pH 的改变可使磺胺嘧啶结晶析出，结晶一旦进入微血管后可引起栓塞，导致循环衰竭。

（三）其他因素

1. 医师因素 医师对药物的选择和使用方法至关重要。误用、滥用、医护及药学人员处方配伍不当等，均可能发生不良反应。

2. 患者自身因素 患者依从性差，或是老年人由于记忆力下降而错服、多服药物也会导致不良反应的发生。

3. 环境因素 例如，在水产品养殖中大量使用抗感染药物可导致细菌耐药性升高；使用瘦肉精喂养出栏的猪肉可引发心血管系统的不良反应等。

三、药物警戒

（一）概述

1. 药物警戒的定义 2002 年，WHO 明确药物警戒的定义是：药物警戒是发现、评估、理解和预防药物不良作用或其他任何可能与药物安全相关问题的科学研究与活动。药物警戒不仅涉及药物的不良反应，还涉及与药物相关的其他问题，如不合格药品、用药错误、疗效缺乏、超说明书用药、过度用药、药物滥用、药物与药物以及药物与食品不良相互作用等。我国 2021 年实施的《药物警戒质量管理规范》对药物警戒活动的定义为：对药品不良反应及其他与用药有关的有害反应进行监测、识别、评估和控制活动。

根据 WHO 的指南性文件，药物警戒涉及的范围已经扩展到中草药、传统药物和辅助用药、血液制品、生物制品、医疗器械以及疫苗等。

药物警戒贯穿了整个药物生命周期，从药物研究阶段开始，涵盖临床试验、批准上市，直至上市后的各个阶段。

2. 药物警戒的目标 药物警戒从用药者的安全出发，发现、评估、预防药品不良反应。它的最终目标是防范药物使用风险，保障用药者安全，药物警戒体现了医学伦理的最高原则，是患者安全文化的重要体现。

（二）药物警戒与 ADR 监测

药物临床前研制阶段、临床试验阶段、上市后药品再评价和 ADR 监测都属于药物警戒的范畴，即药物警戒包括了药物从研发到上市使用监管的整个过程，即药品全生命周期管理，而 ADR 监测仅仅是指药品上市后的监测。药物警戒是 ADR 监测的扩展，也是其发展趋势。药品不良反应监测是以"监测"为中心进行的制度安排，强调的是药品上市后的风险管理；药物警戒则是以"警戒"为中心进行的制度设计，强调的是贯穿药品全生命周期的风险管理。在药物警戒中，监测、分析、识别、评估都是基本手段，风险预警和控制才是最终目的。总体来说，药物警戒是对药品不良反应监测工作的进一步完善，是更新、更前沿的工作，更有助于"防患于未然"。从药品不良反应监测到药物警戒的发展，体现了药学工作者对于药品安全监督和管理认识的进一步提高和深入的过程。两者的不同点主要表现在以下几个方面。

1. 监测对象涉及范围不同 ADR 监测主要针对质量合格的药品，在正常的用法用量下出现的与治疗目的无关的有害反应；药物警戒范围更广，它针对的不仅是在正常使用情况下出现的有害反应，还包括了药物治疗错误、药物滥用等所有与药物相关的安全问题。

2. 关注的时间范围不同 ADR 监测只关注药品上市后阶段；药物警戒则贯穿于药品研制至药品上市和上市后的全过程，即药品生命全周期。

3. 运用的方法手段不同 ADR 监测的主要方法有自愿报告、集中监测、处方事件监测、数据库链接等；药物警戒的主要方法除上述外还包括流行病学和实验室研究。

4. 工作本质不同 ADR 监测仅限于被动地收集、分析和监测药物不良信息；药物警戒则是积极主动地开展与药品安全性评价相关的各项工作，这就要求药学工作者对各阶段的药品不良反应更加敏感，进而采取更迅速有效的措施。

近年来越来越多的相关政策出台表示着国家药物警戒体系建设正在不断调整与完善。除了对于医疗机构 ADR 监测工作的重点把握，上市许可持有人的重要性也逐步得到提高，这一举措能够填补上市许可持有人在 ADR 监测工作中的责任缺失，有助于强化上市后药品风险监测效应，形成药品上市前、上市后的完整监测，对提高人民用药安全具有重大意义。但是医疗机构作为药品使用的主要场所，ADR 监测与药物安全性评价是医院药学工作的关注重点，医、药、护作为 ADR 尤其是严重 ADR 的发现者与报告人，仍然是不会改变的。

第二节　药品不良反应监测

一、药品不良反应监测概述

（一）ADR 监测的概念

ADR 监测实质就是药品的安全性监测（drug - safety monitoring），是指由国家药品监督管理部门、药品生产经营企业和医疗机构等单位为确保患者安全用药、有效避免药害事件的发生而制定一系列有关制度，并严格按照制度要求实施和监督的各种行为。

按照《中华人民共和国药品管理法》《药品不良反应报告和监测管理办法》等规定，药品的生产、经营、使用部门必须经常考察流通领域的药品质量、疗效和反应，发现可能与药品有关的严重不良反应或事件，必须及时向药品监督管理部门和卫生行政部门报告；医疗机构必须指定专（兼）职人员负责本单位使用药品的不良反应报告和监测工作，发现可能与用药有关的不良反应，应当详细记录、调查、分析、评价和处理，并应采取积极有效的措施减少和防止 ADR 的重复发生。

（二）ADR 监测的目的

开展 ADR 监测的最终目的是保障民众合理用药，尽可能地减少或预防用药过程中的不良体验和损害。

1. 弥补药品上市前研究的局限 药品上市前虽然已经过动物实验和临床试验，但这些经验不足以保证药品的安全性。一方面因为动物和人存在种属差异，人体上发生的不良反应有些在动物身上不能表现出来；另一方面是临床试验由于病例少，试验过程短，对试验对象的要求和用药条件控制严格，以及试验目的地的单一性等，发生率低、迟发的及在特殊人群中才能发生的不良反应不易被发现。强化上市药品的安全性监测，充分发挥药品不良反应监测报告系统的作用，对保障人民用药安全具有重要意义。强化医疗机构 ADR 监测，可以从建设、制度完善和人员培训等方面加以关注，防范不良事件的重复发生。

2. 防范药品质量问题相关的安全隐患　任何一种药品在作为商品投入市场前，均必须经过严格的上市审批流程。药学研究资料，涵盖工艺路线、质量标准、临床前药理毒理学和临床试验研究等方面，均应严格遵照国家的相关法律和研究指南。药物上市前研究的监督管理应严格规范，药品上市审评应基于实事求是的原则，对申报资料进行全面、详尽、严格的审查，对疗效和不良反应进行客观评价，这是保证安全用药、减少不良反应发生的最基本的安全措施。各级 ADR 监测部门及时发现并上报药物不良事件，并迅速采取必要的风险管理监控措施，减少或减轻对患者造成的不良后果。

3. 减少或避免临床不合理用药所致可能的后果　导致临床不合理用药的原因可能是多种多样的，有些是客观条件的限制，有的是医师主观上的疏忽，但无论什么原因，不合理用药都会增加药品使用时的安全隐患，进而增加药品不良反应的发生率，给患者的身心健康造成不良影响乃至危害生命。因此，医疗机构应重视临床不合理用药问题，采取措施防范或减少不合理用药带来的 ADR 隐患。

二、药品不良反应收集流程

ADR 报告和监测是指 ADR 的发现、报告、评价和控制的过程。常用 ADR 监测方法包括自发呈报、医院集中监测、处方事件监测、病例对照研究、队列研究、记录联结等。在我国，ADR 监测采用自发报告方式，按照要求规范填写国家 ADR 监测中心的《药品不良反应/事件报告表》（表 6 - 1，以下简称《ADR/ADE 报告表》），收集范围包括 ADR 和 ADE。ADE 包括药品在正常用法用量和非正常用法用量（超量用药、误用药、滥用药物等）情况下引起的与药物治疗目的无关的有害反应；也包括药物治疗全程中因用药失误（medication error，ME）导致的有害反应。这些问题都涉及药品的安全性，但它们在初次出现时通常会被医疗卫生人员作为不良药物反应（ADR）来关注并上报。因此，有必要通过专业人员的进一步分析来确定其性质、病源和分类。医疗机构在临床用药方面进行的 ADR 报告和监测工作包括以下几个方面。

表 6 - 1　药品不良反应/事件报告表

首次报告□　　跟踪报告□　　　　　　编码：_____

报告类型：新的□　严重□　一般□　报告单位类别：医疗机构□　经营企业□　生产企业□　个人□　其他□_____

患者姓名：	性别： 男□　女□	出生日期：　年　月　日 或年龄：	民族：	体重（kg）：	联系方式：

原患疾病：	医院名称： 病历号/门诊号：	既往药品不良反应/事件：有□_____　无□　不详□ 家族药品不良反应/事件：有□_____　无□　不详□

相关重要信息：吸烟史□　饮酒史□　妊娠期□　肝病史□　肾病史□　过敏史□_____　其他□_____

药品	批准 文号	商品 名称	通用名称 （含剂型）	生产厂家	生产 批号	用法用量（次剂量、 途径、日次数）	用药起止 时间	用药 原因
怀疑 药品								
并用 药品								

不良反应/事件名称：	不良反应/事件发生时间：　年　月　日

不良反应/事件过程描述（包括症状、体征、临床检验等）及处理情况（可附页）：

续表

不良反应/事件的结果：	痊愈□　好转□　未好转□　不详□　有后遗症□　　表现：＿＿＿＿＿ 死亡□　　直接死因：＿＿＿＿＿　　　死亡时间：　年　月　日			
停药或减量后，反应/事件是否消失或减轻 再次使用可疑药品后是否再次出现同样反应/事件	是□　否□　不明□　未停药或未减量□ 是□　否□　不明□　未再使用□			
对原患疾病的影响：不明显□　病情延长□　病情加重□　导致后遗症□　导致死亡□				
关联性评价	报告人评价：　肯定□　很可能□　可能□　可能无关□　待评价□　无法评价□　签名： 报告单位评价：肯定□　很可能□　可能□　可能无关□　待评价□　无法评价□　签名：			
报告人信息	联系电话：		职业：医生□　药师□　护士□　其他□＿＿＿＿	
	电子邮箱：		签名：	
报告单位信息	单位名称：	联系人：	电话：	报告日期：　年 月 日
生产企业请 填写信息来源	医疗机构□　经营企业□　个人□　文献报道□　上市后研究□　其他□＿＿＿＿＿			
备　　注				

严重药品不良反应，是指因使用药品引起以下损害情形之一的反应：①导致死亡；②危及生命；③致癌、致畸、致出生缺陷；④导致显著的或者永久的人体伤残或器官功能的损伤；⑤导致住院或者住院时间延长；⑥导致其他重要医学事件，如不进行治疗可能出现上述所列情况的。

新的药品不良反应，指药品说明书中未载明的不良反应。说明书中已有描述，但不良反应发生的性质、程度、后果或者频率与说明书描述不一致或者更严重的，按照新的药品不良反应处理。

报告时限：新的、严重的药品不良反应应于发现或者获知之日起 15 日内报告，其中死亡病例须立即报告，其他药品不良反应 30 日内报告。有随访信息的，应当及时报告。

其他说明：①怀疑药品是指患者使用的怀疑与不良反应发生有关的药品。②并用药品指发生此药品不良反应时患者除怀疑药品外的其他用药情况，包括患者自行购买的药品或中草药等。③用法用量包括每次用药剂量、给药途径、每日给药次数，例如，5mg，口服，每日 2 次。

报告的处理：所有的报告将会录入数据库，专业人员会分析药品和不良反应/事件之间的关系。根据药品风险的普遍性或严重程度，决定是否需要采取相关措施，如在药品说明书中加入警示信息，更新药品如何安全使用的信息等。在极少数情况下，当认为药品的风险大于效益时，药品也会撤市。

（一）ADR 采集

1. 医疗机构的临床医务人员均有义务和责任按规定记录和报告所发现的 ADR。报告人可填写纸质《ADR/ADE 报告表》，报送至院内 ADR 监测办公室，有条件的医疗机构可通过院内医疗局域网实施电子报告。

2. 当无法排除反应与药品存在的相关性，均应按照"可疑即报"原则报告。重点关注下列 ADR 报告及典型案例：新的未预期的不良事件，尤其是严重的不良事件；在说明书中列出事件的严重程度明显增加；在说明书中列出事件的发生频率明显增加；新的药品 – 药品、药品 – 食品之间的相互作用；药品名称、说明书、包装或用法的混淆而产生的不良事件；用药错误导致患者伤害的不良事件；群体事件。

严重 ADR 是指因使用药品引起以下损害情形之一的反应：①导致死亡；②危及生命；③致癌、致畸、致出生缺陷；④导致显著的或者永久的人体伤残或者器官功能的损伤；⑤导致住院或者住院时间延长；⑥导致其他重要医学事件，以及如不进行治疗可能出现上述所列情况的。

新的 ADR 是指药品说明书中未载明的不良反应；或说明书中已有描述，但是不良反应发生的性质、程度、后果或者频率与说明书描述不一致或者更严重的。

药品群体不良事件是指同一药品在使用过程中，在相对集中的时间、区域内，对一定数量人群的身体健康或者生命安全造成损害或者威胁，需要予以紧急处置的事件。同一药品是指同一企业生产的同一药品名称、同一剂型、同一规格的药品。

3. 填写《ADR/ADE 报告表》时，填报内容应包括 ADR/ADE 的发生、发展的大体完整过程，即不良反应的表现、动态变化、持续时间、相关治疗和有关的实验室辅助检查结果内容应反映 ADR/ADE 时间联系、病程进展、合并用药、既往病史、撤药和再次用药以及其他混杂因素。ADR 的表现过程既要简明扼要，又要包括整个反应过程的动态变化，同时注意使用规范的医学术语。表格中所提供的内容，必须达到足以使评价人对该报告可进行药源性疾病的诊断和鉴别诊断，才算是填写合格的报表。

4. ADR 监测专职药师应在收到 ADR 报告后登记入册；并检查有无新的、严重的 ADR 混杂在一般 ADR 报表中，如发现即转入相应 ADR 报告程序处理。

（二）ADR 评价

1. ADR 监测专职药师应根据国家相关推荐评分标准，评价收集到的所有关于 ADR 报告，同步进行报告的真实性、完整性、准确性的再审查。

2. ADR 监测专职药师对于新的、严重的 ADR 判定有疑问时，应及时组织有关专家进行分析与评价，写出评价意见。

3. ADR 监测专职药师应按规定通过国家 ADR 监测信息网络将符合规定的 ADR 报表报告至上级监测中心。

4. ADR 监测专职药师应定期分析 ADR 报告总体情况，提出减少和防止 ADR 重复发生的建议，对重点 ADR 案例开展后续调查和随访工作。

（三）ADR 录入

1. 报告时限　现行的《办法》对医疗机构报告时限的要求是：对于个例报告，医疗机构发现或者获知新的、严重的药品不良反应应当在 15 日内报告，其中死亡病例须立即报告；其他药品不良反应应当在 30 日内报告。有随访信息的，应当及时报告。对于群体不良事件，由于涉及人数多、性质与后果更为严重，因此在报告时须采取最快速有效的方式。医疗机构获知或者发现药品群体不良事件后，应当立即通过电话或者传真等方式报所在地的县级药品监督管理部门、卫生行政部门和药品不良反应监测机构，必要时可以越级报告；同时填写《药品群体不良事件基本信息表》，对每一病例还应当及时填写《ADR/ADE 报告表》，通过国家药品不良反应监测信息网络报告。

2. 国家 ADR 监测系统概述　《办法》中明确要求 ADR/ADE 报告途径应为国家 ADR 监测信息网络，即"国家药品不良反应监测系统"在线报告。目前使用的国家药品不良反应监测系统是 2012 年正式上线运行的，该系统涵盖 ADR 报告与管理平台、医疗器械不良事件报告与管理平台、化妆品不良反应报告与管理平台及药物滥用报告与管理平台，其中 ADR 报告与管理平台由持有人报告、医疗机构/经营企业报告和监测机构管理三个模块组成，具有数据挖掘与智能分析、辅助决策分析等功能，该系统能够进行信息收集、风险预警、数据挖掘和辅助决策等任务。

3. 在线报告步骤　输入相关网址，按照各报告单位的授权登录，可进入"国家药品不良反应监测系统"进行在线报告。《ADR/ADE 报告表》的填报界面大致分为报告的基本情况、患者基本情况、使用药品情况、不良反应发生及转归、关联性评价、报告人和报告单位信息六部分。一份填报较好的 ADR/ADE 报告内容应包括不良反应（事件）的发生、发展的大体完整过程，即不良反应表现、动态变化、持续时间、相关治疗和有关的辅助检查结果；要能反映出事件的时间联系、病程进展、合并用药、既往病史、撤药和再次用药及其他混杂因素。

填报时注意"首次报告、跟踪报告"归类。如果报告的是跟踪报告，搜索到原始报告后可在原始报告上进行修改，补充资料后保存。"相关重要信息"勾选项一栏中的过敏史，是指药物过敏史之外的其他过敏经历，如花粉过敏、牛奶过敏等，药物过敏史应在"既往 ADR/ADE"一栏说明；怀疑药品部分设立的"批准文号"栏目，有利于减轻电子报表录入的工作量。因为药品批准文号是药品合法上市的标识，每个批准文号都与药品持有人、生产企业、药品名称、规格一一对应，在产品的说明书和包装标签上都可以找到批准文号。

（四）ADR/ADE 报告表填写注意事项

1. 报告表填写项目　按照要求，报告表中所列项目均为必填项，无法获得的内容可填写"不详"。

2. 原患疾病一栏的填写　原患疾病最好填写既往病史和现病史主要诊断，而不是只填写入院诊断或某次用药原因。

3. 不良反应/事件过程描述及处理　应当注意体现"3 个时间、3 个项目和 2 个尽可能"。

（1）3 个时间　不良反应发生的时间；采取措施干预不良反应的时间；不良反应终结的时间。

（2）3 个项目　第一次 ADR 出现时的相关症状、体征和相关检查；ADR 动态变化的相关症状、体征和相关检查；发生 ADR 后采取的干预措施结果。

（3）2 个尽可能　①填写不良反应/事件的表现时要尽可能明确、具体。如为过敏性皮疹，要填写皮疹的类型、性质、部位、面积大小等；严重病例应注意生命体征指标（体温、血压、脉搏、呼吸）的记录。②与可疑不良反应/事件有关的辅助检查结果要尽可能明确填写。如怀疑某药引起血小板减少症，应填写患者用药前的血小板计数情况及用药后的变化情况，所有检查要注明检查日期。

4. 怀疑与药品有关的妊娠异常或出生缺陷的病例　应注意区分患者姓名和 ADR 发生时间的填写。

（1）关于患者姓名　①当女性患者妊娠期间使用药物，且胎儿状态异常时，建立一个母亲病例并建立一个与母亲病例关联的胎儿病例，且 ADR 名称中应包括先天的、新生的、胎儿的等术语；②当男性患者使用药物时其女性伴侣妊娠，且胎儿状态异常时，建立一个父亲的病例，关联一个母亲和一个胎儿的病例；③分娩期并发症，即使与药物没有时间上的关联，也应该当作一个可疑药品不良反应事件，患者姓名是产妇。

（2）关于 ADR 发生时间　①当一个新生儿被发现有出生缺陷，发生事件就是该婴儿的出生日期；②当一个胎儿因为先天缺陷而发生早产或流产时，发生事件就是结束、终止妊娠的时间，也是孕妇不良反应出现结果的时间。

5. 患者系院外用药、很多相关信息不详的病例　应尽可能多地填写项目，其中必填项为患者姓名、患者联系方式、不良事件名称、不良事件发生时间、怀疑药品名称（商品名、通用名、厂家）、用药剂量、用药起止时间、院外就诊/购药单位、原患疾病、不良反应结果、报告人、报告人联系方式等，并在报表底处注明"本例报告为院外用药"。

6. ADR/ADE 名称一栏填写症状、体征或诊断的选择

（1）如果没有做出诊断，就只能以症状作为首选 ADR 名称，不能假定诊断。

（2）如果有诊断，则以诊断作为首选 ADR 名称，不用单个的症状/体征。如某患者服用药物 A 后出现黄疸、手掌瘙痒症状，诊断为肝炎。报告术语选为肝炎。

（3）当有多个初步诊断时，只选择症状作为 ADR 名称。例如，某患者使用药物 B 后出现呼吸困难，若认为呼吸困难可能是由充血性心力衰竭、肺栓塞或心肌梗死所致，报告术语选为呼吸困难。

（4）当不良事件导致的结果/并发症与事件本身代表不同的医学概念，且能够对事件起到补充作用时，结果/并发症也应选入 ADR 名称。例如，某患者使用药物 A 后出现上消化道出血及出血性休克，报告术语选为上消化道出血和出血性休克。

（5）2 个或 2 个以上的 ADR 名称，医学重要性较强的应置于首位；如具有同等医学重要性，则未预期 ADR 置于首位。

（6）根据报告者的医学判断填写能恰当描述事件的词语（一组症状时填写患者最突出的主诉症状）。

（7）如果报告者熟悉世界卫生组织不良反应术语集（world health organization adverse reaction terminology，WHO‑ART）和人用药品注册技术规范国际协调会（ICH）开发的国际医学用语词典（medical dictionary for regulatory activities，MedDRA）术语，请尽量选择。

7. 结果为死亡时 ADR 的填写　死亡不作为一个 ADR 名称，只作为一种结果（猝死、胎儿或新生儿死亡除外），死亡病例的 ADR 名称尽可能选取描述主要死因的术语，而不是立即导致的死因。例如，患者使用某药物后出现败血症，继发多器官衰竭，最终死亡，不良反应名称为致命性败血症。

8. 用药过程中改变了剂量或疗程时用药起止时间的填写　用药起止时间是指使用药品的同一剂量的开始时间和停止时间。如果用药过程中改变剂量应另行填写该剂量的用药起止时间，并予以注明。

9. 用药不足 1 天时，用药起止时间的填写　如果使用某种怀疑药品不足 1 天，需注明用药的持续时间（如肌内注射后或静脉滴注多长时间出现不良反应）。

10. 报表中的并用药品具体所指范围及确定　患者在使用的所有其他药品（包括非处方药、避孕药、中草药、减肥药等），即便报告人认为这些药品与不良反应的关联不明确，也必须予以报告。此外，这些信息可能提供药品间相互作用的线索，或者揭示导致 ADR 的其他不利因素。药品信息的提供可能揭示未知的药品间相互作用，或者从其他角度解释不良反应，例如由药品相互作用引起的 ADR。

11. ADR 的结果选择　本次 ADR 是指经采取相应的医疗措施后的结果，而不是指原患疾病的结局。当患者 ADR 已经痊愈，随后若患者因原患疾病或与 ADR 无关的并发症去世，此栏仍应该填写"治愈"。经治疗后明显减轻，在填写报告表时没有痊愈，但是经过一段时间可以痊愈时选择"好转"。经治疗后，未能痊愈而留有后遗症时，应具体填写其临床表现，注意不应将恢复期或恢复阶段的某些症状视为后遗症；因疾病导致机体组织器官功能明显障碍，且持续半年以上未愈称为后遗症，即永久的或长期的生理功能障碍。如果患者出现死亡结局应注明死亡时间，并分析死因（是原患疾病导致死亡，还是 ADR 导致），并在分析基础上做出选择。

（五）ADR 反馈与利用

ADR 报告表的接收、登记、分析评价及反馈等应专人负责。登记内容包括收到时间、报告病区、收到份数、严重程度、报告人等。负责人应核对纸质报表及电子报表各栏目的填写是否完整准确；检查有无新的、严重的 ADR 混杂在一般 ADR 报表中，若发现即转入相应 ADR 报告程序处理；若发现 ADR 报告表中存在问题，应及时与报告人联系，并进行核实与纠正；ADR 监测专职药师应及时向报告人、上级主管部门反馈 ADR 报告的分析评价信息，并采取有效措施减少和防止 ADR 的重复发生；筛选风险信号，及时公告和定期通报国内外及机构内部的药品安全性信息。

三、药品不良反应的评价步骤和内容

ADR 评价是指对单个病例的归因或关联度的评价，是对 ADR 信息的规整、选择以及信号强弱的判定过程，一般分为个例评价与集中评价。个例评价是对单个病例的归因或关联度评价，是对 ADR 信息的规整、筛选以及信号强弱的判定过程。集中评价是综合大量 ADR 信息、挖掘药品安全警戒信号的过程。实施 ADR 因果关系评价需要较高水准的专业人员采用国家 ADR 监测中心的评分法，结合临床表现及参考文献资料进行，评价时要注意结合原患疾病的病情进展及其他治疗等影响因素进行分析。

（一）ADR 评价步骤

在 ADR 评价中 ADR 监测专职人员的作用是非常重要的。填写 ADR 报告表时，一线报告人通常根据 ADR 关联性评价方法提出自己的评价意见，接下来 ADR 监测专职人员对收集到的所有 ADR 报告进行逐一的分析和评价并上报。分析和评价期间，ADR 监测专职人员应对报告的真实性、完整性、准确性进行再审查；若对报告的新的、严重的 ADR 判定有疑问，应及时组织有关专家进行分析和评价，并写出评价报告。ADR 监测专职人员还要定期分析和评价医疗机构内收集到的 ADR 报告，并提出减少和防止 ADR 重复发生的建议；对重点 ADR 应开展后续调查和随访工作，对新的或严重的 ADR 应不定期地进行客观、科学、全面的分析与再评价，尽可能保证 ADR 评价结果的客观、准确。ADR 报告的评价可从真实性、完整性、准确性、预期性、风险效益评估、严重性、关联性等方面入手，具体评价步骤如下。

1. 可信度评估　报告的可信度评估是对药品不良反应报告真实性和可靠性的评价。其中，真实性是报告存在的必要条件和首要要求。在进行可信度评估时，需要考虑报告的来源、报告单位信息、患者的病史和用药情况、医生的诊断和治疗方案等因素。通过综合分析这些因素进行逻辑判断，最终判断报告的可信度，以避免虚假报告对药品安全监管造成不良影响。若对报告的真实性产生怀疑，评价员需及时与报告人取得联系，求证报告的真实性。如果确认为虚假报告，则删除该报告，并依据有关规定严肃处理。

2. 重复报告审查　在自发呈报系统中重复报告是不可避免的，若不能及时予以排除，不仅会造成人力、物力的巨大浪费，还会造成集中评价（即数据挖掘）的结果偏移。一般来说，若患者的信息、ADR 名称、ADR 的发生时间、第一怀疑药品等信息相同，即可认定为重复报告。这种报告经过必要的记录后可予以删除去重处理。

3. 格式审查　包括必填项审查与合规性审查。一个 ADR 的描述至少包括报告人、可确认的患者、不良事件及明确的药品。在制式表格中上述四项已经单独列出，为必填项，需要评价员确认是否完整填写。合规性审查是指制式报表的填写内容是否符合特定的要求。审查项目包括 ADR 名称、ADR 发生时间、药品名称、剂型、用药起止时间、用法与用量（是否存在超量）、原患疾病、报告单位及部门等。这些项目的合规性将直接影响汇总分析和信号挖掘的结果。

4. 逻辑审查　重点有四个方面：①ADR 发生时间不能早于第一怀疑药品用药时间；②用药时间不能早于用药起始时间；③药品的剂型与用法相匹配；④因果关系五项标准、对原患疾病的影响、ADR 结果的选择应与 ADR 过程描述一致。

5. 严重性评估　是对药品不良反应对患者健康影响程度的评估。评估 ADR 严重程度时，需要考虑不良反应的症状、持续时间、对患者日常生活的影响以及是否需要采取紧急治疗措施等因素。根据评估结果，将不良反应分为轻度、中度、重度。

6. 因果关联性评价　报告药品不良反应，应对不良反应发生的因果关系进行分析研究，以确定其发生是否由所用药品引起，或由疾病变化、药品使用不当等其他因素引起。因果关联性评价因素包括时间关系、事件的临床特点、药理学可信性、现有资料、合并用药、基础疾病/并发症、去激发、再激发、患者特征和既往病史、资料的质量等。

7. 风险效益评估　是对药品不良反应发生可能性和治疗效益的综合评价。风险效益评估需要综合考虑药品的疗效、安全性以及不良反应的发生率等因素。通过权衡相关因素，评估药品的风险和效益是否平衡，为临床用药提供参考。

（二）ADR 的评价内容

1. 关联性评价标准　药品不良反应因果关系的评价是药物安全性监测管理中一项十分重要而复杂的步骤，其评价信号的可靠程度是非常重要的，因此 ADR 因果关系评价应当是在分析报表相关资料、借助参考文献的基础上做出的综合性评价。ADR 因果关系评价方法有 Karch 和 Lasagna 方法（微观评定法）、计分推算法、贝叶斯法以及宏观评定法等，而我国国家药品不良反应监测中心所采用的方法即是在 Karch 和 Lasagna 方法基础上发展而来。

（1）时间相关性　指报表的不良反应分析栏中"用药与不良反应的出现有无合理的时间关系"。详细询问患者不良反应出现前后的用药情况，以确定不良反应是发生在用药前、用药期间还是用药之后，并判断不良反应出现的时间和不同药物反应潜伏期的长短是否合理。另外还应注意，先因后果的先后关系不等于因果关系，而因果关系必须有先后关系。

（2）文献合理性 考虑不良反应是否符合该药已知的不良反应类型，即从其他相关文献中已知的观点看因果关系的合理性，如动物实验数据、病理生理学理论、从其他相关文献中已知的观点以及以往是否已有对该药反应的报道和评述。应注意不能单纯依赖说明书或大型教科书，否则会遗漏很多近年来新发表的资料。如果符合则有因果关系存在的可能性；如果不符合，也不能轻易否定，需要进一步研究确定是否是新发生或新出现的不良反应，并寻找发生的可能原因及药理学基础，以便解释和确定其相关性。

（3）去激发 即撤药结果。指的是减量或停药后不良反应是否减轻或消失，如果有则认为两者存在因果关系，这也是验证可疑不良反应最简单的方法。应当注意区分可能的三种情况。①未采取措施症状就得以改善：此种情况不像是所疑药品引起，但是应当考虑是否出现了耐受性。②采取措施后症状得以改善：应当考虑是撤药作用或使用拮抗药物的结果，还是病理变化的结果。③采取措施后未改善：要区分是否ADR 已造成组织损伤，通常组织损伤比功能性损害恢复时间长；此外，还有的 ADR 是不可逆的损害。

（4）再激发 即再次用药结果。指的是不良反应症状消除后，再次用药后再次出现相同症状，停药再次消失，则以前确定的因果关系再次证实，可以认为二者间确实存在因果关系。但应注意：①对于严重的不良反应，实施再暴露用药从伦理上来说是不能接受的。②再次用药应根据药物的动力学参数，待药物在体内完全消除后再进行，即中断用药时间必须长于该药品不良反应完全消散所需要的时间。③同时中断使用两种药物，再暴露使用其中一种药物时，如果反应结果是阴性，不能据此认为该不良反应是另一种药物引起的。如果再次用药没有出现以前相同症状，则根据是否能用现有理论解释来确定，如果能，可以确定存在因果关系；如果不能，则怀疑或否定存在因果关系。

（5）影响因素甄别 判断反应是否与并用药物的作用、患者病情的进展和其他治疗措施相关，宜详细询问病史和复述病例，寻找是否存在影响或干扰这种因果关系的其他因素，如饮食因素、环境因素、实验室检验等。需要注意：是不是同时应用的其他药物所致，是否是几种药物的不良相互作用，是否由患者的原患疾病或其他原有疾病或并发症引起，是否有其他治疗方法（放、化疗）的影响以及患者的心理作用等。

上述诸因素逐一确定后，可综合各种联系最后确定因果关系，完成报告。

2. 关联性评价分级 目前，Karch 和 Lasagna 评定方法被各种评价方法引为基本准则，该法将因果关系的确实程度分为肯定、很可能、可能、条件和可疑五级。在此基础上，我国国家药品不良反应监测中心将 ADR（事件）的关联性评价结果分为肯定、很可能、可能、可能无关、待评价及无法评价 6 级（表 6-2）。

表 6-2 药品不良反应的因果关系评价

	①	②	③	④	⑤
肯定	+	+	+	+	−
很可能	+	+	+	?	−
可能	+	±	±/	?	±/
可能无关	−	−	±/	?	±/
待评价	需要补充材料才能评价				
无法评价	评价的必需资料无法获得				

注：+表示肯定；−表示否定；±表示难以肯定或否定；?表示不明。
①用药与不良反应/事件的出现有无合理的时间关系？②反应是否符合该药已知的不良反应类型？③停药或减量后，反应是否消失或减轻？④再次使用可疑药品是否再次出现同样反应/事件？⑤反应/事件是否可用合并用药的作用、患者病情的进展、其他治疗的影响来解释？

（1）肯定　用药及反应的发生时间顺序合理；停药后反应停止，或迅速减轻或好转（根据机体免疫状态，某些 ADR 可出现在停药数天以后）；再次使用，反应再现，并可能明显加重（即激发试验阳性）；同时具有文献资料佐证；并已排除原患疾病等其他混杂因素的影响。

（2）很可能　无重复用药史，余同"肯定"；或虽然有合并用药，但基本可排除合并用药导致反应发生的可能性。

（3）可能　用药与反应的发生时间关系密切，同时具有文献资料佐证；引发 ADR 的药品不止一种，或不能排除原患疾病的病情进展因素。

（4）可能无关　ADR 与用药时间相关性不密切，反应表现与该药的已知 ADR 不相吻合，原患疾病的发展同样可能有类似的临床表现。

（5）待评价　报表内容填写不齐全，等待补充后再评价；或因果关系难以定论，缺乏文献资料佐证。

（6）无法评价　报表缺项太多，因果关系难以定论，资料又无法补充。

3. 关联性评价定量　Naranjo 评分法由西班牙药理学家 Naranjo 于 1981 年提出。该方法旨在帮助医生和研究人员判断药物与患者发生的不良反应之间的因果关系。Naranjo 评分法将不良反应的可能性分为肯定（definite）、很可能（probable）、可能（possible）、可疑（doubtful）（表 6-3）。

表 6-3　Naranjo 评分法

问题	是	否	不知道	分值
1. 以前有这种反应的结论性报告吗	+1	0	0	
2. 不良事件是在应用可疑药品之后出现吗	+2	−1	0	
3. 停药或使用特定拮抗剂后，不良反应是否有所改善	+1	0	0	
4. 再次使用药品，不良反应是否再次出现	+2	−1	0	
5. 是否有其他原因（此药品之外）引起这种反应	−1	2	0	
6. 当使用安慰剂时，不良反应是否再次出现	−1	1	0	
7. 药品血（或其他体液）浓度达到中毒浓度了吗	+1	0	0	
8. 增加（或减少）药品剂量，不良反应加重（或减轻）了吗	+1	0	0	
9. 患者过去对该药或类似药品是否出现同样的反应	+1	0	0	
10. 该不良事件有客观证据证明吗	+1	0	0	
合计				

Naranjo 评分结果判定：总分≥9，肯定；5~8，很可能；1~4，可能；≤0，可疑。

四、药品不良反应的管理和报告方法

ADR 报告和监测是指 ADR 的发现、报告、评价和控制的过程。常用的 ADR 监测方法包括自发呈报、医院集中监测、处方事件监测、病例对照研究、队列研究、记录联结、安全趋势分析、Meta 分析法等。经过多年的发展与建设，我国目前的 ADR 监测工作已进入法治化阶段，并建立了相关的法律法规体系、组织体系和技术体系。《中华人民共和国药品管理法》第八十一条明确规定"药品上市许可持有人、药品生产企业、药品经营企业和医疗机构应当经常考察本单位所生产、经营、使用的药品质量、疗效和不良反应。发现疑似不良反应的，应当及时向药品监督管理部门和卫生健康主管部门报告"；《药品不良反应报告和监测管理办法》强调报告 ADR 是医务人员应尽的法律义务，并对医疗机构的 ADR 报告和监测职责做出具体的规定。

我国的 ADR 监测采用自发报告方式，其相关工作的专业技术机构组成包括国家药品不良反应监测中心、34个省级不良反应监测中心以及基层药品不良反应监测机构。近年来，国家药品不良反应监测中心收集的ADR报告呈持续稳步增长趋势，医疗机构开展ADR监测的报告与管理模式，主要采用主动监测与自愿报告相结合的方式，通过病区医护主动报告、药师临床查房、患者用药咨询、门诊退药登记、输液反应登记报告等多个渠道采集ADR信息。此外，还可以从临床试验不良事件（AE）报告获取。

（一）报告职责

1. 法规要求　我国《中华人民共和国药品管理法》和《药品不良反应报告和监测管理办法》规定国家实行ADR报告制度，医疗机构必须经常考察本单位所使用的药品质量、疗效和反应，若发现可能与用药有关的严重不良反应，必须及时报告。

2. 报告责任人　依据上述法规条款，对医疗机构而言，发生或发现ADR/ADE的卫生专业技术人员应当为责任报告人，其所在的医疗机构或业务技术机构为责任报告单位。责任报告人和责任报告单位具有向上级有关部门报告ADR/ADE的义务。此外，患者或个人也可通过用药咨询或查房问诊报告即时或既往发生的ADR/ADE。

3. 医疗机构ADR监测人员层级构成　在医疗机构ADR监测工作的角色层级可分为报告人、监测员、评价员和管理员。报告人通常主要由临床医护药人员构成；监测员通常主要由临床科室骨干和临床药师构成，可被视为报告人中的骨干力量；评价员和管理员通常由医疗机构的专职或兼职负责ADR监测工作人员担任，负责ADR病例报告的收集、校正、分析、评价，并以医院为单位向上级ADR监测中心汇总报告。在规模较小的医疗机构，ADR监测工作专兼职人员可能需要同时扮演上述四种角色。

医疗机构可在临床各科室指定一名ADR监测员，例如所在科室的主治医师、经治医师或护士长，负责督促本科室医护人员开展ADR监测工作。

4. ADR监督管理行政机构　国务院药品监督管理部门负责全国药品不良反应报告和监测工作。省、自治区、直辖市药品监督管理部门负责本行政区域内ADR报告和监测的管理工作。设区的市级、县级药品不良反应监测机构负责本行政区域内ADR和监测的管理工作。

（二）报告范围

1. 理论范围　ADR报告主要收集药品在预防、诊断、治疗疾病的过程中，在正常用法用量下出现的与用药目的无关的意外的有害反应。包括单病例报告和群体事件报告。

2. 实际范围　ADR监测工作为控制药品安全性问题提供预警，因此在实际工作中监测的范围远远大于ADR本身。目前，国家现行的ADR报告制度其实为药品不良事件（ADE）报告。我国《药品不良反应报告和监测管理办法》要求药品生产、经营企业和医疗卫生机构做到以下几点。

（1）对于上市5年以内的药品，应报告该药品发生的所有不良反应，每年向所在省级ADR监测中心汇总报告一次；药品上市满5年的，报告该药品引起的新的严重的不良反应，在药品注册证书有效期届满当年汇总报告一次，以后每5年报告一次。

（2）进口药品自首次获批准进口之日起5年内，每年汇总报告一次该进口药品发生的所有不良反应。进口药品满5年的，报告该进口药品发生的新的和严重的不良反应，同时每5年汇总报告一次。在其他国家和地区发生的新的或严重的不良反应，代理经营该进口药品的单位应于不良反应发现之日起一个月内报告国家ADR监测中心。

（3）群体不良反应：发现群体不良反应，应立即向所在地省级药品监督管理部门、卫生主管部门以及药品ADR监测中心报告。省级药品监督管理部门应立即会同同级卫生部门组织调查核实，并向国务院药品监督管理部门、卫健委和国家ADR中心报告。

但是，药品安全性问题常常由用药错误、药品质量问题以及某些药物固有的不安全因素造成，最初会以 ADR／ADE 的形式表现出来，医务人员往往难以及时解释和判断 ADR／ADE 的性质和归因，所以只需把握"可疑即报"的原则，实地记录用药情况和反应过程并按规程上报即可。

3. 重点关注报告及典型案例　在医疗机构内部监测和报告药品不良事件时，应充分认识到进行严重和典型药品不良事件个案分析的重要性，并结合专业网站、期刊、媒体的相关 ADR 信息，发现和提取机构内部的 ADR 信号，形成预警，发布通报，从而降低院内临床用药的潜在风险。在此过程中，尤其应重视以下病例所产生的安全信号。

（1）新的未预期的不良事件，尤其是严重的不良事件。

（2）在说明书中列出的事件的严重程度明显增加。

（3）在说明书中列出的事件的发生频率明显增加。

（4）在一般人群中发生的极罕见的严重事件。

（5）新的药品 – 药品、药品 – 食品的相互作用。

（6）发生在一类以前从未认知的高风险人群中（例如，特殊种族、遗传体质或并发疾病的人群）。

（7）药品名称、说明书、包装或用法的混淆产生的不良事件。

（8）用药错误导致患者伤害的不良事件。

（9）群体事件的初报告、动态报告和终报告。

（三）报告方式

医疗机构建立药品不良反应报告和监测管理制度，获知或者发现可能与用药有关的不良反应，应当通过国家药品不良反应监测信息网络报告；不具备在线报告条件的，应当通过纸质报表上报所在地药品不良反应监测机构，由所在地药品不良反应监测机构代为在线报告。报告内容应当真实、完整、准确。

1. 纸质报告　目前的国家 ADR 监测网络在线呈报系统有 3 级授权，能够实现报告单位到上级 ADR 监测机构的电子化报告，但不能覆盖到一线报告人员（医护人员），所以大部分医疗机构内部报告的采集和传送仍处于手工状态，需要填写国家药品评价中心统一格式的"ADR／ADE 报告表"。此表分为报表整体情况、患者基本情况、ADR 信息、药品信息及 ADR 综合分析／关联性评价五部分。按照国家要求，报告表中所列项目均为必填项，无法获得的内容可填写"不详"。纸质报告表和电子报告表结构一致，关键信息项目多为主观填写，数据质量较难控制，院内 ADR 收集评价员的处理核实工作量大。

作为一线报告人员，在报表填写中应注意：一份填报较好的 ADR／ADE 报告内容应包括事件（不良反应）的发生、发展的大体完整过程，即不良反应表现、动态变化、持续时间、相关治疗和有关的实验室辅助检查结果；要能反映事件的时间联系、病程进展、合并用药、既往病史、撤药和再次用药以及其他混杂因素。填写 ADR 的表现过程既要简明扼要，又要包括整个反应过程的动态变化，同时注意使用规范的医学术语。表格中所提供的内容，必须达到足以使评价人员对该报告进行医源性疾病的诊断和鉴别诊断，才算是填写合格的报表。

2. 电子报告　采用国家 ADR 监测网络在线呈报系统。

3. 其他方式　通常对于群体事件的初次报告和动态报告可在应急状态下进行电话等方式的口头报告，书面材料可通过传真、网络等快捷途径报告。对于患者咨询或投诉药品问题，常会遇到电话报告，这类报告的关键在于需要对照报告表采集到足够的信息要素。

第三节 药物警戒的生态系统与体系建设

一、生态系统与体系建设概述

（一）药物警戒的生态系统

药物警戒是一个生态系统，患者安全文化建设是药物警戒的基石，药物警戒的信息数据来源于药品监管部门、研发企业、生产企业、流通企业和医疗机构等，对各类型组织机构的业务流程和数据流整合和挖掘，可为药物警戒协同平台和数据管理提供决策支持。

药物警戒是贯穿全产业链的生态系统，与风险管理、追溯管理、药品上市许可持有人制度（MAH）等密切相关。我国药物警戒采取"一体两翼"的运行模式，遵循"社会共治"的基本原则。"一体"指自上而下的药物警戒机构，"两翼"指的是"持有人履行安全主体责任"和"医疗机构履行报告责任"。其中药物警戒机构承担了监管的责任，负责开展药品不良反应监测、识别、评估、控制等工作；MAH负责建立药物警戒体系，收集、评估、上报药品不良反应报告，开展风险控制措施；医疗机构是ADR监测报告的主渠道和风险控制的主战场。此外，公民、媒体、社会组织等也在药物警戒中起到一定的配合、支持、协调的作用。2022年WHO在世界患者安全日提出：建设药物警戒的生态系统，关键就是要让利益相关方都参与进来。同时，这也是"社会共治"的基本原则所提倡的企业负责、政府监管、行业自律、部门协同、公众参与、社会监督和法治保障。

（二）医疗机构药物警戒体系建设

医疗机构是药品使用的主要场所，是药物警戒活动的关键参与方，其药物警戒体系构建是国家药物警戒制度建设的重要一环。医疗机构药物警戒的目的是防范药物使用风险，保障患者安全。医疗机构在组织使命、愿景、价值观及战略目标中应明确体现并贯彻患者安全的重要性，包括倡导公正与非惩罚原则，鼓励医务人员主动报告他们所关切的患者安全问题；更加关注系统和管理的缺陷与风险，把构建健康的组织或体系放在防范风险的第一位；优先重视改变系统与管理而不是改变个人。药物警戒体系建设是实现这一目标的有效工具。医疗机构应当制定药物警戒质量管理目标，对药物警戒体系及活动进行质量管理，最终达到不断提升药物警戒体系运行效能的目标（图6-1）。

1. 体系建设内容 包括与药物警戒活动相关的组织文化、机构、人员、制度、资源等要素，并应与医疗与药事活动规模相适应。

2. 基础 倡导、践行"生命第一"和"以患者为中心"的患者安全文化是医疗机构药物警戒体系建设的基础。

3. 机构与人员构成 医疗机构应当建立药物警戒管理制度，设立或者指定机构并配备专（兼）职人员，开展药物警戒活动，检测并报告药品不良反应及其他与用药有关的有害反应，配合开展药品不良反应的调查处置，加强安全用药宣传，保障患者用药安全。

（1）机构设置 药事管理与药物治疗学委员会下设药物警戒工作组，组织药学、医务、护理、信息和临床科室等相关部门开展药物警戒工作。

（2）人员与工作范畴 建议有条件的医疗机构设置药物警戒负责人，各临床科室可设药物警戒联络员（以下简称"联络员"）。联络员应指导、协助其他医务人员收集本科室药品不良反应/事件及用药错误等药品安全风险信息并报告药物警戒负责人，配合药物警戒负责人落实分析、识别、处置工作。

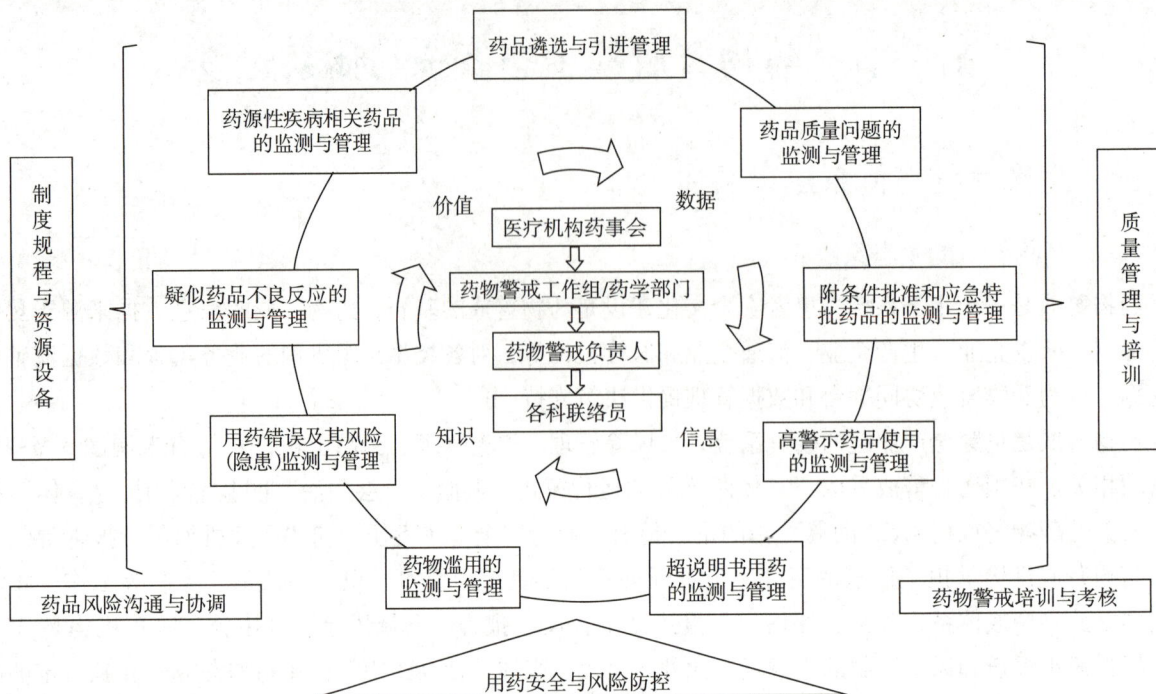

图 6 - 1 医疗机构药物警戒体系建设框架图

4. 制度与规程

（1）一般性原则　医疗机构应依据国家药品监督管理局和卫生行政管理部门相关法规制定适宜于本机构的药物警戒制度和规程文件。涉及药物警戒活动的文件，应由药物警戒工作组（药学部门）起草，药事会审核批准。应当规范记录药物警戒活动的过程和结果，妥善管理药物警戒活动产生的记录与数据。记录与数据应当真实、准确、完整，保证药物警戒活动可追溯。对关键的药物警戒活动记录和数据，应当进行确认与复核。

（2）监测与管理　包括疑似药品不良反应、用药错误及其风险（隐患）、药源性疾病相关药品、药品遴选与引进管理、药物滥用、超说明书用药、高警示药品的使用、药品质量问题、附条件批准和应急特批药品等的监测与管理。

5. 资源与设备　

医疗机构应当配备满足药物警戒活动所需的资源与设备，包括安全稳定的网络环境、数据存储设备、智能终端与设备、信息化工具或系统、文献资源以及办公区域和设施等，并对这些资源与设备进行管理和维护，确保其持续满足使用要求。如处方审核与临床决策支持系统（CDSS）、药品不良反应监测系统、麻醉药品和第一类精神药品管理系统、药品智能化调配与传输系统、药品自动化识别与追溯系统等。

6. 药品风险沟通与协调

（1）建立内部沟通渠道　建立药物警戒负责人与临床定期反馈机制；鼓励日常工作中进行非正式交流；利用信息技术进行交流。

（2）建立外部沟通渠道　与监管部门建立沟通渠道；与 MAH 等其他主体建立沟通机制；通过行业协会传递药物警戒风险信息。

（3）与患者/公众沟通及用药安全科普　出现重要用药安全风险信息时，应通过各种形式与公众/患者沟通，让公众/患者及时获得药品风险信息；鼓励患者报告疑似药品不良反应，以适当方式参与药物警戒。

7. 质量管理与培训　

药物警戒体系建设是一个动态过程，应通过循环开展质量改进与培训项目，持续提高体系的运行效能。医疗机构应建立药物警戒质量管理目标，促使药物警戒体系完整、完善、科学、合理，确保体系中的相关制度落实到位、流程顺畅，达到药物警戒体系建设的目的。药物警戒质量管理应纳入医疗机构的医疗质量控制管理工作范畴。应重点开展对疑似药品不良反应、用药错误、用药安全隐患以及药品质量事件报告等工作的质量评估，提出改进措施与建议，以实现监测、评估、预警、改进的良性干预机制，达到药物警戒工作的持续改进。医疗机构药物警戒负责人应关注国际上药物警戒体系建设的最新动态，积极推动医疗机构药物警戒体系构建、药物警戒关键活动等的有序开展与动态提升。

医疗机构应当定期开展内部审核，评估药物警戒体系的适宜性、充分性、有效性和执行情况。当药物警戒体系出现重大变化时，也应及时开展内部审核。此外药物警戒负责人及联络员应积极参加由各级药品监督管理部门、行业学/协会等组织的药物警戒学习培训，持续提升相关技能。药学部门和药物警戒工作组应召开药物警戒年度考核/总结会，汇报本机构年度工作、重点案例分析、考核结果和持续改进的措施等。

二、药物警戒研究

（一）药物警戒研究的具体方法

药物警戒的主要方法除了 ADR 监测常用的自发呈报系统、医院集中监测、处方事件监测、病例对照研究、队列研究、记录联结等外，还包括流行病学研究常用的被动监测、主动监测、登记、比较性观察研究、定向临床调查和描述性研究以及实验室反应研究等。

随着计算机科学技术的发展，许多大型医药卫生数据库逐步建立，药物警戒也随之深化发展，借助计算机信息化技术、基于触发器原理和文本信息识别技术、围绕这些电子医疗数据库的大数据资源进行数据挖掘，通过连续的预先设定程序收集 ADR 信息，开展重点药物的 ADR 主动监测，并深入开展药物流行病学研究。与传统的基于人群研究的流行病学方法相比利用数据库开展的药物流行病学研究，在探索 ADR 信号方面有诸多的优点。

知识拓展

数据挖掘

数据挖掘（data mining，DM）是指从大量的数据中通过算法搜索隐藏于其中信息的过程。在药物警戒领域中应用数据挖掘往往可以事半功倍。通过对大量临床病例进行数据挖掘，可以分析出药品和不良反应（事件）发生的联系，或者对该联系进行验证。药物警戒的关键包括风险信号的产生和分析，而数据挖掘正是检测和识别风险信号的技术。

（二）药物警戒数据挖掘与分析

我国《药物警戒质量管理规范》第一百三十二条规定：信号是指来自一个或多个来源的，提示药品与事件之间可能存在新的关联性或已知关联性出现变化，且有必要开展进一步评估的信息。

1. 数据类型及常用 ADR 数据库　数据挖掘依赖于多重信号，而信号来源于广泛而多样的 ADR 数据库。

（1）被动监测数据　自发报告系统数据库（SRS），包括 FAERS、Vigibase、我国各省市的药品不良反应报告数据库。

（2）主动监测数据　电子健康档案（EHR）、大型链接管理数据库、处方事件监测数据库。

（3）多次分析数据　科学文献（Meta 分析）。

（4）患者用药一手资料　媒体数据（非结构性）。

2. 信号检测方法

（1）人工信号检测　包括个例药品不良反应报告审阅、病例系列评价、病例报告汇总分析等方法。

（2）计算机辅助信号检测　信号检测从数据的广泛收集到精细的数据处理，再到利用算法进行深度挖掘，最终生成有价值的信号。方法包括单种药品信号检测法（如比例失衡法）、联合用药信号检测法（如频数统计模型、贝叶斯统计模型等）、聚集性信号检测法等。

3. 重点信号　根据《药物警戒质量管理规范》第五十八条，持有人在开展信号检测时，应重点关注以下信号：①药品说明书中未提及的药品不良反应，特别是严重的 ADR；②药品说明书中已提及的药品不良反应，但发生频率、严重程度等明显增加；③疑似新的药品与药品、药品与器械、药品与食品间相互作用导致的 ADR；④疑似新的特殊人群用药或已知特殊人群用药的变化；⑤疑似不良反应呈现聚集性特点，不能排除与药品质量存在相关性的。

4. 信号评价　综合汇总相关信息，对检测出的信号开展评价，综合判断信号是否已构成新的药品安全风险。相关信息包括个例药品不良反应报告（包括药品不良反应监测机构反馈的报告）、临床研究数据、文献报道、有关药品不良反应或疾病的流行病学信息、非临床研究信息、医药数据库信息、药品监督管理部门或药品不良反应监测机构发布的相关信息等。必要时，持有人可通过开展药品上市后安全性研究等方式获取更多信息。

（朱君荣）

书网融合……

题库　　　　　　　重点小结

第七章　药物中毒管理

PPT

学习目标

1. 通过本章的学习，掌握药物中毒的概念、救治措施；熟悉药物中毒治疗的步骤、药物中毒解救中临床药师的作用及如何开展药学工作；了解常见药物中毒的解救及药学监护等。

2. 具备基于药物中毒解救的诊断救治原则、特效解毒剂的应用和治疗过程的药学监护，协助临床实施患者中毒解救能力。

3. 通过以"为人民服务"为核心，立足立德树人，培养医学生爱岗敬业、恪尽职守的职业理念，塑造医者仁心的素养和德能兼修的能力，提升对生命的尊重意识、对科学的追求精神、对医学的奉献精神、对患者的关怀精神。

第一节　概　述

一、药物中毒的概念

凡能损害机体的组织与器官，并能在组织与器官内发生生物化学或生物物理作用、扰乱或破坏机体的正常生理功能，使机体发生病理变化的物质，称为毒物，而毒物引起的疾病称为中毒。药物中毒是指药物进入人体达到中毒剂量，导致器官和组织损害，是一种全身性疾病。误用药物或用药剂量超过极量以及药物滥用均可引起药物中毒。常见的致中毒药物有西药、中药和农药。药物中毒可分为急性中毒和慢性中毒两类：急性中毒发病急骤，症状严重，变化迅速，如发绀、昏迷、惊厥、呼吸困难、休克、尿闭等，需及时治疗；慢性中毒发病较缓，病程较长，可产生神经衰弱、周围神经病、中毒性肝内损伤、白细胞减少等。中毒的严重程度与后果往往取决于作用毒物的剂量、作用的时间以及诊断和救治是否准确及时等。对于急性中毒者，必须迅速做出准确判断，及时果断地采取有效的救治措施，以挽救生命、减轻损害程度、避免后遗症。对未知中毒物不能判定时应送至当地毒物分析中心进行检测分析。

二、在药物中毒解救中临床药师的作用

随着社会的发展，药物中毒的发病症状更加趋于复杂化多样化，大多具有以下特点：①病情急危重者居多，可出现不同程度的昏迷、肺水肿、呼吸衰竭、肾功能衰竭及多脏器功能性和（或）器质性损伤，尤其是服用多种药物又未能及时到医院就诊者；②药物中毒的临床表现和患者基础疾病的临床表现有时难以辨别，如药物中毒引发的抽搐与癫痫发作有相似性；③中毒药物的确定大多依靠家属和（或）现场见证人提供的药物接触史（药盒或药瓶等）以及相应的临床表现来分析判断，缺少特异性临床诊断指标，如果就诊医院尚未建立药物检测体系，此时诊治较为困难；④药物种类繁多，服药剂量不同，特效解毒剂有限。由于以上诸多问题使得药物中毒的抢救变得较为复杂。

临床药师在药物中毒的解救过程中应发挥如下作用：①在遇到药物中毒时需要尽快收集信息，尽量及早明确使用了何种药物、使用剂量范围、使用时间范围以及既往服药情况等；②对可疑中毒药物进行

血药浓度测定，为临床诊断和治疗提供有效帮助；③尽快确定该中毒药物有无解毒药物，若有则建议临床尽快使用，若无则需要根据中毒药物的特性，及时提供清除体内药物的方案，如临床常见的血液灌流、血液透析和血浆置换等血液净化技术；④对患者进行跟踪观察，在中毒反应及并发症方面提供药学建议。血药浓度监测具有独特的优越性，是临床药师发挥作用的有力工具，可明确中毒药物以及中毒的程度，对临床诊断、救治方案的设计和实施提供积极的帮助，可减少治疗中的盲目性。

在药物中毒解救中，临床药师的主要任务是承担和参与药物治疗、提供抢救治疗的用药方案，指导和促进临床合理用药。临床药师应通过查房了解患者的具体情况，依据患者的病情、病理生理学、药理学和药效学、病原学、生化检验资料数据以及体内药物浓度监测结果等获取患者的相关数据，参与中毒病例个体化给药方案的制订，并协助方案的执行、修改与评价；直接面对患者进行药学监护，每日或隔日深入病房跟踪解毒治疗的过程，观察病情的变化、药物的疗效、不良反应等，必要时提出修正用药方案建议，直至病情稳定，结束个体化治疗方案并转入专科常规治疗，此时方可终止药物中毒解救的药学监护。

三、药物中毒的临床表现

中毒原因主要有生产过程中毒及意外接触毒物、误食、谋害、自杀及药物滥用等。根据毒性药物的种类不同，其临床表现也存在差异性，药物中毒的常见临床表现见表 7 – 1。

表 7 – 1　中毒药物及症状

中毒部位	症状	中毒药物
皮肤	黏膜灼伤	有腐蚀性毒物如强酸、强碱等
	发绀	麻醉药、亚硝酸盐等过量
瞳孔	扩大	阿托品类
	缩小	有机磷农药、吗啡等过量
神经系统	昏迷	安眠药中毒、窒息性毒物中毒（如一氧化碳等）
	窒息、抽搐、震颤、瘫痪	杀虫药等
呼吸系统	呼吸减弱	安眠药物
	呼吸气短	氰化物
	呼吸加快	甲醇
	肺水肿	有机磷
循环系统	心律失常	洋地黄、乌头、三环类抗抑郁药
	心搏骤停	洋地黄、氨茶碱等
	休克	砷化物、锑等
消化系统	呕吐、腹泻	
泌尿系统	急性肾功能损伤	氯化汞、头孢菌素类、氨基糖苷类药物及蛇毒
血液系统	溶血性贫血	砷化物
	白细胞减少	苯、氯霉素及抗癌药物
	凝血功能障碍	肝素、双香豆素等

四、药物中毒的诊断及监护治疗

药物中毒治疗的步骤：立即终止毒物接触；清除已进入体内尚未被吸收的毒物；及时诊断并确定治疗方案；给予解毒药物进行对症治疗，积极监护。

（一）药物中毒的诊断

迅速而正确诊断是抢救的基础。

中毒的诊断主要依据毒物接触史和临床表现。故应仔细了解发生事件的环境、周围遗留物和周围人群表现、患者原发病及服药史、近期精神状况等，目的是寻找接触毒物的证据，并尽可能了解毒物的种类和用量、侵入途径等。对临床出现的症状应认真分析，不放过与毒物有关的一切特异性表现。如果中毒病史或临床表现均不能肯定毒物种类者，必须在中毒后5~7小时内采集排泄物、呕吐物、胃液、血液、残留物等进行毒物鉴定。

（二）药物中毒监护治疗

准确制定用药方案和及时抢救是救治成功的关键。

1. 终止接触毒物　现场抢救时，吸入中毒者应立即脱离有毒环境，转移到空气新鲜的地方，保持呼吸道通畅。接触中毒者应立即除去污染的衣服，用清水清洗接触部位的皮肤，包括腋窝或头皮等。由胃肠道进入的毒物应立即停止取用。

2. 清除尚未吸收的毒物　口服中毒时间在4~6小时内的清醒患者，采用压舌板刺激咽后壁的方法致呕吐反射，进行呕吐-喝水-呕吐过程，反复催吐排毒。洗胃是抢救口服毒物的重要措施，应尽早进行。一般在服毒后6小时内洗胃有效，即使超过6小时，由于部分毒物仍可滞留于胃内，仍有洗胃的必要。洗胃一般用温清水，每次注入量不要过多，以免促使毒物进入肠内。每次灌液后尽量排出。为使毒物排尽，需反复灌洗直至回收液澄清无味为止。洗胃后对中重度中毒者常规行留置胃管，另外对有呕吐者，需立即用清水清洗头发、口鼻腔、躯体等，防止毒物从皮肤和（或）黏膜继续吸收。

3. 体内毒物的排泄　通常采用导泻、灌肠、利尿等措施促进毒物排出体外。严重者采用血液净化治疗。血液透析能清除小分子水溶性毒物，血液灌注能吸附易与血浆蛋白结合的毒物，两者结合应用清除血液内毒物效果更佳。在血液净化治疗时需要注意，将血液中毒物吸附清除的同时可能亦将抗毒药物清除（例如阿托品等），故临床药师在采用该措施时需加强抗毒药物的补充，防止病情反复。另外，在适当补充血容量的前提下，根据病情采用利尿药，有利于毒物及其代谢产物从肾脏排出体外。对于酸性毒物，静脉输入碱性药物使尿液碱化，有利于其排泄；反之，使尿液酸化可促进碱性毒物排出。

4. 合理使用拮抗剂　临床药师根据诊断，提供相应拮抗药物拮抗毒物对机体的毒性作用，必要时采取提高救治成功率的重要措施，对吸入药物中毒伴颅内高压症者，除采取脱水降颅内压外，立即进行高压氧治疗能有效控制症状，缩短康复期。

5. 保护重要器官功能　毒物及其代谢产物以及缺氧、休克、酸碱平衡紊乱等均可损伤重要器官功能，必须尽早消除致病因素，并适时采取措施保护其功能的稳定。尽早保护重要器官功能是药物中毒解救成功的关键之一，而保护呼吸和循环功能是重中之重。不管何种原因引起缺氧，都必须积极处理。保持呼吸道通畅，轻者鼻导管或面罩给氧，必要时机械通气，机械通气的适应证要适当放宽。维持循环功能的稳定亦是抢救重度中毒患者的关键和难点。临床药师及时监测血流动力学，区分导致其障碍的原因，从而进行针对性处理。对血容量不足者，除补充晶体溶液，必须适当补充胶体、提高胶体渗透压，提高氧供给，纠正组织缺氧。对心功能不全者，及时用药，以增加心肌收缩力，扩张内脏血管，增加内脏血液灌注。对防止组织间隙水肿、抗炎性介质的毒性作用，用药物治疗改善毛细血管通透性可获得较好的改善器官功能效果。

第二节　药物中毒的救治措施

"中毒"并不是一种病，所以不同于一般疾病的治疗。由于毒物种类繁多，中毒方式各不相同，目前部分中毒尚无特效解毒药，但救治措施基本相似，急性中毒救治主要依据三大诊断原则和四大救治原则。三大诊断原则是：①了解相关毒物接触史；②观察特征性中毒表现；③进行检验证实（毒物鉴定）。四大救治原则是：①阻止毒物继续吸收；②加速毒物从体内尽快排出，以降低中毒程度；③特效解毒药拮抗或中和已吸收的毒物，采取排毒措施；④实施对症疗法和支持疗法。

根据诊断及救治原则，药师应协助医师快速确定诊断，拟定合理给药方案，评估中毒程度，多管齐下采取排毒解救措施。

一、吸入性中毒

使患者尽快脱离中毒环境，断绝空气污染源，呼吸新鲜空气，保持呼吸道通畅，必要时给予氧气吸入和（或）进行人工呼吸。

二、经皮肤和黏膜吸收中毒

1. 除去污染的衣物，清洗被污染的皮肤与黏膜，忌用热水清洗，特别注意毛发和直接接触的部位；对不溶于水的毒物可用适当溶剂清洗，如用 10% 乙醇溶液或植物油冲洗酚类中毒；也可用适当的解毒剂加入水中冲洗；皮肤接触腐蚀性毒物者，冲洗时间要求达 15~30 分钟，并用中和液或解毒液冲洗。

2. 对由伤口或其他原因进入局部的药物中毒，立即用止血带结扎，使中毒者保持安静不动，阻断毒物随静脉血回流到心脏，尽量减少毒物吸收，必要时行局部引流排毒。

3. 眼内污染毒物时，必须立即用清水冲洗至少 5 分钟，并滴入相应的中和剂；对固体的腐蚀性毒物，应用眼科器械取出。

三、经消化道吸收中毒

（一）催吐洗胃

多数中毒患者为口服摄入，排毒最直接的方法是催吐、洗胃。神志清醒的患者，只要胃内尚有毒物，均应采取此法清除。

1. 现场催吐 清醒患者用压舌板等刺激咽弓和咽后壁催吐，因食物黏稠不易吐出时，可让患者先喝适量温清水或盐水再促使呕吐。

2. 药物催吐 阿扑吗啡为强力催吐剂，皮下注射后 5~15 分钟生效，先恶心，继为脑缺血，面色苍白，呕吐。由于阿扑吗啡有引起虚脱的危险，仅用于误食毒物以及不能施行洗胃的患者，促使毒物由胃排出。

3. 催吐的禁忌证及注意事项 ①禁用于食入腐蚀性毒物或煤油、汽油者；②禁用于昏迷及休克者；③中毒引起的抽搐和（或）惊厥未被控制前不宜催吐；④有食管静脉曲张、主动脉瘤、胃溃疡出血、严重心脏病等患者不宜催吐；⑤孕妇慎用；⑥当呕吐时，患者头部应放低或转向一侧，以防呕吐物吸入气管发生窒息或引起肺炎；⑦现场催吐后，立即给予清醒中毒者牛奶 200ml，如果没有也可以给蛋清加水混合液或豆浆 200ml 代替，起保护胃黏膜和阻止毒物吸收等作用，但是量不能过大，尤其不能单独饮用大量清水，以免加速胃排空而促进毒物的吸收。

4. 洗胃 洗胃的目的主要是清除胃内毒物，阻止毒物吸收和毒物吸附，对水溶性药物中毒，洗胃比较适用。方法：清醒患者饮洗胃液 200~400ml 后，用压舌板刺激咽部，促使呕吐，并反复进行，直到呕吐出清水而无特殊气味为止。也可采用胃管插入进行洗胃，对急性中毒患者尽量将胃内容物抽出后再进行洗胃，洗胃应多次反复冲洗，直到洗出液与注入的液体一样清澈为止。洗胃液有吸附作用，常用洗胃液有：①1：5000~1：10000 高锰酸钾溶液（不得有未溶解的颗粒）为氧化剂，可破坏生物碱及有机物，常用于巴比妥类、阿片类、有机磷、无机磷及氰化物、砷化物、毒扁豆碱、烟碱、士的宁等药物中毒。注意事项：本品具腐蚀性，未溶解的颗粒不得与胃黏膜或其他组织接触，乐果、内吸磷（1059）、对硫磷（1605）、甲拌磷（3911）等中毒时禁用。②活性炭混悬液（0.2%～0.5%）为强力吸附剂，可阻止毒物吸收，适用于有机毒物和无机毒物中毒，但对氰化物无效。③牛奶加水等量混合可缓和氯酸盐、硫酸铜化学物质的刺激作用。④生蛋清可沉淀汞、吸附砷，用于砷、汞等中毒。⑤淀粉溶液（1%～10%）、米汤、面糊对中和碘有效，可用于碘中毒洗胃，至洗出液清晰，不显蓝色。⑥0.9%氯化钠溶液或1%～2%氯化钠溶液常用于药物不明的急性中毒，可用于硝酸银、砷化物等药物中毒，形成腐蚀性较小的氯化物，但应注意溶液温度，过高可引起血管扩张，促进中毒药物吸收。⑦鞣酸溶液（3%～5%）可使大部分无机化合物和有机化合物沉淀，如洋地黄、阿扑吗啡、重金属、生物碱及士的宁等，可用浓茶代替，但不宜在胃内滞留。

5. 洗胃注意事项　①洗胃须及时彻底，时间越早越好，毒物进入体内1小时洗胃效果最佳，毒物进入体内4～6小时之内应洗胃，超过4～6小时毒物大多吸收，但如果服毒量很大或毒物过多，或所服毒物存在胃－血－胃循环，尽管超过6小时，仍有洗胃指征；②深度昏迷者洗胃时可能引起吸入性肺炎；③中毒引起的惊厥未被控制前禁止洗胃，操作过程中如发生惊厥或呼吸停止应立即停止洗胃并对症治疗；④每次灌入洗胃液为300～500ml，过多则易将毒物驱入肠中；⑤强腐蚀剂中毒患者禁止洗胃，可引起食管及胃穿孔；⑥洗胃时注意减少注入液体压力，防止胃穿孔；⑦挥发性烃类化合物（如汽油）口服中毒者不宜洗胃，因胃反流后可引起类脂质性肺炎；⑧未知毒物中毒应先抽出胃内容物做毒物分析鉴定。

（二）加速毒物排泄

多数毒物经小肠及大肠吸收后引起肠道刺激征状，因此清除经口进入的毒物，除催吐及洗胃外，尚需导泻及洗肠，使进入肠道的毒物尽可能迅速排出，减少吸收。

1. 导泻　胃管注入或口服泻药，一般选用硫酸钠或硫酸镁（15～30g溶解于200ml水中）或中药大黄导泻，以硫酸钠较为常用，忌用油脂类泻剂。注意事项：①若毒物引起严重腹泻，不能采用导泻法；②腐蚀性毒物中毒或极度衰弱者禁用导泻法；③镇静药与催眠药中毒时，避免使用硫酸镁导泻。

2. 灌肠　导泻效果不明显者洗胃后还应灌肠。洗肠一般用1%微温盐水、1%肥皂水或清水约1000ml做高位灌肠，或将药用活性炭加于洗肠液中，以加速毒物吸附后排出，但腐蚀性毒物中毒不宜采用。对于大量摄入毒物，又难以用催吐和洗胃清除者，可采用肠道净化方法——全肠灌洗法，即选用非吸收性化合物，如聚乙二醇溶液，从鼻胃管持续滴入胃内，在1～2小时内灌入4000～6000ml液体。这种方法适用于缓释胶囊药、含铁片剂、百枯草中毒等。

（三）利尿脱水

大多数毒物进入机体后由肾脏排泄，因此强化利尿是加速排毒的重要措施之一，常用方法为静脉补液后，静脉注射呋塞米20～40mg，或选用其他利尿剂。注意事项：①由于利尿剂作用较强，易影响电解质平衡，须注意密切观察，避免发生电解质紊乱；②肾衰竭者不宜采用强效利尿剂；③药物选择应慎重考虑心脏负荷等情况。

（四）血液净化疗法

适用于毒性强烈或大量毒物进入体内后，短时间内即可致中毒者或心肾等脏器功能受损者。此法可迅速清除体内毒物，使重症患者的预后理想。主要方法包括血液透析、腹膜透析、血液灌注、血液滤过和血浆置换等。

（五）药物拮抗解毒

某些毒物有特效的拮抗剂，因此在进行排毒的同时，药师应迅速制定拮抗方案。拮抗作用根据机制可归纳为以下几个类别，特殊解毒拮抗剂见表7-2。

表7-2　特殊解毒拮抗剂

解毒剂名称	用途
氟马西尼	苯二氮䓬类药物过量或中毒
贝美格	巴比妥类及其他催眠药中毒
纳洛酮	急性阿片类中毒及急性乙醇中毒
烯丙吗啡	吗啡、哌替啶中毒
乙酰半胱氨酸	对乙酰氨基酚过量所致的中毒
亚甲蓝	氰化物中毒，小剂量可治疗高铁血红蛋白血症（亚硝酸盐中毒等）
亚硝酸钠	氰化物中毒
硫代硫酸钠（次亚硫酸钠）	氰化物中毒，也用于砷、汞、铅中毒等
谷胱甘肽	丙烯腈、氟化物、一氧化碳、重金属等中毒
二巯丙醇	砷、汞、金、铋及酒石酸锑钾中毒
二巯丁二钠（二巯琥珀酸钠）	锑、铅、汞、砷的中毒，并预防镉、钴、镍的中毒
青霉胺（D-盐酸青霉胺）	铜、汞、铅中毒的解毒，治疗肝豆状核变性病
依地酸钙（解铅乐）	铅、锰、铜、镉等中毒以及镭、钚、钍中毒
乙酰胺（解氟灵）	有机氟杀虫农药中毒
解磷定	有机磷中毒
碘解磷定	有机磷中毒
氯解磷定	有机磷中毒
双复磷	用途同氯解磷定，其特点是能通过血-脑屏障
双解磷	用途同双复磷，但其不能通过血-脑屏障
盐酸戊乙奎醚	有机磷农药中毒和中毒后期或维持阿托品化
维生素 B_6	肼类化合物中毒（如异烟肼）
维生素 K_1	抗凝血类灭鼠剂的中毒

1. 物理性拮抗　药用活性炭等可吸附中毒物质；蛋白和牛乳可沉淀重金属，并对黏膜起保护润滑作用。

2. 化学性拮抗　通过化学结合原理改变毒物的理化结构，降低其毒性，如弱碱中和强酸、弱酸中和强碱、二巯丙醇竞争已与组织中酶系统结合的金属物等。

3. 受体及生理拮抗　抑制毒物与人体内特异性受体结合，从而引起人体的生理反应来对抗毒物作用。例如，阿托品与胆碱能受体结合拮抗有机磷中毒；毛果芸香碱拮抗颠茄碱类中毒；抗蛇毒血清与蛇毒结合而中和毒素；维生素 K 治疗抗凝血类杀鼠剂中毒等。

4. 生化拮抗　通过生化作用增加人体对毒物清除及代谢能力，减少毒物到达作用部位的数量，如氯解磷定使胆碱酯酶复能，恢复其水解乙酰胆碱的活性，解除有机磷类中毒。

（六）对症与支持治疗

急性中毒时最常见及最严重的症状是呼吸和心搏骤停、脑水肿、休克、全身惊厥以及心、肺、肝、肾功能等多个脏器衰竭。对症治疗的目的是保护及恢复中毒患者受损器官的功能，维持机体的正常代谢状态。

（1）注意卧床休息、保暖、密切观察生命体征。

（2）通过输液和鼻饲维持营养和水、电解质平衡。昏迷患者注意保持呼吸道通畅，定时翻身以预防压疮和肺炎。

（3）对于中毒引起高热采取物理降温，如无禁忌证可考虑同时应用氯丙嗪协助降温。

（4）中毒引起肾衰竭者尽早实施血液透析或腹膜透析。

第三节　药物中毒的解救及药学监护

一、洋地黄类强心药物中毒

洋地黄（digitalis）类代表药物——地高辛（digoxin）是临床上最常用的心脏正性肌力药物，主要用于治疗快速型室上性心律失常和缓慢型充血性心力衰竭（简称心衰）。该药治疗慢性心功能不全已有数百年历史，能改善患者症状，并且可以降低死亡和因心衰恶化住院的复合危险，但其治疗指数较低，安全范围窄，药动学和药效学个体差异性较大，容易引起中毒。文献报道，5%～15% 的住院患者服用该药后发生洋地黄中毒，引起室性心律失常伴三度房室传导阻滞。地高辛中毒的案例叙述如下。

1. 患者信息　患者，男，72 岁，胸闷、憋气反复数年，近期症状加重，约一周前入院治疗。患者主诉近 6 周内口服地高辛，一周前胸闷、憋气加重，伴咳嗽咳痰，不能平卧，且恶心呕吐，有轻微呕血症状，一周内基本未进食。患者自发病以来睡眠质量差、精神萎靡、体力每况愈下，无食欲，食量极差，但体重无明显变化。经询问有心脏起搏器植入史，既往无食物及药物过敏史，无高血压、高血脂、糖尿病等其他病史。口服地高辛剂量为 0.25mg/d。入院诊断：起搏器植入术后；扩张型心肌病；心功能Ⅲ级（心衰二度）。

2. 药物治疗及监测过程　患者入院时恶心、呕吐症状非常明显，且入院前有呕血症状，食欲和食量均极差，精神和体力状态亦较差，近 6 周内服用地高辛 0.25mg/d，入院后检测出地高辛血药浓度大于 4ng/ml（有效治疗浓度：0.5～2ng/ml），结合患者上述症状明确显示为地高辛中毒，立即停药。给予全静脉营养液静脉滴注补充能量；适时给予莫沙必利片和兰索拉唑肠溶片及胶体果胶铋口服液缓解恶心、呕吐症状并保护胃黏膜，密切观察患者恶心、呕吐症状及食欲食量等情况，监测地高辛血药浓度，待其浓度恢复正常后考虑重新小剂量规范应用。鉴于心功能状态，选择给予呋塞米片 20mg/d 和螺内酯片 20mg/d 利尿，同时给予起始剂量血管紧张素转化酶抑制剂（ACEI）依那普利片（2.5mg，bid）和 β 受体拮抗剂酒石酸美托洛尔片（6.25mg，bid）。给予扩血管药单硝酸异山梨酯缓释片 40mg/d，缓解患者胸闷、气短的症状，改善心肌血供。继续密切监测地高辛血药浓度、血钾、血尿素氮及血肌酐、肝功能、B 型尿钠肽（BNP）变化。一周后，地高辛血药浓度由入院时的大于 4ng/ml 降至 1.38ng/ml，且患者停服地高辛 4 天后无夜间阵发性呼吸困难，可平卧睡眠，食欲食量逐渐好转，恶心、呕吐症状消失，精神渐佳。正常进食 2 日后停用全静脉营养液；因为应用利尿剂，导致患者在入院第 6 日时血钾降至 3.18mmol/L，给予 0.2% 氯化钾注射液静脉滴注，并口服氯化钾片，3 日后血钾恢复至正常范围；患者肝功能恢复较好；BNP 和尿素氮仍高，说明患者心、肾功能仍较差。由于病情需要给予小剂量 0.125mg/d 地高辛，并严密监测，防止患者再次中毒。

3. 药学监护与治疗对策　患者为高龄老年人，由于扩张型心肌病导致心功能不全，因病情多年反复并逐渐加重，地高辛用量增大为 0.25mg/d。用药增量的 6 周内新增了无食欲、恶心、呕吐、食量明显减少、精神状态及体力变差等症状，入院后检测到地高辛血药浓度大于 4ng/ml，明确诊断患者为地高辛中毒。患者心、肝、肾功能均有不同程度的异常。对于地高辛中毒，临床治疗首要措施是地高辛停药或者减量使用，其次是去除引起地高辛中毒的因素，即改善心脏缺血和缺氧、纠正肾功能、水电解质紊乱尤其是低血钾现象。本例患者属心功能Ⅲ级（心衰二度），由于 ACEI 可以提高心功能不全患者远期生存率，利尿剂可以改善患者的水肿状态及减轻肾负荷，因此临床药师选择了单纯停用地高辛的治疗方式，经过一周的治疗后，患者的中毒症状基本消失，地高辛血药浓度恢复至小于 2ng/ml，后又给予小剂量 0.125mg/d 地高辛，继续治疗患者心衰。因此，应严密监测影响地高辛敏感性的相关因素，即患者的心、肝、肾功能以及电解质水平等，加强对地高辛的用法用量及药物相互作用、血药浓度等方面的药学监护。临床药师应结合患者的个体差异实施个体化给药，完善临床药学服务，减少或避免地高辛中毒不良事件，保障药物治疗安全有效。

二、乌头类药物急性中毒

乌头（aconite）类药物主要有川乌、草乌、落地金钱、附子等多种中药。中毒主要成分是乌头碱，原因多为服用时炮制不当，用量过大，煎煮时间过短，或者服药方法不正确及机体对药物敏感等。

1. 中毒诊断　有服食乌头类药物史，或服食含乌头类有效成分的中成药史，临床以口舌发麻、头晕眼花、心悸胸闷、呼吸困难为特征，病情危重指标有：①昏迷、抽搐；②严重心律失常；③休克。

2. 治疗原则　清除毒物，促进排泄，对症及支持治疗。

3. 给药方案及救治措施

（1）洗胃、导泻及加速中毒药物的排泄　发现中毒且 4～6 小时内者立即洗胃，选用 1∶5000 高锰酸钾溶液、0.5%～1% 鞣酸液或以浓茶替代，可在洗胃前注入活性炭吸附毒物后再洗胃；洗胃后，应用硫酸钠导泻。给予 50% 葡萄糖注射液 60ml 加维生素 C 1g，静脉补液，氧化并加速毒物排泄。

（2）解毒监护　皮下、肌内或静脉注射阿托品，每次 0.5～2mg，10 分钟至 2 小时 1 次，直至心律恢复正常。应用大剂量阿托品治疗乌头类药物中毒，可迅速减轻症状，使心脏异位节律迅速消失，恢复正常窦性心律；心电监护直至恢复正常，有心律失常需及时处理；注意体温、血压、呼吸，出现呼吸中枢抑制时，立即给予呼吸兴奋剂。

（3）药学新进展　关于乌头类药物的中毒解救，曾有临床报道中药具有较好的解毒作用，如和氏用金玄解毒汤（雪山金不换 10g～20g、玄参 15g～30g、生甘草 20g～30g，水煎服或鼻饲）抢救 20 例急性乌头碱中毒，均在用药 1 剂后获愈，值得进一步研究；袁氏采用蜂蜜 50～100g，开水冲服，症状在半小时后开始缓解，1～2 小时基本解除；张氏采用中西药结合，用阿托品配银花、甘草、黑豆、绿豆、赤小豆各 30g，蜂蜜 30g（另服），水煎服，治疗 13 例乌头碱类药物中毒均获痊愈。

三、镇静催眠药中毒

（一）苯二氮䓬类镇静催眠药中毒

苯二氮䓬（benzodiazepine）类常用药物有地西泮、硝西泮、氯硝西泮、氟西泮、三唑仑、阿普唑仑、艾司唑仑等。

1. 中毒诊断

（1）有过量服用或误用苯二氮䓬类药物史。

（2）临床症状有眩晕、嗜睡、意识障碍、运动失调、血压下降、呼吸抑制、昏迷等。

（3）呕吐物、血液及尿液检测有苯二氮䓬类药物。

2. 中毒症状　对中枢神经系统抑制较轻，极少出现长时间深度昏迷和呼吸抑制等严重症状。如果出现，应考虑同时服用了其他镇静催眠药或饮酒等。

（1）可有头晕、头痛、乏力、嗜睡、口干、运动失调、反应迟钝、精神异常、尿闭、便秘等症状。

（2）严重中毒时，可出现心动过缓、血压降低、呼吸抑制、晕厥和昏迷。

（3）偶可出现白细胞减少、过敏性皮疹及中毒性肝炎。

3. 给药方案及救治措施

（1）立即催吐、洗胃、用硫酸钠导泻，加速排除药物。

（2）血压下降时，给予升压药，如去甲肾上腺素或间羟胺等；静脉输液，维持体液平衡，促进药物经肾脏排出；呼吸抑制时进行吸氧，必要时做人工呼吸，酌情考虑呼吸中枢兴奋药，如尼可刹米等。一般情况下可采用对症支持治疗，但需注意的是本类药物不能通过血液透析和血液灌流疗法从血液中清除。

4. 常用解毒药和拮抗药　氟马西尼是特异的苯二氮䓬受体拮抗剂，可使昏迷快速逆转，首剂静注量为0.3mg。在60秒内未达目标清醒程度者，可重复使用至清醒或达总量至2mg。如再度出现昏睡，可每小时静脉滴注药物0.1~0.4mg，并根据目标清醒程度进行个体化调整。氟马西尼可致头痛、眩晕、震颤、恶心、焦虑等不良反应，或者引起急性戒断状态；对苯二氮䓬类药物有过敏或身体依赖者、对苯二氮䓬类药物或乙醇曾经出现过戒断症状者、颅内压较高者及癫痫患者禁用。此外，采用纳洛酮与氟马西尼联合治疗苯二氮䓬类药物中毒也可取得良好疗效。

（二）巴比妥类镇静催眠药中毒

巴比妥（barbital）类镇静催眠药主要包括长效药物如巴比妥、苯巴比妥，中效药物如戊巴比妥、布他比妥、异戊巴比妥，短效药物如司可巴比妥、硫喷妥钠。巴比妥类药物中毒可分为急性中毒和慢性中毒，急性中毒是指短期内大量服用巴比妥类药物而出现的病症，需紧急救治。长期滥用大量催眠药的患者可发生慢性中毒，除有轻度中毒症状外，常伴有精神症状。

1. 中毒诊断

（1）有过量服用或误用巴比妥类药物史。

（2）出现中枢神经系统抑制症状，如意识障碍、昏迷、呼吸抑制、血压下降等。

（3）呕吐物、血液及尿液的测定含有巴比妥类药物。

2. 急性中毒症状　临床症状以中枢神经系统抑制为主。

（1）中枢神经系统症状　轻度中毒时，有头痛、头胀、眩晕、嗜睡、语言迟钝、感觉障碍、动作不协调、瞳孔缩小或扩大、恶心呕吐、血压下降等；重度中毒可出现兴奋期，患者可发生幻觉、谵妄、狂躁、惊厥、反应迟缓、角膜、咽、腱反射均消失，瞳孔放大（有时缩小），但对光反射存在，昏迷逐渐加深。

（2）呼吸系统症状　轻度中毒时，呼吸正常或稍慢。重度中毒时，呼吸中枢受抑制，呼吸减慢且浅而不规则，或出现潮式呼吸。并发肺部感染时，呼吸困难、发绀，严重时呼吸衰竭。大剂量巴比妥类可直接抑制呼吸中枢，导致呼吸衰竭。

（3）循环系统症状　皮肤湿冷、发绀、脉搏快而微弱，尿量减少或尿闭，可引起血流动力学及微循环改变，致使血管扩张及通透性增加引起血浆渗出，导致血压下降，引起休克。

3. 给药方案及救治措施　急性中毒的救治措施如下。

（1）人工呼吸、吸氧。

（2）洗胃洗肠，服药5~6小时内的中毒者均应立即彻底洗胃。一般可用1∶5000高锰酸钾溶液，尽量将胃内药物洗出，洗胃后胃内可留置硫酸钠溶液（成人20~30g），促进药物排泄；凡应用巴比妥类药物灌肠引起中毒者，均采用上述洗胃液洗肠。

（3）采用5%葡萄糖和0.9%氯化钠注射液按1∶1比例静脉补液，3000~4000ml/d；给予利尿剂呋塞米，每次40~80mg，加速毒物的排泄，要求每小时尿量大于250ml，但需注意维持水、电解质平衡；应用5%碳酸氢钠溶液静脉滴注使尿液碱化，加速巴比妥类药物的排泄；由于异戊巴比妥的主要代谢途径为肝脏，所以在中毒抢救过程中碱化尿液的效果不及苯巴比妥；当苯巴比妥血药浓度超过 80mg/L 时应予以血液净化治疗。利尿和透析对短效巴比妥类中毒效果不理想。

4. 常用解毒药和拮抗药　中枢兴奋剂如尼可刹米、戊四氮等应酌情使用，此类药物反复大量使用可出现惊厥，并增加机体消耗，加重呼吸衰竭，因此不作为常规使用。但是有下列情形之一时可酌情使用：①患者出现深度昏迷；②有呼吸衰竭；③积极抢救 48 小时患者仍不清醒。在应用过程中注意防止心律失常和惊厥的发生。

四、阿片类药物中毒

阿片类（opium）药物主要包括阿片、吗啡、芬太尼、哌替啶、可待因等，主要与中枢特异性受体相互作用，能缓解疼痛的同时还可以出现欣快感觉，导致用药者有重复用药的要求，易致成瘾性。

1. 中毒诊断

（1）有过量使用或误用吗啡类药物史。

（2）轻度中毒的表现有头晕、头痛、兴奋或抑制、恶心、呕吐、幻想、时间和空间感觉消失。重度中毒时，可出现针尖样瞳孔、呼吸极度抑制和昏迷等吗啡中毒的三大征象。

（3）胃内容物及血、尿液检测有阿片类药物存在。

2. 中毒症状

（1）轻度中毒症状为恶心、呕吐、头晕、头痛、口渴、呼气中有阿片味，兴奋或抑郁、肌张力先增强而后弛缓、皮肤发痒、出汗、幻想、无时间和空间感以及血糖增高与便秘、尿潴留等；重度中毒时可见吗啡中毒的三大征象。中毒患者发生虚脱之前，脊髓反射增强，常出现牙关紧闭、惊厥、肌肉抽搐和角弓反张等症状；摄入过大剂量时，患者先出现发绀、瞳孔极度缩小、呼吸浅慢、肺水肿，迅速进入昏迷状态；进而出现皮肤苍白、湿冷、脉速减弱且不规则等休克现象及瞳孔扩大，偶有高热及蛛网膜下隙出血等。

（2）急性吗啡中毒者，多在 6～12 小时内死于呼吸麻痹；12 小时后，多因呼吸道感染而死于肺炎；超过 48 小时者预后较好；应争取时间迅速治疗。慢性中毒（即成瘾）者，有心悸、焦虑、烦躁、食欲缺乏、便秘、贫血、阳痿等症状。停药 8 小时以上者，可出现戒断现象，即打哈欠、出冷汗、喊叫、呕吐、腹泻、失眠、萎靡，最终虚脱或意识丧失。

3. 给药方案及救治措施　发现中毒者应立即明确进入途径，便于毒物尽快排出。

（1）如系口服中毒，以 1∶2000 高锰酸钾溶液洗胃，以硫酸镁溶液或硫酸钠溶液导泻，口服中毒较久者，因其幽门痉挛仍可能有少量药物长时间滞留于胃内，仍应洗胃，禁用阿扑吗啡催吐，以免中毒加重；如系过量皮下注射吗啡中毒，用止血带迅速扎紧注射部位上方，实施局部冷敷。

（2）注意保温，静脉滴注葡萄糖氯化钠注射液，防止脱水，促进排泄；发生呼吸抑制时，保持呼吸道畅通、吸氧，给予刺激呼吸中枢药物阿托品，同时防止吸入性肺炎；救治时禁用士的宁等中枢兴奋剂，因其可与吗啡类药物对中枢神经的兴奋作用相加而诱发惊厥。

（3）重度中毒患者可采用血液透析和血液灌流治疗。慢性中毒治疗应在 2～3 周之内逐渐撤药。

4. 常用解毒药和拮抗药　首选拮抗剂为阿片碱类解毒药纳洛酮和烯丙吗啡，其化学结构与吗啡相似，与阿片受体的亲和力又大于阿片类药物，因此能阻止吗啡样物质与受体结合，从而消除吗啡等药物引起的呼吸和循环抑制等症状。纳洛酮 1 次 0.4～0.8mg，肌内注射或静脉注射。个别患者可出现室颤、肺水肿，甚至心肌梗死等不良反应。盐酸烯丙吗啡对吗啡也有拮抗作用，1 次 5～10mg，肌内注射或静脉注射，必要时 10～15 分钟可重复给药，总量应小于 40mg。对已耐受阿片类药物者，使用盐酸烯丙吗啡会立即出现戒断症状，注意高血压及心功能障碍患者应慎用。

五、有机磷中毒

有机磷（organophosphorus）是目前使用最多的农药，品种较多，具有高毒或剧毒，生产、运输或使用不当均可发生急、慢性中毒，也可因自服、误服或食用污染食物而引起中毒。有机磷农药中毒是最常见的农药中毒，发病症状与农药进入人体的时间、途径、剂量、毒性密切相关。

1. 中毒症状　有机磷农药急性中毒后，经过潜伏期即开始出现相应的临床症状。经消化道中毒者的潜伏期约为0.5小时，空腹服用者更短；呼吸道吸入者一般1~2小时内发病；皮肤接触者潜伏期则为8~12小时。

2. 有机磷农药中毒有三大症状　毒蕈碱样症状、烟碱样症状及中枢神经系统症状。

3. 有机磷农药中毒的临床表现

（1）轻度中毒　头晕、头痛、乏力、胸闷、视力障碍、恶心、呕吐、腹痛、多汗等。血胆碱酯酶活力降至50%~70%。

（2）中度中毒　较上述症状更加明显，出现流涎、肌颤、瞳孔缩小、言语不清、精神恍惚、肺部伴湿啰音。血胆碱酯酶活力降至30%~50%。

（3）重度中毒　神志昏迷、口唇发绀、呼吸麻痹、血压下降、脉搏细速、瞳孔极度缩小、惊厥、抽搐，有肺水肿。血胆碱酯酶活力降至30%以下。

4. 给药方案及救治措施

（1）脱离中毒环境　除去被污染衣服，用1%~5%碳酸氢钠溶液或肥皂水反复清洗被污染的皮肤、头发和指甲。

（2）洗胃　用清水1∶5000高锰酸钾溶液（剧毒磷及乐果中毒者忌用）2%碳酸氢钠（敌百虫中毒者忌用）反复洗胃（如毒物不明确最好使用0.9%氯化钠溶液），活性炭吸附，之后给予硫酸镁导泻（重度中毒时禁用）。

（3）解毒剂的应用　广泛使用的解毒剂是抗胆碱药物阿托品和复能剂碘解磷定及氯解磷定等，给药原则是及时、足量。

（4）血液净化　治疗有机磷重度中毒疗效显著，可选用血液透析、腹膜透析或血液灌流。

（5）对症治疗　维持呼吸功能，防治感染、心搏骤停及脑水肿。中毒症状缓解后要继续观察3~5天，防止复发。

5. 常用解毒药和拮抗药

（1）阿托品　通常肌内注射或静脉注射1~2mg，严重中毒时可加大5~10倍，可每15~20分钟重复1次，用药到病情稳定后，采用维持量给药2~3天；注意事项：阿托品的作用仅在于拮抗乙酰胆碱的毒蕈碱样作用，提高机体对乙酰胆碱的耐受性，而对烟碱样作用、肌颤、抽搐及呼吸肌麻痹无效。轻度中毒者可单独使用阿托品治疗；中、重度中毒者，需同时应用解磷定等胆碱酯酶复活剂。阿托品治疗重度中毒的原则是"早期、足量（不是过量）、重复给药"，既达到阿托品化又要求避免阿托品中毒。阿托品化的指征是口干、瞳孔扩大、皮肤干燥、面部潮红、心率加快。当达到阿托品化或毒蕈碱样症状消失时应减量、延长给药间隔时间，并维持用药数日。中毒患者严重缺氧时，使用阿托品可引发室颤的危险，应吸氧。中毒者伴有体温升高应慎用阿托品。合用胆碱酯酶复活剂时，阿托品应适当减少剂量。若患者出现躁动、谵妄、高热、幻觉、神志模糊、全身潮红、心率加快、抽搐甚至昏迷，应视为阿托品中毒，立即停药，用毛果芸香碱解毒。

（2）胆碱酯酶复活剂　碘解磷定：轻度中毒时静脉注射0.4g，必要时2小时重复给药1次；中度中毒时静脉注射0.8~1g，以后每小时给予0.4~0.8g；重度中毒缓慢静脉注射1~2g，半小时后可重复给药，病情好转并稳定后逐步减量停药；氯解磷定：轻度中毒时肌内注射 0.25~0.5g，必要时 2 小时后重复给药 1 次；中度中毒时肌内注射 0.5~0.75g；重度中毒时静脉注射 1.0g，用适量注射用水稀释，其余解毒方法同碘解磷定。注意事项：避免两种或两种以上复活剂同时应用，防止毒性增加。复活剂对促使患者昏迷苏醒和解除烟碱样作用比较理想；对防止呼吸中枢抑制和对抗毒蕈碱样作用较差，故与阿托品合用可取得满意疗效。对于应用胆碱酯酶复活剂疗效较差或无效情况应以阿托品治疗为主。对于有机磷农药中毒有效的复活剂，除尽早应用外，应依据中毒程度，确定合理的使用剂量和时间，使用不当可引起中毒，需特别注意。此类药物在碱性溶液中可以水解成剧毒的氰化物，应避免与碱性药物并用。有机磷农药中毒的案例分析如下。

广谱有机磷杀虫剂敌敌畏，不仅用于农作物杀虫，还用于家庭灭蝇、蚊。此杀虫剂毒性较大，可通过皮肤、呼吸道、消化道吸收。在生产及使用过程中，防护措施不够或发生误触、吸、服，均可导致不同程度的危害，且抢救难度很大，可危害生命。

（1）患者信息　患者，女，36 岁，农民，误服饮料瓶装"敌敌畏"，将近 1 小时入院。据家属口述，患者在赴院过程中出现视力模糊、意识不清，但无恶心、呕吐、呕血、二便失禁及抽搐现象，到院后呼之不应、大汗、肌颤，浅昏迷，据检测饮料瓶内剩余药量，患者口服敌敌畏小于 50ml，经该院急诊洗胃、给予阿托品解救及血液透析治疗后入院。查体：神志欠清，皮肤微汗，言语模糊，双侧瞳孔直径均为约 2.8mm，对光有反射，双肺有啰音，心率 85 次/分，血胆碱酯酶 683U/L（正常 107~420IU/L）。

（2）治疗过程　患者入院后立即给予抗胆碱酯酶治疗，同时进行促醒、补充电解质、保肝、营养神经及预防应激性溃疡等辅助治疗。给药方案如下：首日肌内注射阿托品 2mg，4 小时一次，第 2 天肌内注射阿托品 2mg，6 小时一次，第 3 天肌内注射阿托品 1mg，6 小时一次，从第 2 天开始给予氯解磷定首剂 0.75g，之后 2 小时续药 0.5g，每天进行胆碱酯酶的血浓度监测，随时对阿托品和氯解磷定的用量及用药次数进行调整。同时予以辅助对症治疗：促醒给予甲氯芬酯 0.25g tid；给予质子泵抑制剂（PPI）奥美拉唑注射液 40mg bid，预防应激性溃疡；脑蛋白水解物 120mg qd，营养神经；复方甘草酸苷 80mg qd，保肝治疗；患者经过一周治疗后临床症状基本缓解，胆碱酯酶恢复至 137IU/L，因经济状况所限要求提前出院。

（3）用药分析

1）阿托品为特异性毒蕈碱样胆碱受体拮抗剂，能有效对抗有机磷毒物中毒引起的外周毒蕈碱（M）样症状，对抗烟碱（N）样作用无效，中枢作用弱，抗惊厥作用较差，不能对抗外周性呼吸肌麻痹和中毒后烟碱样肌颤症状。患者经洗胃、血液透析后神志渐清，肌颤消失，次日皮肤仍有汗。患者通过口服引起中毒，有机磷毒物可通过下消化道吸收，为了防止吸收后中毒加重，联合应用胆碱能复活剂，不仅能恢复中毒胆碱酯酶的活性，还可以直接对抗有机磷毒物引起的外周 N 样症状，弥补阿托品作用的不足。

2）患者出现神志不清、言语含糊、视力模糊、呼吸困难等有机磷中毒的临床症状，最有效的方法是及时应用解毒剂。甲氯芬酯和脑蛋白水解物均能促进细胞对氧和葡萄糖的利用，虽可促醒和营养神经，但无法确定对有机磷中毒物有治疗作用。奥美拉唑抑制胃酸分泌目的在于预防应激性溃疡，外科术前预防应激性溃疡的原则是：不用禁食时即可使用 PPI 抑制剂，该患者入院后经过洗胃、血透治疗已过应激状态，神志恢复时已可以进食，此时可停用奥美拉唑。鉴于敌敌畏毒性较大，保肝药复方甘草酸苷宜在机体恢复正常时停药。但是患者由于经济原因没有达到治疗疗程，针对整个治疗过程，提示临床药师在药学监护中需要做到：针对患者，注意观察细节，通过监测患者的体温、心率等辅助评价患者的中毒程度，随时调整用药方案；加强与临床医师的沟通，提高整体治疗水平，使患者住院时间尽量缩短或日费用减少，以减轻其经济负担。

（4）药学监护要点 血胆碱酯酶的监测是敌敌畏中毒解毒治疗过程的主要观察指标之一。患者急诊时血胆碱酯酶为683IU/L，入院后给予阿托品2mg，4小时一次，肌内注射，第2天患者出现面部潮红、无汗及谵语时需注意区别"阿托品化"和阿托品中毒。患者入院后虽未给予复能剂，但是由于中毒后曾有肌颤的症状，患者第2天的谵语不能排除有机磷毒物在下消化道延迟吸收后的中毒，给予氯解磷，并维持使用2～3天，防止引起延迟吸收后中毒加重，导致死亡。用药过程中应随时监测血胆碱酯酶，根据病情调整剂量及给药间隔时间。复能剂的停药指征主要为烟碱样症状消失，血胆碱酯酶活性恢复至正常的60%以上。

六、抗精神病药、抗抑郁药等中枢兴奋与抑制药物中毒

（一）三环类抗抑郁药中毒

常用的三环类抗抑郁药（tricyclic antidepressants）有阿米替林、多塞平、氯米帕明、丙米嗪等。急性中毒症状较抗精神病药严重，一次吞服1.5～2g即会产生严重中毒症状，致死量通常大于2g。本类药物的中毒反应大多与其血药浓度有关。另外，本类药物具有中枢和外周抗胆碱能作用，抑制心肌收缩，降低心排血量，引起血压过低，导致周围循环衰竭。常见的致死原因还包括心律失常和心脏传导障碍。

1. 中毒诊断

（1）有过量使用或误用三环类抗抑郁药物史。

（2）有抗胆碱能作用相关的症状、心血管毒性和癫痫发作等表现。

（3）胃内容物及血、尿检测有三环类抗抑郁药存在。

2. 中毒症状

（1）抗胆碱能作用的体征 皮肤干燥、少汗、瞳孔散大、眼压升高、视力模糊、体温升高、心率加快、肌肉强直、震颤、尿潴留或失禁、肠麻痹及谵妄、昏迷等。

（2）心血管毒性 血压先升后降、可突发虚脱或心脏停搏。典型指标为心电图显示窦性心动过速，各种A－V传导阻滞或多型性室性心动过速等。严重的心脏毒性表现为缓慢性心律失常，可发生进行性不可逆心源性休克而死亡。

（3）癫痫发作 此症状常见且持久、顽固，患者少汗，肌张力升高，可致横纹肌溶解、严重高热、脑损伤、多器官衰竭而死亡。

3. 给药方案及救治措施

（1）催吐、洗胃及导泻 清醒患者口服15ml吐根糖浆，并饮水500ml催吐；大量吞服药物者，以高锰酸钾溶液洗胃；药用活性炭吸附，硫酸钠导泻，促使药物从肠道排出。

（2）对症治疗 心律失常时，可采用利多卡因50～100mg静脉滴注，也可选用普鲁卡因胺。出现心力衰竭者，可静脉注射毒毛花苷K或毛花苷丙。注意严格控制补液量和速度；低血压时，用晶体或胶体溶液扩充血容量，必要时使用去甲肾上腺素，但应尽量避免使用拟交感神经药物；癫痫发作时可用苯妥英钠治疗，避免使用安定类及巴比妥类有中枢神经和呼吸抑制作用药物。

4. 常用解毒药和拮抗药 三环类抗抑郁药引起的抗胆碱能反应一般能自行减轻或消失，抗胆碱酯酶药毒扁豆碱不应常规用于三环类抗抑郁药中毒患者的抗胆碱能症状，因其可降低血压，加重心脏传导阻滞，引起心收缩不全、心动过缓，使心肌收缩力损伤加重，促发癫痫发作。

（二）吩噻嗪类抗精神病药中毒

吩噻嗪（phenpthiazines）类药物有氯丙嗪、三氟拉嗪、奋乃静、氟奋乃静等，过量服用引发自杀较常见，但是本类药物治疗指数较高，因此较少致死。

1. 中毒诊断

（1）有过量使用或误用吩噻嗪类药物史。

（2）大量用药所致急性中毒可出现体温不稳定、心律不齐、心动过速、血压下降甚至昏迷、休克、呼吸停止、癫痫发作等。

（3）胃内容物及血、尿检测有吩噻嗪类药物存在。

2. 急性中毒症状

（1）中枢神经系统　明显的锥体外系症状：静坐不能，急性肌紧张不全、意识障碍；瞳孔缩小（合用苯海索时除外），对光反应迟钝；中枢性体温过低或过高。

（2）心血管系统　出现心律失常、房室传导阻滞；心电图异常；直立性低血压，以及低血容量性休克甚至猝死。

3. 给药方案及救治措施

（1）保持呼吸道通畅，吸氧，出现呼吸抵制时采用气管插管，必要时使用呼吸机辅助通气；注意保温，避免体温过低。

（2）彻底洗胃，清除毒物首选 1：5000 高锰酸钾，也可用温开水 250ml 反复冲洗，之后给予活性炭吸附，用 5% 硫酸钠 40～60ml 导泻促进毒物的排出，不宜采用硫酸镁；血液净化治疗首选血流灌注。

（3）支持疗法，持续性低血压时采用去甲肾上腺素等 α 肾上腺受体激动剂补充血容量，禁用肾上腺素，慎用多巴胺，因可加重低血压；震颤麻痹综合征可采用苯海索、氢溴酸东莨菪碱；用 5% 碳酸氢钠注射液静脉滴注治疗奎尼丁样心脏毒性；应用地西泮、苯妥英钠对抗癫痫发作，但是住院前处理应避免使用镇静药控制癫痫发作，因可引起呕吐；纳洛酮可使患者的昏迷时间明显缩短，心率加快，血压升高，解除呼吸抑制；哌醋甲酯、苯丙胺等中枢兴奋剂可应用于中枢神经抑制严重患者。

4. 常用解毒药和拮抗药　吩噻嗪类抗精神病药物的中毒无特效解毒药。

（三）苯丙胺类物质中毒

苯丙胺（benzedrine）类物质是一系列对中枢神经系统具有显著作用的合成药物，主要代表性药物有苯丙胺（安非他明）、二亚甲基双氧苯丙胺（摇头丸）、甲基苯丙胺（冰毒），其治疗剂量接近中毒剂量，易发生中毒。

1. 中毒诊断

（1）有过量使用或误用苯丙胺类物质史。

（2）急性中毒主要表现为中枢神经系统症状。

（3）胃内容物及血、尿检测有苯丙胺类药物存在。

2. 急性中毒症状　躁动、兴奋、焦虑、惊惶、眩晕、震颤、意识紊乱、攻击他人、自杀。严重者可见幻觉、躁狂、谵妄、偏执、大汗、高热、呼吸增强、心律失常、血压失常、昏迷、颅内出血、循环衰竭，甚至死亡。

3. 给药方案及救治措施　多采用对症支持治疗。

（1）口服中毒未发生惊厥者，催吐、用药用活性炭混悬液洗胃；发生惊厥者控制惊厥后进行洗胃。

（2）口服氯化铵 1 次 0.5g，3～4 小时 1 次或给予维生素 C 使尿液酸化至 pH6.6 以下，促进毒物排出；躁狂和极度兴奋者给予氟哌啶醇或地西泮 10～20mg 静脉注射；给予氯丙嗪控制高血压和中枢神经系统兴奋者；显著高血压者应用血管扩张剂硝普钠等；中枢兴奋及惊厥者宜选用短效巴比妥类药物或地西泮 10～20mg 控制，必要时 15 分钟重复给药；极重者可采用腹膜透析或血液透析。

4. 常用解毒药和拮抗药　无特效解毒药。

七、杀鼠药中毒

（一）香豆素类杀鼠药

香豆素（coumarin）类杀鼠药中毒原因多为自杀或误食。

1. 中毒症状 食入后表现有食欲缺乏、恶心、呕吐及精神萎靡等。随后可出现牙龈出血、鼻出血、咯血、尿血及便血，导致贫血，凝血时间延长。伴低热、腹痛、舒张压偏低及关节痛等，可见斑丘疹及疱疹状皮肤紫癜、圆形及多形性红斑，注意与血友病区分。

2. 救治方案

（1）口服中毒者尽早催吐、洗胃和导泻。洗胃严禁使用碳酸氢钠溶液。

（2）特效解毒剂为维生素 K_1，$10 \sim 30mg$ 静脉滴注，一日 $1 \sim 3$ 次；或者先用维生素 K_1 50mg 静脉注射，之后改为 $10 \sim 20mg$ 肌内注射，一日 $1 \sim 4$ 次。出血严重时每日总量可用达 300mg。注意维生素 K_3、维生素 K_4 对中毒无效。

（3）应用大剂量维生素 C 对症治疗，促进止血，严重出血者需输注新鲜全血。

（二）氟乙酰胺中毒

氟乙酰胺（fluoroacetamide）为常见的杀鼠药，经过长期保存或经高温、高压处理后毒性不变，是性质稳定的高毒类灭鼠药。常因误食本品或食用本品毒死的动物引起中毒，也可经皮肤吸收导致中毒。

1. 中毒症状 急性中毒以中枢神经系统和循环系统障碍为主要症状。前者称神经型，后者称心脏型。中毒潜伏期为 $30 \sim 120$ 分钟。服食者有明显的口渴、恶心、呕吐、心率加快、上腹部灼痛及头痛；重者可出现发绀、瞳孔缩小、烦躁、阵发性强直性全身痉挛、昏迷、抽搐、二便失禁、血压降低、心室颤动或心搏骤停等。氟乙酰胺中毒最突出的表现是抽搐，来势凶猛，反复发作且进行性加重，易导致呼吸衰竭而死亡。

2. 给药方案及救治措施

（1）皮肤污染引起中毒者 立即除去污染衣物，彻底清洗皮肤。口服者用 1：5000 高锰酸钾溶液洗胃，用牛乳、生蛋清或氢氧化铝凝胶保护消化道黏膜。

（2）特殊解毒剂乙酰胺（解氟灵） 成年人一次 $2.5 \sim 5g$，肌内注射，$2 \sim 4$ 次/天；儿童 $0.1 \sim 0.3g/(kg \cdot d)$，分 $2 \sim 4$ 次注射；首剂为全日总量的一半，连续用药 $5 \sim 7$ 天，危重者一次可给 $5 \sim 10g$。肌内注射可混合使用 $20 \sim 40mg$ 普鲁卡因缓解疼痛。乙酰胺用量过大可出现血尿，此时减量并给予肾上腺糖皮质激素。无水乙醇 5ml 溶于 10% 葡萄糖注射液 100ml 中静脉滴注，一日 $2 \sim 4$ 次，可替代乙酰胺使用。

（3）对症治疗 给予呼吸兴奋剂解除呼吸抑制；需止痉者给予阿托品；使用镇静剂对抗抽搐、惊厥；普鲁卡因胺或利多卡因用于频繁室性期前收缩或室颤；有心脏损害者应用二磷酸果糖，禁用钙剂。

八、氰化物中毒

氰化物（cyanide）中毒大多是由于意外或事故，中毒途径主要有三种：一是通过破损皮肤黏膜吸收入血，二是吸入氰化氢或含有氰化物的粉尘，三是通过口腔进入消化道，以意外吸入中毒多见。

1. 中毒症状 高浓度氰化氢气体吸入后可导致猝死，非猝死者呼气中可有苦杏仁气味；轻度中毒表现为眼、咽和上呼吸道刺激征状，进而出现呼吸困难，并有头痛、胸闷、心悸，皮肤黏膜呈樱红色，随即出现阵发性或强直性痉挛、角弓反张。重症者血压骤降、呼吸浅且不规律、感觉及反射消失、昏迷甚至死亡。

2. 给药方案及救治措施

（1）使中毒者迅速脱离现场，用大量清水冲洗受氰化物污染的皮肤、黏膜。

（2）吸入中毒者立即手帕包住 1～2 安瓿亚硝酸异戊酯打碎，给患者吸入，每 1～2 分钟吸入 15～30 秒，直至给予静脉注射亚硝酸钠。3% 亚硝酸钠 10～15ml 加入适量 25% 葡萄糖注射液，缓慢注射不少于 10 分钟，防止血压骤降。有休克先兆应停止给药。随即用同一针头，静脉注射 50% 硫代硫酸钠 20～40ml，也可以静注亚甲蓝，一次按体重 5～10mg/kg 给药，最大剂量为 20mg/kg，必要时间隔 1 小时重复给药。

九、克伦特罗（瘦肉精）中毒

克伦特罗（clenbuterol）是强效 β_2 受体激动剂，可引起交感神经兴奋，体内存留时间长。此药物化学性质稳定，加热分解需达到 172℃，患者一般通过食用含瘦肉精的肉类或动物内脏导致中毒。

1. 中毒诊断

（1）发病前进食含有瘦肉精的肉类或动物内脏。

（2）交感神经兴奋，如多汗、心悸、心动过速、肌颤等。

（3）胃内容物及血、尿检查中有克伦特罗存在。

2. 急性中毒症状　进食量是中毒病情轻重相关因素。轻度中毒可见头晕、乏力、心悸、眼睑肌颤；重度中毒表现为恶心、呕吐、心动过速、ST 段压低与 T 波低平及室性期前收缩、四肢骨骼肌震颤。

3. 给药方案及救治措施　轻度中毒，停止进食，多饮水，平卧、静卧后可好转；重度中毒，催吐、洗胃，导泻，补液；监测血钾，适量补钾；口服或静脉滴注美托洛尔、普萘洛尔、艾司洛尔等 β 受体拮抗剂。

4. 常用解毒药和拮抗药　无特效解毒药。

十、重金属中毒

重金属（heavy metal）包括铅、砷、汞、铬、镉等，中毒可导致皮肤、呼吸系统、消化系统、神经系统、血液系统、肾脏等组织器官受损，危害健康，严重时可致死。

（一）铅中毒

铅（lead）及其化合物对人体组织均有毒性。职业性铅中毒的主要侵入途径是呼吸道吸入，主要是粉尘、烟及蒸气等。急性铅中毒主要是通过消化道摄入。临床铅中毒极少见。

1. 中毒症状　慢性铅中毒可有头晕、头痛、乏力、食欲减退、腹痛、便秘、失眠、多梦、健忘、麻痹等；急性铅中毒可表现为口内金属味、恶心、呕吐、腹绞痛、腹胀、便秘或腹泻、血压升高、呆滞等，但腹部压痛点和肌紧张不明显。少数患者有麻痹性肠梗阻及消化道出血，严重中毒后期出现多发性周围神经病变、贫血、肝肾病变及铅毒性脑病。

2. 救治方案

（1）药物清除　脱离污染源，消化道引起的急性中毒应立即用吐根糖浆导吐，用 1% 硫酸钠或硫酸镁洗胃，以形成难溶性硫化铅，给予硫酸钠或硫酸镁导泻并灌服活性炭吸附毒物，促进毒物排出。

（2）驱铅治疗　中、重度中毒患者使用依地酸钙钠、二巯丁二钠等络合剂，用法用量均为 1g 加入 5% 葡萄糖注射液 250ml 中，静脉注射，每日 1 次，或 0.25～0.5g 肌内注射，bid，连用 2～3 日，5～10 日为 1 个疗程。至少治疗 2 个疗程。若口服给药，可用二巯丁二钠 0.5g tid，疗程同上。治疗后可出现血铅水平反弹，症状反复，因为络合剂不能去除骨组织中的铅，需再次驱铅治疗。青霉胺也可用于驱铅治疗，因毒性较大，现不推荐使用。

（3）对症治疗　腹绞痛者可酌情给予肌内注射阿托品 0.5mg 或静脉注射 10% 葡萄糖酸钙 10ml。重症铅性脑病应给予糖皮质激素、20% 甘露醇降低颅内压。

（二）汞中毒

由环境污染引起的汞（mercury）中毒罕见。急性汞中毒主要因口服升汞等汞化合物而引起，慢性中毒多数由长期吸入汞蒸气引起，少数为应用汞制剂所致。

1. 中毒症状　急性汞中毒为因口服毒物数分钟至数十分钟之内引发急性腐蚀性口腔炎和胃肠炎、口腔及咽喉灼痛，伴随恶心、呕吐、腹痛及腹泻。在呕吐物和粪便中常见脱落的坏死组织和血性黏液。伴胃肠道穿孔泛发型腹膜炎、周围循环衰竭；3~5 天后（重者 24 小时内）出现少尿型肾衰竭，可伴有肝功能衰竭。短期内吸入高浓度汞蒸气后出现口中金属味，继而引起发热、皮疹、头晕、头痛等症状及消化道和呼吸系统相关症状、肾功能衰竭等。皮肤接触者可出现红斑疱疹等变态反应，愈后有色素沉着。呼吸系统有化学性支气管炎及肺炎出现，继而可有肾功能衰竭。慢性轻度汞中毒首发症状为神经衰弱，随着病情发展可出现口腔炎、易兴奋症、意向性震颤等三大典型表现。慢性中度中毒逐渐发展为性格改变或上肢粗大或明显肾脏损害。慢性重度中毒可引起慢性中毒性脑病。

2. 给药方案及救治措施

（1）停止汞接触　口服中毒者立即洗胃，也可以先口服蛋清、牛奶或活性炭，用 50% 硫酸镁导泻，洗胃过程中注意避免消化道穿孔。

（2）驱汞治疗　解毒剂：①二巯丙磺钠。急性中毒时每次 5mg/kg，4~5 小时 1 次，静脉注射，第二日 2~3 次给药，之后每日用药 1~2 次，疗程一周。慢性中毒采用小剂量间歇用药，每次 2.5~5mg/kg，每日 1 次，给药 3 日停 4 日为 1 疗程，一般需 3~4 疗程。需注意的是控制缓慢滴速，偶有过敏性皮疹、剥脱性皮炎甚至过敏性休克等。一旦发生立即停药，对症治疗。②二巯丙醇。急性中毒时，成人常用 2~3mg/kg，肌内注射，4~6 小时 1 次，给药 2 日。之后改为 6~12 小时 1 次。疗程一般为 10 日。③二巯丁二钠。急性中毒首剂为 2g，用注射用水稀释，之后 1 次 1g，每小时 1 次，共 4~5 次。慢性中毒 1 次 1g，1 日 1 次，疗程为一周，可间断用药 2~3 疗程。可出现头痛、四肢酸痛、恶心等不良反应，数小时后自行消失。④青霉胺。刺激肾脏、抑制骨髓，禁用于青霉素过敏者。

（3）对症治疗　接触性皮炎采用 3% 硼酸湿敷治疗；口腔炎需口腔护理，同时给予盐水、2% 碳酸氢钠或 0.02% 氯己定含漱治疗。中毒严重者应补液、纠正水电解质平衡；急性肾衰竭时不宜驱汞治疗，移除血汞可采用血流灌注。汞中毒性脑病极难治愈。

十一、急性乙醇中毒

人对乙醇（ethanol，即酒精）的耐受剂量具有较大的个体差异性，中毒量和致死量都相差悬殊，症状程度也不同，小儿为 6~30ml，成人的一次口服致死量为 250~500ml。血中乙醇浓度达 0.35%~0.40% 时可导致死亡。

1. 中毒诊断

（1）确定过量乙醇摄入。

（2）呼出气体或呕吐物有乙醇味，并有以下表现之一者：①恶心、呕吐、情绪不稳、多语或沉默、粗鲁或攻击他人等；②感觉迟钝、共济失调、眼球震颤、复视；③出现面白、肤冷、体温降低、昏睡、昏迷、神经反射减弱，血压、呼吸、心搏异常，二便失禁等。

（3）在上述两项的同时检测血液或呼出气体，乙醇浓度超过 11mmol/L（50mg/dl）。

2. 急性中毒症状

（1）成人急性中毒大致可分为三期：①兴奋期；②共济失调期；③昏睡期。

（2）小儿摄入中毒剂量后，很快沉睡，不省人事，一般无兴奋阶段。严重低血糖者可发生惊厥，亦可出现高热、颅内压升高、休克等。在吞咽和呕吐、咳嗽时，重复吸入乙醇，可引起吸入性肺炎或急性肺水肿。

3. 给药方案及救治措施 救治原则与其他中枢神经抑制剂中毒基本相同，采取催吐、洗胃、维持生命体征及加强代谢等一般性措施。轻、中度的乙醇中毒无需特殊治疗，急症情况为中毒性昏迷，治疗的主要目的是防止呼吸抑制和因此造成的并发症。

（1）尽快地降低血液乙醇的水平，兴奋剂（如苯丙胺和各种咖啡因）和印防己毒素的混和剂是乙醇的拮抗剂，具有较强的皮层刺激和全面的神经系统兴奋作用，但这些兴奋剂不能促进乙醇的氧化。

（2）血液乙醇浓度高于 7500mg/dl 的昏迷患者应考虑血液透析。对伴有酸中毒或近期摄入过甲醇或乙烯甘露醇的患者给予 50% 葡萄糖注射液 100ml 与胰岛素 20U，同时肌内注射维生素 B_1、维生素 B_6 及烟酰胺各 100mg，适当补充维生素 C。

（3）阿片受体拮抗剂纳洛酮治疗急性乙醇中毒的效果较好，一般用法为 0.4~0.8mg 肌内注射或溶于 5% 的葡萄糖注射液中静脉滴注，可重复使用，直至患者清醒。该药的使用可以提高生存率，减少并发症，缩短昏迷的时间。

（张 华）

书网融合……

题库　　　重点小结

第八章　药学监护与临床实践

学习目标

1. 通过本章的学习，掌握药学监护的概念、核心内容、实施步骤以及在药学监护过程中 POMR 和 SOAP 的应用；熟悉临床病案（住院病案）的主要内容、化验室检查值及其临床意义；了解药学监护的发展史、意义等。

2. 具备基于药学监护的实施步骤、POMR 和 SOAP 的临床思维模式和记录方法实施患者的药学监护能力。

3. 通过"以人为本"的中华优秀传统文化教育，重塑道德观念和价值追求，增强文化自信和使命担当。

21 世纪的医疗是以患者为中心，医师、护士、药师及其他医务人员密切合作，使患者的治疗达到安全、有效、经济、满意的医疗服务全过程（图 8 - 1），其中药师的任务是实施药学监护（pharmaceutical care）。

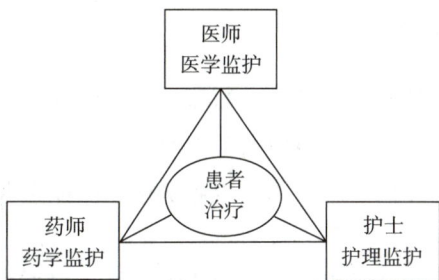

图 8 - 1　21 世纪的医疗

第一节　药学监护及其实施步骤

一、药学监护的概述

药学监护是为了满足社会、医务人员和患者的需求而产生的必然产物，1975 年由 Mikeal 首次提出，1990 年由 Hepler 和 Strand 做出全面的论述。1993 年美国卫生系统药师协会（ASHP）对药学监护做出定义，即药师对接受药物的正常人或患者的生命质量直接负责，以用药有利于改善身心健康为目的，承担监督和执行用药安全和有效方面的社会责任。药学监护是药师与医师、护士和其他医务人员共同以患者为中心进行的医疗服务全过程。药学监护的任务是药师与医师、护士紧密合作做好安全、有效、经济、满意的药物治疗，为患者服务。

药学监护意味着要以患者为中心而不是药物为中心，要把主要的关注点放在药物治疗效果的最大化和药品不良事件的最小化上。在患者的治疗中，药师仅仅提供药学监护是不够的，还需要与其他医务人员、患者进行良好的合作和交流。药学监护的含义包括：①药学监护是与药物治疗有关的服务；②在药学监护的实践模式下，药学监护是药师直接提供给患者的服务。药师与患者之间是直接的医患关系，就像内科诊疗、牙科诊疗服务形式一样，是一对一、面对面的服务；③药学监护的实施要求药师对药物治疗的结果承担应负的责任；④在药学监护的实施过程中，药师必须与其他医务人员密切合作，共同设计、实施和监测治疗方案，最终获得提高患者生命质量的肯定结果。

药学监护是药师与患者以及其他医务人员共同制订、执行和监控治疗方案的合作过程，具有以下工作内容：①鉴别潜在的或已经发生的药源性问题，包括识别和解释症状、搜集患者资料、诊断等；②解决已经发生的药源性问题，确立治疗目标后参与治疗方案的执行和监护；③防止潜在的药源性问题的发生，检测患者情况，及时修正治疗方案。药学监护的实施能够使患者达到如下目的：①治愈疾病；②消除或减轻症状；③阻止或减缓疾病的进程；④预防疾病或症状。

药学监护概念的出现标志着医院药学的发展进入一个崭新时代，人们开始明确医院药学专业的发展方向，认识到医院药学实践必须由"以药品为中心"的传统模式转变到"以患者为中心"的药学监护模式。面向患者的医院药学实践要求药师在患者的药物治疗过程中应承担起社会的责任，充分发挥自己的专业特长，提供专业性服务，避免用药失误，保证药物治疗的安全与有效。药师代表用药者利益，对用药者生命质量负责，做到及时发现、解决和防止出现一切不利于保障最佳药物治疗效果的问题。

药学监护不仅是 21 世纪医院药学新的工作模式，也是药师的未来业务模式，实施药学监护是医院药学新的历史使命。它对药师工作的改革和发展具有重大意义，标志着医院药学实践已从传统的功能型向服务型转变，也标志着药师的工作从传统的处方调剂全面地向临床药学和药学监护方向发展。

二、药学监护的实施步骤

药学监护的实施需要多学科、各专业医疗人员的参与，以患者为中心，通过医疗团队合作的形式来实现。药师是医疗团队的重要成员之一，在药物的合理使用和患者的用药监护方面具有独特技能和专业知识，在药学监护过程中发挥主导作用，承担药学专业责任，保证患者药物治疗的安全、有效、经济和满意，最终提高患者的生命质量。

在任何临床环境下药师的药学监护工作应遵循其核心要素和标准化的实施步骤。药学监护的核心要素包括：①收集和整理患者的具体信息，包括人口统计学、行为学（生活习惯）；②确定药物治疗中存在的问题；③总结患者的医疗需求；④制定患者的个体化药物治疗方案；⑤制定药物的疗效和安全性监测计划；⑥与患者及其他医务人员密切合作制定药物治疗方案及相应的监测计划；⑦启动药物治疗方案；⑧再评价药物治疗方案对治疗效果的影响；⑨重新设计药物治疗方案和监测计划。

药学监护的实施过程包括收集信息（collect，即收集患者的主观信息和客观信息）、评估（assess，即评估患者的病情，发现药物治疗中的问题）、制定计划（plan，即根据发现的问题建立解决每个问题的监护计划）、实施计划（implement，即按计划实施相应的干预措施）和随访及再评价（follow - up: monitor and evaluate，即评价实施药学监护的有效性）等 5 个环节，而临床药物治疗是通过药学监护五个步骤的多次反复来最终达到治愈疾病或减缓疾病进展的目的（图 8 - 2）。

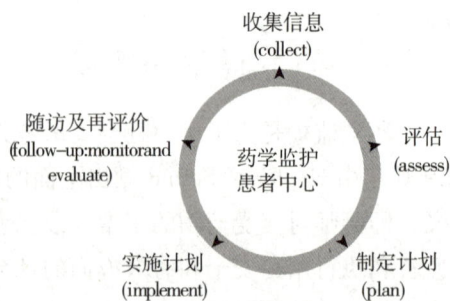

图 8 - 2　药学监护的实施步骤

（一）收集信息

为了了解患者病情相关的病史/用药史和临床状态、评估患者的病情、发现药物治疗中出现的问题，药师应正确地收集患者的主观信息和客观信息。患者的主观信息和客观信息可从患者的病案（medical record）、用药史（medical history）、用药记录（medication administration record，MAR）中收集，必要时通过与患者的直接面谈收集资料。资料的收集包括以下几项内容。

（1）目前使用中的药物清单、处方药和非处方药的用药史、中草药和健康食品等。

（2）健康相关的数据，包括病史、健康信息、生物特征测试结果和体格检查结果等。

（3）患者的生活习惯、嗜好和信仰、健康和功能的目标、社会经济因素等。

这些资料将会影响药物治疗和患者的监护。患者的主观信息和客观信息的内容及收集方法详见第四节部分。

（二）评估

为了发现和划分问题的优先顺序、实现最佳的药学监护，收集患者的主观信息和客观信息同时，药师应根据患者的实际情况分析和评估治疗效果。这一过程主要评估以下几点内容。

（1）每种药物治疗的适宜性、有效性、安全性和患者的依从性（adherence）。

（2）健康和功能状态、危险因素、健康数据、文化差异和健康素养等。

（3）免疫状态、预防保健和卫生保健的需求等。

（三）制定计划

根据发现的问题，药师与其他医务人员、患者或看护人一起制定基于循证医学与成本效益的个体化药学监护计划，其计划内容包括以下内容。

（1）解决药物治疗相关的问题，使药物治疗达到最佳化。

（2）在患者接受医疗保健的背景下制定能够获得临床疗效的治疗目标。

（3）通过教育、授权和自我管理来让患者参与疾病的治疗。

（4）维持监护的连续性，包括适当的随访和监护的转变。

（四）实施计划

药师与其他医务人员、患者或看护人共同合作，实施药学监护计划相应的干预措施。在实施药学监护计划的过程中，药师应做到以下几点内容。

（1）解决药物和健康相关的问题，并从事预防性监护策略（如疫苗接种等）。

（2）启动、修改、中止或授权管理药物治疗，例如，评价患者的用药方案，建议药物治疗或非药物治疗、选择合适的剂型、调整剂量、给临床提供专业的服务等。

（3）为患者或看护人提供药物相关知识的教育和自我管理培训，例如，鼓励患者依从药物治疗，指导提高依从性的方法。

（4）致力于监护的协调工作，包括推荐或转诊患者向其他医学专家咨询。

（5）为了达到治疗目标，必要时安排定期复查或随访。

（五）随访及再评价

药师与其他医务人员、患者或看护人密切合作，监测和再评价药学监护实施的有效性。这个过程包括连续监测和再评价以下几点内容。

（1）通过现有的健康数据、生物特征测试结果和患者的反馈，评价药物治疗的适宜性、有效性、安全性和用药依从性。

（2）有助于患者整体健康的临床终点。

（3）药学监护的结果，包括治疗进展或完成治疗目标的情况，找出新的问题并重新评价。

三、提高药学监护水平的措施

(一) 加强药师和医师的良好合作关系

1. 基本原则 药师应具备一定的临床医学知识和临床思维，能够与医师进行有效沟通；充分运用自己的药学专业知识，为医师提供准确、合理的用药建议，从而达到治疗患者的共同目标。

2. 交流的策略 药师同医师交谈的话题应以患者为中心，可以涉及药物治疗、疾病的诊断、实验室数据的分析等方面的内容。药师向医师提供药物治疗方案时，应以建议的形式提出；遇到自己不太清楚的问题时，千万不要装懂，更不要冒失地回答，应在详细查阅有关资料之后再明确答复；对于自己掌握的知识，要敢于发表自己的看法和意见，但应该注意方式及方法，避免医师产生误解。

为了提高与医师交流的能力，药师首先要掌握"医师的专业语言"，其次通过日常交流或专业讲座等方式让医师熟悉"药师的语言"，从而使药师与医师之间交流不会产生障碍。

(二) 加强与患者的沟通

药师应该代表患者的利益，作为患者与医师之间的沟通者，在征得患者的知情同意之下合理解决患者的药学问题。取得患者及其家属的信任和配合是疾病治疗的关键一步，因此药师与患者的沟通交流必须有效而准确。

1. 思维技能 药师需要充分运用已掌握的专业知识，评价已有的患者信息，对患者的问题有一个系统的理解与分析。

2. 交流技能 临床药师应详细阅读医师书写的病历，向医师了解患者的综合情况，再通过与患者沟通交流，发现医师在繁忙的问诊中遗漏或疏忽的一些药物治疗相关问题，提高药物治疗的安全性、有效性、合理性和经济性，改善患者的生命质量。

(1) **交流和反馈** 药师应与患者建立良好信赖关系和合作关系。药师应该注意使用患者能够听懂的通俗易懂的语言交流，避免使用专业术语，方便患者理解药师的表述。交流中尽量使用确定性的语言，并在交流过程中应反馈给患者正确的信息。在交流过程中可采用语言交流和非语言交流。在沟通交流中，药师应尽量使用确定性的语言，不确定的语言会使患者对药师的权威性和药物治疗效果产生疑虑，其用药依从性就会大大降低。在解答问题时，药师应注意尽可能减少患者的疑虑，增强信心，以此提高患者的用药依从性。

(2) **聆听的技能** 药师应具备良好的聆听技能，能准确把握患者的语言反馈和非语言反馈，患者的语言反馈可以帮助药师判断患者是否已经理解了所用药物或用药方案。患者的非语言反馈可以反映患者的内心世界，用来帮助药师判断患者的理解是否到位。与患者交谈时，药师尽量不要表现出缺乏兴趣或者假装在听；在询问患者问题时，药师需要给患者足够充足的时间去回答问题或者表达自己的想法和疑问。在沟通交流过程中，若药师能用复述问题或点头等表示自己在认真听取，患者就会感到自己受到重视，能够激发患者进一步沟通的意愿。

(3) **关爱与理解** 同理心是对患者的疾病、言语和感觉的某种理解。相互尊重、平等交流、地位平等、相互尊重是良好沟通的基础，药师不能因为患者生病而歧视患者，也不能将患者的隐私随便告诉其他不相关的人，必须为患者保密。

(三) 提高患者的用药依从性

用药依从性是指患者的用药行为与医嘱的一致性，即患者接受、同意并正确执行治疗方案的程度，即患者按照医生的指示正确、按时、足量地使用药物。它是衡量患者是否遵循医嘱用药的重要指标，包括准确的服药时间、剂量、复诊时间以及遵守相关药物的饮食限制等多个方面。用药依从性可分为完全依从、部分依从（超过或不足剂量用药、增加或减少用药次数等）和完全不依从三类。用药依从性是药物发挥有效性的基础。患者良好的用药依从性能够确保药物的疗效，降低治疗失败的风险；而用药依从性差可能会导致病程延长、病情反复或加重，降低患者的生活质量，甚至引起严重的药品不良反应或者导致死亡，造成医药卫生资源的浪费。因此，通过与患者的沟通交流提高患者的用药依从性具有非常重要的现实意义。

第二节　在药学监护中 POMR 和 SOAP 的应用

问题导向型医疗记录（problem oriented medical record，POMR）模式是由 Weed 于 1969 年提出来的，先是被用于住院患者的病历记录。因其整理病史资料的原则充分体现了全科/家庭医学的全面性、综合性和连续性的精神，很快被全科/家庭医生所采用，并且在全科/家庭医疗的实践中显示出很大的优越性，更显示 POMR 模式的出色效率。虽然医务人员遇到医疗服务的场所、疾病及其获得的信息都有很大的不同，但是病历记录都遵循 POMR 模式，POMR 是医学界公认的一种标准化的病历记录模式，是医师、护士、药师和其他医务人员统一使用的病历记录模式，具有以下优点。

（1）POMR 是对患者进行药学监护的系统性记录模式和思考方法。

（2）POMR 用系统的方法来整理患者的全部资料。

（3）POMR 记录与其他医务人员讨论（intervention）的理由、讨论结果及实施结果。

（4）POMR 能够很快地掌握现存问题的重要性。

（5）POMR 是为了与其他医务人员进行有效的交流。

（6）不管患者的问题是否单纯和复杂，都可采用 POMR 模式。

SOAP 是指主观信息（subjective data）、客观信息（objective data）、评估问题（assessment）和建立治疗计划（plan）。不管患者有多个问题还是单一问题，每个问题都应采用 SOAP 格式记录。

当药师开展药学监护时，首先从患者的病历中收集有关患者的信息，并找出问题（problem），然后实施药物治疗、监护和评价。但是，在没有熟练掌握相关技能的情况下开展药学监护工作是既困难又费时间的。POMR 和 SOAP 是药师在短时间内了解患者情况的好方法，POMR 模式和 SOAP 格式在药学监护中的应用介绍如下。

一、问题导向型医疗记录

POMR 是进行药学监护的系统性记录形式和思考方法，即采用系统的方法来整理患者的全部信息，记录与其他医务人员讨论（intervention）的理由、讨论结果及监护的实施结果。通过 POMR，药师能够很快地发现患者现存问题，促使尽快与其他医务人员进行有效沟通与交流，达到早期发现问题、早期解决问题的目的。不管患者的问题是否单纯或复杂，都可采用 POMR 模式。

POMR 是指把患者的问题按需要紧急处理的顺序排列，并把每个问题按 SOAP 格式记录。POMR 中的问题清单（problem list）是根据基础资料总结出来的，是对患者目前和过去健康情况的一个总结。设立问题清单的目的在于让药师能够在短时间内浏览和了解患者在一段时间内所存在的全部健康问题。问题清单中的问题通常是临床诊断或需要干预的。它可以是一个确定的诊断、一个目前存在的症状或体征、一项异常的实验室检查结果、一个影响健康的危险因素；也可以是不合理的药物治疗（包括药物的无适应证、药品不良反应、药物相互作用、患者的不依从性等）、心理问题（如抑郁）、经济问题（如无固定经济来源）或社会问题（如婚姻不和谐）等，其中不合理的药物治疗是药师首先考虑的问题。另外，患者的问题应按重轻急缓排序，并考虑每次药学会诊时问题目录的顺序是随着治疗而变化的。

二、SOAP 格式

在药学监护过程中药师书写药历、分析病例是必不可少的一项重要内容。SOAP 格式是一种规范的药历书写格式，也是药学监护实施步骤的收集信息（collect）、评估（assess）问题和制定计划（plan）的文档记录。它按照这 4 个字母的顺序简明扼要、系统地书写整理和详细记录整个发病和治疗过程，以便在病情变化、再次入院或探讨药物治疗的合理性时能够迅速准确地反映患者的情况。

SOAP 格式是与问题清单相结合，按问题的重轻顺序和时间顺序记录病情的进展情况，其重要性在于反映患者的持续性监护。SOAP 格式的药历记录具有简单易行、经培训后即可使用；可保持大多数病例记录的一致性；格式一致，医师、药师和其他医务人员更容易回顾和理解患者的疾病状况与药物治疗；提高监护效率，减少盲目性的优点，被医师、药师和其他医务人员广泛使用。

（一）主观信息（S）

主观信息是指患者主观表述的内容，如主观症状。患者提供的任何信息，包括患者的主诉和病史、过敏史、药品不良反应史、既往用药情况、家族病史、个人史（如吸烟、饮酒、吸毒）等情况均属于主观信息。收集这些信息的主要方式是药学问诊，当患者叙述主观症状时，要注意观察患者的态度和表情，从而判断信息的可靠性。

（二）客观信息（O）

客观信息如患者的生命体征、体格检查、实验室检查、心电图及影像学等检查结果和治疗费用，将有助于明确诊断和治疗的决策。正在使用中的药物也属于客观信息。要注意，当患者使用药物的理由不清楚时，应考虑"问题"之一很可能是由该药物引起。

（三）评估问题（A）

药师首先要判断病因是否由某种药物引起，即考虑药源性疾病。当某种药物无效时首先要考虑患者的用药依从性（adherence）是否有问题。其次是评价药物治疗的安全性、有效性、经济性和患者的满意度。根据主观信息和客观信息，药师应该对现行的药物治疗与被推荐的药物治疗进行评价，评价时需要考虑疾病的严重程度、脏器功能损伤、过敏性问题（交叉反应的危险性）及药品不良反应的危险性等问题；根据患者的年龄、体重、肾功能和肝功能、合并用药、药动学特点等选择合适的药物；根据药物的剂型、给药途径、给药计划选定合适的给药方法，决定合适的治疗疗程；评价药物的疗效、药品不良反应和药品不良事件；评估药物 – 药物、药物 – 疾病之间的相互作用。

（四）治疗计划（P）

首先，药师向医师推荐合适的药物治疗方案，即：①明确说明选择该药物的理由、给药剂量、给药次数及治疗疗程等；②明确药物治疗的目标；③说明药物治疗过程中应该注意观察的指标。其次，所有的"问题"并不是都要采取药物治疗，有时也可考虑运动疗法和饮食疗法等非药物治疗，因此对患者的用药教育也很重要。最后，为了评价药物治疗的成功与否，对出院后的治疗也要提出监护计划和随访安排，并列出将要检测的指标、检测时间和需要斟酌的主观信息。

第三节　临床病案格式

临床病案（住院病案，以下简称病案）是医务人员对患者疾病的发生、发展、转归、检查、诊断和治疗等医疗活动过程的记录，也是对采集到的患者资料加以归纳、整理、综合分析，按规定的格式和要求书写的患者的医疗健康档案。病案是医生诊断和治疗疾病的依据，对医疗、预防、教学、科研、医院管理等都有重要的作用。现以出院后患者的病案为例介绍住院病案的格式，为临床药学或药学专业学生的医院药学实习供参考。

一、住院病案首页

住院病案首页内容包括患者的基本信息、住院过程信息、诊疗信息、费用信息等。

1. 基本信息　包括姓名、性别、年龄、出生地、籍贯、身份证号、职业、婚姻状况、联系方式等。

2. 住院信息　包括住院次数、入院日期、出院日期、实际住院天数等。

住院过程信息：包括入院方式（如急诊、门诊等）、入院诊断（包括主要诊断和其他诊断）、入院时情况（如危、急、一般等）、诊疗信息、手术信息（包括手术名称、手术日期等）、检查信息（包括医学影像检查资料、特殊检查资料等）、治疗信息（包括医嘱单、辅助检查报告单等）。

3. 费用信息　医疗付款方式，如城镇职工基本医疗保险、城镇居民基本医疗保险等。

4. 出院信息　由主治医师填写住院日数、出院日期、出院科别、转科情况、出院诊断、治疗过程及转归、手术切口愈合等级、并发症等。

二、入院记录

1. 基本信息　包括姓名、性别、年龄、民族、籍贯、职业、病史陈述者、婚姻状况、家庭住址、电话、入院时间等。

2. 主诉　是指促使患者就诊的主要症状、体征或原因（包括部位、性质、程度）及持续时间。

3. 现病史　以主诉为中心线索，按症状和体征的发生先后，详细描述发病情况、病情演变、入院前的诊治经过，治疗对病情的影响以及现在的一般情况等。

4. 既往史　既往的健康状况评价、高血压史、糖尿病史、肾病病史、肝病病史、传染病史、预防接种史、药物与食物的过敏史、外伤史、手术史、输血史等。

5. 系统回顾　按身体的各系统详细询问可能发生的疾病，这是规范病历不可缺少的部分，它可以帮助医师和其他医疗工作者在短时间内扼要了解患者某个系统是否发生过的疾病与本次主诉之间是否存在着因果关系。记录内容包括：①呼吸系统，有无慢性咳嗽、咳痰、咯血、胸痛、气喘史等；②循环系统，有无心悸、气促、发绀、水肿、胸痛、昏厥、高血压等；③消化系统，有无食欲改变、嗳气、反酸、腹胀、腹痛、腹泻、便秘、呕血、黑便、黄疸史等；④泌尿生殖系统，有无尿频、尿急、尿痛、血尿、排尿困难、腰痛、水肿史等；⑤造血系统，有无乏力、头晕、皮肤或黏膜出血点、瘀斑、鼻衄、牙龈出血史等；⑥内分泌系统及代谢，有无畏寒、怕热、多汗、食欲异常、消瘦、口干、多饮、多尿史，有无性格、体重、毛发和第二性征改变等；⑦神经系统，有无头痛、眩晕、失眠、嗜睡、意识障碍、抽搐、瘫痪、惊厥、性格改变、视力障碍、感觉异常史等；⑧肌肉骨骼系统，有无肢体肌肉麻木、疾病、痉挛、萎缩、瘫痪史，有无关节肿痛、运动障碍、外伤、骨折史等。

6. 个人史　包括出生地、现住地、常住地；有无疫区疫水接触史；有无毒物、放射性物质接触史；有无烟酒史、烟酒嗜好持续时间和日数量等。

7. 月经及生育史　婚姻状况、生育史、育有几位子女、配偶及子女身体状况、流产史、月经周期等。

8. 家族史　家族遗传疾病史、类似疾病史、何人患病、是何关系等。

9. 体格检查　主要有生命体征（VS），如体温（T，℃）、心率（HR，次/分）、呼吸频率（RR，次/分）、血压（BP，mmHg）、体重（Wt，kg）、身高（Ht，cm）。也包括各部位和系统的检查情况和专科情况（现病有关的情况），如发育营养和体型情况、表情、体位、步态、神志、全身皮肤、全身淋巴结、头部情况、颈部情况、甲状腺情况、胸廓、呼吸情况、肺部情况、心脏情况、腹部情况、压痛、反跳痛、肌紧张、肝脾肋下情况、肠鸣音、脊柱四肢情况、关节情况、膝反射、肛门及外生殖器情况等。

10. 辅助检查　记录与诊断有关的实验室及器械检查结果。如系入院前所做的检查，应注明检查地点及日期。

11. 入院诊断　是指在患者入院后 72 小时内由主治医师做出的诊断名称，应包括医生签字。

三、病程记录

日常病程记录是指对患者住院期间的连续性记录，由医师书写，也可以由实习医务人员或试用期医务人员书写。对病危患者，应当根据病情变化随时书写病程记录，每天至少 1 次，记录时间应当具体到分钟；对病重患者，至少 2 天记录一次病程记录；对病情稳定的患者，至少 3 天记录一次病程记录；入院及手术后的前 3 天，至少每日记录 1 次。病程记录采用 SOAP 格式，其内容如下。

1. 小结　简要明确地综合病历资料，尤其是与诊断及鉴别诊断有关的主观信息和客观信息，包括主诉、体格检查、辅助检查、实验室检查等重要的阳性及阴性结果，并分析病例特点。

2. 诊断分析　根据可能性大小顺序列出初步诊断的病名以及依据，写出分析的过程，对于需要进一步诊断的方向也要指明，需要再做哪些检查也要说出。

3. 鉴别诊断　对于患者现有的症状和体征来分析，需要与现有诊断进行鉴别分析的诊断，使用何种辅助诊断的方式也要说明。

4. 诊疗计划　以条例式简明表达进一步检查计划、当前治疗原则和治疗方案。

四、护理记录

在住院病案中，护理记录是护士根据医嘱和病情对住院患者护理过程的客观记录，其内容主要包括：①患者住院期间病情的变化情况，如生命体征、症状、体征的改善或恶化；②护理措施的详细记录，如给药、输液、吸氧、翻身拍背、口腔护理等；③护理措施的执行效果（即护理效果），如患者症状是否缓解、体征是否改善等；④每日出入液体量的记录，如口服、静脉输液、尿量、便量、呕吐物量等。

在这些护理记录中药师可以收集药物治疗的有效性、安全性（药品不良反应）、合理性等相关信息，能够充分了解患者的病情，有利于与护士进行良好的沟通，指导护士的合理用药。

五、辅助检查

辅助检查是指住院期间器械检查及实验室检查结果，包括血常规、血生化、尿常规、粪便检查、凝血检查、痰培养与尿培养、病原学检查、免疫功能检查、胸片、CT、病理学检查等检查报告。

六、医嘱记录

1. 长期医嘱记录　长期医嘱的内容主要包括护理常规与级别、饮食规定、体位与活动、病情监测（需要定期监测的生命体征和指标，如体温、脉搏、呼吸、血压、神志、尿量等）、药物治疗，以及其他治疗与护理措施（如吸氧、吸痰、鼻饲、胃肠减压、导尿管留置等），其中药物治疗（即药历）对药师是最重要的长期医嘱内容之一，详细记录有患者所需的药物名称、剂型、规格、用量、用法和次数、给药方式、持续时间、注意事项等。

2. 临时医嘱记录（临时用药、器械检查及实验室检查）　记录要求同长期医嘱。

七、体温单

体温用折线的方式标示出来，可以明显看到体温的变化情况。在体温单中也获得血压、液体总输入量、小便次数、大便次数、尿量及体重等信息。住院患者的体温单应放在病案的首页上，便于监测患者的生命体征。

第四节　临床化验值及其临床意义

为了开展良好的药物治疗，药师不仅要掌握药学专业知识，也要掌握一定的医学知识，这样才能正确地评价患者的病理生理状态，实施良好的药学监护。如何科学解读实验室检查报告是广大药师能否参与药学监护工作的一项重要的基本功，在医院药学教育和临床药师培训中越来越受到重视。现对药学监护过程中最常使用的肝肾功能指标、血脂指标及血糖相关的生化指标及其临床意义介绍如下。

一、肝功能指标

药物进入体内后通常经肝脏代谢或肾脏排泄，因此肝功能指标不仅是判断肝脏疾病的严重程度、病情发展及预后的重要参考指标，也是选择治疗药物的依据，临床上最常用的肝功能评价指标主要包括氨基转移酶（ALT、AST）、谷氨酰转肽酶（GGT）和碱性磷酸酶（ALP），其他指标还有胆碱酯酶（CHE）、总蛋白（TP）、白蛋白（ALB）、总胆红素（TBIL）、直接胆红素（D‐BiL）和总胆汁酸（TBA），其正常指标以及临床意义见表8‐1。

表8‐1　肝功能检验项目及其临床意义

项目名称	参考值	单位	临床意义
AST 门冬氨酸氨基转移酶	0~40	U/L	增高：病毒性肝炎、肝硬化、肝癌、心肌梗死等以及应用某些药物后
ALT 丙氨酸氨基转移酶	0~40	U/L	增高：病毒性肝炎、肝硬化、肝癌、心肌梗死等以及应用某些药物后
γ‐GT γ‐谷氨酰转肽酶	8~58	U/L	增高：原发性或继发性肝癌、胰腺癌、慢性肝炎及肝硬化活动期等
ALP 碱性磷酸酶	42~140	U/L	增高：阻塞性黄疸明显增高，肝细胞性黄疸中度增高
CHE 胆碱酯酶	3700~11000	U/L	肝炎时活性下降，肝硬化失代偿期明显下降，阻塞性黄疸时，此酶活力在正常范围。有机磷中毒时活性下降
TP 总蛋白	60~83	g/L	增高：急性失水、休克等造成的营养不良和消耗增加。肝功能合成障碍，蛋白质合成减少
ALB 白蛋白	37~53	g/L	增高：脱水、血液浓缩 减少：肝功能损害时，白蛋白合成减少腹腔积液、肾病时白蛋白丢失；妊娠后期，营养不良
T‐BiL 总胆红素	5.1~25.6	μmol/L	增高：反映黄疸的程度
D‐BiL 直接胆红素	1.7~6.8	μmol/L	增高：与T‐BiL同
TBA 总胆汁酸	0~20	μmol/L	增高：肝实质受损的一个灵敏诊断指标，如急性肝炎、肝硬化

（一）血清氨基转移酶

血清氨基转移酶主要有丙氨酸氨基转移酶（ALT）和门冬氨酸氨基转移酶（AST）。肝细胞中富含这两种酶，当1%的肝细胞被破坏时，所释放的氨基转移酶足以使血清中氨基转移酶水平升高1倍，因此血清氨基转移酶测定被认为是反映肝细胞损害的标准试验。然而，在判断血清氨基转移酶测定结果时应注意下列情况：各种肝病均可引起血清氨基转移酶升高，但超过正常值10倍的血清氨基转移酶主要见于急性病毒性或药源性肝炎、休克时肝缺氧和急性右心衰竭时肝淤血。为了提高血清转氨酶测定结果的诊断和鉴别诊断价值，在病毒性肝炎时，同时测定 AST/ALT 的比值（正常值为1.15左右）则更有意义。门冬氨酸氨基转移酶是检查有无肝细胞损伤的一个重要指标，但在人体内主要分布在心肌细胞内，而心肌容易受缺氧、酸中毒、感染等因素的影响而损伤，从而释放出门冬氨酸氨基转移酶等多种酶。因此，单纯门冬氨酸氨基转移酶的升高并不能说明肝细胞损伤的程度。

（二）碱性磷酸酶

碱性磷酸酶是一组特异性很低的酶，几乎存在于身体各种组织中，尤以成骨细胞、肝脏、胎盘及白细胞中含量丰富。因此，生理性的升高可见于正常妊娠、新生儿骨质生成和正在发育的儿童。另外，在胆汁排泄障碍患者中，碱性磷酸酶水平的升高与疾病的严重程度直接相关，因此碱性磷酸酶水平可成为原发性胆汁性胆管炎的诊断依据。

（三）γ-谷氨酰转肽酶

γ-谷氨酰转肽酶是一种参与蛋白质代谢的酶，存在于肝细胞胞浆和胆管上皮细胞中。其临床意义与碱性磷酸酶大体一致，但特异性不如碱性磷酸酶。由于其在骨骼中分布极少，故可鉴别肝胆和骨骼系统的损害，弥补碱性磷酸酶的不足。γ-谷氨酰转肽酶升高见于各种原因的胆汁淤积、原发性或继发性肝癌、胰腺癌、慢性肝炎及肝硬化活动期等。

（四）胆碱酯酶

胆碱酯酶分为两种：一种是真性胆碱酯酶（ACHE），即乙酰胆碱酯酶；另一种是假性胆碱酯酶（PCHE），也称丁酰胆碱酯酶。血清中的胆碱酯酶主要来源于假性胆碱酯酶。假性胆碱酯酶由肝脏生成后分泌入血，反映肝实质合成蛋白的能力，与血清白蛋白的减低大致平行，但能比白蛋白更敏感地反映病情变化。随着病情的好转，假性胆碱酯酶迅速上升。慢性肝炎时，如胆碱酯酶持续减低，则提示预后不良。肝硬化和重型肝炎患者血清胆碱酯酶活力明显降低，肝功能衰竭时，亦显著降低；在营养不良、感染、贫血性疾病、有机磷中毒时，血清假性胆碱酯酶也下降，应注意判别。脂肪肝、肾病综合征及原发性肝癌时，假性胆碱酯酶往往上升。

（五）蛋白质

当肝脏发生病变时，血清中蛋白质（总蛋白和白蛋白）的质和量均会发生改变。因此，检测血清中蛋白质是肝脏疾病诊断、观察治疗效果和预后的重要手段之一。血清蛋白测定结果对疾病的诊断没有特异性，但结合临床资料可以用来判断疾病的严重程度，总蛋白、白蛋白是反映肝病预后的指标。总蛋白和白蛋白反映肝脏合成蛋白的功能，随着肝功能损害加重，失代偿期肝脏合成功能下降，肝脏合成蛋白功能减低，白蛋白下降、球蛋白升高，致使白蛋白/球蛋白比值倒置。在肝病患者中，若白蛋白 < 20g/L，则提示肝损害严重，预后不良；若治疗后白蛋白值回升，为治疗有效的最好标志。各种原因引起的血液浓缩，如严重烧伤引起的体液大量丢失时，可见血清总蛋白增高；反之，当血液稀释时，则总蛋白减低。

（六）胆红素

检查胆红素（总胆红素和直接胆红素）代谢情况对于判断肝功能和黄疸鉴别均有重要意义。血清总胆红素明显升高表示有严重的肝细胞损害，且总胆红素越高，表示肝损害越严重，病程越长。测定血清总胆红素的主要价值在于发现隐性黄疸。血清直接胆红素测定可能有助于早期诊断某些肝胆疾病。血清总胆红素、直接胆红素及间接胆红素均升高见于肝细胞性黄疸。

（七）胆汁酸

胆汁酸是胆汁中存在的一类胆烷酸的总称，是肝脏代谢的重要产物。血清总胆汁酸是肝脏分泌到胆汁中最多的有机酸。一旦肝细胞发生病变，胆汁酸代谢发生了变化，总胆汁酸极易升高。因此，总胆汁酸已被认为是肝实质性损伤的灵敏指标。急性肝炎、慢性活动性肝炎、肝硬化时，总胆汁酸的阳性率在85%~100%；而慢性迁延性肝病时，丙氨酸氨基转移酶变化不明显，但总胆汁酸的阳性率很高，达85.4%，明显高于其他指标的阳性率；在肝硬化后期，总胆汁酸改变明显，比丙氨酸氨基转移酶更敏感地反映患者病情，因此，总胆汁酸又可作为肝细胞慢性损害的指标之一。

二、肾功能指标

一些药物、很多环境污染物（例如，铅、汞、镉、铬、砷、烃类溶剂、石油产品等）以及某些疾病都可引起肾脏损害，导致肾功能降低。肾功能检查结果不仅可以直接反映泌尿系统的生理功能和病理变化，也可间接反映全身多脏器和多系统的功能。当肾功能降低时，需要调整肾排泄药物的给药方案，因此肾功能检查是患者的药学监护过程中的一项重要的监测指标。衡量肾功能的检查方法有尿液显微镜检查和化学检查以及血液的某些化学检查。下面重点介绍尿素氮、肌酐、尿酸、钙、磷等肾功能的血液检查项目及其临床意义（表8-2）。

表8-2　肾功能检验项目临床意义

项目名称	参考值	单位	临床意义
BUN 尿素氮	2.5~7.0	mmol/L	增高：肾脏疾病（肾脏排泄功能障碍、肾后病变、肾前病变）、休克等 降低：严重肝损害、妊娠后期
CRE 肌酐	44~115	μmol/L	增高：肾功能严重受损 降低：肌肉萎缩、贫血等
UA 尿酸	150~440	μmol/L	增高：痛风、结缔组织、肾脏疾病（尤其是肾功能不全者） 降低：应用肾上腺皮质激素、秋水仙碱后
Ca 钙	2.1~2.9	mmol/L	增高：甲状旁腺功能亢进、肿瘤骨转移等 减低：慢性肾炎、尿毒症、甲状旁腺功能减退、佝偻病、软骨病、低血钙
P 磷	0.80~2.26	mmol/L	增高：肾功能不全、甲状旁腺功能减退、骨髓瘤、骨折愈合期、维生素D过多症等 减低：甲状旁腺功能亢进、佝偻病或软骨病、糖尿病及大量静脉注葡萄糖等

（一）血液尿素氮

尿素氮（BUN）是人体蛋白质代谢的主要终末产物，主要经肾脏排泄。在肾功能损害早期，血液尿素氮水平维持在正常范围，直到晚期时血尿素氮的浓度才迅速升高。各种肾脏疾病，包括肾小球病变、肾小管、肾间质或肾血管的损害都可引起血液尿素浓度的升高，但是血液尿素并不是肾功能的特异指标，它受肾脏以外因素的影响。

（二）血液肌酐

内生肌酐（CRE）是人体肌肉的代谢产物，经肾脏随尿排泄。血液肌酐与体内肌肉总量关系密切，不易受饮食、运动、激素、蛋白质分解代谢等因素的影响，每日体内产生的肌酐几乎全部随尿排出，一一般不受尿量影响。因此，血液肌酐浓度能够反映肾脏损害、肾小球率过滤、尿路通畅性等肾功能，是一项比尿素、尿酸更特异的肾功能评价指标。肾脏代偿与储备能力强，只有肾功能明显受损才使肌酐浓度升高。通常血液肌酐浓度与疾病严重性平行。肾性早期的损害一般不会使血肌酐浓度升高。

（三）血液尿酸

正常情况下体内尿酸（UA）的生成与排泄处于平衡的状态，但是若体内生成过多而来不及排泄或者尿酸排泄机制退化，则体内尿酸滞留过多，导致人体体液变为酸性环境，影响人体细胞的正常功能，长期置之不理将会引发痛风。当肾功能不全时可能血液尿酸浓度增高，但是血液尿酸的增高并不是肾功能的典型指标。

（四）血钙和血磷

慢性肾衰竭患者在肾小球滤过率降至 $50 \sim 60ml/min$ 时，肾纤维化的不断加重，出现机体酸碱平衡紊乱，肾脏参与 $1\alpha,25 - (OH)_2D_3$ 合成的能力明显降低。因为 $1\alpha,25 - (OH)_2D_3$ 具有促进小肠对钙的吸收和肾小管对钙的重吸收等作用，因此 $1\alpha,25 - (OH)_2D_3$ 血浓度的降低促进了人体血钙的降低。

当肾小球滤过率降至正常的 1/5 时，继发性甲状旁腺激素分泌持续增多，促进磷排出的能力达到极限，血磷浓度开始升高。当慢性肾功能不全患者的肾小球滤过率降低至 50% 左右时，肾小球滤过的磷减少，使血液磷浓度增高。另外，继发性甲状旁腺激素分泌增多又会加强机体溶骨活动，使骨磷释放增多，从而形成恶性循环，使血磷水平不断上升。

另外，血磷升高时磷酸根离子自肠道排出而与食物中的钙结合成难溶性磷酸钙随粪便排出，也妨碍了钙的吸收，促进了血钙水平的降低。

三、血脂指标

血浆中所含脂类成分统称为血脂，而血脂含量可以反映体内脂类代谢的情况。血脂在正常情况下是趋于稳定状态的，但是若长期受到不良因素的影响，如高脂肪、高热量饮食、运动缺乏会使肥胖程度增加，则会造成血脂升高，最终诱发动脉粥样硬化症、高血压、冠心病、脑血栓等心血管疾病。

临床上常用的血脂指标主要有总胆固醇（TC）、低密度脂蛋白胆固醇（LDL - C）、高密度脂蛋白胆固醇（HDL - C）、甘油三酯（TG）、载脂蛋白 A_1（$ApoA_1$）和载脂蛋白 B（ApoB），见表 8 - 3。

表 8 - 3　血脂指标及临床意义

项目名称	参考值	单位	临床意义
TG 甘油三酯	$0.45 \sim 1.70$	mmol/L	增高：原发性高血脂症、肥胖症、动脉粥样硬化、糖尿病、甲状腺功能减退、冠心病等
TC 总胆固醇	$3.35 \sim 5.18$	mmol/L	增高：动脉粥样硬化、糖尿病、甲状腺功能减退、阻塞性黄疸等 降低：甲状腺功能亢进、慢性营养不良肝硬化
LDL - C 低密度脂蛋白胆固醇	$1.68 \sim 3.37$	mmol/L	增高：糖尿病、肥胖、家族性高胆固醇血症 降低：肝炎、肝硬化、甲状腺功能亢进
HDL - C 高密度脂蛋白胆固醇	>1.04	mmol/L	增高：饮酒及长期体力活动会使其升高 减低：冠心病、脑血管病糖尿病、肝炎肝硬化、吸烟等；高 TG 血症伴有低 HDL - C；肥胖者 HDL - C 多偏低
$ApoA_1$ 载脂蛋白 A_1	男性：$0.92 \sim 2.36$ 女性：$0.80 \sim 2.10$	g/L	减低：冠心病、脑血管疾病；$ApoA_1$ 缺乏症、家簇性低 α 脂蛋白血症鱼眼病等（同时 HDL - C 极低）
ApoB 载脂蛋白 B	男性：$0.42 \sim 1.14$ 女性：$0.42 \sim 1.26$	g/L	增加：高脂蛋白血症、糖尿病、动脉粥样硬化、心肌梗死 减少：心肌局部缺血、肝功不全

四、血糖相关的指标

血糖（GLU）和糖化血红蛋白（HbA1c）既是糖尿病的诊断指标又是评估血糖控制状态的最有价值

的指标。药物治疗期间空腹血糖（FPG）值和饭后血糖（PPG）值直接反映患者的血糖控制情况，而 HbA1c 值反映取血前 2～3 个月的平均血糖水平，因此血清 GLU 和 HbA1c 水平对糖尿病的诊断和疗效评价、其他疾病状态的评价具有重要的意义（表 8 - 4、表 8 - 5）。

表 8 - 4　糖尿病的诊断标准和治疗目标

诊断指标	诊断标准	治疗目标
典型糖尿病症状		
加上随机血糖	≥11.1mmol/L	
或加上空腹血糖	≥7.0mmol/L	FPG <7.0mmol/L
或加上 OGTT 2h 血糖	≥11.1mmol/L	最佳：PPG <7.8mmol/L 较好：PPG <10.0mmol/L
或加上 HbA1c	≥6.5%	HbA1c <7.0%
无糖尿病典型症状者，需改日复查确认		

注：典型糖尿病症状包括烦渴多饮、多尿、多食、不明原因体重下降；随机血糖指不考虑上次用餐时间，一天中任意时间的血糖，不能用来诊断空腹血糖受损或糖耐量减低；空腹状态至少 8 小时没有进食热量。

表 8 - 5　糖尿病相关的指标及其临床意义

项目名称	参考值	单位	临床意义
HbA1c 糖化血红蛋白	3～6	%	增高：糖尿病、急性胰腺炎、流行性腮腺炎、急性阑尾炎、肠梗阻、胰腺癌、胆石症、溃疡性穿孔、注射吗啡后
GLU 血糖	3.9～6.0	mmol/L	增高：各种糖尿病。其他各种内分泌疾病：甲状腺功能亢进、垂体前叶嗜酸细胞腺瘤、肾上腺皮质功能亢进、嗜铬细胞瘤、垂体前叶嗜碱性细胞功能亢进。脱水引起高血糖 减低：胰岛素分泌过多：胰岛细胞增生或肿瘤，注射或服用过量胰岛素或降血糖药。对抗胰岛素的激素分泌不足。严重肝病：肝调节功能下降

第五节　药学监护的实施过程与实例

药学监护的实施过程包括收集患者的信息、评估患者的病情、建立监护计划、实施监护计划、随访及再评价等 5 个环节。本节举例说明糖尿病患者的药学监护过程及 POMR 和 SOAP 格式的应用。

一、药学监护的基本实施过程

药学监护的目标是要求药师能够解决药物治疗中存在的问题，因此所收集的患者资料应与药学监护的目标相适应，才能正确地评价药物治疗中存在的问题。

首先，根据医生的诊断及患者的病情把问题按重轻顺序排列（POMR），并把每个问题采用 SOAP 格式完成患者的信息收集、患者的病情评估、监护计划的建立等记录。其次实施监护计划，并进行随访及再评价。

患者的主观信息（subject data）可在病案中的主诉、现病史、既往史、系统回顾、个人史、家族史、护理记录和医师的病程记录中收集（collect），或直接通过与患者的面谈收集，而患者的客观信息（object data）可在病案中的辅助检查、护理记录、医师的病程记录、医嘱记录和体温单中收集。

评估（assess）患者的病情时，要重点评估药物治疗的安全性、有效性、合理性及患者的用药依从性，因为有时病因很可能是正在使用的药物，如药源性疾病、用药不依从性等。评估时药师应考虑：①有适应证，但未接受药物治疗；②药物选择不当；③治疗剂量偏低；④药品不良反应（已有的或潜在的）；⑤超剂量用药；⑥药物相互作用（已有的或潜在的）；⑦未对症用药；⑧患者依从性等与药物治疗相关的问题，也可使用如下问题列表来评估药物治疗相关问题。

1. 目前患者使用哪些药物，患者的病情是否与正在使用的药物相关？

这个问题可以帮助药师确认患者的用药是否符合适应证，若是不符合应该使用哪些药物，是否有概率发生药品不良反应等。

2. 用药恰当吗？

药物的选择正确吗？有没有更合适的药物？药物的成本－效应比如何？药师需要核对患者既往用药情况和治疗情况，选择对于患者的最优治疗药物。

3. 每个药物的使用剂量恰当吗？

药物使用超量容易引发不良反应，药物使用未达到有效剂量就不能达到治疗效果，需要确定每个药物的剂量是否恰当。

4. 治疗目标是什么？达到治疗目标了吗？

可能对于不同的群体，治疗的目标也会不一样。对于高血压患者来说治疗目标是不让自己感到头晕；对于医生和药师来说，治疗目标是将血压控制在正常血压范围内，同时避免药物的不良反应，降低低血压的风险。有的目标达到了，有的目标没有完成也要在以后的药学监护实践中继续完成。正是由于不同群体的目标不同，在制定整个药学监护的目标时也应该考虑到患者和医师的想法。

5. 服药后患者有何不良反应？

药品不良反应一直是用药方面的大问题。对于已经出现的不良反应要及时监护控制病情，对于潜在的药物相互作用和不良反应也要有所警觉，进行相应的预防。

6. 患者对治疗方案有何反应？

患者的依从性直接影响药物的治疗效果，对于一个以患者为中心的药学监护来说，患者对于治疗方案的意见很重要。药师需要多与患者进行沟通，在向医师给出任何有关药物治疗方面的建议之前，应该先观察患者对药物治疗的反应情况如何。

7. 患者服药时间应持续多久？

服药时间应该取决于患者的疾病状况。有些药物有标准的疗程，不可随意更改服药时间，避免引起不良反应或者治疗效果不足。

8. 药物治疗的哪个参数需要监测？

有些药物的治疗窗很窄，治疗浓度与中毒浓度之间的差异很小，这时就需要进行治疗药物监测。还有些药物可能存在的不良反应是可以通过一些参数检测出来的，在设定用方案的时候就需要考虑监测相应的参数来保障用药的安全有效。

患者的病情及其相关药物治疗的评估（assess）结束后，应基于循证医学资料制定药学监护计划。建立监护计划时，不仅要制定药物治疗的目标，如血糖、血压、血药浓度等，也要考虑药物治疗方案的修改、药品不良反应的预防与发生时的对策、运动疗法、饮食疗法等非药物治疗。

对相关问题评估后，按所制定的监护计划，实施干预措施，其内容包括以下几点。

1. 建议药物治疗或非药物治疗（视需要而定） 医生会询问药师，患者是否需要接受药物治疗并且需要药师建议对某一特定患者的最适合的药物治疗是什么。患者也会向药师询问如何自己使用非处方药物，如何管理自身的慢性疾病。此时，药师需要在充分了解患者病情、用药情况的基础上给出相应的建议，并且详细记录干预措施和自己的分析，有必要时需要进行随访。

2. 建议患者向其他医学专家咨询 药师只能给出与自己专业有关的药学方面的建议，对于医学方面的建议例如诊断方面或者手术方面的建议，药师不能给患者一个很好的回答。这时，需要建议患者去向相关医师或专家进行咨询。

3. 对患者进行药物相关知识的指导 我国有关药学相关知识的普及度远远不够，公众对于这方面的知识还有很多欠缺和误解。药师有义务在实施药学监护的过程中对基本用药知识进行讲解。对于特定患者也应该对其疾病的相关药学知识进行正确的指导。患者有不懂的地方或者对某个问题有错误的理解，药师也需要耐心地解答和辅导。

4. 鼓励患者依从药物治疗，指导提高依从性的方法 上节中已经强调了患者依从性的重要性，药师在向患者解释用药原因和相关知识后需要鼓励患者按时按量服药，尤其是对于慢性病患者。也可以通过设定闹钟，选用长效药物来提高患者的依从性。

5. 调整剂量 如果药物没有取得理想的效果，要是需要对治疗药物的剂量进行调整。在调整剂量过程中，对某些药物需要注意防止可能出现的撤药反应，慢慢逐步减低药量。儿童或者老年人有时候需要相应的降低剂量。某些患者特别是伴有肾脏或肝脏疾病的患者需要减少给药剂量，防止不良反应的发生。

6. 为患者提供合适的剂型 不同的患者需要服用不同剂型的药物。有些有吞咽困难的患者不能吞服胶囊或大的片剂，这时需要换成小型片剂或者使用溶液剂来给药。对于儿童来说需要使用加矫味剂的药品来提高服药依从性。

7. 监护患者用药过程 药师应该对所有的用药建议进行随访，并且记录药物治疗效果。

8. 给临床提供专业的药学服务 药师有义务向医师提供专业的药动学咨询服务、营养支持服务、药物情报服务。在必要时可以参加疑难病例的会诊，并为医师提供合理的药学建议。

9. 提供防治疾病相关服务 药师应该熟练掌握相应的疾病防治知识，实时更新国内外疾病防治指南，运用已掌握的知识为患者和医师提供专业的服务。

二、药学监护实例

（一）患者的基本信息

患者，男，57岁，6月25日，由于疲劳、多尿及口渴感1个月来某医院内科就诊，并住院。既往高血压病史5年，氢氯噻嗪25mg qd po。有吸烟、饮酒史。

（二）体格检查结果

血压154/96mmHg，心率88次/分，体温37.4℃，呼吸20次/分，体重90kg，身高173cm（BMI 30.1kg/m²）。

（三）血液检查结果

电解质：Na⁺140（136～146mmol/L）；K⁺4.5（3.5～5.5mmol/L）；Cl⁻100（90～110mmol/L）；HCO₃⁻30（21.0～27.0mmol/L）。

肝功能：AST 18U/L；ALT 20U/L。

肾功能：BUN 7.6（2.5～7.0mmol/L）；CRE 107（44～115μmol/L）。

血糖：FPG 8.9（3.9～6.0mmol/L）；PPG 18.9；HbA1c 10%（4%～6%）。

血脂：LDL-C 5.59mmol/L（high≥4.14mmol/L）；TC 7.72mmol/L（high≥6.22mmol/L）；HDL-C 1.06mmol/L（＜1.04mmol/L）；TG 2.37mmol/L（high≥2.26mmol/L；正常＜1.70mmol/L）。

（四）尿常规

SG（++）KET（-）PRO（-）。

（五）临床诊断

糖尿病、高脂血症、高血压。

（六）处方

①二甲双胍缓释胶囊（250mg/片），750mg bid po。
②阿卡波糖片（50mg/片），100mg tid po。
③培哚普利叔丁胺片（4mg/片），4mg qd po。

④阿司匹林肠溶片（100mg/片），100mg qd po。

⑤阿托伐他汀钙片（10mg/片），10mg qd po。

药学监护的过程如下。

1. 患者的信息收集、病情和药物治疗的评估、监护计划的建立

问题1：糖尿病

S：疲劳、多尿、口渴感、吸烟饮酒、高血压。

O：FPG 8.9mmol/L↑，PPG 18.9↑；HbA1c 10%↑；SG（++）；BUN 7.6mmol/L 轻度↑；二甲双胍缓释胶囊（佰思平，250mg/片）3 片/次 bid pc；阿卡波糖（拜糖平，50mg/片）2 片/次 tid；BMI 30.1kg/m²。

A：2 型糖尿病；具有肾功能降低的可能性；降糖药物的选择合理。

P：（1）控制血糖　应定期检测空腹血糖、饭后血糖和糖化血红蛋白，使其值维持在空腹血糖 4.4～7.0mmol/L、饭后血糖＜10mmol/L、HbA1c＜7.0%，根据患者的病情调整给药方案。

（2）患者用药指导　①用法：为了降低二甲双胍的胃肠道不良反应，二甲双胍应饭后服用；阿卡波糖与饭同服。②不良反应：告知患者服用阿卡波糖可使排气次数增多。③合用二甲双胍、阿卡波糖、培哚普利和阿司匹林可增强降糖作用，因此告知患者低血糖反应的症状及低血糖反应的对策方法。④注意事项：告知患者应定期进行肾功能、眼底和足部检查。⑤非药物治疗：告知患者合理的运动疗法（即减肥）和饮食疗法。尤其是禁酒，因为乙醇会使二甲双胍的乳酸酸中毒发生的危险性增大。

问题2：高脂血症

S：疲劳，吸烟、饮酒、高血压、糖尿病。

O：LDL－C 5.59mmol/L↑；TC 7.72mmol/L↑；TG 2.37mmol/L↑；阿托伐他汀钙薄膜衣片（立普妥，10mg/片）1 片/次 qd pc；BMI 30.1kg/m²。

A：混合型高脂血症高危患者（TC≥6.22mmol/L，LDL－C≥4.14mmol/L，高血压且其他危险因素数＞1）；降血脂药物的选择合理。

P：（1）血脂控制目标　TC＜4.14mmol/L、LDL－C＜2.59mmol/L。

（2）患者用药指导　①用法：阿托伐他汀 1 日 1 次，1 次 1 片，晚饭后服用。②不良反应：告知患者，在服药期间出现原因不明的肌肉疼痛或肌无力等症状时应立即停药，并咨询医生或药师；服药期间可能发生肝功能异常现象，应定期检测肝功能指标。③非药物治疗：再次强调运动疗法和饮食疗法，尤其是限制富含胆固醇的饮食。

问题3：高血压

S：疲劳、糖尿病、高血脂。

O：BP 154/96mmHg↑；氢氯噻嗪 25mg qd po；培哚普利叔丁胺片（4mg/片）1 片/次 qd ac；BMI 30.1kg/m²。

A：血压控制不理想；应停用住院前使用的氢氯噻嗪片，并换用培哚普利片。

P：（1）血压控制目标　①血压应控制在 130/80mmHg 以下；②定期检测血钾浓度和肾功能。

（2）患者用药指导　①用法：培哚普利叔丁胺片，1 日 1 次，1 次 1 片，空腹或餐前服用。②不良反应及其对策：在服药期间出现原因不明的干咳症状时，告知医生。③非药物治疗：再次强调运动疗法和饮食疗法，尤其是限制钠盐的吸收。

问题4：肥胖症

S：疲劳。

O：体重 90kg、身高 173cm。

A：BMI＝30.1kg/m²，肥胖Ⅱ级。

P：加强锻炼，控制热量的摄取，尤其是不饱和脂肪的摄入，减轻体重。

2. **实施监护计划、随访及再评价**　根据监护计划实施措施。药学查房可采用 SOAP 表格格式（表 8 –6）。

表 8 – 6　SOAP 表格

姓名：_____　性别：_____　年龄：_____　住院日期：_____　病案号：_____

主管症状（S）或客观症状（O）		评价（A）		治疗计划（P）		
问题	药历	病因	治疗及其评价	药物治疗·禁忌必要的检查	目标·TDM	患者教育用药指导

（杨长青）

书网融合……

题库　　　　重点小结

第九章　医院药学信息服务

PPT

学习目标

1. 通过本章的学习，掌握医院药学信息服务的概念、实施步骤以及在药学服务过程中的应用；熟悉药学信息资源及检索技巧；了解循证药学基本概念、实施步骤及应用等。

2. 具备医院药学信息资源检索、获取，并提供信息咨询服务的能力。

3. 通过"以患者为中心"的理念教育，让服务有技术，同时有温度，增强文化自信和使命担当。

第一节　医院药学信息服务概述

药物信息服务（drug information service，DIS）是 20 世纪 60 年代初提出和发展起来的。1962 年美国 University of Kentucky Medical center 首次建立药物信息中心（drug information center，DIC），专门向医生、护士和其他医务人员提供药物相关信息。随着药物信息工作的不断发展和药师的工作范围向临床领域扩大，药物信息服务从单纯的药物信息（狭义的）提供发展成为含有药学服务（pharmaceutical care）概念的广义的药学信息服务（medication information service，MIS）。药学信息或医疗信息（medication information，MI）不仅包含药物的基本信息，也包含药物治疗学等其他医疗信息。

2011 年，卫生部、国家中医药管理局、总后勤部卫生部颁布的《医疗机构药事管理规定》（卫医政发〔2011〕11 号）文件中明确指出医疗机构药师工作职责之一"掌握与临床用药相关的药物信息，提供用药信息与药学咨询服务，向公众宣传合理用药知识"，这标志着我国的医院药学信息服务已成为医院药学工作的重要内容之一。目前，我国许多三甲医院药学部门都设有药学信息中心（medication information center，MIC），为临床医务人员和患者提供药学信息服务，但是在条件、内容、标准和模式方面尚无统一的规范，仍处在探索和发展过程中。

一、基本概念

药学信息是一种客观的，经科学产生的药物相关知识和资料。狭义上指药物基本信息，涉及药理学、毒理学和临床用途等，包括药品名称、成分、结构式、性状、适应证、规格、用法用量、不良反应、禁忌、注意事项、特殊人群用药、药物相互作用、药物过量、药理毒理、药动学、贮藏方式、价格及其他有价值的药物相关资料。广义上是指药物及药物治疗领域所有相关信息，包括药物研发、上市、生产、流通、使用过程中相关知识和资料。

医院药学信息服务是指药学信息的收集、整理、评价、保管、传递、提供和利用等工作，能为临床解决用药疑问，提供专业、可信的用药建议。医院药学信息服务是医院药学工作的重要内容和医院药师进行临床药学实践的基础，核心是以循证药学的理念，高效率地为临床提供高质量的用药相关信息，帮助解决临床用药中遇到的问题。

二、医院药学信息服务的目的和主要内容

开展医院药学信息服务的目的是针对患者的病情，提供药物信息，提出用药建议，协助制定最佳药物治疗方案，解决用药问题，提高患者用药依从性，降低患者用药风险，促进合理用药。医院药学信息服务的主要内容（即工作职责）如下。

（一）药学信息的收集、整理、评价和保管

1. 收集与整理 一方面，医药科技的发展带动了新药研发及对已上市药品的再评价进程，使得药学信息呈爆炸式增长，且不断变化和更新，这决定了药学信息的无限性、动态性及时效性；另一方面，现有医药科技水平的局限使得对药物的认知存在不足，这决定了药学信息的有限性。因此，收集和整理药学信息时就需要关注最有价值的信息，要有动态和时间观念，做到及时更新。

2. 评价 在理论上药学信息是一种客观的、真实的、经科学产生的知识和资料，但在产生、传播、加工及整理过程中会受到许多因素的影响。例如，一些生产企业为了自身利益，仅仅提供有利信息，回避不利信息；学术造假和论文抄袭等造成部分信息会出现一些偏差和失真。因此，收集药学信息时不仅要认真筛选，还要依据循证药学的理论对收集的信息进行评价，确保其真实性、准确性、可靠性和全面性。

3. 保管 通过各种途径收集的药学信息经过筛选、整理、评价后，按一定的检索方式或借助计算机信息技术进行分类、编目与索引。科学的保管方式有助于实现信息资料的快速查询，提高信息服务的效率。

（二）医院处方集的建立和维护

医院处方集（hospital formulary），又称医院药品集，是经过科学评价和筛选，符合医院用药实际情况和特点的药学手册，包含药品的重要临床应用信息和药品管理信息。例如，药品说明书、临床实践指南、疾病选药和药学专业知识等。美国医院药师协会（American Society of Health – System Pharmacists，ASHP）认为处方集是一部不断修订再版的药品汇编，反映了医疗机构对当前所用药物的临床评价，能为临床合理用药提供参考。因此，医院药品集的建立和维护是药学信息服务工作的重要内容之一。

（三）药品不良反应/事件的报告和监测

药师应该将发现的或临床报告的药品不良反应、药品质量或用药错误等引起的药品不良事件信息收集、整理、分析、反馈，及时将收集的药品不良反应信息和用药错误信息分别上报至国家药品不良反应监测系统和合理用药国际网络（International Network for the Rational Vse of Drug，INRVD）中国中心组临床安全用药监测网，共同参与大样本数据的采集，帮助政府或组织尽快发现有价值的药物警戒信号，尽早将警戒信息反馈临床和社会公众，避免更多患者受到同样的伤害，减少患者用药风险。

（四）提供药学信息咨询服务

无论是专业的临床医生、护士、药师，还是患者，在用药过程中都会遇到许多问题。药师提供的信息咨询服务能帮助解决临床用药问题，最终使患者受益。

（五）提供药学信息服务的教育和培训

药学信息服务具有放大连锁效应。对临床医务人员、药师、学生及志愿者进行药学信息服务的教育和培训，主动以各种方式传播药学信息，受益的不只是获得者，更重要的是可发挥协同效应，共同促进合理用药，提升医院整体药物治疗水平。

（六）开展药学信息服务研究

药学信息服务研究有助于开发出更好的信息服务方式和技术，提升药学信息服务水平。

（七）信息交流与合作

信息资源是无限的，人力资源和成本却是有限的。因此，有必要开展各医疗机构之间的药学信息合作，实现资源共享，最大限度地推动药学信息服务工作的发展。

目前，我国部分高等院校药学专业（或临床药学专业）教学中设有药学服务实践课程，其中包括药学服务实践课程模块。规范的药学信息服务的理论和实践课程，对培养人才，提高医院药学信息服务水平发挥重要的作用。

第二节　药学信息的分类

药学信息是药师提供医院药学信息服务的基础，了解其分类有助于指导药学信息的检索方向与策略。根据功能和格式的不同，药学信息可分为一级信息、二级信息和三级信息。

一、一级信息

一级信息来自原创性论著即原始文献，包括实验研究结果、病例报道以及评价性的或描述性的研究结果。中文文献主要集中在专业期刊和学术会议论文中，具有信息量大、品种多、周期短及报道快等特点，是重要的参考文献源，但是与国外学术期刊文献比较其质量还有较大差距，有待进一步的提高。一级信息是二级信息和三级信息的基础，但是由于这类文献数量众多、研究质量不一，需要消耗大量的时间进行收集、筛选、整合及评价，才能形成所需的结论性信息。因此，一般只有在二、三级信息无法满足需求时，才直接查询一级信息。

二、二级信息

二级信息一般由引文书目组成，将分散的原始文献加以整理组织，使之成为系统的文献，以便查找利用。它包括索引服务、文献和文摘数据库。文献和文摘数据库是常用二级信息。

（一）常用的外文数据库

1. MEDLINE　是美国国立医学图书馆生产的国际性综合生物医学信息书目数据库，是当前国际上最权威的生物医学文献数据库，其内容包括美国《医学索引》（Index Medicus，IM）的全部内容，涉及基础医学、临床医学、环境医学、营养卫生、职业病学、卫生管理、医疗保健、微生物、药学和社会医学等领域。

2. 荷兰医学文摘（Excerpta Medica Database，EMBASE）　是世界上最有影响力的医学二次文献之一，提供世界范围内的生物医学和药学文献，已被认为是关于人类医学及相关学科文献的一种重要的综合性索引，是医学领域著名的四大检索工具之一。EMBASE 涵盖的内容广泛，既包括基础医学和临床医学，又包括与医学相关的许多领域（生物医学工程、卫生经济学、医学管理、法医学等）。

3. 国际药学文摘（International Pharmaceutical Abstracts，IPA）　是由美国医院药师协会出版，其光盘数据库是由美国银盘公司发行。IPA 收录了 1970 年以来全世界出版的 750 多种药学、医学及卫生保健相关期刊的药学文献题录和文摘。文献量以每年 2 万篇的速度递增，70% 以上的文献有英文摘要。涵盖临床用药、药物技术、药学实践、药学教育、药理及药品的立法等。

4. 化学文摘（Chemical Abstracts，CA）　是世界最大的化学文摘库，也是目前世界上应用最广泛、最为重要的化学、化工及相关学科的检索工具。CA 创刊于 1907 年，由美国化学协会化学文摘社编辑出版，报道的内容几乎涉及了化学家感兴趣的所有领域，不仅包括无机化学、有机化学、分析化学、物理化学和高分子化学，还包括冶金学、地球化学、药物学、毒物学、环境化学、生物学以及物理学等诸多学科领域，具有收藏信息量大、收录范围广的特点。

5. 循证医学数据库（Cochrane Library） 汇集了关于医疗保健治疗和干预有效性的研究。它是循证医学的黄金标准，可以帮助参与卫生保健决策人员及时了解最新证据，为他们提供有关现有治疗方法和新治疗方法的高品质信息。主要面向临床医生、决策者、研究人员、教育者和学生等用户。

（二）常用的中文数据库

1. 中国生物医学数据库（China Biology Medicine disc，CBMdisc） 由中国医学科学院医学信息研究所于 1994 年研制开发的综合性中文医学文献数据库，隶属于中国生物医学文献服务系统 SinoMed，全部题录均进行主题标引、分类标引，同时对作者、机构、发表期刊、所涉基金等进行规范化加工处理，支持在线引文检索，辅助用户开展引证分析、机构分析等学术分析。CBMdisc 提供主题词检索功能，文献收载的覆盖面最为全面，查全率和查准率较为理想。

2. 国家科技图书文献中心（National Science and Technology Library，NSTL） 全面收藏和开发理、工、农、医等四大领域的科技文献，已形成中外文学术期刊、会议录、学位论文、科技报告、图书、专利、标准和计量规程等于一体，印本和网络资源互补的保障格局，是资源丰富、品种齐全的国家级科技文献信息资源保障基地。NSTL 是我国收集外文印本科技文献资源最多的，面向全国提供服务的科技文献信息机构。NSTL 申请和收集的文献信息资源绝大部分以文摘的方式，或者以其他方式在 NSTL 网络服务系统上加以报道，供用户通过检索或浏览的方式获取文献线索，进而获取文献全文加以利用。

3. 中国知网（China National Knowledge Infrastructure，CNKI） 正式名为 CNKI 中外文文献统一发现平台，也称全球学术快报 2.0，是基于世界知识大数据打造的多终端全球学术文献传播、扩散和利用平台。已与全球多个国家和地区的出版机构与学术组织合作，内容资源覆盖期刊、学位论文、会议论文、报纸、年鉴、工具书、图书、标准、专利、科技成果等多种类型。该平台基于千万级中英文专业词典和百万级主题词表，依赖于知网的智能标引技术和智能主题检索系统，可以同时保证检索结果的检全率、检准率和及时性，旨在让读者在"世界知识大数据（GKBD）"中快速地、精准地、个性化地找到相关的优质文献。

4. 维普中文期刊服务平台（VIP） 在《中文科技期刊数据库》的基础上，以数据质量和资源保障为产品核心，对数据进行整理、信息挖掘、情报分析和数据对象化，充分发挥数据价值。完成了从"期刊文献库"到"期刊大数据"的升级。平台为高等教育及科研用户提供了强大的文献检索与资源保障服务，北大核心期刊收录率 99%，CSSCI 期刊收录率 99.8%，CSCD 期刊收录率 98%，为查收查引和科技查新工作提供了有力支撑。平台提供在线阅读、下载 PDF、HTML 阅读、文献传递等多种全文使用方式，有效保障了用户的全文内容获取需求。

5. 万方数据知识服务平台 整合数亿条全球优质知识资源，集成期刊、学位、会议、科技报告、专利、标准、科技成果、法规、地方志、视频等十余种知识资源类型，覆盖自然科学、工程技术、医药卫生、农业科学、哲学政法、社会科学、科教文艺等全学科领域，实现海量学术文献统一发现及分析，支持多维度组合检索，适合不同用户群研究。

三、三级信息

三级信息是从原创性研究中提取、加工，评估而被广泛接受的数据信息，包括药品标准、工具书、教材、手册、药学应用软件以及临床实践指南、系统评价等。这类资源虽然比较有限，但非常实用，能满足大多数药学信息需求。

（一）药品标准类

1.《中华人民共和国药典》　是我国的药品研制、生产（进口）、经营、使用和监督管理等相关单位均应遵循的法定技术标准。2025年版为第十二版，药品正文由一部、二部、三部和四部组成，共收载6385个品种。一部为中药，收载品种有3069种；二部为化学药，收载品种有2776种；三部为生物制品，收载品种有153种；四部收载药用辅料收载387种。

2.《美国药典/国家处方集》（简称USP/NF）　是由美国政府所属的美国药典委员会编辑出版。对于在美国制造和销售的药物和相关产品而言，USP/NF是唯一由美国食品药品监理局（FDA）强制执行的法定标准。此外，对于制药和质量控制所必需的规范（例如测试、程序和合格标准），USP/NF还可以作为明确的逐步操作指导。USP于1820年出刊第一版，1950年以后每5年出刊第一次修订版。NF于1883年出刊第一版，从1980年15版起并入USP。

3.《英国药典》（简称BP）　是英国药品委员会的正式出版物，是英国药剂和药用物质的官方标准文集，既包括出口到英国的产品，又包含《欧洲药典》的所有标准。BP不仅提供了药用和成药配方标准以及公式配药标准，而且也展示了许多明确分类并可参照的欧洲药典专著。

4.《日本药局方》（简称JP）　JP由一般通告、生药总则、制剂总则、一般试验、工艺和仪器以及官方专论组成。根据药物在医疗实践中的必要性、广泛的应用和使用经验，选择进入JP的项目必须是对医疗保健具有重要意义的项目。自1886年6月首次出版以来，JP定期修订，第18版于2021年6月7日生效。

（二）药品集

1.《中华人民共和国药典临床用药须知》　是《中华人民共和国药典》的配套丛书之一，由国家药典委员会医学专业委员会、中医专业委员会组织编撰，分为《临床用药须知·化学药和生物制品卷》《临床用药须知·中药成方制剂卷》《临床用药须知·中药饮片卷》三卷，覆盖《国家基本药物目录》《国家基本医疗保险和工伤保险药品目录》及临床常用药品，其内容丰富、准确而权威。

2.《中国国家处方集》　是我国第一部统一的国家级权威性的处方集，既是合理用药的指导性文件，也是实施国家药物政策的重要文件，主要内容包括总论、各论、附录、索引四大部分。遵循"以病带药、以证带药、以药带病带证"的编写原则，依据专业技术标准、疾病诊疗指南，以及丰富、宝贵的临床经验，按"首选、次选、备选"或"一线、二线、三线"等编写治疗方案。精练阐述了监管与规范合理用药的相关法律法规、特殊人群用药、药物相互作用、严格管制与监控的特殊与重点药品、高警示药品原则与管理等内容。

3.《中国国家处方集（化学药品与生物制品卷·儿童版）》　是我国第一部专为儿童编制的、全面覆盖儿科各系统疾病的权威性临床用药指导文件。全书分为总论、各论、附录和索引。采取"以病带药""以症带药""以药带病"的编写模式，以优先使用基本药物为药物选用原则，充分结合儿科各专业临床经验和国际共识，对儿科常见疾病提出了用药原则和具体的药物治疗方案，并在部分章节提出了首选、次选、备选药物等，体现了各类疾病药物治疗的共识，强化了实用性。

4.《马丁代尔药物大典》（Martindale：the Complete Drug Reference）　由英国药学会出版，是一部世界各国医生、药师及制药企业非常熟悉和必备的参考书，是一本世界范围内的权威性药物大全。全书分为三个部分，第一部分为医院制剂，按药物作用类别分类；第二部分为辅助药物部分，按字顺排序；第三部分为专利药物部分。书末附有厂商索引、药物临床用途索引和总索引，可快速查询药物的化学名称、理化性质、药物的稳定性和配合禁忌、不良反应及处置方法、注意事项、药物相互作用、用法用量及相关文献。

第三节　药学信息资源

随着医药科技的迅速发展、药物品种的大量增加、药物研究的全面深入，药学信息数量激增，而药学服务工作又高度依赖药学信息，因此掌握药学信息的来源就显得十分重要。药学信息来源主要包括：网络药学信息资源、药学参考书、临床实践指南、药学学术会议、药学继续教育和临床药学实践经验等。

一、网络药学信息资源

随着信息技术的高速发展，互联网提供了一个迅捷方便的信息资源平台，蕴涵了大量药学信息，包括各类期刊、临床实践指南等，已经逐步改变过去获取药学信息的方式，进图书馆查找纸质文献的时代已渐行渐远。因此掌握相应的检索方法和技巧，有效地利用好网络药学资源，已成为药师开展药学信息服务工作的重要手段。

（一）专业文献资源

1. 最常用的外文文献资源

（1）Pubmed　是一个免费的搜索引擎，是美国国立医学图书馆（National Library of Medicine，NLM）所属的国家生物技术信息中心于 2000 年 4 月开发的基于 WEB 的生物医学信息检索系统，提供生物医学方面的论文搜寻以及摘要。它的数据库来源包括 MEDLINE、OLDMEDLINE、Record in process、Record supplied by publisher 等。Pubmed 系统的特征工具栏提供辅助检索功能，侧栏提供其他检索如期刊数据库检索、主题词数据库检索和特征文献检索。Pubmed 提供原文获取服务，免费提供题录和文摘，可与提供原文的网址链接，提供检索词自动转换匹配，操作简便、快捷。

（2）Embase　虽然资源丰富，但是需要授权检索。

2. 最常用的中文文献资源
最常用的四大中文数据库基本情况见表 9-1，四大数据库收录资源既相互重复又有各自的特点和优势。

表 9-1　四大中文数据库基本情况

数据库	类型	授权	收录年限	更新
CBM	文摘型数据库	需授权检索	1978～	每月更新
CNKI	全文数据库	检索免费，下全文需授权	1915～	每日更新
VIP	全文数据库	检索免费，下全文需授权	1989～	每日更新
万方	全文数据库	检索免费，下全文需授权	1998～	每周 2 次更新

（1）在收录统计源期刊、核心期刊和高被引期刊的数量相差无几，收录率达到了 83% 以上。

（2）CBM 收录文献数略少于 CNKI，需授权检索，但收录期刊最多，可采用主题词及自由词检索，每次可导出 500 条检索结果，并可对文献类型、出版时间等多字段进行限定，总体上优于其他 3 个数据库，在生物医学文献检索与利用中占有一定的优势。但是 CBM 是文摘型数据库，尽管也提供了全文推送服务，不如其他数据库获取全文方便。

（3）CNKI 提供的检索与导航方式最为全面，其超链接服务能方便读者快速检索到相关文献、期刊及研究机构，形成了相对完善的知识链，比较全面地满足了文献查找的追溯需求。CNKI 和万方均提供了英文界面，且 CNKI 能自动转换中英文检索词进行检索。

（二）药品信息资源

1. 常用的国外药品信息资源

（1）MedlinePlus 是美国国立医学图书馆（NLM）中的一个药品信息查询系统，可通过药品商品名称或通用名称的首字母进行检索。药品信息包括药品的商品名、通用名、分类、一般介绍、用法用量、适应证、禁忌证、用药前注意事项（如过敏史、变态反应、妊娠期、哺乳期、儿童、老年人等）、不良反应、贮藏、包装及过量处理等内容。

（2）网上处方药物手册 包含5000种以上的药品信息，其特点是列出了美国处方药市场每年度前200个高频度使用药品，可进行关键词检索，药品信息包括结构式、分子式、分子量、性状、临床药理、适应证、用法用量、不良反应及注意事项等。

（3）MIMS药品信息系统 是内容丰富、全面、形式多种多样、信息及时更新的医药信息资源。该药品信息系统以多种不同语言和信息媒介［药品手册及相关刊物、网站、光盘、区域网（iMIMS）、移动客户端等］为多个国家和地区的医药工作者及公众提供准确的市售药品的信息、临床工具和参考资料、临床决策辅助信息、医药新闻和保健常识教育资料，全方位地满足不同医药专业人士不断变化的信息需求。

（4）FDA药品说明书查询和美国国立医学图书馆药品说明书查询 两个网站获得的说明书内容相同，但由于FDA是药品审批机构，包括药品的审批历史等。FDA规定药品说明书由要点、目录和全处方资料3部分组成，而全处方资料又包括17个项目，每个项目有固定编号，内容非常全面。

2. 常用的国内药品信息资源

（1）丁香园用药助手 收录内容来自生产厂家的最新药品说明书，可通过商品名、通用名、疾病名称及形状等迅速找到药品说明书内容，涵盖上千种临床用药指南，包括实用的临床路径、医学计算、相互作用查询等功能。

（2）用药参考 收录内容来自生产厂家最新药品说明书及国家药品监督管理部门的药品说明书范本，可通过通用名称、商品名、汉语拼音等迅速查询药品说明书内容，还增加了用药审查项目，包括相互作用、配伍禁忌及禁慎用情况，具有较强的实用性。

（3）药物在线网站 是一种药物信息和药学资源平台，聚焦于全球药物研发信息，提供药物信息资讯、药物科学数据库、药物开发资源共享和专利信息检索下载等，为药学工作者特别是从事药物研究、开发的专业人员提供快捷、专业、高效的药物信息数据。

（4）药智数据 是药智网医药数据检索系统，可检索药品、医疗器械、中药材、化妆品、食品、疾病、药品标准、药品中标、药品价格、药品注册、医保目录等信息，为医药从业人员提供数据查询与报告定制服务。

（三）药学信息网站

1. 与药学相关的政府网站

（1）中华人民共和国国家卫生健康委员会 提供与临床合理用药相关的法律法规。

（2）国家药品监督管理局 提供药品研究、生产、流通及使用相关的政策法规、新闻等权威信息，支持药品注册等信息在线查询。

（3）国家药品不良反应监测中心 定期发布药品不良反应信息通报、药品不良反应年度报告及国外药物警戒信息等。

2. 具有影响力的医学药学专业网站 随着网络时代的快速发展，专业网站提供的药学信息越来越丰富，形式也越来越多样化。例如一些热门常用的药学网站（表9-2）都设立了论坛，开展的药学知识和信息交流、学术专题的实时讨论、疑难问题解答、求助甚至网络培训或会议等服务。论坛的形式不仅丰富了网站内容，而且能集聚人气，发挥众人力量，实现资源共享、互帮互助，推动信息传播。

表 9 - 2　常用的药学相关网站特点

名称	特点
丁香园	专业涉及医学（基础、临床）、药学、生命科学等 3 大主要专业的八十多个分支学科，内容十分丰富
临床药师网	属于临床药师的网站，已经或正在成为临床药学实践和科研工作的重要的交流平台，发挥着独特的作用
医脉通	专门面向临床医生和医学生，积累了大量的医学信息资源。该网页提供临床实践所需的药品信息、公式计算、治疗指南等
UpToDate临床顾问	以循证医学为基础的优质临床决策支持工具，为全球医务人员提供高效的医疗决策支持。UpToDate 以即时、权威的内容，帮助医疗机构优化临床决策，提升医疗质量

3. 临床实践指南　作为多学科临床诊疗的指导性意见，帮助临床医生、患者等对特定的临床问题作出恰当处理、选择和决策，其核心是指导临床实践的决策，具有广泛性、权威性和时效性。临床实践指南对合理用药的指导意义在于规定了适应证、用法用量和疗程，解决了"用什么、怎样用、用多久"等最基础的临床问题，同时提供了"该不该用，要不要用"等问题的参考依据。

4. 搜索引擎　利用国内最常见的中文搜索引擎 Baidu 等查找所需要的专业信息。没有一个搜索引擎能涵盖所有的网络资源，只有掌握常用搜索工具的特点，检索时相互补充才能达到最佳查询效果。例如，对于检索主题范围较广的信息，主题指南是首选的检索工具；对于检索主题范围较小的信息，搜索引擎则是优先考虑的。掌握搜索引擎的检索技巧，就能够快速高效地获取有用的药学信息资源，例如在选用检索词时应尽可能使用多而精确的词或词组来表达检索内涵，同时还可利用搜索引擎提供的逻辑操作符来排除或包括关键词，以提高检索效率。然而，由于网络的公众开放性和随意性，通过搜索引擎查到的网络资源可信度明显低于其他专业信息来源。这些未经专业人士审核过的医药信息，有些甚至是错误的，反而会起误导作用。因此，来自公众网络的信息仅供参考或提供线索，一般不宜直接采用。

二、其他资源

（一）权威的三级信息

1. 药品说明书　是由国家药品监督管理部门在药品注册管理过程中审批形成的法定性文件，具有法律意义和技术意义。药品说明书作为最重要的药学信息，是医生、药师、护士和患者用药的科学依据。其内容包括药品名称、规格、生产企业、药品批准文号、产品批号、有效期、主要成分、适应证或功能主治、用法、用量、禁忌、不良反应和注意事项等。

2. 权威的参考书　是经过客观、公正和科学的方法编写而成，较为全面、深入地反映了药物的临床应用知识、证据和评价，是开展药学信息服务的基础资料，对临床用药具有重要的指导价值。常用的参考书包括《中华人民共和国药典临床用药须知》《中国国家处方集》《中国国家处方集（化学药品与生物制品卷·儿童版)》《新编药物学》《MIMS 中国药品手册》《马丁代尔药物大典》及《默克索引》等。

（二）临床实践过程获得的信息

1. 参加专业学术会议和继续教育培训　是获取药学信息特别是新信息的重要途径，有助于更新知识、了解某个专业领域前沿信息和专家对某些问题的钻研结果，以弥补参考书、期刊杂志内容更新的滞后性及完整性。

2. 生产企业提供的药学信息　生产企业在药品研发过程和上市使用中投入大量人力和物力，在某些专业领域研究会更加深入、透彻，同时掌握着许多有价值的药物研发过程的信息。这些信息可以作为信息源的必要补充，但是企业提供的信息往往缺乏全面性，有时会有一定的偏倚，需要经过审核、评价后方可使用。

3. 临床药学实践 随着临床药学的开展，药师深入临床、参与临床药物治疗已成为医院药学工作的重要内容。通过临床药学实践，药师能更加深入了解临床药物选择及使用，获得真实的药品不良反应及疗效等信息。同时，参与医生、护士及患者的交流和咨询活动，促进药师查找更多的相关信息来帮助解决临床问题。通过有价值药学信息的积累，促进了药学信息服务的发展，药师自身素质也得以不断提升。

（三）信息系统

1. 医院信息系统（hospital information system，HIS） 是现代化医院运营的必要技术支撑和基础设施，包含了医疗活动直接相关的所有信息，如临床、药品、影像、实验室信息等。其数据量巨大、实时性强，经过授权后可供临床医务人员快速查询和调用，是开展信息服务重要的基础资源。

2. 合理用药临床决策支持系统 可以提供一系列重要的技术手段，帮助临床医务人员实现掌握和利用医药信息，建立预防用药差错防火墙，是信息服务的有力保障。同时，还可以快速提供准确的答案和相关证据，协助临床做出正确的决策，提升医疗质量。

第四节　药学信息服务对象及方式

一、服务对象

医院药学信息的服务对象主要为医生、护士、药师、患者及社会公众。不同的对象有着不同的需求，服务的提供方式也各有不同，但最终目的是实现患者的合理用药。无论服务对象是谁，都必须先搞清楚问题的内容，有些问题需要核对后再回答，即使是已知的问题也要慎重回答，一时难以回答的问题要尽可能进行全面的信息检索，待查到结果后才可以回答，不要轻易下结论。

（一）专业人员

1. 医生 在制定患者的药物治疗方案过程中，医生会遇到许多需要解答的问题，因此医生是药学信息服务的主要对象。他们属于高层次的专业人员，在临床治疗团队占主导地位，往往需要深层次的或跨专业领域的信息，而这些信息通常需要通过综合检索、查阅文献、整理和评价后才可能被采纳。医生需要的药学信息主要如下。

（1）药物的相互作用　一种疾病往往需要多种药物联合使用，一个患者也可能同时患有多种疾病。因此，在临床用药过程中如何避免不利的药物相互作用，是临床最为关注的问题。

（2）药品不良反应　是药物治疗过程不可避免的，必须充分了解治疗方案中什么药品可能会出现什么不良反应，如何避免或预防，才可以最大程度减少患者的用药风险。

（3）药动学　药物在体内的吸收、分布、代谢及转运过程的各不相同，影响血药浓度随时间的变化规律。这些恰是确定给药时间，频率及调整剂量的重要依据。

（4）其他　①药物的选择，同类药物不同品种在疗效、安全性及经济性上可能不同；②特殊制剂的正确使用方法，如吸入剂、鼻喷剂、滴耳液等；③新药信息，医院新引进的药物信息往往是临床医生知识的薄弱点；④药物与饮食间的不良相互作用；⑤药物对检验检查结果的影响等。

2. 护士 是患者用药医嘱的执行者，通常需要正确地执行用药方案相关的药学信息，主要内容如下。

（1）注射药物的配置　①溶媒的正确选择，尤其是只能选择葡萄糖注射液或只能选择氯化钠注射作为溶媒的药品信息；②配置药品时加入顺序；③配伍禁忌；④药物稀释的比例及方法；⑤正确加药方式，有效避免丁基胶塞脱落。

（2）给药 ①根据药物属性正确调整输液的滴注速度；②输液反应的正确处置。

（3）药品保管 抢救车和病区小药柜的药品保管，特别是高警示药品（如氯化钾注射液等）、特殊存储条件的药品（需避光、阴凉等储存条件）及特殊管理药品（如麻醉药品和精神药品）的存储及使用。

3. 药学人员 是药学信息服务的重要对象。负责药学信息药师应主动承担对药学人员的咨询和信息支持，促进药学人员的整体素质和专业技能的提高。负责药学信息药师工作职责如下。

（1）参与药学人员的继续教育工作，对工作实践问题提供咨询和建议。

（2）根据药学人员的需求，提供文献检索和信息支持。

（3）参与药物利用评价、循证药学及药物经济学等研究。

（二）非专业人员

1. 患者 是整个药学信息服务的核心对象。患者用药教育与咨询服务是药学信息服务的重要工作内容之一。药师通过了解患者的病情和治疗效果，向患者解答与药物治疗相关的问题，帮助患者提高药物治疗的依从度，最大限度地提高药物疗效。

2. 社会公众 随着社会的进步，公众越来越重视药品安全，但是不合理用药习惯仍然存在，例如过度依赖静脉输液、滥用抗菌药物等。因此，对社会公众需要加强合理用药知识的宣传与教育，通过新闻出版、报刊杂志、影视平台、网络平台等媒介做好科普宣传工作，提高公众用药相关健康素养，避免药品的过度依赖和用药错误，降低用药隐患。

二、服务方式

（一）编写文字资料

编写药学信息的文字资料是药学信息传递的重要方式，主要包括药事管理有关规定、医院药讯及医院处方集等。

1. 药事管理有关规定

（1）及时收集和整理最新的有关药品管理的法律法规。例如《药品管理法》《医院药事管理规定》《处方管理办法》《麻醉药品和精神药品管理条例》《医疗用毒性药品管理办法》《互联网信息服务管理办法》《药品不良反应反应监测管理办法》及《抗菌药物临床应用管理办法》等。

（2）参与院内用药规章制度的制定。例如，《超说明书用药管理办法》《重点监控合理用药管理制度》《处方点评实施细则》《麻醉药品、精神药品管理规定》等。

2. 医院药讯和医院处方集

（1）医院药讯 是由医院药学部门主编的、定期或不定期出版的有关最新药学信息的内部刊物，其内容应与医院药学工作紧密联系，内容包括新出台的药政法规或本院药事管理规定、新药介绍、药物临床研究、药物经济学研究、药品不良反应及用药差错报告、处方点评分析结果通报等。药讯读者主要是院内医务人员，也可以作为同行间交流学习的刊物。

（2）医院处方集 由医务部、药学部及临床科室等多部门共同参与编写及更新，药事管理与药物治疗学委员会专家负责审核及发布。医院处方集内容丰富、信息量大，既有简洁明了的药物信息，又有最新的药物治疗知识，同时包括疾病的药物治疗指南、专家共识、大规模临床试验结论及循证证据等。

（二）建立电子化药学信息服务系统

1. 药品信息查询系统

（1）通过局域网建立药学网站，提供最新药学资讯及药品信息查询。

（2）建立基于移动设备平台的药学信息查询系统。

（3）引入和维护自助查询系统。

2. 建立用药安全防火墙

在医院信息管理系统中嵌入由专业公司建立的用药安全防火墙系统，为临床用药提供处方审核和线上帮助。

（三）提供药学信息咨询服务

1. 药学信息咨询服务的步骤

（1）明确提问内容，进行归类   例如药品来源、药动学、用法用量、不良反应、药物相互作用、药物治疗效果及毒性反应症状等。

（2）收集患者的用药背景   以药品用法用量为例，必须考虑患者的肝肾功能、有无药物联用及其他因素等。

（3）文献检索   首先利用权威参考书、药物手册等。其次利用文献数据库查阅文献。

（4）对经检索获得的文献进行分析、评价和整理。

（5）答复咨询   要注意问题的特殊性，应与患者的背景情况密切结合，并指明参考文献，使回答具有充分的论据。

（6）填写咨询表   接受咨询的药师应详细记录，填写咨询表并存档。同时应采用易于检索的方法保存咨询记录（如录入计算机或采用第三方软件系统记录），以便于日后查找，快速调出所需数据。

（7）咨询结果的分析与反馈   定期对药学信息咨询服务情况进行小结，分析、整理和归档，保证咨询质量。对于流程或制度等方面的潜在问题，向上级部门汇报并持续改进。

2. 在药学信息咨询服务的过程中需要注意的事项

（1）药师必须掌握如何向医务人员或患者迅速提供最佳信息的方法，这是药师职责之一。运用系统的问询方法能够让实施信息服务事半功倍。

（2）开展药物咨询时，应采用分步骤、递进式方式查找信息，即先从三级信息开始，再查找二级信息，最后查找一级信息。三级信息资源查找起来方便快捷，适用于提供基本的、简单的信息；只有当三级信息过于陈旧或不全时才查找二级信息；当需要最新的文献或专业性强的内容时，需要查找一级信息，但是一级信息可能存在偏倚，需要对其内容进行正确的评价。

（3）通过网络获取药学信息已成为最快捷的途径，但是引用网络信息前需要对网络信息来源的权威性、内容的准确性及结论的客观性进行评价。

（四）参与临床药物治疗

1. 在参与临床药物治疗过程中，临床药师直接向医生和护士提供药学信息。

2. 在药学查房时，临床药师用通俗语言进行患者用药教育和用药咨询。

（五）传播药学信息

1. 利用传统大众媒介如报纸、广播和电视传播大众关心的药学信息。

2. 利用医院宣传栏、电子屏幕设置药物知识宣传栏、合理用药宣传册等发布药学信息。

3. 利用新媒体如医院官网的药学专栏、微博、微信公众号等发布药学信息，开展药物知识宣传及用药教育。

第五节　循证药学

一、基本概念

20 世纪 90 年代，循证医学（evidence－based medicine，EBM）概念被国外学者首先提出后，循证理念逐渐在全球范围内被政府、临床和公众接受。随着循证原则和方法的不断发展和深入应用，以证据为基础的医学模式从临床医学逐渐扩大到医学、药学等各个领域。循证医学与医药卫生其他各个学科之间相互交叉、融合，相继产生了循证药学、循证诊断、循证决策和循证护理等分支领域。

循证药学（evidence－based pharmacy，EBP）是指药师通过系统地收集文献、评价药物研究的证据（文献），获得药物的安全性、有效性、经济性等方面的研究资料，评估其在制定合理用药方案中的作用，并以此做出临床药物治疗决策的临床实践方法与过程。EBP 是 EBM 的分支学科，EBM 侧重于疾病诊断、医疗措施及治疗手段相关的证据收集、评价及应用；而 EBP 侧重于临床给药方案的制定以及药物合理应用的循证。

狭义的 EBP，又称"循证临床药学"，是一种临床药学的循证实践过程，是指"药师在药学实践过程中慎重、准确和明智地应用当前最佳证据，与临床技能和经验相结合，参考患者意愿，做出符合患者需求的药学服务过程"。它涉及患者药物治疗的各个环节，包括药物调剂、制剂及临床药学等工作。在这个意义上，循证临床药学和经典循证医学一样，以患者为服务对象；实践主体是直接为患者提供药学服务的专业人员；实践领域是围绕患者用药的全部活动；实践的方法是借鉴和采用循证医学理念，在临床药学的实践中逐渐形成循证药学的方法和证据。

广义的 EBP 则是运用循证医学的方法学解决药学领域的实践问题。实践主体包括所有药学专业技术人员和从事药学相关工作的人员；实践对象是药物的研发、生产、配送、储存、使用、管理、药学教育等的全过程；实践方法仍然是借鉴循证医学的方法和理念，在药学实践过程中逐渐形成循证药学的方法。因此，广义循证药学实践活动和研究范畴涉及药物的研发、生产、配送、储存、使用、管理及药学教育等过程中的问题、干预、效果和持续改进。

二、循证药学的实施步骤

（一）提出问题

即确定需要解决的用药问题。当收集、分析和发现临床用药过程中的相关问题（包括药品的安全性、有效性、经济性、适用性等）时，需要考虑影响药物治疗效果的因素（包括患者生活方式、期望与偏好、药物因素、疾病因素等）。用药问题应借鉴 PICOS 方法来制定，每个英文大写字母分别表示：P（patient，problem）是指患者或临床问题；I（intervention）是指干预措施；C（comparison）是指对照措施；O（outcome）是指结局指标；S（study）是指研究设计。

（二）获取证据

即寻找用药问题的证据。寻找最佳证据是解决该临床问题的基础和前提，其关键是要查准、查全相关文献。此过程包括制定检索策略、根据入选标准进一步限定检索策略、检索和收集文献。文献检索的范围包括所有已发表和未发表的文献。信息源主要有三级信息、原始研究、经滤过和评价过的文献（如系统综述）等。此外，需要检索和收集的资料还包括系统综述的参考文献、近期会议文摘、专家咨询意见、企业开展的研究资料以及正在进行中的临床试验注册数据库等。

（三）评价证据

检索和收集相关文献后，应该对文献的质量和可靠程度进行科学客观的评估，即对证据的真实性和重要性进行评估。真实性是指作为证据的临床研究设计是否科学合理，研究方法是否可靠，结果是否真实有效，是否尽可能避免各种原因所致的偏倚。重要性是指临床研究所评价的疗效是否有临床意义，是否能够确实改善症状，减缓疾病进程或改善患者结局，研究结果的评价指标、结果是否有统计学意义等。

证据通常由高到低可分为五级：1 级为所有随机对照试验（randomized controlled trials，RCT）的系统评价/Meta 分析；2 级为单个的样本量足够的 RCT 结果；3 级为设有对照组但未用随机方法分组的试验；4 级为无对照的病例观察；5 级为专家意见。

（四）应用证据

即把已评价的最佳证据应用于临床实践。包括制定治疗策略和给药方案，干预不合理的用药方案及评估用药风险，开展药物利用研究和经济学评价等。

（五）评估效果

即对所用的证据进行合理性评价。指导和解决具体临床用药问题的效果来评价所用证据的好坏程度。若效果好，成为最佳证据，则可用于指导进一步的实践；反之，则应找出问题，并具体分析原因，再针对问题进行新的循证实践，以不断去伪存真，止于至善。

三、循证药学在医院药学中的应用

（一）提供科学的药学信息

在临床药物治疗实践中经常会遇到难以解答的问题，例如同类药物不同品种之间疗效和安全性的比较。这些问题在教科书中常常找不到答案，而生产企业的宣传资料都称各自开发的同类药物具有优势。获得公正、全面的答案的途径是利用循证药学理论正确评价证据。因此，在药学信息服务中，药师运用随机对照试验的系统评价、Meta 分析和描述性系统评价技术对收集到的药学信息进行评价，最后得到可靠的结论，从而为临床或患者解决困扰的用药问题。

（二）合理用药评价

1. 超说明书用药　是临床用药中常见的问题，它既有存在的合理性，又可能带来法律风险。对临床常见的超说明书进行循证评价，有利于减少可能面临的风险。

2. 提高合理用药水平　运用循证药学的方法可以评价药物的安全性及有效性，为临床提供客观、准确的信息，从而提高临床合理用药水平。

（三）制定科学用药决策

1. 新药引入　新药对某种疾病是否有特殊疗效，疗效是否较现有的药物更好，不良反应是否较现有的药物少（或轻），药费是否明显降低等，在无法得到相应新药准入直接证据的情况下，可利用循证药学的方法对现有的研究资料进行分析、评价，获得更客观、准确的证据。

2. 药物安全性和有效性评价　利用循证药学的系统评价方法和大样本、多中心 RCT 研究结果，综合分析上市后药物的临床研究证据，评价临床安全性、有效性和适用性，其结果被公认为药物临床安全性和有效性评价的最佳证据。

3. 药物经济学评价　循证药学为药物经济学提供最佳临床证据（安全性与有效性）的支持，是开展药物经济学研究的基础。药物经济学研究结果为临床合理用药和治疗决策科学化提供依据，使患者获得最佳的治疗效果/效益和最小的经济负担。

四、循证药学与药学信息的关系

掌握药学信息的收集和评价方法，获取全面、有效、及时的证据，能更好地为循证药学实践服务。同时，药学信息服务的开展和药物治疗的前瞻性决策均需要证据的支持。循证药学的一些方法学可以更有目的性地指导药学信息的正确收集、筛选及评价。二者相辅相成，有利于推动循证药学在药学服务中得到更好的应用和发展。

（一）药学信息是循证药学实施的基础

"循证"的基础就是"证据"，没有药学信息作为证据支持，便无证可循，或导致"循证"的推断和结论脱离实际，引起用药决策出现错误，达不到预期的治疗目的。因此，在循证药学实践中，药学信息的获取是必不可少的重要环节。药学文献信息检索的正确与否直接关系到循证药学实践的成败。

高质量证据是循证药学实践的关键。用药决策的信息来源广泛，包括参考书、药品说明书、药品信息汇编、国家基本药物、治疗指南、处方集、药品信息数据库、杂志、网上信息等，但并不是所有信息都能成为高质量证据，需要经过系统评价后确认，再分级、分类后方可使用。

（二）循证药学推动药学信息服务工作的发展

循证药学所强调的科学证据，来源于医药学文献中所记录的知识和信息，这就要求对文献进行有效的收集、加工、整理和管理。海量的药学信息给药学信息的准确收集与科学评价工作带来很大的障碍，因此要有目的性地对药学信息进行正确收集和科学评价，使其符合循证药学对证据的要求，则势必需要借助于循证药学的指导，以提高文献检索及利用效率，从而推动药学信息服务工作的发展。

（曾大勇）

书网融合……

题库　　　　　重点小结

第十章　患者用药指导

PPT

学习目标

　　1. 通过本章的学习，掌握患者用药指导的概念和患者用药指导的基本内容；熟悉患者用药指导的类型及提供形式、患者用药指导的实施步骤；了解患者用药指导的目的、必要性以及在患者用药指导中药师的职责。

　　2. 具备给患者提供用药指导（或用药交代）的能力。

　　3. 培养敬畏生命、关爱患者的职业道德修养和法律意识。

　　药物治疗是临床路径的重要一环，患者的正确用药与否直接影响药物的疗效。患者有意或无意间不能按时、准确地服用药物，将直接影响治疗疾病的疗效、疗程及安全性，因此对患者进行用药指导具有非常重要的意义。

第一节　患者用药指导概述

　　患者用药指导（patient education，又称患者用药教育）是指通过直接与患者及其家属、公众交流，解答其用药疑问，介绍疾病、生活方式、药物及其治疗相关的知识，提供用药咨询服务。

　　21 世纪药师的基本任务是药学监护（pharmaceutical care，PC），而患者用药教育是 PC 的重要内容之一。患者用药教育包括门诊用药教育、入院用药教育和出院用药教育。一些患者由于对自身疾病了解甚少、缺乏药物知识，导致用药依从性降低和用药不正确。临床药师运用所掌握的药学信息通俗易懂地为患者讲解用药知识，帮助患者提高药物治疗的依从性，最大限度地提高药物治疗效果。

一、患者用药指导的目的和必要性

　　1. 患者用药指导的目的　让患者按医嘱服用药物，提高患者的用药依从性；使患者了解药物治疗的重要性，最大限度地提高药物治疗效果，预防和降低用药失误（medication error，ME）与药品不良事件（adverse drug events，ADE）的发生，降低医疗费用。

　　2. 患者用药指导的必要性

　　（1）患者用药指导是药师的责任和义务　《处方管理办法》第三十三条和《医疗机构药事管理规定》第二十八条明确指出药师发出药品时应当告知患者用法用量和注意事项，指导患者合理用药。

　　（2）患者用药指导是药学监护的重要组成部分　通过患者用药指导，一方面可提高患者的依从性，增强患者对治疗的信心，使患者更好地配合临床治疗；另一方面可显著提高患者对治病药物的认识，帮助患者正确、安全选择和使用药物，保证最大限度发挥药物的治疗作用、最大程度降低药物对患者的伤害，从而达到最佳的药物治疗效果。

　　（3）患者用药指导是执业药师继续教育的重要内容之一　《中共中央、国务院关于深化医药卫生体制改革的意见》（中发〔2009〕6 号）中明确指出：规范药品临床使用，发挥执业药师指导合理用药与药品质量管理方面的作用。《医药卫生体制改革近期重点实施方案（2009—2011 年）》（国发〔2009〕12 号）中进一步明确要求：完善执业药师制度，零售药店必须按规定配备执业药师为患者提供购药咨询和指导。

　　患者用药指导是药学服务的内容之一，是执业药师的责任和义务，因此对社区药房和医院药房的执业药师（或医院药师）加强患者用药指导理论的继续教育是势在必行的。

二、处方调剂与患者用药指导中药师的职责

　　世界各国在处方调剂与患者用药指导中对药师的职责规定如下。

　　（1）美国联邦政府的OBRA'90（The Omnibus Budget Reconciliation Act of 1990）指出，处方调剂时，药师应审核以下内容：①是否有重复的药物治疗；②药物-疾病之间的禁忌事项；③药物相互作用（包括处方药和非处方药）；④不合理的给药剂量和治疗疗程；⑤药物过敏反应；⑥药物的误用与滥用。

　　（2）日本药师法第25条第2项规定：调配药品时，为了药品的正确使用，药师必须对患者或患者的保护者提供必要的药学信息。

　　（3）韩国药师法（修订）第22条规定：调配药品时，药师必须进行患者用药指导，并把患者用药指导规定为药师的义务和权利。

　　（4）中国药师法（草案征求意见稿）第23条第4项规定：履行提供药品信息与咨询服务，对患者、消费者进行用药教育，向公众宣传合理用药知识，开展健康教育；《处方管理办法》第33条和《医疗机构药事管理规定》第28条明确指出：药师发出药品时应当告知患者用法用量和注意事项，指导患者合理用药。

第二节　患者用药指导的类型及提供形式

一、患者用药指导的类型

1. 门诊患者的用药指导

　　（1）发药窗口的患者用药交代。

　　（2）用药咨询室的患者用药指导　①预约；②直接访问。

2. 住院患者的用药指导

　　（1）床边用药指导。

　　（2）集中用药指导。

3. 出院患者的用药教育

4. 市民公开讲座（专题讲座）

5. 药学信息服务中心

　　（1）在医院官方网页里开设患者用药指导专区。

　　（2）电话咨询和邮件咨询。

　　（3）医院药学部APP官网咨询。

二、患者用药指导的提供形式

1. 口述形式

　　（1）面对面的用药指导可提高患者对药师的信赖感，降低患者不安的心理，有利于患者的药物治疗。

　　（2）尽量避免使用专业术语。

（3）要正确把握患者的提问意图。

2. 纸质形式

（1）患者用药指导小手册。

（2）药物的用法说明书。

（3）药品袋标签上说明。

3. 视听资料 主要内容包括疾病的说明、药品使用装置的用法等。

第三节　患者用药指导的基本内容

患者用药指导的内容主要包括：①药品名称及药效；②药物治疗的意义；③药物的用法、用量及服用时间；④药物的疗效（适应证）、可能发生的药品不良反应及其对策、注意事项及禁忌（妊娠期妇女、老年人、哺乳期妇女）；⑤药物相互作用；⑥药物的储存；⑦忘记服用药物时的对策等内容。

一、药品名称及药效

告诉患者正确的药品名称，使患者正确选用药品，避免误用。应采用通俗语言简单明了地告知患者药物的作用，提高患者对药物治疗的认知度，提高患者的用药依从性。

二、药物治疗的意义

药物的作用可分为预防作用和治疗作用，统称为防治作用。预防作用是指利用药物进行疾病的预防，而治疗作用是药物的主要作用，一般分为对症治疗与对因治疗。对症治疗的目的是改善疾病的症状。对症治疗虽然不能从根本上消除病因，但能缓解症状，减轻患者的痛苦。对因治疗的目的是消除致病因素。治疗疾病时对症治疗与对因治疗同样重要，药师应根据患者的病情正确地说明药物治疗的意义。例如：①在类风湿关节炎的治疗中，非甾体类抗炎药可减轻患者的疼痛和晨僵的症状，但不能延缓疾病的进展；而改善病情的抗风湿药甲氨蝶呤能够延缓疾病的进展；②低剂量阿司匹林用于脑血栓的预防。

三、药物的用量、用法及服用时间

（一）药物的用量

在确定患者的用药剂量时必须先确定患者的各项身体生理指标，做到用药个体化，以求达到药物疗效的最佳化。给药剂量应考虑如下因素。

1. 体重 可分为实际体重、理想体重、脱脂肪体重等，应根据临床需要选用不同的体重，必要时根据体重或体表面积制定具体的给药剂量。

2. 肾功能 根据患者的肾功能情况制定经肾排泄药物的给药剂量。

3. 肝功能 根据肝功能及药物的肝代谢程度制定经肝脏代谢药物的给药剂量，并实施患者用药指导。

4. 年龄 根据患者的年龄（如婴幼儿及儿童、成年人及老年人）选择药物，并计算给药剂量。尤其是，婴幼儿及儿童不是大人用药量的缩小版，与大人用药完全不同。剂量不当是儿科药品不良反应发生的另一个主要原因。如果已知儿童体重剂量或体表面积（body surface area，BSA）剂量，那么儿童每次（日）用量＝儿童体重×每次（日）剂量/kg，或儿童每次（日）用量＝儿童体表面积×每次（日）剂量/m^2。总剂量不得超出成人剂量。在不方便儿童称重的情况下，一般按年龄来推算体重。公式如下：

1~3 个月体重（kg）：月龄数 ×0.7 +3

4~6 个月体重（kg）：月龄数 ×0.6 +3

7~12 个月体重（kg）：月龄数 ×0.5 +3

1 岁以上：实足年龄 ×2 +8

视儿童的营养状况适当增减，Ⅰ度营养不良：减 15%~25%；Ⅱ度营养不良：减 25%~40%；肥胖患儿应酌情增加剂量。

举例：阿莫西林的小儿常用剂量为每日每千克体重 20~40mg，分 3 次服用。如果某儿童的体重为 15 千克，可能需要 1 次服用 100~200mg 阿莫西林。

如果不知道儿童剂量，只知道成人剂量，就需要根据成人剂量进行折算，主要有按年龄折算、按体重折算、按体表面积折算，方法基本思路是以成人剂量为标准进行换算，但未考虑各种药物在儿童体内的药效学和药动学特点，也没有考虑小儿自身的一些生理功能特点，特别是新生儿用药的特有反应，使用时应综合考虑。

（1）按年龄折算小儿用药剂量　表 10 -1 为按年龄折算小儿用药剂量。

表 10 -1　按年龄折算小儿用药剂量

月龄/年龄	剂量（占成人剂量的分数）	月龄/年龄	剂量（占成人剂量的分数）
1 月之内	1/24	4~7 岁	1/4 ~1/3
1~6 月	1/24 ~1/12	7~11 岁	1/3 ~1/2
6 个月~1 岁	1/12 ~1/8	11~14 岁	1/2 ~2/3
1~2 岁	1/8 ~1/6	14~18 岁	2/3 ~成人量
2~4 岁	1/6 ~1/4		

按年龄折算的缺点是：由于个体的差异，剂量会有较大的偏差。多数药物按上式计算后剂量偏小。亦有以新生儿按 1 个月计算为 0.04，超过一个月，按 2 个月计算，其余各月类推，按月递增 0.01，1 周岁为 0.15，以后每岁递增 0.05，到 18 岁为 1，以此数乘以成人剂量，即为该年龄儿童剂量。或简化为：

$$[0.01 × (14 + 月龄)] ×成人剂量（适用于 1 岁内小儿）$$

$$[0.04 × (5.5 ×年龄)] ×成人剂量（适用于 1~14 岁内儿童）$$

但上述方法存在个体差异，个体间差距较大，只适用于某些剂量不需要十分精确的药物，如镇咳药、助消化药，初次应用时剂量宜偏小。

（2）根据体重折算　儿童剂量 =（成人剂量 ×儿童体重）/成人体重（70kg）。如所得结果不是整数，为便于服药可稍做调整。用体重折算年长儿童的剂量时，为避免剂量过大，应选用剂量的下限。反之，对婴幼儿可选择剂量的上限以防药量偏低。

（3）按体表面积折算小儿用药剂量　目前认为该方法比较科学，适用于各年龄包括新生儿及成人的整个阶段。成人的体表面积（按 70kg 计算）为 1.7m²。儿童剂量 =成人剂量 ×儿童体表面积（m²）/1.73m²。

体重在 30kg 以下者体表面积按以下公式计算：

$$体表面积（m²）=体重（kg）×0.035 +0.1$$

体重在 30kg 以上者每增加体重 5kg，体表面积增加 0.1m²。

$$儿童用药量 =儿童体表面积（m²）×儿童剂量/m²$$

（二）药物的用法与服用时间

药物的服用方法及服用时间见表 10 -2。

表 10-2 药物的服用方法及时间

服用方法	概念及药物实例
饭前服用（ac）	饭前 30~60 分钟 药物：促进胃动力药（止吐药：甲氧氯普胺、多潘立酮、莫沙比利）；降糖药（格列本脲、格列吡嗪、格列喹酮）
饭后服用（pc）	饭后 30 分钟 高脂肪饮食使药物的吸收增大的药物：维生素 B_2、灰黄霉素、普萘洛尔
饭中服用	具有胃肠刺激作用的药物 药物：解热镇痛药、抗关节炎药（氯诺昔康、美洛昔康、奥沙普嗪）、铁制剂、降糖药（阿卡波糖、伏格波糖）、助消化药（乳生酶、酵母、胰酶、淀粉酶）
餐间服用（ic）	两餐之间服用（饭后 2 小时后），最佳时间是空腹 药物：胃黏膜保护剂（枸橼酸铋钾）
早晨空腹服用	驱虫药（阿苯达唑）
睡前服用（hs）	一般指睡前 15~30 分钟。包括餐后服用 药物：催眠药（咪达唑仑、地西泮、硝西泮、苯巴比妥）、平喘药（沙丁胺醇、氨茶碱）、他汀类降血脂药、抗过敏药（苯海拉明、氯苯那敏）、钙制剂（以清晨和睡前服为佳）
按一定的给药间隔（q）	血药浓度需要维持在一定范围内的药物（TDM 药物）
一日一次服用（qd）	早晨服用：利尿药、降压药（阿替洛尔）、抗抑郁药（氟西汀、帕罗西汀、氟伏沙明） 睡前服用（一般指睡前 15~30 分钟。包括晚餐后服用） 催眠药（米达唑仑、地西泮、硝西泮、苯巴比妥）、平喘药（沙丁胺醇、氨茶碱）、他汀类降血脂药、抗过敏药（苯海拉明、氯苯那敏）、钙制剂（以清晨和睡前服为佳）
一日二次服用（bid）	早晨和中午服用：强利尿药、中枢兴奋药 每 12 小时服用（q12h）：环丙沙星、多西环素
一日三次服用（tid）	每餐前 30 分钟：止吐药、增强食欲药、胃酸抑制剂 每餐后即刻：胃黏膜刺激大的药物、维生素 B_2、助消化药
一日四次服用（qid）	每餐后 30 分钟：镇静药、解热镇痛药、镇咳药 抗生素类
顿服（prn）	指必要时服用；具有过量服用的危险，应交代一日最大用量 药物：解热镇痛药、镇咳药、抗心绞痛药、催眠药
忘记服用药物时	应避免连续服用两次或同时服用两次剂量
没有吃饭时	根据实际吃饭时间用药（如糖尿病患者）

四、药物的疗效、不良反应及其对策、注意事项和禁忌

（一）药物的疗效（适应证）

适应证（indication）又叫指征，是指药物的适合运用范围、标准，是指特定疾病及其症状。例如，氢氯噻嗪用于轻中度高血压的治疗；马来酸氯苯那敏（氯苯那敏）用于鼻炎鼻塞症状的缓解；某药辅助用于某些疾病或状态的治疗。

（二）应告知给患者可能发生的药品不良反应及其对策

1. 很可能出现具有前兆症状的严重药害事件　如氨基糖苷类抗生素（嘴唇麻木感——脑神经障碍）；洋地黄类（恶心症状）；乙胺丁醇（球后视神经炎——视敏度降低、辨色力受损、视野缩窄、出现暗点）等。

2. 虽然出现患者的自觉症状，但不需要停药。

3. 给患者的日常生活带来影响的有害事件　①在药品说明书中明确注明"需要避免驾车或机器操作等"；②药物引起的眩晕，如降压药、三环类抗抑郁药等；③降糖药物引起的低血糖反应症状。

4. 虽然不影响日常生活，但是由于大便或小便的颜色变化会导致患者用药依从性降低的药物　如

尿颜色——铁剂（黑褐色）；大便颜色——铁剂（黑色）、铋制剂（黑褐色）。

5. 饮食、饮酒、吸烟、入浴、运动及非处方药和处方药之间的相互作用。

（三）注意事项及禁忌

实施患者用药指导时首先要确认患者的情况，因为患者可分为普通人群和特殊人群，特殊人群包括妊娠期妇女、哺乳期妇女、婴幼儿及儿童、老年人等。在用药指导时对特殊人群必须足够重视。

1. 妊娠期及哺乳期妇女 为了保证胎儿及哺乳期妇女用药的安全有效，应注意以下几个原则：①妊娠早期要避免不必要的用药（包括保健品），尤其是已确定或怀疑有致畸作用的药物；无明显体征尽量避免药物治疗。②妊娠早期用药要特别慎重，如因疾病确实需要用药时应该在医师的指导下用药。用药时应严格掌握给药剂量及疗程，剂量宜小不宜大；能单一药物治疗的疾病，尽量避免联合用药；首选疗效肯定、临床资料全面的老药，避免使用尚难确定药品不良反应的新药。③妊娠期用药时应选择同类药物中最安全的，首选 A 级、B 级药物，应避免使用 C 级、D 级药物，禁用 X 级药物。④若病情需要使用对胎儿有危害的药物，应考虑终止妊娠。⑤哺乳期妇女用药后，有些药物会分布至乳汁。通常乳汁中药物浓度（或含量）较少，不足给药剂量的 1%~2%。但是，有些药物经乳汁排泄量较大，则有必要停止哺乳。

2. 婴幼儿及儿童 婴幼儿及儿童正处于生长发育阶段，各类脏器和神经系统发育尚不完全，药物在小儿体内的过程与成人不同，对许多药物极为敏感。婴幼儿用药具有以下特点。①药物吸收多：口服用药时，婴幼儿的胃酸偏少，胃酶活性较低，胃排空迟缓，肠蠕动不规则，特殊转运能力弱，某些易受胃酸、胃酶和肠道酸碱度影响的口服药物，小儿的吸收量较成人多。例如，洛哌丁胺的作用强而迅速，用于低龄儿童易致药品不良反应（如影响中枢神经系统等），加之曾有新生儿用药致死的报道，故国内外均禁用于 5 岁以下儿童。另外，皮肤用药时，由于儿童的皮肤娇嫩、血管丰富，药物容易透皮吸收，皮肤破损时吸收量就更多，应注意外用药物的用量。②血药浓度高：一方面，小儿尤其是新生儿细胞外液较多，影响某些按油-水分配系数在体内分布的药物（如磺胺、青霉素、头孢菌素、呋塞米等），可使血中药物浓度增高。另一方面，由于婴幼儿体内血清蛋白量比成人少，药物与蛋白的结合力也较弱，因而造成血中游离药物浓度增高，易出现多种药品不良反应。③药物的代谢和排泄能力弱：婴幼儿的肝、肾发育尚不完善，药物的代谢和排泄较慢。如新生儿用磺胺类药物可使血胆红素浓度增高加之代谢能力较低易出现核黄疸。又如新生儿肝脏功能不健全，服用氯霉素后可引起"灰婴综合征"，故新生儿禁用氯霉素和磺胺类药物。

3. 老年人 由于老年人的各项生理功能随着年龄的变大而减弱，因此必须认真审核老年患者的处方，应根据老年人的生理特点进行相应的用药指导。

（1）用量 因为老年患者具有药动学和药效学变化以及对毒性物质敏感，所以老年人宜从低剂量开始服用。

（2）用法 老年人常合并存在多种疾病，服用药物种类与服药次数繁多，因此应选择用法简单、给药次数少（最好是 1 日 1 次）的药物。

（3）药品不良反应 老年患者的药品不良反应发生率较高，而且老年人对药品不良反应较敏感，因此在选药上应多加重视。

（4）剂型 应选择最宜于老年患者使用的剂型，尤其对呼吸系统疾病患者正确选择吸入剂，并做好正确的使用方法指导。

另外，因老年患者的理解力和记忆力减弱，给老年患者进行用药指导时需亲属陪同。

五、药物相互作用

药物具有治疗作用的双重性和用途的多重性，不仅药物之间会发生相互作用，药物与疾病、药物与食物之间也可能会发生相互作用，因此给患者进行用药指导时必须认真强调这些相互作用在治疗中的意义，提高患者的认知程度，以期提高药物的临床疗效。

（一）药物与疾病之间的相互作用

因为有些患者患有多种疾病，所以用药时应考虑该患者本次就诊以外的原来疾病与本次就诊疾病治疗药物之间的相互影响，例如患有腹泻倾向的患者使用胃肠动力药莫沙必利或镇吐药甲氧氯普胺会加重腹泻。同样，若便秘患者使用胃平滑肌松弛药氢溴酸山莨菪碱，则会加重便秘。

心功能不全患者的心搏出量减少，导致药物的肝代谢率下降及肾清除率降低。如心功能不全患者的茶碱总清除率下降，应在血药浓度监测下使用茶碱。

（二）药物与药物之间的相互作用

1. 药剂学相互作用　①配伍变化表现为可见配伍变化——物理配伍禁忌，例如两种注射剂配伍时，溶液浑浊、沉淀、结晶及变色；②不可见变化——化学配伍禁忌，例如两种药合用时会出现电解质的盐析作用、pH 改变、效价下降、聚合反应等。药师应在处方审核时发现这些配伍变化并解决。

2. 药动学相互作用　是指一种药物能使另一种药物的吸收、分布、代谢和排泄等环节发生变化，从而影响另一药物的血浆药物浓度，进一步改变其作用强度或引起毒性。

（1）吸收过程的药物相互作用　①消化道 pH 的改变影响药物的吸收：碳酸氢钠、胃酸分泌抑制药（抗胆碱药、H_2 受体阻滞剂、质子泵抑制剂）等降低阿司匹林、保泰松、四环素类、喹诺酮类、康唑类等弱酸性药物的吸收；碳酸氢钠增加氨茶碱、大环内酯类抗生素等弱碱性药物的吸收。②消化道中吸附或螯合减少药物的吸收：考来烯胺可吸附阴离子型及弱酸类药物，例如甲状腺素、华法林以及地高辛等；钙盐、铁剂、氢氧化铝、枸橼酸铋钾等含二价或三价金属离子的药物在胃肠道内容易与四环素、青霉胺、氟喹诺酮类等药物发生螯合作用，形成难溶性和难以吸收的络合物。因此避免将上述两类药物同时服用，必要时错开时间 2 小时以上服药。③胃肠道排空速度影响药物吸收：甲氧氯普胺、多潘立酮、莫沙必利等促胃动力药可减少药物的吸收；抗酸药、抗胆碱药、止泻药、镇静催眠药可延迟药物的吸收。

（2）分布过程的药物相互作用　与血浆蛋白结合力高的药物可置换结合力低的药物，使被置换药物的游离型浓度增高，药效增强。例如保泰松可增强华法林的抗凝作用。

（3）肝代谢过程的药物相互作用　一些药物能够通过改变药物代谢酶活性增加或降低另一些药物的药效和毒性。①酶诱导相互作用：例如利福平等肝药酶诱导剂可使许多其他药物（除前体药物）的代谢大大加速，导致其药效减弱。②酶抑制相互作用：例如大环内酯类抗生素罗红霉素抑制茶碱的肝代谢，可使茶碱的血药浓度增高，导致毒性反应，严重时导致死亡。

（4）肾排泄过程的相互作用　主要发生在肾小管分泌（主动转运过程）和重吸收（被动转运过程）方面。例如双香豆素降低氯磺丙脲的排泄，增高其血药浓度而发生低血糖反应等。碱化尿液可增加巴比妥类、磺胺类等药物的排泄，而酸化尿液可增加吗啡、抗组胺药、氨茶碱等药物的排泄。

（三）药物与食物之间的相互作用

药物与食物之间的相互作用是指药物与食物之间存在某种物理、化学方面的配伍变化或药动学和药效学的改变，而这些变化可能会对药物的治疗产生正面或负面作用。若两者配伍是不利的，药物的治疗效果将受到影响，严重时发生药品不良反应，甚至引起中毒。如菠菜、生菜、西兰花、甘蓝菜、芦笋、番茄、黄瓜（绿皮）等富含维生素 K 的蔬菜可使华法林的抗凝效果降低，可导致血栓。

六、药物的储存

告知患者普通药品和特殊药品的保管方法，其内容如下。

（一）常温阴凉处保管

常温系指 10～30℃，阴凉处是指不高于 20℃。

（二）冷藏保管

冷藏系指 2～8℃。需冷藏保管的药品首推生物制剂，主要包括白蛋白（现有可室温贮存制剂）、丙种球蛋白、破伤风抗毒素、干扰素及其他生物制品。需要强调的是冷藏保管的药物应严禁放入冷冻室。

（三）避光保管

一些药品易受光线影响而变质，如亚铁盐、银盐、双氧水、利血平、肾上腺素、维生素 C 等。这些药品在保管中应避光，否则会使药品氧化分解而失效，甚至产生毒物。因此，药师应该告知患者把这些需要避光保存的药品贮藏于光线不易直接照射的地方，用遮光的黑帘、黑纸遮住，以防阳光射入。

（四）注意避免儿童触及

所有药品均应放在婴幼儿及儿童不能触及处。不少药品是糖丸、糖衣片及糖浆剂，儿童顺手拿来当"糖"吃而发生中毒的事例常有发生。

七、忘记服用药物时的对策

并不是所有漏服情况都要补服，应根据药物的作用机制、给药方法和特殊情况来判断和处理，其对策方法可分为 4 种情况：①如果发现漏服的时间处于两次用药时间间隔一半内，可按量补服；如果发现漏服的时间已超过给药间隔的一半以上，一般不需要再补服，并且应避免连续服用两次或同时服用两次剂量。此原则适用于多数非处方药和部分处方药，而降压药和降糖药应根据具体情况处理。例如，磺酰脲类降糖药是在早餐前半小时 1 日 1 次服用；万一漏服了，如果在午饭前想起，可根据血糖情况按照原来的剂量补服。如果时间已过午餐，就要视情况减量补服。α-糖苷酶抑制剂是通过抑制肠道中的 α-糖苷酶活性，延缓碳水化合物的降解，延缓葡萄糖的吸收，改善餐后血糖，因此需要餐前即刻吞服或与第一口主食一起咀嚼服用；以阿卡波糖为例，餐后才想起忘记服用阿卡波糖时，不需要补充忘记的药量，记住下一次要及时服用就可以。②按每几小时服 1 次的药物（即按一定的给药间隔时间给药）：例如每天需要服用 3 次的抗生素，不是跟着三餐服用，而是每隔 8 小时服 1 次。如果早上 7 点吃药，本应下午 3 点再服 1 次，若到了 4 点才想起来服药，那第三次服药的时间也应向后推 1 小时。③若超过了补服的时间，应分情况处理：例如长效降压药每天只需要服用一次，在服药后的 48 小时甚至 72 小时内，血液中的药物还能维持一定的浓度，所以短时间漏服后，血压也可被控制在一定范围内，一般不建议补服，下次按时间吃药即可。如果漏服时间较长，并且血压波动较大，则应当咨询医师或药师后，加服 1 次短效降压药，之后按正常周期服药。④补服后，必要时应调整后续的服用时间：例如器官移植和心脏瓣膜置换患者需要长期服抗凝药，若漏服 1 次，在后续的 12 天内应逐步调整，直至恢复到原来的服药时间。

第四节　患者用药指导的实施步骤及注意事项

患者用药指导的实施步骤主要分为五个阶段。

第一阶段：药师进行简单的自我介绍。

第二阶段：收集患者的基本资料和药历，并把握患者用药指导的要点。

药师以提问的形式把握患者的知识水平，了解患者的基本情况，找出患者的问题之处。

（1）收集患者的基本资料　收集与处方的适合性、安全性相关的基础临床信息。

（2）药历的收集和评价　评价处方中药物的安全性和适合性、药物过敏、药物相互作用、禁忌事项（小儿、老年人、妊娠期和哺乳期等）、药品不良反应、重复处方、药物的用量范围及疗程等。

（3）与患者用药指导相关的资料的准备　确定患者用药指导内容后，准备药品管理标识（或警示标签）、用药指导说明书和其他相关资料。

通常采用如下的提问形式了解患者的情况。

（1）医师说这是用于哪些方面的药物？（了解患者对疾病的理解程度）

（2）医师说这个药物如何使用？（了解患者对用法、用量的理解程度）

（3）药物使用方面发生什么问题了吗？（了解患者对药效、药品不良反应的理解）

（4）还有哪些药物正在服用？对药物有过哪些过敏？（了解患者的药历）

第三阶段：用药指导的实施。

根据患者的实际情况，在患者用药指导的七项内容中选择性地重点进行用药指导。

第四阶段：用药指导的评价。

用药指导结束前，让患者用自己的语言重复一下药师指导的内容，确认患者对用药指导的理解程度。

第五阶段：结束用药指导。

用药指导结束时，告诉患者药师本人的联系方式（手机号、微信号和 QQ 账号等），让患者随时联系药师；最后，采用增强患者信心和鼓励患者的语言结束用药指导。例如，对糖尿病患者，"您若按照用药指导内容，按时、正确地使用药物，血糖一定能控制在正常范围内，您能像正常人一样生活！"

实施患者用药指导时应注意如下事项。

（1）要与患者建立良好的信赖关系。

（2）用药指导不是指把药师知道的所有信息告诉患者，过多的信息提供反而给患者带来混乱和不安。根据患者的年龄、性别、疾病种类、疾病状态、病因和影响因素的不同，患者用药指导的内容和方法是不同的，应根据患者的实际情况恰如其分地进行用药指导。

（3）在用药指导过程中，要详细、正确地了解患者的基本情况，并正确判断患者提问的目的。

（4）和医师进行良好的沟通，应避免与医师的冲突。

（5）药师必须对患者的隐私保密。

第五节　根据药物剂型的患者用药指导

（一）滴丸

主要供口服，亦可供外用和局部用药，如眼、耳、直肠、阴道等使用。滴丸剂多用于病情急重者，如冠心病、心绞痛、咳嗽、急慢性支气管炎。服用滴丸时：①仔细确认药物的用法，剂量不能过大；②宜以少量温开水送服，有些可直接含于舌下；③滴丸在保存中不宜受热。

（二）泡腾片

应用泡腾片时，应注意：①供口服的泡腾片，一般宜用 100～150ml 凉开水或温水浸泡，即可迅速崩解和释放药物，应待完全溶解或气泡消失后再饮用；②不应让幼儿自行服用；③严禁直接服用或口含；④药液中有不溶物、沉淀、絮状物时，不宜服用。

（三）舌下片

应用舌下片时应注意：①给药时宜迅速，含服时把药片放于舌下；②含服时间一般控制在 5 分钟左右，以保证药物被充分吸收；③不要咀嚼或吞咽药物，不要吸烟、进食、嚼口香糖，保持安静，不宜多说话；④含后 30 分钟内不宜吃东西或饮水。

（四）咀嚼片

咀嚼片常用于维生素类、解热类和治疗胃部疾病的氢氧化铝、硫糖铝、三硅酸镁等制剂。服用时应注意：①咀嚼时间要充分，如氢氧化铝片咀嚼后进入胃中很快在胃壁上形成一层保护膜，从而减轻胃内容物对胃壁溃疡的刺激；如酵母片，因其含有黏性物质较多，若不嚼碎易在胃内形成黏性团块，影响药物的作用；②咀嚼后可用少量温开水送服；③用于中和胃酸时，宜在餐后 1～2 小时服用。

（五）软膏剂、乳膏剂

应用软膏剂和乳膏剂时应注意：①涂敷前将皮肤清洗干净；②对有破损、溃烂、渗出的部位一般不要涂敷。如急性湿疹，在渗出期湿敷方法可获得显著的疗效；若用软膏剂反可使炎症加剧、渗出物增加。对急性无渗出性糜烂则宜用粉剂或软膏剂；③若涂敷部位出现烧灼感或瘙痒、发红、肿胀和发疹等反应，应立即停药，并将局部药物洗净；④部分药物，如尿素涂敷后采用封包（即用塑料膜、胶布包裹皮肤）可显著提高角质层的含水量，其含水量可由 15％ 增至 50％，增加药物的吸收，提高药物的疗效；⑤涂敷后轻轻按摩也可提高疗效；⑥不宜涂敷于口腔、眼结膜。

（六）含漱剂

含漱剂多为水溶液，使用时应注意：①含漱剂中的成分多为消毒防腐药，含漱时不宜咽下或吞下；②对幼儿、恶心、呕吐者暂时不宜含漱；③应按说明书要求稀释使用；④含漱后不宜马上饮水和进食，以保持口腔内药物浓度。

（七）滴眼剂

使用滴眼剂时，应注意：①清洁双手，将头部后仰，眼向上望，用示指轻轻将下眼睑拉开成一钩袋状；②将药液从眼角侧滴入眼袋内，1 次滴 1～2 滴。滴药时应距眼睑 2cm，勿使滴管口触及眼睑或睫毛，以免污染；③滴后轻轻闭眼 1～2 分钟，用药棉或纸巾擦拭流溢在眼外的药液；④用手指轻轻按压眼内眦，以防药液分流降低眼内局部药物浓度以及药液经鼻泪管流入口腔而引起不适；⑤若同时使用 2 种药液，宜间隔 10 分钟；⑥若滴入阿托品、氢溴酸毒扁豆碱、硝酸毛果芸香碱等有毒性的药液，滴后应用棉球压迫泪囊区 2～3 分钟，以免药液经泪道流入泪囊和鼻腔，经黏膜吸收后引起中毒反应，对儿童用药时尤应注意；⑦一般先滴右眼后滴左眼，以免用错药物；若左眼病较轻，应先左后右，以免交叉感染；角膜有溃疡或眼部有外伤、眼球手术后，滴药后不可压迫眼球，也不可拉高上眼睑，最好使用一次性滴眼剂；⑧若眼内分泌物过多，应先清理分泌物，再滴入或涂敷，否则会影响疗效；⑨滴眼剂不宜多次打开使用，连续应用 1 个月不应再用，若药液出现浑浊或变色，切勿再用；⑩白天宜用滴眼剂滴眼，反复多次；临睡前应用眼膏剂涂敷，这样附着眼壁时间长，利于保持夜间的局部药物浓度。

（八）眼膏剂

使用眼膏剂时，宜按下列步骤操作：①清洁双手，打开眼膏管口；②头部后仰，眼向上望，用示指轻轻将下眼睑拉开成一袋状；③挤压眼膏剂尾部，使药膏呈线状溢出，将约为 1cm 长的眼膏挤进下眼袋内（若眼膏为盒装，将药膏抹在玻璃棒上涂敷于下眼睑内），轻轻按摩 2～3 分钟以增加疗效，但注意药膏管口不要直接接触眼或眼睑；④眨眼数次，尽量使眼膏分布均匀，然后闭眼休息 2 分钟；⑤用脱脂棉擦去眼外多余药膏，盖好管帽；⑥多次开管或连续使用超过一个月的药膏不要再用。

（九）滴耳剂

滴耳剂主要用于耳道感染性疾病。若耳聋或耳道不通，不宜应用。鼓膜穿孔者也不要使用滴耳剂。

滴耳剂的使用方法如下：①将滴耳剂用手捂热以使其接近体温；②头部微偏向一侧，患耳朝上，抓住耳垂轻轻拉向后上方使耳道变直，一般一次滴入 5~10 滴，1 日 2 次，或参阅药品说明书的剂量；③滴入后休息 5 分钟，更换另耳；④滴耳后用少许药棉塞住耳道；⑤注意观察滴耳后是否有刺痛感或灼烧感；⑥连续用药 3 天，若患耳仍然疼痛，应停止用药，并及时去医院就诊。

（十）滴鼻剂

鼻除其外部为皮肤所覆盖外，鼻腔和鼻窦内部均为黏膜覆被，鼻腔又深又窄，所以滴鼻时应头往后仰，适当吸气，使药液尽量达到较深部位。另外，鼻腔黏膜比较娇嫩，滴鼻剂必须对黏膜没有或仅有较小的刺激。滴鼻剂的使用方法如下：①滴鼻前先呼气；②依靠椅背，头部向后仰；或仰卧于床上，肩部放枕头，使头部后仰；③对准鼻孔，瓶壁不要接触到鼻黏膜，成人 1 次滴入 2~3 滴，儿童 1~2 滴，1 日 3~4 次或间隔 4~6 小时给药 1 次；④滴入药液后，保持仰位 1 分钟，后坐直；⑤若药液流入口腔，可将其吐出；⑥过度频繁或延长使用时间可引起鼻塞症状的反复。连续用药 3 天以上，症状未缓解应向药师咨询；⑦同时使用几种滴鼻剂时，先使用鼻腔黏膜血管收缩剂，后使用抗菌药物；⑧含毒剧药物的滴鼻剂应注意不得过量，以免引起中毒。

（十一）鼻用喷雾剂

鼻用喷雾剂是专供鼻腔使用的气雾剂，其包装带有阀门，使用时挤压阀门，药液以雾状喷射出来，供鼻腔外用。鼻用喷雾剂的使用方法如下：①喷鼻前先呼气；②头部稍向前倾斜，保持坐位；③用力摇晃喷雾剂，并将尖端塞入一个鼻孔，同时用手堵住另一个鼻孔并闭上嘴；④挤压喷雾剂的阀门喷药，成人 1 次喷 1~2 揿，儿童 1 揿，1 日 3~4 次，或参阅说明书的剂量，同时慢慢地用鼻子吸气；⑤喷药后将头尽力向前倾，置于两膝之间，10 秒后坐直。若药液流入咽部，用嘴呼吸；⑥更换另一个鼻孔重复前一过程，用完后可用凉开水冲洗喷头。

（十二）栓剂

栓剂因使用腔道的不同，分为直肠栓、阴道栓和尿道栓，后者现在很少应用。

1. 阴道栓　应用阴道栓时应注意：①洗净双手，除去栓剂外封物。若栓剂太软，则应将其带着外包装放在冰箱的冷冻室或冰水中冷却片刻，使其变硬，然后除去外封物，放在手中捂暖以消除尖状外缘。用清水或水溶性润滑剂涂在栓剂的尖端部；②患者仰卧床上，双膝屈起并分开，可利用置入器或戴手套，将栓剂尖端部向阴道口塞入，并用手以向下、向前的方向轻轻推入阴道深处。置入栓剂后，患者应合拢双腿，保持仰卧姿势约 20 分钟；③在给药后 1~2 小时内尽量不排尿，以免影响药效；④应于入睡前给药，以便药物充分吸收，并可防止药栓遇热熔解后外流；月经期停用，有过敏史者慎用。

2. 直肠栓　应用直肠栓时按以下要点依次进行：①栓剂基质的硬度易受气候的影响而改变，在夏季，炎热的天气会使栓剂变得松软而不易使用，应用前宜将其置入冰水或冰箱中 10~20 分钟，待其基质变硬；②剥去栓剂外裹的铝箔或聚乙烯膜，在栓剂的顶端蘸少许液状石蜡、凡士林、植物油或润滑油；③塞入时患者取侧卧位，小腿伸直，大腿向前屈曲，贴着腹部；儿童可趴伏在大人的腿上；④放松肛门，把栓剂的顶端插入肛门，并用手指缓缓推进，深度距肛门口幼儿约 2cm，成人约 3cm，合拢双腿并保持侧卧姿势 15 分钟，以防栓剂被压出；⑤用药前先排便，用药后 1~2 小时内尽量不解大便（刺激性泻药除外）。因为栓剂在直肠的停留时间越长，吸收越完全；⑥若有条件，在肛门外塞一点脱脂棉或纸巾，以防基质熔化漏出而污染衣被。

（十三）透皮贴剂

使用透皮贴剂时宜注意：①用前将所要贴敷部位的皮肤清洗干净，并稍稍晾干；②从包装内取出贴片，揭去附着的薄膜，但不要触及含药部位；③贴于皮肤上，轻轻按压使之边缘与皮肤贴紧，不宜热敷；④皮肤有破损、溃烂、渗出、红肿的部位不要贴敷；⑤不要敷在皮肤的褶皱处、四肢下端或紧身衣服底下；⑥定期更换或遵医嘱。

(十四) 膜剂

膜剂分为口服膜剂、黏膜外用剂和控释膜剂。膜剂应用时应注意：①避孕药壬苯醇醚膜以女用为好，房事前取药膜一张对折两次或揉成松软小团，以示指推入阴道深处；男用将药膜贴于阴茎头推入阴道深处。10分钟后（不超过30分钟）行房事。注意在放置药膜时，抽出动作要快，否则薄膜遇到阴道液体后黏在手指上，导致剂量不足。②复方炔诺酮膜从月经第5天继续服用，1日1片，连续22天，晚餐后服用，不能间断，停药后3~7天内行经，等下次月经第5天继续服药。③复方甲地孕酮膜作为短效避孕药，从月经周期第5天起使用。每日1片，连服22天为一周期，停药后2~4天行经；然后于第5天服下一个月的药。④甲地孕酮膜（妇宁膜）用于避孕，用法同上。用于治疗功能性子宫出血，1次2mg，1日3次（每隔8小时给药1次），后每隔3天递减1次，直至维持1日4mg，连续20天，流血停止后，每日加服炔雌醇0.05mg或己烯雌酚1mg，连续20天。⑤毛果芸香碱膜每日用2~3格，早起、睡前贴敷于眼角上，相当于2%浓度的滴眼剂1次2滴，1日6次。

(十五) 气雾剂

使用气雾剂时，应按下列步骤进行：①尽量将痰液咳出、口腔内的食物咽下；②用前将气雾剂摇匀；③将双唇紧贴喷嘴，头稍微后倾，缓缓呼气，尽量让肺部的气体排尽；④于深呼吸的同时揿压气雾阀门，使舌头向下；准确掌握剂量，明确1次给药揿压几下）；⑤屏住呼吸10~15秒，后用鼻子呼气；⑥用温水清洗口腔或用0.9%氯化钠溶液漱口，喷雾后及时擦喷雾嘴。

(十六) 缓、控释制剂

服用缓、控释制剂的药片或胶囊时，需要注意：①服药前，一定要认真阅读说明书或请示医师，因为各制药公司的缓、控释口服药物的特性很可能不同。当药品名上标示"缓释"或"控释"字样或外文药名中带有SR、ER时，则属于缓释剂型；②除另有规定外，一般应整片或整丸吞服，严禁嚼碎或击碎分次服用；③缓、控释制剂每日仅用1~2次，服药时间宜固定。

（杨长青）

书网融合……

题库

重点小结

第十一章　临床营养支持

📖 **学习目标** ┄┄

　　1. 通过本章的学习，掌握患者总能量需求计算及非蛋白热卡计算方法、肠外营养的组成/相容性与稳定性、肠内营养分类与制剂选择；熟悉营养风险筛查与评定、肠外营养液的配制与输注途径；了解营养不良的分类。

　　2. 具有肠外营养处方审核、肠外营养与肠内营养药学监护的能力。

　　3. 树立规范的临床营养支持工作意识。

　　临床营养支持始于 20 世纪 60 年代，经几十年的不断发展，一次次挽救无数肠功能衰竭、严重营养不良、创伤、烧伤、感染等重症患者的生命。在没有营养支持的年代，这些患者仅可以靠葡萄糖输液提供能量。然而，氨基酸注射液和脂肪乳注射液等药物的发明逐渐完善了营养支持，使得上述患者可以获得较为全面的营养素。

　　当患者胃肠道等功能出现异常时，普通的膳食往往不能满足患者的需求，肠内营养和肠外营养则发挥良好的治疗作用。研究发现人体的胃肠道除了人们熟知的消化功能外，还承担着诸多的免疫功能，因此谷氨酰胺、精氨酸和 ω-3 脂肪酸等免疫营养素也得以研究发展。

　　营养支持（nutrition support）是指经口、肠道或肠外途径为患者提供全面、充足的营养素，以达到预防或纠正营养不足的目的，增强患者对严重创伤的耐受力，促进患者康复。2009 年美国肠外肠内营养学会将"营养支持"上升到"营养支持治疗"的高度，充分说明营养支持在临床中的重要意义，已从"支持"逐步走向"治疗"。

第一节　营养不良的分类

　　任何一种营养素的失衡均可称营养不良（malnutrition），包括营养过剩和营养不足。营养不良可分为成人消瘦型营养不良、低蛋白血症型营养不良（恶性营养不良，红体病）及混合型营养不良。

一、成人消瘦型营养不良

　　成人消瘦型营养不良主要原因为热量摄入不足，常见于慢性疾病或长期饥饿的患者，临床表现为严重的机体肌肉和脂肪过度消耗，躯体和内脏肌肉量减少，血浆白蛋白可显著降低，严重时可导致细胞媒介性免疫功能障碍和肌肉功能障碍，如各种癌症。

二、低蛋白血症型营养不良

　　低蛋白血症型营养不良常见于长期蛋白质摄入不足或创伤和感染等应激状态下。患者的能量供应正常，身体脂肪量也可以正常或增加。该型伴有明显的生化指标异常（主要为血浆白蛋白值明显下降和淋巴计数下降）。

　　临床表现为内脏蛋白的缺乏（低白蛋白血症、浮肿）、免疫功能受损（容易致革兰阴性菌败血症或严重真菌感染）、毛发易拔脱及伤口愈合延迟。

三、混合型营养不良

长期的疾病和饥饿等过代谢状态（hypermetabolic stress）可导致混合型营养不良即严重的蛋白－热量营养失调（protein－energy malnutrition）。在应激状态下，由于体蛋白和热量（脂肪组织）急剧被消耗和内脏蛋白的合成减少，引起机体免疫力的降低、极易发生感染、伤口不愈、降低疾病的治愈率，病情危重，死亡率高。常见于晚期肿瘤患者和消化道瘘等患者。

第二节　营养风险筛查与评定

营养风险筛查、营养评估与营养干预是营养诊疗的3大关键步骤。2019年由全球权威临床营养学会联合推出全球领导人营养不良倡议（global leadership initiative on malnutrition，GLIM）标准为营养不良的临床诊断提出一致性框架。营养风险筛查是快速识别营养风险的方式；营养评估则针对存在营养风险的患者，进一步明确营养不良的表现及病因，并进行严重程度分级，最终得出营养不良的诊断。

营养风险筛查（nutritional risk screening，NRS）用于快速识别存在营养风险或可能发生营养不良的患者，可预测临床结局。基于营养风险筛查制定营养干预计划，可改善临床结局。

营养风险筛查与营养评估的区别为：营养风险筛查可在多种临床场景中早期、快速地筛检出可能存在营养风险的个体，通常具有较高的灵敏度，但特异度较低。简单来讲，营养风险筛查是考虑患者是否需要营养支持，营养支持能否使患者获益；而营养评估则是评价患者营养状况，为营养支持方案的制定提供依据，明确营养不良的诊断及严重程度。营养风险筛查的过程十分简便，医生、药师、护师、营养师经过简单培训后就可掌握，而营养评估则较为复杂，通常由受训过的营养师执行。

一、营养风险筛查

营养风险筛查工具主要是多种由基于循证依据的复合指标和问题组成的量表，如营养风险筛查2002（nutrition risk screening 2002，NRS 2002）、微型营养评估简表（mini－nutritional assessment short form，MNA－SF）、营养不良通用筛查工具（malnutrition universal screening tool，MUST）、简化营养食欲问卷（simplified nutrition appetite questionnaire，SNAQ）、营养不良筛查工具（malnutrition screening tool，MST）、危重症营养风险评估（nutrition risk in the critically ill，NUTRIC）、营养风险指数（nutritional risk index，NRI）、预后营养指数（prognostic nutritional index，PNI）、炎症和营养预后指数（prognostic inflammatory and nutritional index，PINI）、控制营养状况评分（controlling nutritional status，CONUT）、肿瘤患者营养不良筛查工具（malnutrition screening tool for cancer patients，MSTC）以及控制食物摄入、蛋白质和身体测量（control of food intake，protein，anthropometry，CIPA）的工具等。

2002年欧洲肠外肠内营养学会（ESPEN）在128个随机对照临床试验（RCT）基础上，发明了一个有客观依据的营养风险筛查工具，并将其命名为营养风险筛查2002（NRS 2002）。NRS 2002目前适用性较广，可作为首选的营养风险筛查工具。NRS 2002的评分考虑到了患者体重变化、膳食变化、疾病程度以及年龄因素。对总评分≥3分的患者，应给予营养干预。NRS 2002的评估方法详见表11－1和表11－2。

表 11 – 1   NRS 2002 的初始评估

	项目	是	否
1	BMI < 20.5		
2	3 个月内患者是否有体重丢失		
3	最近一周，患者是否有进食的减少		
4	患者是否患有重症疾病（如重症监护）		

注：任意一项为"是"则进行表 11 – 2 的评估。

表 11 – 2   NRS 2002 的全面评估

分数	体重与膳食	疾病程度
0 分	正常营养状况	正常营养需求
1 分（轻度）	3 个月内体重丢失 5% 或食物摄入为正常需要量的 50%~75%	臀部骨折，慢性疾病，特别是并发急性感染，肝硬化，COPD，慢性血液透析治疗，糖尿病，肿瘤
2 分（中度）	2 个月内体重丢失 5% 或前一周食物摄入为正常需要量的 25%~50%	大型腹部手术，脑卒中，严重肺炎，恶性血液系统的疾病
3 分（严重）	1 个月内体重丢失 5%（3 个月内体重下降 15%）或 BMI < 18.5 或者前一周食物摄入为正常需要量的 0%~25%	头部损伤，骨髓移植，重症监护
年龄 > 70 岁增加 1 分。	总评分：	

注：总评分 ≥3，患者存在营养风险，应实施营养干预；总评分 <3，每周重新进行 NRS 2002 的评估。

多项研究表明，营养风险筛查能够有效预测患者的临床结局。针对存在营养风险的住院患者，及时实施合理的营养干预能够加速患者康复，缩短住院时间，并改善临床结局。

不同筛查工具适用于不同类型患者，如成年住院患者首选 NRS 2002 的评估；社区或住院老年患者适合微型营养评估（mini nutritional assessment，MNA）。中华医学会肠外肠内营养学分会推荐使用 NRS 2002 作为判断患者是否需要营养支持的筛查工具。

二、营养评估

营养评估应紧接于营养风险筛查之后，用于发现营养风险后进一步确定营养不良的病因、类型和严重程度。营养评估包括多方面的指标，如营养相关的临床病史、膳食评估、人体测量及体成分分析、实验室检查等。营养状态反映人体各系统和各器官的整体功能，因此营养评估需要多个指标，而单一指标无法满足评定的需求。例如通过医疗史、营养史、人体测量、体格检查、人体成分分析、实验室检查、器官功能、疾病和生理等因素，综合判断和分析患者的营养状态。完整的营养评估包括主观指标和客观指标。主观指标包括膳食情况、医疗史、用药史等。客观指标包括人体测量、实验室检查及人体成分分析等内容。临床病史是营养评估的重要组成部分，涵盖营养状况相关的临床表现、疾病史、膳食摄入评估、食物和药物过敏史、食欲及消化吸收等，可全面了解营养不良的多维度信息，为营养评估、干预及监测提供关键参考。

（一）人体测量

人体测量包括年龄、性别、身高、体重、体质指数（body mass index，BMI）、近期的体重变化、臂围、小腿围、皮褶厚度等。人体成分分析是体脂、瘦肉组织、无机盐、蛋白质、水等成分的分布。

体重是临床上最常用的体格检查指标。短期体重变化能反映体液变化，长期体重变化多由机体组织变化导致。3~6 个月内非人为的体重减轻是评价机体营养状况的有用指标。体质指数 = 体重（kg）/身高^2（m^2）。我国成人正常 BMI 为 18.5~23.9，23.9~28 为超重，>28 为肥胖，<18.5 为体重偏低。在不同疾病中，低 BMI、6 个月内体重下降≥5%、肌肉减少等指标与营养不良预后密切相关。

小腿围和上臂中围（mid-arm circumference，MAC）可反映肌肉储备，与肌肉衰减症及营养不良预后密切相关。握力可反映肌肉功能，并与肌肉衰减症、营养不良的生活质量和预后相关。5 次起坐试验（five-times-sit-to-stand test，FTSST）可作为评价下肢肌肉力量的简便替代方法。

（二）实验室检查

1. 内脏蛋白　体内蛋白的代谢主要通过血浆蛋白的水平来评判，以反映肝脏的合成代谢能力。最常用的指标有白蛋白、前白蛋白、转铁蛋白和视黄醇结合蛋白。当肝脏功能受损或摄入不足时，这些指标通常会存在不同程度的下降，而营养支持治疗时这些指标亦会不同程度的改善。此外，急性应激状态、感染和长期饥饿状态也会改变血浆蛋白浓度。由于不同的血浆蛋白具有不同的半衰期（表 11-3），因此可以通过其指标的不同变化判断营养支持治疗的趋势。内脏蛋白可反映营养状况，但不能单独用于诊断营养不良。

表 11-3　不同血浆蛋白的半衰期

血浆蛋白	半衰期（d）
白蛋白	18~21
前白蛋白	2~3
转铁蛋白	8~10
视黄醇结合蛋白	0.5

白蛋白是最常用于评估营养状态的血浆蛋白，具有诊断学意义。白蛋白由肝实质细胞合成，是血浆中含量最多的蛋白，占血浆总蛋白的 40%~60%，在维持血浆胶体渗透压方面有着至关重要的作用，其半衰期为 18~21 天。短期的营养状态变化不会改变血浆白蛋白值。

前白蛋白由肝脏合成，是一种载体蛋白，可结合 T3 和 T4，与视黄醇结合蛋白形成复合物，具有运载维生素 A 的作用，其半衰期为 2~3 天。前白蛋白的浓度也可以反映肝脏合成蛋白的功能，因其半衰期短，比白蛋白和转铁蛋白更为敏感。例如，当患者近日遭遇营养风险时，白蛋白因半衰期较长而没有显著变化；但前白蛋白因半衰期短会出现较明显变化。而当患者给予恰当的营养支持治疗后，前白蛋白较于白蛋白先恢复。若前白蛋白数值并未明显改善，可以侧面证明营养支持治疗不甚恰当。

2. 氮平衡　通过 24 小时尿素氮可以计算氮平衡。在正常状态下每日氮排出近似等于氮摄入，表明体内蛋白质的合成量和分解量处于动态平衡；负氮平衡提示处于分解代谢或摄入不足。此外，尿肌酐可反映机体肌肉组织的状况，而机体 24 小时内排出的肌酐可以用来计算肌酐身高指数［CHI（%）=24 小时肌酐排泄量/24 小时同性别及身高的标准肌酐值×100］，其结果受 24 小时尿量、发热、创伤及肾功能的影响较大。

（三）人体成分分析

人体成分分析是测量脂肪以及瘦体组织、水分的构成及分布，比简单测量体重更能反映营养状态。较常用的是生物电阻抗方法，其优点是价廉、简单快捷、可重复，能测量细胞内外水，节段分析能估计身体各部分的肌肉和体液。

患者入院后，临床药师应进行营养风险筛查。若患者不存在营养风险，则应每周对患者进行再次筛查。如存在营养风险，则应请营养专家对患者进行详细的营养评估，并结合评定结果制定营养干预计划。

（四）综合营养评估

综合营养评估是结合营养相关病史、体格检查以及营养不良相关表现进行综合分析和诊断的过程。

SGA、PG - SGA、MNA、GLIM 等工具可综合评估患者的营养状态，并用于诊断营养不良，GLIM 正逐步获得公认。需要强调的是，营养不良诊断不仅应评估患者当前的营养表型，还需了解其潜在的病理生理机制及可能病因，为进一步的营养干预提供依据。

GLIM 营养不良诊断流程采用两步法。第一步为营养风险筛查，使用 MUST、MNA - SF、NRS 2002、SNAQ 等工具，确定患者是否存在营养风险，对于筛查出有营养风险者，再进行第二步的营养不良诊断。诊断包括 3 个表型标准和 2 个病因标准，需至少符合 1 个表型标准和 1 个病因标准，即诊断为营养不良。表型标准包括低 BMI、体重下降和肌肉量减少：①低 BMI 标准为年龄 <70 岁时，BMI <18.5kg/m^2；或年龄 ≥70 岁，BMI <20kg/m^2。②体重下降：6 个月内体重下降 5%~10% 或 6 个月以上体重下降 10%~20% 为中度营养不良，6 个月内体重下降率 ≥10% 或 6 个月以上体重下降率 ≥20% 为重度营养不良。③建议结合骨骼肌量减少（relative muscle mass，RMM）进行 GLIM 诊断。病因标准包括食物摄入或吸收障碍和炎症反应。能量摄入减少 50% 以上超过 1 周，或能量摄入减少超过 2 周，或影响摄入/吸收的慢性胃肠道疾病。炎症反应包括 CRP/超敏 CRP（hypersensitive CRP，hs - CRP）升高且 NLR 升高、白蛋白下降，中性粒细胞升高等。CRP 介于 3.0~50mg/L 定义为轻中度炎症，>50mg/L 定义为重度炎症。

第三节 患者的能量需求量计算

一、总能量和蛋白质目标的计算

通过营养风险筛查后，当患者的确需要营养支持则应制定营养干预计划。首先要确定患者的能量需要。精准测定静息能量消耗是精准营养支持治疗的基础，近年来国内、外多个营养支持治疗指南均推荐使用间接测热法测量机体静息能量消耗值。但间接测热法需要的设备是非医疗机构的常规设备，因而可能无法适用于临床。若总能量无法测定，采用 25~35kcal/（kg·d）估算的方法更为简单实用，并与实测数值较为接近。应注意在特殊疾病和生理状态下具体的能量需要是不同的，可参照国内外相关营养支持指南确定。

营养支持治疗中蛋白质供给应根据临床实际情况进行判断，一般应达到 1.2~1.5g/（kg·d），具体疾病和生理状态应按照相应的指南确定。

二、体重的选择

不难看出，在"25~35kcal/（kg·d）"这种简便的能量计算公式中，仅有一个参数，就是患者的体重。因此药师如何选择患者的体重至关重要。我国成人正常 BMI 为 18.5~23.9kg/m^2，可借此判断患者处于何种营养状态（低体重、正常、超重、肥胖）。对于低体重及正常体重患者，可采用真实体重（ABW）计算能量及蛋白质消耗。对于超重和肥胖患者，若按照 ABW 计算能量及蛋白质需要，则很容易造成过量。因脂肪组织不具备代谢活性，不参与能量消耗，因此需对肥胖患者的体重进行校正。由于脂肪组织中约有四分之一的支撑组织具备代谢活性，故校正体重公式如下。

$$校正体重 = （0.25）（ABW - IBW）+ IBW$$

IBW 为理想体重，可按下式计算，也可使用简便算法 [身高（cm）-105] 得出。

男性：IBW（kg）=50 + 2.3 ×（身高$_{inch}$ -60）

女性：IBW（kg）=45 + 2.3 ×（身高$_{inch}$ -60）

此外，住院患者的体重还跟疾病因素有关，当患者伴有严重腹水、水肿、脱水时，当前体重不能反映患者的真实体重。临床药师可根据具体情况适当调整。

💡 案例分析 --

案例　患者，男，70岁，身高169cm，体重92kg。主诉1月前因上腹不适，进食后腹胀，到医院检查。结肠镜检查示结肠息肉，病理形态符合内癌变，入院第5天患者于全麻下行"腹腔镜直肠癌根治术"。术后禁食水，并给予肠外营养支持，待肠道恢复后逐渐过渡至天然饮食。试计算患者总能量需求。

分析　计算患者BMI为32.2kg/m²，大于28kg/m²，属于肥胖。需对体重进行校正。校正体重 = (0.25)(ABW − IBW) + IBW，经计算为71kg（IBW = 169 − 105 = 64kg）。根据围手术期肠外营养支持指南（25~30kcal/kg），计算患者总能量为1775~2130kcal/kg。

三、非蛋白热卡和能量分配

在肠外营养中，计算出患者总能量需求后，减去氨基酸提供的能量即为非蛋白热卡（NPC）。诚然，我们补充氨基酸的目的是为患者提供必需氨基酸，而不是用于提供能量。但人们的机体却并不是按照自己的想象运行，人们无法控制哪部分氨基酸用于蛋白合成，哪部分用于供能。实际上，当氨基酸进入体内后，这两种情况都是共存的，因此患者每日总能量需求是包含氨基酸供能的。每克氨基酸可提供4kcal能量。

在非蛋白热卡中，通常葡萄糖供能占60%~70%，而脂肪乳供能占30%~40%。某些特殊情况如癌症恶病质与呼吸疾病患者，可适当提高脂肪乳供能为50%，但任何情况下脂肪乳供能都不应超过60%。每克"葡萄糖"可提供3.4kcal能量，每克脂肪可提供9kcal能量。由于各厂家脂肪乳产品的甘油含量不同，其脂肪乳浓度不同，因此若需要精确计算，可参照脂肪乳注射液说明书上标示的能量计算。

通过计算总能量、非蛋白热卡以及其分配，可以计算各成分的需要量，再选择适当的制剂，即可得到人们需要的营养支持处方。这时则需要考虑选择肠外营养还是肠内营养。

第四节　肠外营养

肠外营养（parenteral nutrition，PN）是指经静脉途径供应患者所需要的营养要素，包括碳水化合物、脂肪乳、氨基酸、维生素、电解质及微量元素。某些患者无法正常进食，或者无法通过胃肠道摄取肠内营养时，则需对患者给予肠外营养，维持营养状况，满足机体代谢需求和创伤愈合。

肠外营养分为完全肠外营养（total parenteral nutrition，TPN）和部分肠外营养（partial parenteral nutrition，PPN）。完全胃肠外营养指患者每日所需要的全部营养素都由肠外营养提供，而不经过胃肠道提供。部分肠外营养则是由肠外营养分担患者部分营养素供应。

全营养混合液（total nutrient admixture，TNA）又称"全合一（all in one）"营养液，是指在无菌条件下严格按无菌操作的要求和混合顺序配制将每天所需的营养物质，包括碳水化合物、脂肪乳剂、氨基酸、水、电解质、微量元素和维生素，混合置入输液袋内（三升袋）。TNA较普通输液成分更为复杂，配制技术更为繁琐，配制时间也相对要长，其质量直接与患者的用药安全相关，因此TNA应在静脉药物配制中心配制，并在配制全过程中严格实施质量控制。

肠外营养的适应证包括：为胃肠道功能障碍或衰竭而无法实施肠内营养（EN）的患者；中重度营养不良而入院后72小时内无法进行口服或肠内摄入，或摄取不能充分满足营养需要的患者；虽然营养良好，但经过 7 天的 EN 后仍无法满足营养需要（<60%）的患者。具体指征包括胃肠道梗阻和胃肠道吸收功能障碍等相关疾病。

肠外营养的禁忌证包括：胃肠功能正常、适应肠内营养或 5 天内可恢复胃肠功能者；不可治愈、无存活希望、临终或不可逆昏迷患者；需急诊手术、术前不可能实施营养支持者；心血管功能或严重代谢紊乱需要控制者。

一、肠外营养组成

通常肠外营养液包括氨基酸、脂肪乳、葡萄糖、维生素、电解质和微量元素。肠外营养多为上述注射液通过一定方式混合而成。也有些制剂采用多腔袋的形式，预先将多种营养素置于不同的腔内，临用时再混合。

（一）氨基酸注射液

氨基酸是蛋白质的基本组成单位，含有碱性氨基和酸性羧基，属于两性分子。组成人体蛋白质的氨基酸都是 α - 氨基酸，并且除了甘氨酸（无立体异构体）外存在于蛋白质中的氨基酸都是 L 型氨基酸。氨基酸与氮的换算关系为：6.25g 氨基酸约含 1g 氮。每克氨基酸可提供 4kcal 能量。

人体正常组成蛋白质的氨基酸有 20 多种，其中有些氨基酸是在体内不能合成的，必须由外界获得，这些氨基酸称为必需氨基酸（essential amino acid，EAA），共有 8 种，它们分别是缬氨酸、异亮氨酸、甲硫氨酸、色氨酸、苏氨酸、赖氨酸、苯丙氨酸和亮氨酸。非必需氨基酸（nonessential amino acid，NEAA）可在体内通过一定途径合成，作为营养源不需要从外部补充的氨基酸，它们分别为甘氨酸、丙氨酸、丝氨酸、天冬氨酸、谷氨酸、脯氨酸、精氨酸、组氨酸、酪氨酸和胱氨酸。其中精氨酸和组氨酸，人体虽能合成，但不能满足正常需要，因此称为半必需氨基酸或条件必需氨基酸。

氨基酸根据其侧链结构又分为芳香族氨基酸、脂肪族氨基酸和杂环氨基酸。芳香族氨基酸包括苯丙氨酸、色氨酸和酪氨酸。在脂肪族氨基酸中亮氨酸、异亮氨酸和缬氨酸其侧链只是烃链，且有带有支链，故称支链氨基酸（branchedchain amino acid，BCAA）。

目前临床常用的氨基酸制剂包括两大类：平衡型氨基酸注射液（balanced amino acid solution）与疾病适用型氨基酸注射液（disease oriented amino acid solution）。平衡型氨基酸注射液有 18AA、18AA－Ⅰ、18AA－Ⅱ、18AA－Ⅲ、18AA－Ⅳ、18AA－Ⅴ 等配方。疾病适用型氨基酸注射液有肝病适用型、肾病适用型、创伤适用型、免疫调节型等。根据含有的氨基酸种类的数量，氨基酸制剂又可分为 3 种、6 种、9 种、14 种、15 种、17 种、18 种、20 种等；按氨基酸的浓度又可分为 3%~12% 不等。

1. 平衡型氨基酸注射液　该类氨基酸注射液含有人体合成蛋白质所需的 EAA 和 NEAA（EAA 与 NEAA 的比例为 1∶1~1∶3），其氨基酸比例与健康人体一致，适用于无肝肾功能障碍的普通患者。补充此类氨基酸的目的主要在于维持正氮平衡。

2. 疾病适用型氨基酸注射液

（1）肝病适用型氨基酸　血浆氨基酸测定发现肝硬化失代偿者存在氨基酸代谢紊乱，支链氨基酸含量下降，而芳香族氨基酸含量升高，即 BCAA/AAA 比值由正常的 3.0~3.5 降至 1 或更低，其下降的程度与肝脏受害程度成正比，并引起脑组织中化学递质的异常。肝病适用型氨基酸是基于假性神经递质学说、氨基酸代谢不平衡学说等肝性脑病（hepatic encephalopathy，HE）假说研发的，即通过提高 BCAA/AAA 比值纠正患者血浆氨基酸谱的失调。血浆中 BCAA 增加时可竞争性地抑制 AAA 透过血 - 脑屏障，并参与脑内蛋白质和糖的代谢，改善肝性脑病患者的精神症状以及肝昏迷的症状。此外，精氨酸在体内参与鸟氨酸循环，促进尿素形成，使人体内产生的氨，经鸟氨酸循环转变为无毒的尿素，由尿中排出，从而降低血氨水平。因此，市售的制剂如复方氨基酸注射液 3AA、6AA、17AAH、20AA 都含有精氨酸。需注意的是 3AA、6AA、精氨酸不能单独用于营养支持治疗，因为营养支持目的包含补充必需氨基酸，显然仅补充上述制剂无法满足目的。

（2）肾病适用型氨基酸 通常含有 8 种必需氨基酸和组氨酸。慢性肾衰竭患者血浆氨基酸特点为必需氨基酸、EAA/NEAA 比值和组氨酸水平下降；肌酐和尿素排泄障碍。肾病适用型氨基酸可纠正体内必需氨基酸的不足，使潴留体内的尿素氮转化为非必需氨基酸，从而改善肾功能。市售的制剂有复方氨基酸注射液 9AA、18AAN、18AA－Ⅸ等。

（3）创伤适用型氨基酸 在严重创伤应激下体内的分解代谢激素增加，大量肌肉蛋白质分解为氨基酸，并运送至肝脏以供机体合成，BCAA 的浓度下降明显，很容易出现负氮平衡使病情恶化。高BCAA 含量的氨基酸注射液为机体提供合成蛋白质所需的足够氮源，减少肌肉蛋白分解，促进脏器的蛋白合成，纠正创伤后负氮平衡。市售的创伤适用型氨基酸制剂主要有复方氨基酸注射液 15AA 、18AA－Ⅶ等。个别 15AA 厂家说明书也将其定义为肝病用氨基酸。

（4）免疫调节型氨基酸 主要为丙氨酰谷氨酰胺注射液，其中谷氨酰胺是人体最为丰富的氨基酸，也是一种条件必需氨基酸，对免疫及胃肠道功能有着重要的作用，主要用于围手术期、维持肠黏膜屏障及肿瘤等疾病。需注意的是丙氨酰谷氨酰胺不能替代复方氨基酸作为肠外营养液中的氮源，因为其仅有的 2 种氨基酸不足以提供必需氨基酸。另外，也有将丙氨酰谷氨酰胺与其他氨基酸制成复方制剂，如复方氨基酸（15）双肽（2）注射液。

（二）脂肪乳注射液

脂肪是由甘油和脂肪酸组成的甘油三酯，其甘油分子相同，而脂肪酸的种类和长短则不同。脂肪酸根据其碳链的长度分为短链脂肪酸（short chain fatty acids，SCFA）（碳原子数小于 6）、中链脂肪酸（medium chain fatty acids，MCFA）（碳原子数为 6~12）和长链脂肪酸（long chain fatty acids，LCFA）（碳原子数为大于 12）；根据碳链上不饱和碳碳双键的有无和数量，分为饱和脂肪酸（saturated fatty acid，SFA）、单不饱和脂肪酸（monounsaturated fatty acids，MUFA）和多不饱和脂肪酸（polyunsaturated fatty acids，PUFA）；根据第一个不饱和双键的位置，又分为 ω－3 脂肪酸、ω－6 脂肪酸、ω－9 脂肪酸。由于人体缺乏 7 个碳以下的脱氢酶，无法合成亚麻酸（ω－3 系）和亚油酸（ω－6 系），因此这两者被称为必需脂肪酸。人体脂肪酸绝大多数为 14~22 个碳原子构成的长链脂肪酸。

脂肪是不溶于水的，将脂肪通过乳化制成脂肪乳注射液是肠外营养的重要能量来源。补充脂肪乳的目的除提供能量外，还包括补充必需脂肪酸。脂肪乳注射液多为大豆油、红花油或橄榄油通过乳化技术制成水包油型（O/W）乳剂，亦有大豆油和红花油、大豆油和橄榄油的混合脂肪乳。常见的浓度有10%、20% 和 30%，其中 10% 和 20% 脂肪乳注射液可以单独输注，而 30% 脂肪乳注射液仅用于配制肠外营养液而不能单独输注。按分子结构和组分不同又可分为长链脂肪乳（long chain triglycerides，LCT）、中长链脂肪乳（medium and long chain triglycerides，MCT/LCT）、结构脂肪乳（structured triglyceride，STG）、鱼油脂肪乳（fish oil，FO）和多种油脂肪乳（SMOF）等。

1. 长链脂肪乳（LCT）注射液 长链脂肪的结构为 1 分子甘油和 3 分子长链脂肪酸酯化而成的甘油三酯，主要来源于大豆油、橄榄油和红花油。长链脂肪乳注射液富含亚油酸和亚麻酸等必需脂肪酸，其中以亚油酸为主（ω－6/ω－3 比值为 6.5∶1），由于其亚油酸含量较高，可影响粒细胞活性而影响免疫功能。长链脂肪需逐步降解生成乙酰辅酶 A，然后进入三羧酸循环彻底氧化产生能量，进入线粒体时需要肉毒碱作为载体，所以其清除速度、水解速度和供能速度均较慢。然而，以脂肪乳注射液（C_{14}~C_{24}）（英脱利匹特）为代表的 LCT，其说明书上标明可安全用于妊娠患者。

2. 中/长链脂肪乳（MCT/LCT）注射液 是指中链脂肪和长链脂肪 1∶1 等质量物理混合的脂肪乳注射液。中链脂肪（medium chain triglycerides，MCT）是指 8~12 个碳原子的脂肪，主要来源于椰子油。

MCT 由于相对分子量小可无需载体而自由进入线粒体氧化，且不需额外耗能，可以较快地提供能量，因此其血浆清除率和氧化速度也高于长链脂肪酸。同时，MCT 有利于降低血清中甘油三酯浓度，减少对血管内皮的损伤，不会在肝脏积聚，不易发生脂质过氧化，因此可降低对免疫和炎症反应的影响。

因为必需脂肪酸都是长链的，补充脂肪乳的目的在于供能和补充必需脂肪酸，若仅使用中链脂肪乳则无法提供必需脂肪酸，因此没有单独的中链脂肪乳制剂。由于供能较快又能提供必需脂肪酸，故中长链脂肪乳注射液是目前临床最为常用的脂肪乳注射液。

3. 结构脂肪乳（STG） 是指中链脂肪与长链脂肪 1∶1 等摩尔化学混合的脂肪乳注射液，化学混合即先水解脂肪分子，然后再随机酯化成在同一个分子上既有长链脂肪酸又含有中链脂肪酸的结构脂肪分子。这样就随机产生了 6 种分子构型，其中包含化学混合前的 2 种构型，而结构化的新构型约占全部的 70%。研究报道，结构脂肪乳比物理混合的中长链脂肪乳在促进氮平衡和改善肝脏蛋白质合成等方面更具有优势，但是需要进一步研究，尚需收集更多的数据。

4. 鱼油脂肪乳 鱼油属于 ω-3 多不饱和脂肪酸，包括二十碳五烯酸（EPA）和二十二碳六烯酸（DHA）。研究报道，两者体内代谢衍生物（如前列环素和血栓素等）的活性远低于 ω-6 系，因而 ω-3 脂肪酸在保护组织微循环及机体免疫功能、对抗肿瘤、抗凝、抗炎等方面具有一定作用。

普通脂肪乳多为大豆油、红花油和椰子油等植物来源，ω-3 含量很低。补充鱼油脂肪乳，具有改善一定临床结局的作用。需要注意的是，鱼油脂肪乳不能作为肠外营养中唯一的脂肪来源，需要与普通脂肪乳搭配使用，因为鱼油脂肪乳中缺少 ω-6 系的必需脂肪酸——亚油酸。

5. 多种油脂肪乳（SMOF） 指由大豆油（soybean）、中链脂肪（MCT）、橄榄油（olive oil）、鱼油（fish oil）和维生素 E 物理混合而成的脂肪乳注射液。这种新的配方调整了 ω-3 与 ω-6 脂肪的比例，具有调节免疫和抗炎等作用。研究报道，SMOF 具有改善炎症平衡、控制血脂水平、维持肝功能、抑制脂质过氧化和氧化应激、减少感染并发症和缩短住院时间等特征。

（三）多腔袋肠外营养制剂

由于配制肠外营养液需要一定的配制环境和复杂的配制过程，不便于临床的使用。此外，由于肠外营养液的配制操作步骤较多，还具有引入污染物的风险。为满足临床需求，制药企业开发了即用型预混式多腔袋肠外营养产品。目前国内市售的品种主要有"双腔袋"（葡萄糖、氨基酸）和"三腔袋"（葡萄糖、氨基酸、脂肪乳）。这两类产品都是将不同组分分置于不同腔室，使用前只需按说明挤压开密封条，即可将各腔溶液混合。

目前国内上市的三腔袋产品种类繁多，通常为脂肪乳、氨基酸、葡萄糖及钠、钾、镁、钙、磷等电解质，可根据患者需要选择恰当的三腔袋制剂，并添加所需的营养素，如维生素、微量元素、甘油磷酸钠等制剂。双腔袋因只含有葡萄糖和氨基酸两大营养素，在使用时还需添加脂肪乳注射液，可根据临床需求选择不同的脂肪乳和剂量。

（四）维生素、电解质及微量元素

1. 维生素 是参与机体多种营养物质的代谢、促进生长发育、维持人体生理功能等过程所必需的一类小分子有机化合物。大多数维生素不能由机体自身合成，必须从外界获取，仅少数可在人体内合成或由肠道细菌产生。疾病或长期摄取不足会导致维生素缺乏症。依据其溶解性可分为脂溶性维生素及水溶性维生素两大类。水溶性维生素包括维生素 B_1、维生素 B_2、维生素 B_6、维生素 B_{12}、烟酸、叶酸、维生素 C 和生物素等；脂溶性维生素包括维生素 A、维生素 D、维生素 E、维生素 K。在肠外营养支持中，应注意维生素的补充，不足或过量都属于不合理应用。目前，市售的复合维生素制剂主要有脂溶性维生素注射液（Ⅰ）、脂溶性维生素注射液（Ⅱ）、注射用水溶性维生素、注射用多种维生素（12）、注射用12 种复合维生素等。通常情况下，每日一支即可满足一天的维生素需求，但需要注意"注射用多种维生素（12）"与"注射用12种复合维生素"中不含维生素K，因此若有需要应单独补充。

2. 电解质　广泛分布在细胞内外，参与体内许多重要的功能和代谢活动，对正常生命活动的维持起着非常重要的作用。肠外营养支持时需补充钠、钾、钙、镁、磷及氯等电解质，维持水电解质平衡。

常见的电解质制剂有0.9%氯化钠、10%氯化钠、10%氯化钾、15%氯化钾、10%葡萄糖酸钙、10%硫酸镁、25%硫酸镁、复合磷酸氢钾和甘油磷酸钠等。复合磷酸氢钾属于无机磷酸盐制剂，配制不当易与钙离子生成磷酸钙沉淀，严重时危及患者生命。正因如此，复合磷酸氢钾目前临床已较少使用，而被甘油磷酸钠取代。后者与钙离子无配伍禁忌，可安全用于肠外营养液。电解质紊乱是肠外营养支持常见的代谢性并发症，因而应根据患者的个体化需求补充电解质。尤其是，甘油磷酸钠的补充可预防再喂养综合征（refeeding syndrome，RFS）的发生。

3. 微量元素　人体是由50多种元素所组成。根据元素在人体内的含量不同，可分为宏量元素和微量元素两大类。占人体总重量的万分之一以上的元素，如碳、氢、氧、氮、磷、硫、钙、镁、钠、钾等，称为常量元素；占人体总重量的万分之一以下的元素，如铁、锌、铜、锰、铬、硒、钼、钴、氟等，称为微量元素。虽然微量元素在体内含量不多，但这些元素参与体内酶的组成、营养物质的代谢、上皮生长、创伤愈合等生理过程，对人体有着至关重要的作用。摄入过量、不足、不平衡都会引起人体生理的异常或发生疾病。

临床常用的多种微量元素制剂有注射用多种微量元素（Ⅰ）和注射用多种微量元素（Ⅱ），前者用于婴幼儿，后者用于成年人。通常情况下，每日一支即可满足一天的微量元素需求。肠外营养支持尤其是全肠外营养支持，应注意微量元素的补充。

二、肠外营养液的相容性与稳定性

（一）肠外营养液的相容性

掌握并运用相容性（compatibility）的相关知识，是药师能够发挥不可替代作用的环节。若药师能在医师开具处方时给予建议，则能减少审核处方时发生的问题与差错，从而使防范差错的关口前移，促进符合流程的优化管理，降低风险并减少浪费。

两种物质是否相容主要有两个因素。一是两种物质本身固有的性质，二是混合时的浓度。此外，还包括温度、湿度、光照和离子强度等因素的影响。肠外营养液本身是一种多组分的混合液，含有氨基酸、葡萄糖和脂肪乳，是高渗溶液。肠外营养支持时，患者通常还会接受其他药物治疗，因而除TNA组分间的相容性之外，还应审查药品与TNA的相容性、药品与TNA在Y型管中的相容性。因此不能简单的对某两种物质给出是否相容的结论，还应描述混合浓度与混合方法等限定条件。

1. 磷酸钙沉淀　有关钙和磷在肠外营养液中形成磷酸钙沉淀的问题研究很多，其沉淀的形成过程是复杂的，而且临床发生情况也各不相同，一旦发生风险很高。1994年美国FDA曾对肠外营养液出现磷酸钙沉淀致死事件发布过警告。两名患者因输入肠外营养液后，死于呼吸衰竭。尸检报告显示，患者具有肺部弥漫性肺毛细血管血栓，其栓子（embolus）主要成分为磷酸钙，系因磷酸钾与葡萄糖酸钙配制不当造成。国内有些医院选用的复合磷酸氢钾注射液为无机磷制剂，在使用时应特别注意。研究表明，甘油磷酸钠（有机磷制剂）不会与钙离子发生沉淀反应，但是应警惕其他含磷的注射液，如不同厂牌的"果糖二磷酸钠""复方氨基酸注射液"等溶液与钙离子的配伍问题，特别是有些制剂辅料中含有磷酸盐成分。

钙盐和磷酸盐在TNA中的配伍主要依赖于溶解度和浓度。磷酸钙的形成与离子浓度、溶液pH、氨基酸中磷酸盐含量、氨基酸浓度、钙和磷添加剂的形式、混合顺序、温度、配液者操作等多种因素相关。

FDA 建议配制肠外营养液时先加入磷制剂，最后加入钙制剂，而且混合过程中的振摇操作非常重要，应及时减少溶液中离子集中碰撞的机会。另外，加入钙制剂后应检查溶液澄明度，有助于肉眼发现沉淀，而后再加入脂肪乳注射液。不同的钙制剂对磷酸钙的形成也有影响，氯化钙比葡萄糖酸钙更容易形成磷酸钙沉淀。

葡萄糖可与钙、磷形成可溶性的复合物，因而提高葡萄糖浓度可提高磷酸钙的溶解度。氨基酸也可与钙、磷形成可溶性复合物，这种复合物形成的能力与氨基酸的浓度和品牌有相关性。国外氨基酸厂商会提供不同的钙磷曲线，以帮助药师判断是否生成沉淀。通常钙和磷在浓度达到 20mmol/L 时才产生沉淀。温度的升高会导致钙离子解离增多，导致更多的钙离子参与磷酸钙沉淀的形成。降低溶液 pH 有助于磷酸钙沉淀的溶解，有些氨基酸注射液含有盐酸半胱氨酸成分，能降低溶液 pH。

2. 草酸钙沉淀反应 维生素 C 的化学性质不稳定，易降解为草酸，并与钙离子形成草酸钙沉淀，配制时注意顺序。此外，配制时维生素 C 不可与葡萄糖酸钙直接接触。

3. 胰岛素 与肠外营养液无配伍问题，可按照 1g 葡萄糖 0.1U 胰岛素的比例加入肠外营养液中，并混合均匀。但是在实际工作中这样做也有一定的问题，需要考虑所选用的输液包装与管线的材质。如聚氯乙烯（PVC）材质的输液袋会对胰岛素产生吸收作用，因此应尽量使用乙烯 – 乙酸乙烯共聚物（EVA）材质的输液袋。此外，添加过多胰岛素后一旦患者在输注中途出现低血糖，只能选择舍弃剩余肠外营养液，造成医疗资源浪费，而重新配制又会给患者造成一定的经济负担。因此通常建议胰岛素单独输注，有条件的可以选择注射泵单独泵入胰岛素。此外，只有胰岛素注射液（常规胰岛素）才能加入肠外营养液中，而预混胰岛素与长效胰岛素禁止加入。

PVC 与 EVA 材质的输液袋均会对胰岛素产生吸附作用（胰岛素吸附在输液袋内壁），因此最初输入患者体内的胰岛素量相对较少，大量的胰岛素集中在最后少量的液体中，浓度偏大，易导致患者血糖不稳定，所以配制中要混合均匀。引发低血糖的原因还有胰岛素用量过大、突然停止肠外营养输注等。

4. 其他 文献报道门冬氨酸钾镁注射液、多种微量元素注射液、维生素 C 注射液、葡萄糖酸钙两两之间混合会发生颜色变化，存在配伍禁忌。维生素 C、水溶性维生素、脂溶性维生素、多种微量元素等药物由于自身容易氧化分解，故需在加入肠外营养液后 24 小时内使用。

丙氨酰谷氨酰胺需与复方氨基酸溶液一起使用，鱼油脂肪乳需与脂肪乳注射液一起使用。这两者不属于相容性问题，而属于"合理性"问题。丙氨酰谷氨酰胺与鱼油脂肪乳当作为营养支持给予时，两者成分过于单一，无法独自承担起补充氨基酸或脂肪乳的功能，应避免单独使用。此外，丙氨酰谷氨酰胺渗透压摩尔浓度较高，约为 1000mOsmol/kg，应按说明书要求稀释后使用。

对其他药物，能否加入肠外营养液中，其判断较为复杂。因为不同肠外营养液中成分较为复杂，脂肪乳剂、氨基酸、电解质等药物的类型与浓度各不相同，所以对某特定的肠外营养液回答配伍问题时应当慎重。

（二）肠外营养液的稳定性

1. 脂肪乳的稳定性 脂肪乳剂属热力学不稳定的非均匀相分散体系，容易发生分层、絮凝、转相、合并与破裂等变化。脂肪乳平均粒径（mean droplet size，MDS）应小于 0.5μm，这一指标反映生产厂家的生产水平。粒径大于 5μm 的百分比（percent of fat >5μm，PFAT5）应小于 0.05%，这一指标反映了脂肪乳的稳定性。PFAT5 能影响脂肪廓清，人体最细的毛细血管直径约 5μm，故可沉积于肺毛细血管，进而导致呼吸衰竭。PFAT5 如大于 0.4% 则会导致脂肪乳注射液油水两相分离或破乳。

电解质会影响脂肪乳的稳定性，阳离子可中和脂肪乳滴表面负电荷，改变其表面的 ζ 电位（Zeta 电位），导致表面斥力消失，乳滴聚集合并，最终破坏稳定性，严重的还会引起油脂分层（肠外营养液表面漂浮一层淡黄色油脂）无法恢复，所以禁止将浓电解质直接加入脂肪乳中。阳离子的价越高，中和负电位的能力越强。通常控制肠外营养液中一价阳离子的浓度小于 150mmol/L，二价阳离子的浓度小于 10mmol/L。

脂肪乳的浓度会影响其自身稳定性，也会影响肠外营养液中其他脂溶性制剂的稳定性。如脂肪乳浓度过低则无法保持乳滴之间的斥力，当肠外营养液中没有脂肪乳存在时，不能添加脂溶性维生素注射液，因后者也是一种乳剂。

2. 氨基酸的稳定性　按照国家质量标准，氨基酸注射液的外观为无色或几乎无色及微黄色的澄明液体。氨基酸的稳定性可以从外观颜色直接判断，即 TNA 配制后若从新配制的无色澄清或微黄变为黄色、红色甚至棕色，就表明其稳定性已发生变化。温度升高和光照也是影响氨基酸稳定性的因素。

3. 维生素的稳定性　多数维生素容易受光降解作用的影响，而加入脂肪乳剂对光线有一定的遮蔽作用。此外，PVC 袋、输液管等对某些维生素具有吸附作用，如维生素 A 和维生素 C。

4. pH 值对稳定性的影响　在肠外营养液的组分中葡萄糖溶液的 pH 为 3.2～6.5，氯化钠溶液的 pH 为 4.5～7.0，脂肪乳剂的 pH 为 8 左右。葡萄糖溶液与氯化钠溶液的 pH 范围波动较大，在生产中存在因批间差异造成酸性条件不稳定的情况。氨基酸因其分子结构特点，具备缓冲能力，且氨基酸量越大，其缓冲调节 pH 的能力越强。

肠外营养液的 pH 偏高可对微量元素产生沉淀，对葡萄糖及氨基酸产生褐变反应，也会导致水溶性维生素的结构不稳定，而 pH 值偏低则会降低脂肪乳滴表面的负电位，减弱乳滴间的排斥力，对脂肪乳的稳定性产生不利影响。

人体血液的正常 pH 为 7.35～7.45，可通过缓冲系统、肺、肾脏、离子交换等 4 个方面来调节和维持。一般血液的 pH 低于 7.0 或超过 7.8 会引起酸中毒或碱中毒，因此应避免短时间内将大量过低或过高 pH 的液体输入体内。光照、温度和包材等也会影响肠外营养液的稳定性。

三、肠外营养液的配制

肠外营养液的配制是一项十分繁琐和复杂的过程，配制过程应在静脉用药集中调配中心的层流洁净台内完成，并需保证药品的稳定性以及安全性，其基本配制顺序如下。

1. 将磷酸盐制剂加入氨基酸或高浓度葡萄糖溶液（如 50% 葡萄糖注射液）。

2. 将多种微量元素、其他电解质加入氨基酸溶液或葡萄糖中；电解质也可加入氯化钠注射液或葡萄糖氯化钠注射液中。

3. 将脂溶性维生素加入水溶性维生素中，充分溶解后加入脂肪乳中；复合维生素制剂（含脂溶性和水溶性维生素）可用 5% 葡萄糖溶解稀释。

4. 将上述溶液混合于三升袋中，肉眼检查输液袋内有无浑浊、异物、变色以及沉淀生成，后加入脂肪乳注射液。因脂肪乳有遮蔽效应，故澄明度检查必须在脂肪乳加入前完成。

5. 在混合过程中，应不断振摇三升袋，以促使混合均匀。为减少层流洁净台内的空气扰动，可采用不断按压袋体的方式混合，通常需要按压 36 次可达到 99% 混匀。配制后排净残存在输液袋内的空气，悬挂 15～20 分钟，观察药液有无异常情况发生。

肠外营养液应现用现配，在保证配伍禁忌、脂肪乳稳定性的基础上，且不添加水溶性维生素、脂溶性维生素、微量元素、甘油磷酸钠时，可于 EVA（乙烯 - 醋酸乙烯酯，即非聚氯乙烯 PVC）三升袋中 2～8℃保存 72 小时；由于在脂肪乳存在的情况下，PVC 会析出 DEHP（邻苯二甲酸二乙基乙酯），因此当使用 PVC 三升袋时不应超过 24～36 小时。

四、肠外营养液的输注途径

肠外营养液配制后，需通过静脉输入患者体内，按静脉血管的选择，输注途径可分为周围静脉营养

（peripheral parenteral nutrition，PPN）和中心静脉营养（central parenteral nutrition，CPN）。相应的静脉置管则可分为周围静脉置管（peripheral venous catheter，PVC）与中心静脉置管（central venous catheter，CVC）。中心静脉置管又分为经外周穿刺置入中心静脉导管（peripherally inserted central catheter，PICC）、直接经皮穿刺中心静脉置管、隧道式中心静脉置管（central venous tunnel catheter，CVTC）、输液港等。

（一）周围静脉

周围静脉属于浅表静脉，适合于短期输注肠外营养或中心静脉置管禁忌的患者。美国静脉输液护理协会（INS）推荐浓度超过10%葡萄糖或5%氨基酸的肠外营养液、pH 低于5 或大于9 的液体及渗透浓度高于500mOsm/L 的液体，均不适合经外周静脉输注。也有研究表明当液体渗透浓度高于600 ～ 800mOsm/L 时，易引起静脉炎的发生。然而，肠外营养液渗透浓度通常都大于900mOsm/L，因此长期外周输注肠外营养液易引起静脉炎。中华医学会肠外肠内营养学分会指南推荐：预计输注肠外营养液大于10 ～ 14 天的，建议采用中心静脉置管。若无条件，可采用降低输注速度、更换注射部位等方法减少静脉炎的发生。另外，也有一些商业化多腔袋适合于外周静脉输注。PPN 时大多选择上肢周围静脉，而下肢周围静脉因血栓性静脉炎的风险高以及影响患者行动，不适合 PPN。

（二）中心静脉

与外周静脉比较，中心静脉血流速度更高，直径更大。例如，上腔静脉的血液流速为2 ～ 2.5L/min，而手背与前臂外周静脉的血液流速不足95ml/min；上腔静脉的直径将近20mm，而头静脉和贵要静脉仅有6 ～ 8mm。因此中心静脉适合于渗透压高、刺激性较大的药物。选择中心静脉输注的适应证包括：外周静脉条件差，难以输注药物；危重患者抢救时；预计输液超过1 周；输注刺激性较大的药物，如化疗药、高渗肠外营养液、大剂量补钾等。

五、肠外营养的药学监护

营养支持药师应该每日监测患者的疾病状态和生理状态的变化，核实营养制剂的具体使用情况，如输注途径、时间、患者耐受情况、不良反应的发生和营养支持并发症的发生等；实施患者用药教育，使患者知晓目前的营养支持状况及注意事项。肠外营养监护应包括体重变化、出入量、耐受情况、实验室检查值、营养状况指标的变化、患者水化情况、营养缺乏或过量的表现和用药情况等。

（一）患者生化指标

对代表营养状态的实验室检查，如白蛋白、转铁蛋白、视黄醇结合蛋白、前白蛋白等，了解其半衰期及其表达营养状态的含义；了解肝功能、肾功能、血脂、血常规等生化指标，并会解读相关临床含义。临床药师在平日的查房中应记录这些数值的变化情况，并随之调整营养支持方案。

（二）肠外营养的并发症

肠外营养的并发症包括：静脉导管相关性并发症、感染性并发症和代谢性并发症，例如气胸、空气栓塞、导管堵塞；高血糖、低血糖、高甘油三酯血症、电解质紊乱、必需脂肪酸缺乏、肾前性氮质血症；胆汁淤积、胃肠萎缩；导管相关性感染等。

第五节　肠内营养

肠内营养（enteral nutrition，EN）是指将需少量消化过程或不需消化过程就能吸收的营养制剂，通过消化道置管（或造口）或口服的方法，为患者提供所需的营养素。20 多年来，随着肠内营养、置管途径及器械装置配套的不断进步，肠内营养的临床应用稳步增加，对于临床需要营养支持的患者，只要胃肠道功能允许，就应首选肠内营养。

肠内营养主要适用于具有一定胃肠道功能患者，其适应证包括：①经口摄食不能、不足或禁忌；②胃肠道疾病，如短肠综合征、肠瘘、炎性肠病、胰腺炎或胰腺癌；③营养不良或营养风险筛查（NRS 2002）评分≥3 分；④结肠术前准备、消化道术后、具有营养风险的肿瘤患者。当胃肠道有功能，患者口服饮食尚不能适应需求，应选择肠内营养。

胃肠道功能障碍是肠内营养应用的禁忌，包括机械性肠梗阻、严重呕吐或腹泻、麻痹性肠梗阻、恶心和呕吐无法用药物控制、严重短肠综合征等。下列情况禁用肠内营养：手术后持续肠梗阻、高流量近段肠瘘、严重胃肠道吸收不良、无法放置喂养管、预计少于 5 ~ 7 天即可满足营养需求、休克以及胃肠道缺血等。

一、肠内营养制剂的分类

肠内营养所含有的营养素与肠外营养几乎相同，但不同于肠外营养，人们几乎无法对肠内营养的配方组分进行调整。这是因为肠内营养制剂都是市售的整体配方，人们无法对其中某种营养素进行调整。因此对于肠内营养为患者选择适当的制剂是至关重要的。药师应熟知肠内营养制剂的分类以及不同类型的特点。

根据疾病的生理、氮源组成方式、剂型等，肠内营养制剂分为多种类型。最常见的是按照氮源的组成分类，包括氨基酸型、短肽型和整蛋白型，其中氨基酸型和短肽型又称为要素型。另外，还有组件式肠内营养制剂。

1. 要素型肠内营养制剂　是以要素形式（小分子），即氨基酸或短肽、葡萄糖、脂肪、电解质和维生素等组成的混合物。市售制剂有肠内营养粉（AA）、肠内营养混悬液（SP）和肠内营养粉（SP）。要素型的最大特点是无需消化即可直接被胃肠道吸收，无需胃、胰、胆等消化液的作用，可直接或稍加消化即可被胃肠道吸收利用，而且吸收完全，特别适合于胃肠道功能受损的患者。与整蛋白型相比，要素型肠内营养制剂一般不含纤维素故残渣极少，因此具有粪便体积小的优点。缺点是气味及口感不佳，适合于管饲。此外，要素型肠内营养制剂由于分子数量较多渗透压较高，易引起腹泻。

2. 整蛋白型肠内营养制剂　整蛋白型肠内营养制剂的蛋白质相对分子质量相对较大，渗透压接近等渗。口感较好，既可口服，又能管饲，适用于胃肠功能较好的住院患者和家庭患者。市售制剂有肠内营养乳剂（TP）、肠内营养粉剂（TP）和肠内营养混悬液（TPF）等。整蛋白型肠内营养制剂中的蛋白质多来源于动物蛋白（如牛奶中的酪蛋白、鸡蛋蛋白）和植物蛋白（大豆蛋白、小麦蛋白）。动物蛋白富含必需氨基酸，更易吸收；而植物蛋白中的大豆蛋白营养价值高，适用于牛奶蛋白过敏的患者。整蛋白型肠内营养制剂的蛋白质占总能量的15%~20%，非蛋白热卡∶氮（NPC∶N）为 75∶1 ~ 225∶1。

3. 疾病适用型肠内营养制剂　一些肠内营养制剂是为某类疾病设计的，如糖尿病型、肿瘤型、高能量型和中链脂肪酸型等制剂。

二、肠内营养制剂的选择

肠内营养制剂的选择主要基于总营养需求、液体需求以及患者消化吸收功能受损的程度。市售的肠内营养制剂能量密度一般分为 1 ~ 1.5kcal/ml，但作为临床药师应掌握肠内营养制剂之间的区别，帮助医师选择合适的制剂。

1. 碳水化合物来源　主要包括蔗糖、麦芽糖糊精、玉米淀粉、木薯淀粉和果糖等，其中木薯淀粉和果糖通常用于糖尿病型肠内营养制剂；有些制剂不含乳糖或含量较小可以忽略，适用于乳糖不耐受的患者。

2. 蛋白质来源　主要包括大豆蛋白、酪蛋白、水解乳清蛋白与氨基酸，其中氨基酸型肠内营养制剂因其无需过多消化而吸收最为完全，适合用于消化吸收功能障碍的患者，但其渗透压摩尔浓度最高，较易引起腹泻。整蛋白型肠内营养制剂适合用于消化吸收功能正常的患者，可帮助刺激消化液分泌，价格也较便宜。短肽型肠内营养制剂位于两者之间，水解乳清蛋白可在小肠黏膜水解后入血，容易被机体利用，但是需注意患者是否对大豆、牛奶等食物过敏，应预防这种交叉过敏的可能性。

衡量蛋白质含量通常用非蛋白热卡∶氮（NPC∶N）来表示。标准处方 NPC∶N 为 140 ~ 200∶1；低蛋白配方 NPC∶N 可达 250∶1，适合于肾病等对蛋白质需求受限的患者；高蛋白配方 NPC∶N 为 75 ~ 130∶1 适合于创伤或急症期等高代谢患者。

3. 脂肪来源　多为植物来源，如大豆油、红花油、椰子油、玉米油、菜籽油、葵花籽油，也有动物来源，如鱼油。其中鱼油具有抗炎、抗肿瘤等功能。除了来源，脂肪含量也是选择营养制剂时需要考虑的问题。例如，低脂配方可减少对胰腺分泌和消化液分泌的刺激，无需或较少消化液即可消化吸收；高脂配方适合于肿瘤恶病质等高分解代谢患者及肺病患者。有些制剂富含 MCT，与 LCT 比较，可通过门静脉吸收，无需经过淋巴管，故可用于淋巴管转运异常及肝胆功能障碍患者，如小肠淋巴管扩张症。此外，MCT 的优点还包括吸收时对胰酶和胆盐的依赖性相对较小，其代谢较快且不依赖于左卡尼汀。

三、肠内营养的输注途径

临床肠内营养支持的方式主要有经口和管饲途径。管饲的方式主要有鼻饲和造口术。根据导管末端位置，可分为胃、十二指肠与空肠等形式。这种"入口"+"送达部位"或"入口"的形式构成了管饲的常见命名，如鼻胃管、鼻十二指肠管、鼻空肠管、咽造口、胃造口、空肠造口等。其中经鼻途径方式的管饲是无创的，而造口形式是有创的。目前，在有创造口中经皮内镜胃造口（percutaneous endoscopic gastrostomy，PEG）和经皮内镜空肠造口（percutaneous endoscopic jejunostomy，PEJ）两者属于微创，但是在某些情况下（如胃肠外科手术）直接在术中造口十分方便。

目前，管饲输注方式有连续输注、循环输注、间断输注和间断推注 4 种方式。连续输注是指 24 小时持续输注，通常使用肠内营养输注泵（enteral feeding pump）输注；循环输注是指在几小时内持续输注；间断输注是指每天 3 ~ 6 次每次 30 ~ 60 分钟，通过重力滴注或肠内营养输注泵输注；间断推注指每日 6 ~ 8 次，每次 200 ~ 300ml，在 15 ~ 20 分钟内将肠内营养液推入。间断推注仅用胃管，更接近生理过程。

四、肠内营养的药学监护

肠内营养的监护与肠外营养基本相同。肠内营养并发症主要包括消化道并发症、机械性并发症、导管性并发症和代谢性并发症。

1. 消化道并发症　腹泻是肠内营养最为常见的并发症，在一些特定的患者中发生率可高达 60%。腹泻的发生往往与肠内营养使用不当有关（如温度过低、输注速度过快、乳糖不耐受、麦胶性肠病等），可以通过合理应用及更换适宜的制剂（如含纤维素的制剂）避免或减少发生率。其他因素也会导致腹泻，如抗生素相关性腹泻、感染性腹泻和脂肪吸收不良等。

2. 机械性并发症　误吸发生率为 1% ~ 4%，易导致吸入性肺炎，严重时可危及生命。为了减少误吸的风险，将患者床头抬高 30°～45°，并在喂养结束后保持 30 分钟。胃潴留易发生胃食管反流，可使误吸风险增高。

3. 导管性并发症　导管移位和导管堵塞是常见的导管性并发症。前者主要因操作不当及患者自身原因造成，后者主要因导管使用过程造成。导管堵塞多是由于喂养前后没有冲管、加入某些不溶性药物、随意将食物通过喂养管给予等原因造成。如发生堵塞，可尝试用碳酸氢钠通管。

4. 代谢性并发症　虽然肠内营养所引起的代谢性并发症较肠外营养低，但是常见类型与肠外营养相似，包括水电解质紊乱、血糖紊乱、再喂养综合征等。

第六节　临床药师与营养支持

在美国，临床医师首先判断患者是否需要给予营养支持，然后营养师会对患者进行营养风险筛查并判断患者是否需要肠外营养支持。若患者需要肠外营养支持，则临床药师会为患者制定肠外营养处方，随后每日进行监测。通常，每隔 3～4 天临床药师会对患者的 PN 处方进行修改，因为其实验室指标值及能量需求已发生变化，这样才能真正做到个体化、持续化营养支持，减少 PN 并发症，使药品使用也更为合理。肠内营养（EN）的工作模式也略同于肠外营养。2015 年美国肠外肠内营养学会（ASPEN）正式发表了 "standards of practice for nutrition support pharmacists" 一文，规范了营养支持药师的工作范畴及工作任务。近几年，随着我国营养支持临床药师队伍的建设，不少医院构建了自己的工作模式，成立了营养支持小组（NST）小组，并通过会诊模式间接开具处方，通过患者监测开展药学服务，在 NST 团队中临床营养药师越来越多地发挥专业技术作用。

2013 年，在第七届全国肠外肠内营养学大会上，中华医学会肠外肠内营养学分会（chinese society of parenteral and enteral nutrition，CSPEN）宣布在 CSPEN 下成立药学协作组，标志着临床营养支持治疗需要药师这一群体的参与，也标志着肠外肠内营养学专业对药师的认可。CSPEN 药学协作组的成立旨在加强药师与临床医师、营养师及护士之间的协作，不断探索和完善 NST 工作模式，开展相关药学研究，进一步推动肠外肠内营养支持治疗的规范应用。临床药师可在下列临床工作中发挥自身的价值。

第一，临床药师可对患者进行简单的营养风险筛查，用以判断患者是否有营养支持治疗的适应证，并根据患者有无胃肠道功能对医嘱中营养支持治疗途径进行审核。

第二，若患者使用肠外营养液，药师可发挥重要作用。众所周知，肠外营养液处方开具不当或配制不当，其配伍变化与稳定性等问题可能会导致肺毛细血管栓塞和呼吸衰竭，严重的危及患者生命安全。临床药师的优势在于，医师开具处方时即可帮助医师把关配伍等问题，而不是到了配制时再行审核。除此之外，药师擅长离子限量、pH、渗透浓度等方面计算，构成患者用药监护的一部分。

第三，关注药物相互作用的影响（如药物－药物、药物－食物、药物－疾病、药物－实验室检查、药物－输液器材等相互作用）可帮助临床医师规避此类问题，或解释因相互作用造成的药动学、药效学的变化。例如，透析对药物的影响、高脂饮食对口服药物的影响以及 PVC 容器对胰岛素的吸附等。

第四，在用药监护与患者用药教育中临床药师发挥着重要的作用。药师熟知药物的用法、注意事项与不良反应，如剂量、溶媒的选择、配制方法、输注途径、输注速度、常见不良反应等问题，能在患者用药前告知患者如何正确使用药物和贮存，并告知用药可能出现的情况，协助医生解决患者治疗中出现的用药问题。

第五，临床药师为医师提供特殊人群（如老年人、儿童、妊娠期妇女、哺乳期妇女、肝功能不全和肾功能不全等患者）的用药安全性、剂量调整和药动学变化等信息，例如，提供不同类型氨基酸注射液的选择、老年患者剂量调整、肾功能不全患者磷摄入的限制等。临床药师将中立客观的专业药物信息提供给临床医师与护士，便于对患者的诊治。

总之，临床药师通过开展营养支持和临床用药相关的研究，探索药品安全性、合理性及有效性等，为临床实践提供更多的依据，为改善患者用药提供支持。

（赵　彬）

书网融合……

题库　　　　　重点小结

第十二章　医院药学人员的职业道德

PPT

📖 **学习目标**

1. 通过本章的学习，掌握药学职业道德的基础原则与行为规范；熟悉药师在药学实践中所需恪守的道德义务及药学伦理学在临床应用中的重要价值；了解与药学相关的法律法规，确立职业行为的法律界限。

2. 提升药学伦理规范的执行能力，善于运用职业道德原则解析实际工作中的伦理难题，在与患者、医护人员之间传递合理用药知识的同时彰显人文关怀。

3. 培养职业责任感，树立"以患者为中心"的服务理念，积极承担起保障用药安全的社会责任，不断提高职业道德修养和专业能力。

人才素质包括政治思想素质、专业技术素质、文化知识素质、心理素质和健康素质。因此，作为一名医院药学人员，除了应该完全掌握所有的药学基本知识和技能，还必须学习药学职业道德，这样才能成为合格的药学工作者。用历史的、唯物的方法，自我修养和理论联系实际的方法学习和研究药学伦理学，对于提高全体药学人员的药学道德素质，调整药学人员与患者、药学人员与非药学人员、药学人员之间以及药学人员与社会之间的关系，树立以患者为中心的思想，真正处理好人际关系和摆正个人与社会的关系，具有十分重要的作用。

第一节　药学伦理学的概念

一、伦理学与药学伦理学

伦理学是哲学的分支学科之一，是一种道德哲学，是研究道德的思想、理论和行为的科学。伦理思想是道德关系的理论表现，道德关系是伦理思想的源泉。

药学伦理学是运用伦理学的原理、思想和方法研究药学道德的本质、理论、关系、意识、人们的行为准则与规范和发展规律的一门学科。

医院药学道德是调整药学人员与患者、药学人员之间以及药学人员与社会等方面关系的基本行为准则与规范。每一方面具体的道德准则、道德规范、道德实践和道德评价等内容会略有不同，但基本的道德原则和意识是一致的，都要符合以患者为中心、救死扶伤、实行人道主义、为人民防病治病提供安全、有效、经济的优质药品，以及全心全意为人民服务，这一药学道德的基本原则。

二、药学伦理学的研究内容与任务

（一）药学伦理学的研究内容

社会主义的药学伦理学是以马克思主义理论、立场与方法，研究阐明关于药学道德本质和发展规律的科学。药学道德是一种职业道德，它是在药学领域各行业职业实践中形成的，是整个社会道德体系中的一个组成部分，受阶级道德的影响与制约。药学伦理学主要研究以下内容。

1. 研究药学道德的起源、本质以及发展规律，各时期的药学道德现象和药学道德关系，及其与政治、经济、法律、哲学等的关系。

2. 研究中国特色社会主义有中国特色社会主义药学道德现象、药学道德关系和药学道德形成、特点及发展规律。

3. 研究药学领域内各行业药学道德的基本原则，药学道德范畴和药学道德准则与规范。

4. 研究药学道德教育、药学道德修养和药学道德评价的实践与方法。

5. 研究药学领域各行业与患者或服务对象以及与社会之间的道德关系。

(二) 药学伦理学的任务

社会主义药学伦理学的主要任务有以下几点。

1. 通过学习与实践，使药学人员掌握药学伦理学知识　药学人员只有学习具有中国特色社会主义药学道德的本质和发展规律，掌握其药学道德的范畴、准则和规范，明确本人的定位和职责，才能树立正确的人生观，养成优良的药学道德意识，树立热爱祖国，热爱专业，遵纪守法，刻苦钻研业务，对技术精益求精，全心全意为人民健康服务的观念。

2. 树立正确的药学道德观，并在实践中完善自我　药学人员进行具体的职业道德教育，批判、清除旧的道德影响和不正之风，培养良好的药学道德，逐步形成科学的药学道德观，不断完善自我。

3. 增强药学人员分辨是非与善恶的能力，提高自身的药学道德修养　只有认真学习具有中国特色社会主义药学伦理学的基本理论、原则、规范和准则，才能提高药学人员的道德修养，自觉抵制药学领域内的不正之风。

三、学习药学伦理学的意义

(一) 建设有中国特色社会主义精神文明的需要

药学事业是医药卫生工作的重要组成部分，药学服务质量的优劣，直接关系到人民群众的健康。药学职业的特点要求所有从事药学技术工作的人员，必须具备社会主义道德的基本素质，而药学道德的主要社会职能是以社会主义的道德原则、行为规范和准则，影响促进药学人员与患者或其他服务对象之间、药学人员与其他医务人员之间、药学领域内各行业之间的相互关系。优良的药学道德对影响与调整人际的关系，建立良好的正常工作秩序，改善工作作风和管理水平及效率的提高具有重要意义，对建设具有中国特色社会主义精神文明是十分有意义的。

(二) 药学道德是药学人员素质的重要组成部分

药学人员的素质包括业务技术素质、政治思想素质、身体素质、心理素质等，技术和思想是最主要的两个方面。药学服务的对象是人，药学人员除需有较高的专业技术知识外，还应具备高尚的思想素质，药学道德和药学专业知识水平直接关系到人民的用药安全和身体健康。只有既掌握现代药学技术知识，又具有崇高职业道德风尚的，才能真正做到全心全意为人民服务，为建设具有中国特色社会主义医药卫生事业做出贡献。

(三) 崇高的药学道德是处理好人际关系和摆正个人与社会关系的重要因素

药学道德的原则和行为规范影响与调整着药学人员与患者、药学人员与非药学人员、药学人员之间以及药学人员与社会等方面的关系。药学人员与患者之间的关系是最主要的。只有具备高尚的药学职业道德，树立以患者为中心的思想，才能真正处理好人际关系和摆正个人与社会的关系。

(四) 高尚的药学道德对药学科学的发展具有十分重要的作用

药学科学发展水平和药学道德是紧密相关的，每个时代的药学道德总是与那个时代药学科学发展相适应，如果药学道德不能随着药学科学的发展进行调整，就会阻障、束缚药学科学的发展。

第二节 药学职业道德的基本原则与规范

法律是国家强制力保证其实施的行为规范体系，对人们行为的制约具有强制性。道德主要靠社会舆论、传统习惯、内心信念和教育的力量，来引导和规范人们的行为。法律侧重于惩治，而道德侧重于防范尚未发生的违法行为。

职业道德（professional ethics）是人们在职业活动、履行其职责和处理各种职业关系过程中，其思想和行为应遵循的特定的职业行为规范。职业道德内容主要由职业理想、职业态度、职业责任、职业技能、职业纪律、职业良心、职业荣誉、职业作风所构成。

药学职业道德是从事药学事业的人们应遵循的道德行为规范。古代医药业合一，医学职业道德中包含了药德，并在药学职业化过程中逐渐形成药学职业道德。因此药德和医德的基本精神是一致的，在具体原则和规范方面各有侧重。

一、药学职业道德的基本原则

职业道德原则（principle of professional ethics）是指反映某一发展阶段及特定社会背景之中职业道德的基本精神，是调节各种职业道德关系都必须遵循的根本准则和最高要求。

药学工作与人民健康紧密相关的特性决定了药学道德的基本原则是：以患者为中心，实行人道主义，救死扶伤，为人民防病治病提供安全、有效、经济的优质药品，全心全意为人民服务。药学职业道德具体原则包括质量第一的原则、不伤害原则、公正原则、尊重原则，其特点如下。

1. "救死扶伤，实行社会主义人道主义"体现了继承性和时代性的统一 社会主义人道主义是指体现社会主义伦理道德原则的人道主义，是社会主义意识形态的组成部分，是在伦理道德领域中调整人们之间相互关系的准则之一。它要求社会对个人以及人们相互之间关心和同情，尊重个人对社会作出的贡献，尊重人格，维护社会成员的基本权利，并促进全体社会主义劳动者的全面发展。它作为社会主义社会人们的伦理原则和道德规范，建立在社会主义的经济基础之上，同社会主义的政治制度相适应，以马克思主义世界观和历史观为理论基础。它是对以往历史上的人道主义和人道精神的批判、继承和发展。

救死扶伤是传统医药学道德的精华所在，它的核心是尊重人的生命，保护和治愈人的身体和心理疾病，关心和同情患者。在社会主义条件下，人与人之间的关系，成为互相关心、互相爱护、互相帮助和互相合作的同志关系，社会主义制度尊重人民、尊重人的价值。社会主义人道主义以唯物史观为基础，坚持个人利益和集体利益相统一，是符合绝大多数人的利益的现实的人道主义，也是革命的人道主义的继续和发展。

2. 以患者为中心，为人民防病治病提供安全、有效、经济、合理的优质药品和药学服务，是药学领域各行业药学人员共同的根本任务，也是药学职业道德的基本特点 药学服务的根本目的是保障人民健康。为此，药学人员的各项工作都必须以患者为本，从治愈疾病和提高患者生活质量出发，改善、改革药学实践中的不足和问题，不断调整药学职业道德关系，保证每个药学人员具有高尚的思想品质，真心实意为病患者提供药学服务。

对药学职业道德来说，首先要有不断提供优质的各种药品的观念，以满足人民群众防病治病的需要。药品是防病治病，与疾病斗争的武器，药学人员应从每个时期防病治病需要的实际出发，不断研究开发和生产新药，这是药学人员的神圣职责，是药学职业道德的体现。

药品的合理使用，首先要考虑安全、有效、经济的临床应用原则，这也是国际上公认的药学职业道德。各国对新药审评批准上市，在药品疗效和不良反应上都有严格规定，且对新药上市后的监察十分重视，尤其是对该药的安全性要进行严格的监察，药品经济性也越来越引起药学界和社会各界的重视，这里所讲的经济性，是指药物经济学含义上的经济性，而不是指一般含义上价格最低的。

安全、有效、经济是辩证统一的关系，是相对的关系，而非绝对的，要根据每位患者具体病症而定，并坚持药品质量第一的思想，这也是药学职业道德原则，更是医院药学人员提供优良药学服务的基石。

3. 全心全意为人民服务，是药学职业道德的根本宗旨　药学人员为人民服务必须全心全意，要正确处理好个人与社会、与集体的关系。社会利益、国家利益包含了个人利益，只有社会发展，国家富强，才能获得丰富的个人利益，在个人利益与社会大众利益发生矛盾时，应牺牲个人利益。具体到药学人员应以患者为本，把救死扶伤、防病治病的需要作为一切工作的出发点，不怕劳苦，不计较个人得失，努力做好工作，主动热情地为患者提供有关药学方面的各种服务，对业务技术精益求精，刻苦钻研，不断充实自己，做一个真正"毫不利己，专门利人"，全心全意为人民服务的药学人员。

二、药学道德规范

药学道德规范（pharmaceutical morality code）是判断药学人员行为是非、善恶的标准，是药学人员在工作实践中形成的一定道德关系的反映和概括，它也是调整药学人员道德关系和道德行为的准则。药学道德规范具有相对的稳定性，但又不是一成不变的。它是随着社会的进步，人民要求的提高，而不断完善，以适应新形势的需要。

药学道德规范是调整和正确处理药学人员与服务对象之间、药学人员与社会之间以及药学人员之间的准则，是药学人员人际关系中的道德要求。药学道德规范是进行药学道德评价的直接尺度，是进行药学职业道德修养的主要内容，是实施依法生产、经营、管理药品的保证。

（一）药学道德规范的基本内容

1. 遵守社会公德　社会公德是每个公民所应遵守的公共道德，药学人员也不例外。

2. 对工作、对事业极端负责　是道德规范的重要内容。药学人员要全心全意为人民健康服务，要想在医药卫生事业发展中有所作为，就必须有极端负责的态度。药学服务的对象是人民群众，其各个专业、各项工作直接或间接与患者健康状况，甚至与其生命有关。这就要求每个药学人员在工作中必须严肃认真，一丝不苟，严格执行规章制度和操作规程。

3. 对技术精益求精　是药学道德规范的重要内容之一。科学技术的高速发展，要求药学人员必须有刻苦学习的精神，对科学技术精益求精的态度，才能掌握本学科国内外最新的发展动态和科研成果。只有拥有高水平的业务技术能力，才具备保障人民健康的基本条件。可见，对技术精益求精是全心全意为人民健康服务的基础。

4. 团结协作，共同为人民健康服务　是药学道德规范的重要内容。由于科学技术和药学学科的发展，专业越分越细，并形成很多交叉学科和边缘学科，这就需要在药学领域中相互密切配合，共同努力，才有可能取得成功。

5. 慎言守密　是药学道德规范对药学人员言行的特殊要求。良好的言行有利于帮助患者在治疗疾病中建立良好的心理素质，促进康复有一定意义。患者为了尽快治好疾病，往往把与疾病有关的所有秘密告诉医药人员，对此，医药人员有职责为患者严守秘密。

6. 坚持社会效益和经济效益并重　是社会主义药学道德规范的基本要求。药品作为一种特殊的商品，既要重视其经济效益，更要重视其社会效益。

7. 文明礼貌　是社会主义公德的基本内容，是社会主义精神文明发展水平的表现，它反映了社会的道德风貌。药学人员的文明礼貌有其特殊意义，它是取得患者信任的重要条件之一，药学人员如能了解患者，体贴关心、同情患者，认真对待本岗位的工作，就能赢得患者的信赖与尊重，使患者处于良好的精神状态，增加与疾病斗争的信心。

8. 遵纪守法，廉洁奉公　是药学道德规范的重要基本内容。药学人员应严守药品管理法和有关药政法规与政府的法律法规，按法办事，按法规进行药学执业活动。

9. 共同努力，发展药学科学　是药学道德规范对全体药学人员的要求。发展我国的现代药学科学，需要全体药学人员的共同努力，甚至需要几代药学人员的共同艰苦奋斗才能实现。为此，全体药学人员在各自平凡的工作岗位上要不懈地努力，不计较个人得失，相互合作，为社会主义药学科学的发展作出贡献，这是高尚药学道德的体现，也是药学人员的道德责任。

（二）现行药学道德规范概况

目前各国就药学道德规范制定了各国的药学道德规范标准，在我国影响力比较大的药学道德规范如下。

1. 《中国执业药师道德准则》

（1）救死扶伤，不辱使命　执业药师应当将患者及公众的身体健康和生命安全放在首位，以专业知识、技能和良知，尽心、尽职、尽责为患者及公众提供药品和药学服务。

（2）尊重患者，平等相待　执业药师应当尊重患者或消费者的价值观、知情权、自主权、隐私权，对待患者或消费者应不分年龄、性别、民族、信仰、职业、地位、贫富，一视同仁。

（3）依法执业，质量第一　执业药师应当遵守药品管理法律法规，恪守职业道德，依法独立执业，确保药品质量和药学服务质量，科学指导用药，保证公众用药安全、有效、经济、适当。

（4）进德修业，珍视声誉　执业药师应当不断学习新知识、新技术，加强道德修养，提高专业水平和执业能力；知荣明耻，正直清廉，自觉抵制不道德行为和违法行为，努力维护职业声誉。

（5）尊重同仁，密切协作　执业药师应当与同仁和医护人员相互理解，相互信任，以诚相待，密切配合，建立和谐的工作关系，共同为药学事业的发展和人类的健康奉献力量。

2. 《职业道德公约》

（1）保证药品质量，开展药学服务，全力维护公众用药安全有效。

（2）自觉遵纪守法，履行岗位职责，维护合法权益。

（3）坚持理论联系实际的优良学风，发扬民主，繁荣学术。

（4）拓展知识范围，业务精益求精，提高专业素质。

（5）坚持真理，崇尚科学，反对伪科学。

（6）遵守学术道德，反对弄虚作假，反对剽窃他人成果。

（7）尊重劳动，尊重知识，尊重科学，尊重人才。

（8）倡导求实、创新、奉献、协作精神，做合格的药学科技工作者。

3. 《药学道德准则》　职业道德是指从业者个人遵守道德和职业标准的意愿，它超过了最低的法律要求，药师将继续担任卫生职业领域的用药专家，其责任是帮助人们维护良好的健康状况，避免患病，在药物恰当情况下，促进合理用药，帮助患者能够获得药物的最佳治疗效果，而且药师的作用还在不断延伸。

声明关于药师道德准则的职业标准，目的是重新肯定、公开陈述药师的义务。这些义务构成了药师作用和责任的基础，它们是根据道德原则和价值规定的，是为了使各国药师协会通过制定自己的职业道德准则，指导药师与患者、与其他卫生职业的人员、与社会的关系，在这种背景下，为了上述目的，国际药学联合会推荐：在每个国家，药师协会应该制定药师道德准则，规定职业义务，进一步制定措施保证药师遵守准则中的条款。制定的药师义务应包括以下内容。

（1）在与消费者、患者和护理人员以及其他卫生专业人员（包括药房执业同事）的关系中，诚实和正直地行事，不得有任何可能使该职业声誉受损或削弱公众对这个行业的信心的行为。

（2）药师应优先确保服务人员的安全、健康和最大利益，并确保他们始终作为自主的卫生专业人员行事，并谨慎管理所有的潜在利益冲突。

（3）始终按照科学原则和专业标准，包括 FIP 制定的原则和专业标准，以专业的方式行事。

（4）与医疗保健提供系统中的同事、其他卫生专业人员、消费者、患者、护理人员和其他行为者合作和协作，以确保为个人和社区提供尽可能最佳的医疗保健质量，同时始终考虑现有资源的局限性和公平与正义的原则。

（5）尊重和保护在提供专业服务过程中获取或访问的患者信息的机密性，并确保此类信息仅在获得该个人的知情同意或适用许可的情况下披露。

（6）尊重患者的权利，承认和尊重患者、护理人员和其他医护人员的文化差异、信仰和价值观，特别是在与自己的道德或宗教信仰发生冲突时；在尊重患者自主的基础上，确保在与患者道德或宗教信仰发生冲突时持续护理患者。

（7）遵守提供所有专业服务和医药产品的立法和公认的守则和标准，并确保药品供应链的完整性；并确保他们通过持续的专业发展保持能力。

第三节　药学工作的道德责任

道德是依靠社会舆论、传统习惯、教育和人的信念力量调整人与人、个人与社会之间关系的一种特殊的行为规范。职业道德是社会道德在职业生活中的具体化，是同人们的职业活动紧密联系的符合职业特点所要求的道德准则、道德情操与道德品质的总和。18 世纪以前，药学仅是一种依靠简单的药物调配分发经验和技能为谋生手段的行业。随着药学科学技术的迅速发展，药学高等教育的兴起，药学专业知识和人员在医疗预防康复中地位和作用日益突出，药学的社会效用和社会责任提高，行为规范体系形成，药学工作演变为一种职业。药学工作作为一个职业的根本特点之一，是具有健全的药学职业道德规范。药学工作的道德责任是药学在漫长的发展过程中逐渐形成的调整药学人员与患者、社会、其他专业人员及药学人员自身之间关系，处理药学实践工作中各种矛盾的一种特殊的行为准则与规范。

现代药学职业已经分化为不同领域的药师职业，其具体职责也各有不同。医院制剂生产部门药师的主要职责是保证和提高所生产药品质量，供应足够药品；流通领域药师的职责是沟通药品供需环节，交流、传递药品信息，保持药品在流通过程中的质量；临床药师的职责是保证合理用药；科研部门药师的主要职责是应用性为主，结合临床，为患者提供安全、有效的药物治疗方案；管理部门药师的主要职责是执行医药政策和药事管理法律法规，监督和管理药品科研、生产、流通、使用等领域中药品的质量和与此有关的药学人员的行为等。但无论哪个领域，药学工作的根本职责都是一样的，即保证所提供药品和药学服务的质量。

一、医院制剂生产的道德责任

医院制剂在长期的医疗发展和实践中为弥补市场药品不足、保障临床治疗和维护患者健康发挥了不可替代的作用。《中华人民共和国药品管理法》《中华人民共和国药品管理法实施条例》《医疗机构制剂配制质量管理规范》《医疗机构制剂注册管理办法》（试行）以及《医疗机构制剂配制监督管理办法》等一系列政策、法规相继出台，明确了医疗机构配制的制剂应当是市场上没有供应的品种，且只能在本医疗机构内部使用而不得在市场上销售或变相销售，也不得发布医疗机构制剂广告。医院制剂与人民群众的生命安危和健康及生命质量有密切关系，故在药品生产前和生产过程中应具有严格的环境要求、严谨的操作规程、包装和药品说明书及各种管理制度的道德责任。

药品是一种防病治病的特殊商品，这就要求从事制剂生产的人员有较高的素质，包括政治思想素质、文化素质、技术素质、心理素质和健康素质。而制剂人员素质是制剂质量的保证和质量标准提高的关键。严格按制剂生产质量规范的要求组织生产，才能生产出合格的药品，这不但是生产管理的需要，也是药学道德的行为准则。同时，唯有制订出高标准、严要求的质量标准，才能促使制剂的研发更深入、生产更规范，从而保证制剂的安全有效，这也是对于制剂人员的最根本的道德要求。应提供必要的条件使技术人员有创造、发展、学习提高的空间。

生产的核心是药品的质量，有质量才有社会效益和经济效益。因此，树立质量第一的思想，是药品生产的重要道德责任。

制剂说明书要实事求是，特别对作用、临床适应证、不良反应和注意事项要翔实、明确。说明书还需要有通俗易懂的特点，便于患者参考。药品包装的目的是保护药品的质量和便于储存、运输和医疗使用。好的药品包装又能起到宣传广告作用，吸引消费者，并能给患者以美感，进而转化为心理上信任感，有一种服了这种药就能治好自己病的良好感觉。

二、调剂配发中的道德责任

保证患者在用药过程中的安全、有效、经济是调剂配发药学人员的基本工作责任，也是药学人员的职业道德责任。为此，必须把好药品质量关，树立质量第一的思想。药品只有合格与不合格之分，不合格一律不准用于临床。临床观察的药品要有正式批准手续，要有严密科学的设计，用于临床要经得患者本人同意，对临床观察药品不应向患者收取药费或其他相关的检查费用，而应对参与实验研究用药的患者给予适当经济补偿。否则，不能给患者用药。这不仅是道德上的责任，也是法律上的限定。

处方调配过程中，药学职业道德准则还要求做到严肃认真负责，要给患者提供合理用药的正确指导，收集药品不良反应的信息。

三、临床药学服务的道德责任

临床药学的主要任务就是要运用现代医学和药学科学知识，围绕合理用药这个核心问题，不断提高临床药物治疗水平。包括药师深入临床，参与药物治疗；治疗药物监测；药学信息服务；药品不良反应监察；处方分析；药物利用研究；新制剂、新剂型研究等。

临床药师是开展临床药学工作的核心人员，临床药师的素质高低，直接关系到临床药学工作能否顺利开展，药物治疗水平和医疗质量能否提高，合理用药能否真正落到实处。

由于临床药学是一门实践性很强的医药结合型的新兴学科，要胜任临床药师工作，不仅要有扎实的医学和药学的基础理论知识，而且要有一定的临床实践经验；不仅要学习心理学知识，懂得患者的心理，而且要具备善于与医护人员和患者交往的能力。因此作为一名临床药师，重要的是首先要对临床药学工作的特点和开展工作后可能遇到的困难要有足够的认识，在思想上和心理上要有充分的准备；其次要有良好的业务素质和心理素质，要从头做起，谦虚谨慎，勤学好问，刻苦钻研，努力提高自己的业务水平；还要具有踏踏实实、兢兢业业的工作精神，和医生、护士以及患者建立良好的工作关系，相互交流和沟通。

总之，作为一名临床药师，应该要掌握治疗药物监测的基础理论、基本知识和基本技能，掌握常见血药浓度测定的技术方法、基本技能和基本原理，掌握医药学情报检索和相关信息资料的收集和整理的基本方法，能够较熟练地使用计算机，利用计算机进行有关数据处理、情报检索以及各种药学应用软件的使用，熟悉国家的药政法规，熟悉药品使用管理中的各项规定，要有一定的公关能力和心理学、哲学及社会学知识，这就是临床药学的道德责任。

四、科研道德责任

医院药学科研是整个医院药学工作重要的组成部分，是提高药学质量的重要手段。医院药学科研道德一方面可以使医学科技运用得到明确道德理性指导，使新知识创造得更多、传播得更广，最大限度地减少出于邪恶目的利用科技成果的可能性；另一方面，作为道德理性的医院药学科研又可以弥补单纯的科技理性的不足，增强医院药学科研工作者对科研成果的道德责任感。在医院药学科研中既要树立正确的科研伦理观，也要兼顾科研的客观性和真实性。

此外，医院药学科研以应用性为主，结合临床，为患者提供安全、有效的药物治疗为主要研究方向。因此，应该遵循临床科研的基本伦理学原则：①以医学为目的、以实事求是为原则；②自主与知情同意原则；③有利和不伤害原则；④保护受试者权益的原则；⑤尊重生命与生命价值原则；⑥平等与公正原则；⑦保密原则。

实施科研活动，一般必须具备三个要素，即人、物质基础和经费。人是最重要的要素。科研人员应具备良好的业务素质，热爱科研工作，具有创新、勤勉、敬业的精神，尊重科学，坚持实事求是态度，才能完成科研任务。

在选题方面，要注重社会效益；当然，也要追求创新性和先进性，科研成果要有学术价值。这就是选题、策划和实施科研活动中应普遍遵循的三个原则，即社会效益原则、经济效益原则和学术价值原则。

（李涵涵）

书网融合……

题库　　　　重点小结

第十三章　临床药物评价

学习目标

1. 通过本章的学习，掌握药物利用评估（DUR）、药物使用评价（DUE）和药物利用评价（MUE）的特点，药物流行病学的基本概念与研究的意义；熟悉药品临床综合评价，药物经济学基本概念和方法，运用药物经济学原则评价不同治疗方案的经济性，药物流行病学的研究方法和学科迅速发展的促成因素；了解药物流行病学的进展，药物利用评价的实施步骤和评价维度，药物经济学研究文献的应用。

2. 具备批判性思维，能评估药物成本效益，能利用药物经济学研究方法进行临床药物治疗方案的评价；具备开展药物流行病学研究的基本能力。

3. 培养持续关注医药政策变化的素质。通过"以人群为研究对象"和"预防为主"的公共卫生理念，提升道德观念和价值追求，培养人文精神，增强使命担当。

第一节　临床药物评价概述

随着人类疾病谱的演变及医药科技的飞速进步，新药持续获得上市许可并投入临床应用，同时，许多传统药物也在临床实践中展现出新的治疗潜力。然而，任何药物均伴随着治疗效益与不良反应的双重特性，不同药物治疗策略的成本效益比各异，因此，对临床使用的药物进行科学、系统的评价显得尤为重要。

一、药品临床综合评价的必要性

药物经过临床前研究并获批进入临床试验阶段后，受到许多因素的制约，临床试验的结论往往具有局限性和时效性，不能直接推广至全体人群，在药物上市后，广泛应用于大规模人群时，必然会出现并需要面对新的问题，例如，某些罕见但确实存在的不良反应（ADR），其发生率可能低于1%，甚至仅在长期临床使用过程中才逐渐显现。此外，药品上市后的临床应用中，还时常伴随着不合理用药和超说明书用药的现象。据文献报道，全世界约有1/3的患者死亡与用药不当紧密相关。因此必须明确，药品上市并非标志着其研究工作的终结，而是需要在更大的社会人群范围内进一步观察和研究，这正是临床药物评价，这一长期、复杂而艰巨的科学研究的开始。

临床药物评价（clinical drug evaluation，DE）系依据医药学的最新科研成就，综合药理学、药效学、药剂学、药代学、毒理学、药物流行病学、药物经济学及药品监管政策等多维度考量，对已获得上市许可的药品，在社会广泛应用背景下，其治疗效果、不良反应、用药方案、药物稳定性及治疗成本等方面，进行科学而严谨的评估，以验证其是否遵循安全、有效、经济的合理用药准则。

我国于1984年颁布《中华人民共和国药品管理法》（以下简称《药品管理法》）首次规定药品上市后需进行临床评价，其第二十四条中，明确规定了"国务院卫生行政部门及省、自治区、直辖市卫生行政部门有权设立药品审评委员会，负责对新药进行审评，并对已上市药品实施再评价"。至2001年，

《中华人民共和国药品管理法》经历了首次修订，其第三十三条明确："国务院药品监督管理部门将组织药学、医学等领域的专家及其他技术人员，共同对新药进行评审，并对已批准生产的药品进行再评价。"2019 年再次修订的《药品管理法》，第八十三条中再次重申了药品再评价的重要性："药品上市许可持有人必须定期对其已上市药品的安全性、有效性和质量可控性进行上市后评价。在必要时，国务院药品监督管理部门有权要求持有人开展此项评价，或直接组织相关评价工作。"同时，明确了持有人对药品上市后评价的重要性和必要性，持有人需收集与药品疗效和安全性紧密相关的数据，并定期向药品监管部门提交再评价申请。而药品监管部门则设立有专门的评价委员会，负责对申请进行详尽的评审，全面评估药品的疗效与安全性。

为加快建立健全统一、科学、实用的药品临床综合评价标准规范、实施路径和工作协调机制，统筹开展药品决策证据集成、科学分析和准确评价，指导和规范开展药品临床综合评价，国家卫生健康委药政司委托国家药物和卫生技术综合评估中心（简称评估中心）、国家卫生健康委药具管理中心、联合国家心血管中心、国家癌症中心、国家儿童医学中心以及相关医疗卫生机构等，组织临床医学、药学、管理学、循证医学、卫生经济学和卫生政策等领域专家共同制定《药品临床综合评价管理指南（2021 年版试行）》（简称《指南》），并于 2021 年 7 月 21 日正式发布。

《指南》聚焦我国临床重大疾病用药需求，结合药品应用实践和供应政策，借鉴国际经验，明确药品临床评价的目的、管理、流程、方法、质量控制和结果应用，旨在规范评价工作，推动其标准化、规范化、科学化，服务药物政策决策，提高药事服务质量，确保用药供应和规范使用，控制药品费用，满足人民用药需求。

二、药品临床综合评价的目的

药品临床综合评价以人民健康为中心，以药品临床价值为导向，利用真实世界数据和药品供应保障各环节信息开展药品实际应用综合分析，探索建立并逐步完善基于政策协同、信息共享，满足多主体参与、多维度分析需求的国家药品临床综合评价机制，为完善国家药物政策、保障临床基本用药供应与合理使用提供循证证据和专业性卫生技术评估支持。

药品作为预防、诊断、治疗疾病的必要手段，对于提升公众健康水平具有至关重要的作用。药品临床综合评价是促进药品回归临床价值的基础性工作，是巩固完善基本药物制度的重要措施，健全药品供应保障制度的具体要求。

三、基本原则

1. 需求导向　针对我国卫生健康事业治理和药品供应保障制度的主要问题，以正确价值和循证判断为指导，优化临床基本用药管理，推动药物政策的连贯协调。

2. 统筹协同　采用多方参与、技术与管理协同的共建共治共享理念，利用信息化手段，建立中国特色的药品临床评价标准和工作机制。

3. 科学规范　结合国情和药品疗效证据，参考国际经验，合理借鉴评价方法，融合多学科知识，指导药品临床评价。

4. 公正透明　确保利益相关方参与，建立信息公开和数据共享机制，防范利益冲突，确保评价过程和结果的公平公正，依法公开。

四、评价流程、内容与维度

药品临床综合评价重点主要围绕药品使用与供应保障体系关键决策要素开展，聚焦临床实际用药问题及其涉及的药物政策决策问题。评价流程包括主题遴选、评价实施和结果应用转化三个基本环节（图13 – 1）。

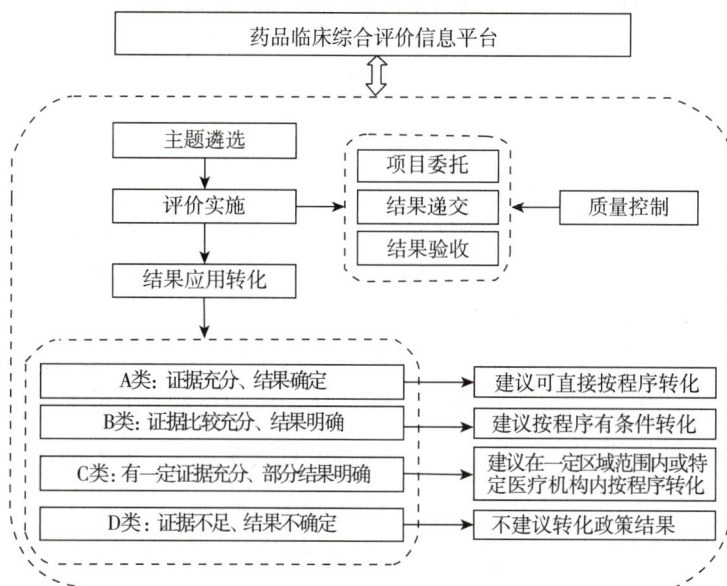

图13 – 1　药品临床综合评价流程图

药品临床综合评价是评价主体应用多种评价方法和工具开展的多维度、多层次证据的综合评判。评价主要应用多种评价方法和工具开展的多维度、多层次证据的综合评判，围绕技术评价与政策评价两条主线，从安全性、有效性、经济性、创新性、适宜性、可及性6个维度开展科学规范的定性定量相结合的数据整合分析与综合研判，提出国家、区域和医疗卫生机构等疾病防治基本用药供应保障与使用的政策建议。

（1）安全性评价　分析药品安全性信息，包括临床试验数据、说明书内容、不良反应等，比较相对安全性，考虑药品质量和疗效稳定性。

（2）有效性评价　通过定量分析评估药品临床效果，核心指标为生存时长和生命质量，包括生存率、疾病控制率等。利用真实世界数据和亚组患者数据进行分析，选择合适的参比药品进行效果比较。

（3）经济性评价　运用多学科理论分析药品成本、效果、效用和效益，进行增量和不确定性分析，必要时进行预算影响分析，选择合适的经济性分析方法，利用二手证据和真实世界数据构建模型。

（4）创新性评价　评价药品满足临床需求程度和鼓励创新情况，强调填补治疗空白和推动自主研发。

（5）适宜性评价　评估药品技术特点和使用适宜性，包括标签标注、说明书、储存条件、适应证、用药间隔和疗程，以及是否符合用药指南规范。

（6）可及性评价　参考WHO/HAI方法，评估药品价格水平、可获得性和可负担性，考虑药品采购价格、医保报销情况、医疗卫生机构药品配备使用情况，以及人均年用药费用占家庭年收入比重。

评价主体的主要工作内容包括开展相关药品临床使用证据、药物政策信息收集和综合分析，组织实施技术评价、药物政策评估和撰写评价报告等。

五、证据评价与应用

（一）信息与安全保护

1. 基础信息平台　评估中心利用国家、区域和省级数据库，建立国家药品临床综合评价基础信息平台。该平台支持数据共建共享共用机制，覆盖评价研究设计、数据分析等关键环节，并提供信息化支撑。同时鼓励医疗卫生机构和第三方评估机构在信息平台上交流发布评价项目成果，促进数据资源共享。对于跨省份的药品评价项目，省级组织管理机构应制定数据收集方案，确保数据安全。

2. 真实世界数据　药品评价应利用真实世界数据，包括医疗机构和相关专业机构产生的患者健康和诊疗数据。数据获取主要通过数据交换共享实现。使用这些数据前，需评估其适用性，并进行科学的研究设计和严谨的组织实施，以形成药品临床应用的相关证据。鼓励建立审查监督制度，强化科研伦理和患者隐私保护，支持药品临床综合评价。

3. 数据方法模型　根据评价目标形成数据模块，利用大数据、区块链技术优势，确保数据流转的标准化和一致性，进行质量校验，为科学评价提供数据保障。整合多来源数据，建设国家药品临床综合评价标准与方法，形成评价模型、指标体系和决策框架。

4. 数据信息安全　遵循"谁主管谁负责"原则，加强数据安全管理。建立信息网络安全管理制度、操作规程和技术规范，严格执行隐私保护和保密规定。任何单位和个人不得非法获取或泄露数据，未经授权不得使用或发布相关数据信息。评价实施机构和人员对数据安全、个人信息保护和证据质量承担主体责任。

（二）质量控制

药品临床评价的质量控制涉及主体资质、流程合规性、方法学严谨性、数据可靠性及报告质量核查等。通过建立质量控制反馈机制和药品评价数据共享机制，利用现有数据和政策信息进行证据分级和校验。医疗卫生机构及其专业人员应发挥质控作用，鼓励其与合格第三方机构共同实施严格的质量控制，建立数据质量评估和结果质控机制。

（三）转化应用

借助前沿的医药科学技术，药品临床综合评价可以对已经上市药物的临床使用情况进行分析评价，客观评判上市药品的安全性与有效性，为临床提供最优药物治疗方案的指导，促进临床用药的合理性与规范性，确保患者能以最经济的成本获得最佳的治疗效果。也就是说药品临床综合评价的成果具有可转化性，通过标准化的评价流程能够产生具有权威性的结论。

区域和医疗卫生机构的药品临床综合评价结果可应用于以下方面。

（1）医疗卫生机构在药品采购与供应保障。

（2）医疗卫生机构在用药目录的遴选以及上下级机构间用药目录的衔接，提升药学服务质量和安全合理用药的水平。

（3）控制不合理药品费用支出，提高卫生健康资源配置的效率，优化药品使用结构。

（4）为完善国家药物政策提供数据支持和参考依据。

而第三方评价机构的药品临床综合评价结果则可用于以下方面。

（1）丰富行业内的药品临床综合评价实践，扩展文献证据库。

（2）推动科研领域对药品临床综合评价理论及方法的深入研究和探索。

（赵　鑫）

第二节　药物经济学研究

一、药物经济学定义和发展

药物经济学（pharmaceutical economics）作为卫生经济学的一个重要分支，其研究范畴涵盖了与药品相关的广泛经济学问题。在广义上，药物经济学专注于药品的研发、生产、流通、使用、保险给付以及产业竞争等方面的经济考量。而狭义上，药物经济学特指药物经济学评价（pharmacoeconomics evaluation），该评价基于经济学的原理和方法，对药物治疗方案的成本与效果进行全面分析，探寻最具经济效益的治疗方案，推动临床用药的合理性。

在当今医疗体系日益复杂与资源有限的背景下，药物经济学作为一门交叉学科，正逐步成为指导合理用药、优化医疗资源配置、促进医疗卫生政策制定的重要工具。它融合了经济学原理、流行病学、统计学以及临床医学等多学科知识，评估药物在预防、诊断和治疗疾病过程中的成本效益、成本效果及成本效用，从而为决策者提供科学依据，以实现医疗资源的最大化利用和患者健康福祉的最大化。

药品作为一种具备防病治病功能、维护人民健康的特殊商品，同时也扮演着经济资源的角色，而资源的有限性是所有经济学问题共有的特征。随着社会人口老龄化趋势的加剧、疾病谱的变迁，以及民众对医疗服务需求与期望的持续提升，现代医学飞速发展，生物技术药物、靶向药物、细胞治疗药物等新型药品不断问世，新药研发与生产的进步在提升人民健康水平方面起到了显著作用。然而，由于新药开发的成本高，药品上市早期的价格普遍高昂，药品费用在整体医疗费用中占据较大比重。包括新药在内的医疗新技术的临床应用，已经被视为医疗费用上涨的关键因素。因此，如何合理调配有限的医药卫生资源，遏制医疗费用的不合理增长，已成为国家卫生监督管理部门及社会保障机构高度关注的问题。优化资源配置，探寻合理用药的策略与方法，减少药品浪费，并研发生产成本低、疗效佳的新药，以实现最大的经济与社会效益，这一系列的努力推动了药物经济学的形成与发展。

药物经济学是 20 世纪 70 年代发展起来的一门应用性学科。1986 年，Townsend 在"上市后药物研究和开发"一文中首次提及"药物经济学"一词；1991 年，首部药物经济学专著 *Principle of Pharmacoeconomics* 的问世；1992 年，《药物经济学》杂志的正式出版标志着药物经济学已正式确立为一门独立的学科。近年来，药物经济学发展迅速，澳大利亚、美国及欧洲多国，均已制定并颁布了药物经济研究准则及药物经济学评价指南，体现了该学科的重要性和影响力。目前，药物经济学评价方法广泛采纳，并应用在药品的研发、生产、使用和监督管理、国家基本药物遴选、医疗保险药品目录制定、药品定价及药品费用控制等多个领域，为医疗决策提供了重要的经济分析和参考依据。

我国的药物经济学发展始于 1993 年，药物经济学的研究兴起于 2002 年。自从我国医疗行业推进医药卫生体制改革、医疗保险制度改革及药品生产流通体制改革以来，药物经济学在政策制定及其实施阶段均占据了重要战略地位。随着我国的医改的不断深入，"以患者为中心"的服务宗旨得以切实贯彻，同时按疾病诊断相关分组（DRGs）付费制度的实施，以及医疗保险目录内药品的纳入与医药产业盈利需求的考量，药物经济学逐渐成为我国药物政策制定、基本药物遴选、医保目录调整、药品价格谈判、临床合理用药等决策过程中的重要依据，其在医疗卫生领域的影响力日益增强。

二、药物经济学的作用

（一）指导合理用药，提升治疗效果

药物经济学研究通过比较不同药物治疗方案及其与其他治疗手段（如化疗、手术、放疗等）的成本效益，揭示针对特定疾病和患者群体的最优药物选择及治疗路径。这一研究过程为临床决策提供有力支撑，也为制定标准化临床诊疗规范提供重要科学依据。针对同一疾病，多种药物治疗方案及其与其他治疗手段的组合，有时能够达成相同的治疗效果，包括不同的药物组合、给药策略的调整（如序贯疗法）、给药频率的优化（如由 bid 调整为 qd），以及采用药物治疗替代手术治疗等策略。基于药物经济学研究成果所制定的临床诊疗规范，在相同医疗资源投入下，患者能够获得最大化的健康收益。

（二）促进医疗卫生政策的制定与调整

药物经济学的研究成果为政府制定和调整医疗卫生政策提供了重要参考。通过对上市药品实施全面且深入的经济学评估，为政府编制《国家基本药物目录》《基本医疗保险用药目录》《临床诊疗指南》等关键政策文件，以及处理其他重大的卫生经济学议题，提供坚实且科学的参考依据。例如，通过运用药物经济学的客观研究方法，政府将疗效确切、成本效益高的药物纳入医保目录，减轻患者负担；同时，对价格高昂但效果有限的药物进行限制，促进决策过程的科学性与精准性。当前，欧美等国家和地区在编制药品报销目录时，也都会参考药物经济学评价的结果。

（三）优化医疗资源配置，缓解经济压力

药品费用的急剧增长有合理与不合理两方面因素。其中，合理因素涵盖了人口老龄化进程的加速、疾病谱的显著变化以及居民自我保健意识的普遍提升。而不合理因素则主要涉及药品价格管理体系中存在的漏洞、医院补偿机制尚不完善以及临床用药的不合理性等。药物经济学评价能够有效遏制药品费用的不合理上涨。在确保医疗服务质量不受影响的前提下，从治疗效果与成本效益两个维度出发，对药物治疗方案进行全面而深入的分析与评价，优化医疗资源配置，确保患者能够获得既经济又有效的药物治疗方案。

（四）临床药师的专业作用得到充分发挥

医院临床药师参与制定药物治疗方案，能够显著提升药物治疗的合理性，进而有效减少患者的药费开支。此外，通过实施治疗药物监测，能够明显降低不良反应的发生率，缩短患者的住院时间，节省治疗费用。临床药师通过合理用药的宣传教育，提高患者的服药依从性，进一步提升药物治疗的效率。通过对已有病例资料中的药物治疗结果进行深入的回顾性评价与分析，可得出不同药物治疗方案在同类或同种疾病治疗中所产生的经济学效果，指导现行临床药物治疗方案的选择与实施。因此，开展药物经济学评价工作不仅有助于改变当前临床治疗中重效果轻成本的现状，还能够使临床药师的专业作用得到更加充分地发挥。

（五）推动以临床需求为导向的药物研发与创新

药物经济学还对新药的研发方向和市场定位产生重要影响。在研发初期，药物经济学分析可以帮助药品上市许可持有人以临床需求为导向评估市场、预测成本收益，从而制定合理的研发策略和市场定位。此外，随着支付方（如医保机构）越来越注重药物的经济性，持有人需要在研发过程中融入药物经济学理念，开发出既高效又经济的药物，以满足市场需求并获得市场认可。

三、药物经济学的评价方法 微课

在临床治疗领域，不同药物因其给药方式、治疗效果及潜在不良反应的差异性，单纯基于药物疗效或成本进行的对比分析，难以实现对药物全面而深入的评估。药物经济学依托于经济学的理论框架与研究方法，全面衡量药物治疗过程中的成本投入（即投入）与治疗成效（即产出）。药物经济学领域内广泛采用的评价方法主要包括四种类型：成本最小化分析、成本效果分析、成本效用分析及成本效益分析。这四类方法在成本计算上均统一采用货币单位进行量化，核心差异体现在对治疗效果或效益的衡量标准上。其中，成本最小化分析被视为一种非全面性的分析方法，而其余三种则均属于全面性分析范畴。此外，随着社会经济环境的持续演进，药物经济学领域也在不断拓展其评价工具与方法，如预算影响分析等，进一步丰富了药物经济评价的手段与视角。

（一）成本最小化分析

成本最小化分析（cost-minimization analysis，CMA）是一种特殊类型的成本效果分析，其核心在于

评估当治疗效果完全相同的前提下，哪种药物治疗方案（或其他医疗干预措施）的成本最低，其成本测量单位是货币值。在成本最小化分析中，研究者首先需要确保不同治疗方案的临床效果完全一致，包括疗效、副作用及持续时间等各个方面，即在比较多个治疗方案的临床结果间没有显著性差异（或虽有差异，但无临床意义）的前提下，才能对成本进行比较。如在几种治愈率相似的药物治疗方案中，某药的费用虽高但疗效快，可以缩短住院时间，整个治疗过程的费用可能反而较低。

药物经济学研究中的成本可分为直接成本和间接成本两大类。直接成本是指直接用于药物治疗过程中所产生的费用，包括直接医疗成本即药品成本、给药成本、检查成本、住院成本等，和直接非医疗成本即患者因病就诊或住院所花费的个人成本，如往返于医院的交通费、患者的伙食费、家属探望的路费等。在计算直接成本时应注意收费或价格的多少并不等于成本。但从患者的角度出发，用收费或价格代替成本可以反映患者的经济负担。因为目前对成本的精确测定存在一定的难度，大多数报道的药物经济学研究中的成本实际上仅是费用。间接成本则是指由于疾病或药物治疗而导致的社会成本，这些成本通常较难量化，但同样对患者和社会经济产生重要影响。如因病损失的工资、奖金，以及药物副作用可能导致患者生活质量下降，进而产生心理压力、社交障碍等非物质层面的成本。间接成本的测算难度较大，常用的计算方法有人力资本法和意愿支付法。

成本最小化分析要求不同治疗方案的临床治疗结果（包括疗效和安全性等方面）完全相同往往难以实现，同时成本最小化分析也忽略了患者生活质量、长期健康效益等非物质层面的考虑，因此应用范围比较局限。

（二）成本效果分析

成本效果分析（cost－effectiveness analysis，CEA）是一种对达到某一治疗效果的不同药物治疗方案实施的成本和效果进行直接比较分析，进而评价其经济效果的方法。其基本思想是以最低的投入或成本实现预期的目的。其表示方法为每一效果单位所消耗的成本，如每治愈一例胃溃疡患者的费用，或每确诊一种疾病的费用表示。

在成本效果分析中效果为临床指标，如节省的医药费用、肝转化酶指数下降、治愈病例数、死亡率、预防并发症数量等。成本效果分析的结果通常有两种表示方法：成本－效果比（cost－effectiveness ratio，CER）和增量成本－效果比（incremental cost－effectiveness ratio，ICER）。

成本效果比（C/E）即每产生单位效果的成本。例如以治愈率作为效果单位，则可用治疗方案组内所有患者的成本总和/治愈的病例数，或平均治疗成本/治愈率，得到的结果为该治疗方案平均每治愈一例患者的成本花费。

增量成本效果比（$\Delta C/\Delta E$）指多种治疗方案均可接受，也即治疗方案的成本－效果比值相等或相近的情况下，与基本方案相比较，每增加一个单位的效果所增加的成本。一般说来，新的方案导致成本增加时，一般增加的成本与增加效果的比值（$\Delta C/\Delta E$）越低，该治疗方案的实际意义最大。

增量成本通常用 $R = (\overline{C_{\mathrm{T}}} - \overline{C_{\mathrm{c}}})/(\overline{E_{\mathrm{T}}} - \overline{E_{\mathrm{c}}}) = \Delta\overline{C}/\Delta\overline{E}$ 来表示，其中 $\overline{C_{\mathrm{T}}}$ 和 $\overline{E_{\mathrm{T}}}$ 分别为试验组的平均成本和效果，$\overline{C_{\mathrm{c}}}$ 和 $\overline{E_{\mathrm{c}}}$ 分别为对照组的平均成本和效果。

在药物经济学评价中通常是对两种或两种以上的能达到相同的临床结果指标治疗方案进行比较，但单纯计算某种治疗方案的成本效果比的意义不大，即使对两种或两种以上治疗方案的成本效果比进行比较也不能充分显示所比较方案间的相互关系，但是，将所评价的治疗方案与基本对照方案比较，进行增量分析意义则更大。

成本效果分析仅能对相同项目进行比较，如评价同一疾病的不同药物治疗方案。在成本效果分析中未考虑患者的生命质量，其效果为单纯的临床结果指标如生命年、病死率等，在评价那些既可影响生存又对患者的生命质量有明显影响的药物时有一定局限性。

（三）成本效用分析

成本效用分析（cost – utility analysis，CUA）是成本效果分析的一种特殊形式，与成本效果分析不同的是，它将干预方案的成本以货币形态计量，而收益则以效用指标（如健康产出）来表示，从而判定干预方案的经济性。"效用"指人们通过医疗卫生服务和药物治疗后对健康状况改善和提高的满意程度，其结果是以社会效益来衡量的，是综合考虑治疗效果、患者的满意程度以及生活质量的提高等多种健康效用指标。成本效用分析法适用于临床结果指标不同的各种不同治疗药物之间的比较，这种分析方法通过将治疗产生的患者生活质量影响和生存一并转换成一个共同的衡量单位。最常用效果指标是质量调整生命年（quality adjusted life years，QALYs）。

QALYs 是一种将不同生活质量的生存年数换算成相当于完全健康人生存年数的指标。它具有同时考虑患者的临床结果和健康方面的总体变化，生存时间的延长，生活质量的提高和社会评价的优点。用 QALYs 比较具有不同类别健康产出项目的成本投入量，可以使干预效果的评价更为适用、合理。计算 QALYs 所用的生命质量调整权数称为健康效用值（health – state utility），指某个健康状态相对于完全健康的生命质量，反映评价者对某种特定健康状况满意程度的多维主观判断，通常以 0 ~ 1 的数值表示死亡状态到完全健康状态，对于某些严重影响生命质量的疾病状态也可能出现小于 0 的效用值。健康效用值测量通常通过大样本人群的抽样调查获得，也可以通过直接测量法（如刻度法、标准博弈法、时间权衡法等）或健康相关生命质量量表（如 WHOQOL – 100、SF – 36 等）进行测量。将某项治疗方案所能延长的生命年数乘以健康效用值就等于该方案所能延长的 QALYs。

当所研究的疾病为明显影响患者生命质量的慢性疾病时，临床干预或治疗的主要结果往往表现为患者生命质量改变，而病死率、治愈率等可能不是最主要的临床结果，这时用成本效用分析进行药物经济学评价具有明显的优点。例如在比较类风湿关节炎的药物治疗方案时，各种治疗对患者的病死率并不会产生明显的影响，但患者的生理功能、疼痛程度、心理等方面却会因不同的治疗效果有很大的差别，这时用 QALYs 作为效果评价指标较合适。

成本效用分析采用 QALYs 作统一的效果单位，因此可用于疾病的不同药物治疗方案或干预措施间的比较。成本效用分析在药物经济学评价中的应用越来越多，如对可延长生命、但伴有严重副作用的治疗方案的评价；对不影响死亡率，但会影响发病率和生活质量的慢性病的治疗方案的评价等。由于健康效用值仍然是主观指标，病残权重的测定尚缺乏统一的标准，成本效用分析仍存在一定的局限性。

（四）成本效益分析

将医疗保健视为人力资本投资或人类消费需求的满足，其健康成果可转化为货币价值进行衡量。成本效益分析（cost – benefit analysis，CBA）作为一种经济学分析工具，旨在通过货币化手段评估特定药物或治疗方案在资源投入（成本）与健康产出（效益）之间的关联。该分析通过计算货币得失净值或费用与效益的比率，实现了对不同项目间，包括不同疾病治疗方案乃至疾病治疗与公共投资项目间的全面比较，为卫生投资决策提供了科学依据。

鉴于成本效益分析要求将成本与效益均转化为货币形式，而健康效益的货币化评估存在难度，当前主要采用人力资本法或意愿支付法来估算生命与健康的价值。然而，这些估算值易受经济环境、社会地位、个人偏见及收入水平等主观因素的干扰，且通常难以被临床工作者及公众广泛接受，因此，在药物经济学研究中，成本效益分析法的应用相对有限。目前，它主要被应用于新药上市前的经济性评估及不同治疗方案间的成本效益对比等领域。

（五）预算影响分析

预算影响分析（budget impact analysis，BIA）是广义经济学评价的基本组成部分，可独立开展，也可随同成本效果分析一起开展，主要用于测算纳入的医疗干预措施（如新药、新技术或新的治疗方案）进入某个系统（如医保目录）后，对该系统支出影响的分析评估。其目的在于测算新干预措施对医保基金、商业保险机构或医疗机构等预算持有者的经济影响，为相关决策者提供科学依据。在实施前，首先要确定接受治疗的人群和新干预措施的指标，再比较发生在新干预措施实施前的治疗组合。预算影响分析的主要框架包括治疗人群规模、时间范围、治疗组合、干预成本、其他医疗成本和结果。预算影响分析的应用取决于所在国家的卫生制度，多用于卫生技术评估。

四、药物经济学研究步骤

（一）确定研究目标和问题

进行药物经济学研究首先应明确研究目的，即明确拟解决的实际问题，如评估特定药物治疗方案的成本效益、比较不同药物治疗方案的经济效果等。在此基础上进一步明确研究者的立场和分析比较的方案等。

（二）确立服务对象和范围

1. 研究者的立场　代表了药物经济学研究的服务对象。药物经济学研究的服务对象包括初级服务对象（如医院管理人员、医疗保险机构等）和次级服务对象（如患者、公众等）。从不同利益角度出发的分析观点往往会影响研究的方法和结果。如果从患者的角度出发，药物治疗的成本可能仅考虑患者自付的药品费用等直接医疗费用和就诊所用车旅费等直接非医疗费用；如果从医院的角度出发，要考虑所有的直接医疗成本，不仅是患者自付的那部分，还要考虑直接非医疗成本，如其他科室的分摊成本；如果从卫生决策部门或医疗保险机构的角度出发，则需要研究全社会成本，如国家对医院即医务人员的工资补贴、减少患病或死亡后节省的间接医疗成本或为社会多创造的生产价值等。理想的药物经济学评价应从社会成本和利益的角度进行全面的评价，为决策提供有效的信息。

2. 目标人群　根据研究目的进一步确定目标人群。目标人群的选择应与该研究结果所要应用的人群一致，包括研究对象的人口学特征、社会阶层、经济收入等。

3. 确定比较的备选方案　在评估一种药物时，需全面选取并深入分析所有待评估的备选方案，以得出科学、客观的结论。所列举的备选方案应具备实际可行性及相互间的可比性，通常应优先选择当前临床实践中针对该疾病广泛采用或公认效果较优的药物作为参照对象（涵盖当前最佳治疗用药及经济高效的治疗手段等），而不应出于偏袒所评估药物的目的，选择疗效不佳或成本高昂的对比药物。在选择对比药物治疗方案时，需确保获得临床医师的认可，以符合其用药实践习惯及临床药理学的科学原理。

（三）选择和确定评价方法

1. 选择适当经济学评价方法　在评价过程中，所采用的评价方法及评价指标需与待解决问题相契合。一般而言，方法的选择应基于特定疾病的研究特征以及药物对患者健康状况所产生的影响。对于那些显著影响患者生活质量的治疗方案，除了进行成本效果分析之外，还需纳入成本效用分析的考量范畴。同时，对于是否需要进行增量分析的问题，也应予以清晰界定和明确。

2. 确定分析的时间框架　在确定分析的时间框架时，应综合考虑所研究疾病的特点以及药物疗效的显现时间。以评价十二指肠溃疡的药物治疗方案为例，由于该疾病的主要临床结果指标如溃疡愈合、不良反应及溃疡复发等在一年内即可明确观察，因此，一年的分析时间足以满足需求。然而，在评估干扰素治疗慢性活动性乙型肝炎的疗效时，若主要关注的是肝硬化或肝癌等长期后果的发生情况，则所需的分析时间可能会延长至数十年之久。

3. 设计合适的研究方案　药物经济学研究设计方案主要有以临床试验为基础的经济学评价（trial-based study），以前瞻性队列研究为基础的经济学评价（prospective cohort study），以数据库为基础的研究（database study）和模型研究（modelling study）等四种类型。

以临床试验为基础的经济学评价可分为真实条件下的临床试验经济学评价（pragmatic trial）和严格控制的临床试验经济学研究（piggy-backed economic evaluation）。前者是专为药物经济学研究设计，方案充分考量了临床实践中多种用药情境，包括但不限于患者依从性、药物联合使用等因素，确保了药物干预措施成本效益评估的外部真实性。后者通常在药物临床试验（尤其是Ⅲ期临床试验）的附属研究同步进行，其内部逻辑性强，被广泛用于药物的经济学评价。但是，均面临时间维度的局限，对于需较长时间方能显现效果的干预措施，难以仅凭终点指标进行全面评价。前者由于研究规模与复杂度的要求，往往需投入大量的人力资源与物质成本；而后者在实际应用环境中的推广性相对较弱，结果的外部效度有限。

以前瞻性队列研究为基础的经济学评价，全面深入地考虑了患者在接受药品干预过程中可能遭遇的各类问题，如患者的依从性、药品替换需求以及药物联合使用等，同时还充分考量了实际诊治过程中与既定临床指南可能存在的偏差，从而确保了研究结果具有较强的普适性和外推性。但前瞻性队列研究在研究过程中存在对各类混杂因素控制不足的局限性，这可能导致研究结果出现偏倚，影响其准确性和可靠性。同时，此类研究随访时间长，在资金投入、时间成本以及操作复杂度等方面均提出了较高的要求，实施难度较大。

数据库研究是一种常用的研究方案，其本质属于回顾性研究，其研究成本效益高、数据详尽丰富，并且能够通过针对相关患者的跟踪调查，有效弥补回顾性研究可能产生的偏倚。但另一方面，数据库研究难以完全规避由多种因素导致的偏倚。因此，选择该设计方案应明确认识到研究结果可能存在的缺陷与不足，并以严谨、客观的态度向决策者充分揭示这些潜在问题，以确保决策过程能够基于全面、准确的信息进行。

模型研究作为一种独特的研究方法，显著区别于其他研究方案。由于各种因素，并非所有评价所需的资料都能从具有高度科学性和论证力的前瞻性研究中得到，往往要借助模型分析来提供决策信息。在药物经济学评价领域，存在多种模型可供选择，其中，决策树模型和马尔可夫（Markov）模型在临床研究中应用尤为广泛。决策树模型作为模型研究的基础，马尔可夫模型则是在此基础上进一步发展的，专注于复杂疾病进程及转归的模拟。模型分析在经费和时间投入上相对较为经济高效，然而，其内在局限性亦不容忽视。具体而言，模型分析所依赖的数据多源自先前研究或第三方，这在一定程度上可能引发数据的准确性和可靠性问题。如果不恰当地使用临床数据，观察数据存在偏倚等，均会影响模型研究结果的适用性。

（四）成本的鉴别、测量和赋值

首先，需明确成本的构成及其测定方法。在药物干预的成本计算中，应纳入直接医疗成本、直接非医疗成本和非直接成本，诸如因副作用产生的治疗费用、治疗无效后转用其他方法所增加的费用，以及因延长住院日而额外产生的住院床位费等。这一过程不可仅限于评估药品费用及其相关操作费用，亦不可单纯依据拟定疗程计算各类药物治疗费用，而忽视实际治疗效果对费用的影响。在利用随机对照临床试验数据时，应对结果进行必要的校正，以剔除临床试验本身可能带来的费用偏差。

若分析期较长，例如治疗过程跨越数年或治疗效果需数年方能显现，则需采用一定的贴现率将未来成本贴现至现值，以当前货币单位表示。目前，贴现率的取值尚无统一标准，多数研究采用3%或5%作为计算基准。鉴于费用数据多呈现非正态分布特征，因此在描述或比较各组成本及费用时，应采用恰当的统计方法，如使用中位数以反映平均水平，或采用非参数统计方法进行检验。

（五）效果的计算

在进行药物及疾病治疗效果的评估时，需基于疾病特性与药物主要疗效来明确结果评价指标及其测定手段。常用的评价指标包括治愈率、病死率、住院时长等。若需进行成本效用分析，则必须确立健康效用值的测定方法。针对不同药物治疗效果的评估应严格遵循临床疗效评价的相关原则，确保评价过程客观公正，避免任何形式的测量偏倚。在利用回顾性资料进行药物经济学评价时，要确保各比较组之间的可比性。除治疗药物外，必须对其他可能影响患者预后的因素进行仔细审查，对各组的基线数据进行全面比较分析，包括患者的年龄、性别、病情状况等，以确认所评估的治疗效果是否真实可靠，且不受其他潜在混杂因素的影响。

（六）经济学评价

按确定的经济学评价类型以及测算的成本和效果数据，计算相应的药物经济学评价指标。如各治疗方案的平均成本效果比，以及增量成本效果比，在呈现结果时，需严格遵循临床药物评价的相关规范与要求，确保数据的准确性与可信度。

在当前的药物经济学评价实践中，尽管普遍侧重于增量成本效果比的点估计值计算，但类似于其他科学研究领域，此类评价同样面临抽样误差的潜在影响。因此，在估计增量分析结果时，选用恰当的统计方法，以合理估计并明确表达结果的可信度范围。

（七）敏感性分析

在药物经济学研究中，尤其是在成本效果和成本效用分析中，很多参数是不确定的，由于成本、效果以及与之相关的测量因素均可能产生变动，均可能对药物经济学评价的结果造成显著影响，因此为确保评价结果的全面性和可靠性，必须进行敏感度分析，以揭示并量化评价过程中存在的不确定性（uncertainty）。

敏感性分析是成本效果分析不可或缺的一环。其基本原理在于，针对诸如成本不确定因素（涵盖药品价格波动、固定资产折旧率及提成率的估算等）与效果不确定因素（如疗效率、不良反应率及未治疗患者死亡率等）等关键参数，通过预设其实际可能的变化区间，并沿用基线分析的方法，计算增量成本效果比的变化区间，进而评估这些参数变动对分析结果的具体影响及其程度。然而，其局限性在于敏感性分析者需主观确定纳入分析的变量、变化的范围以及结果变化的可接受阈值，因此，分析结果往往受到研究者主观意愿的显著影响。

在敏感度分析的具体实践中，可采用多种方法，包括单向敏感度分析（one-way analysis）、双向分析（two-way analysis）、阈值分析（threshold analysis）及概率敏感度分析（probabilistic sensitivity analysis）。此外，随着统计学技术的不断发展，诸如 bootstrap 法、filler 法及可接受曲线（acceptability curves）法等新兴统计手段也越来越多地运用到敏感性分析中。

（八）推广及应用价值

在前面分析的基础上得出结论，应对结论进行合理的解释和说明。在调研有关文献的基础上，与其他同类的研究结果比较，说明本研究结果的外推性，并将研究结果的推广及应用到提升医疗系统的整体效率、优化资源配置、提高医疗服务质量以及保障患者利益等方面。

五、药物经济学研究文献的应用

药物经济学发展至今，发表了诸多药物经济学的研究报告，这些报告的应用价值需从三个方面进行审慎评估：研究结果的真实性与可靠性、研究内容的全面性以及研究结果对个体患者的适用性。

（一）评价研究结果的真实性与可靠性

评估研究结果的可靠性，关键在于研究方法是否科学严谨，主要考虑以下几点。

1. 药物治疗方案的全面性

（1）单纯对比不同药物治疗方案的成本或疗效，并不构成完整的药物经济学评价。

（2）分析的角度与立场需明确界定，以确保其能准确解答研究问题。

（3）必须对所有相关方案进行详尽比较，所选对比治疗方案需恰当，且应与当前临床常规治疗方案形成有效对比。

2. 成本和临床结果测量的恰当性评估

（1）临床疗效的确定性评估　在评估药物疗效时，随机对照临床试验被视为最为可靠的手段。尽管单一临床试验具备较高的内部真实性，但由于其对患者的高度选择性以及临床试验的依从性往往高于常规治疗环境，这种结果的外部真实性相对较低，从而限制了结论的广泛适用性。相比之下，通过系统综合多个临床试验的结果，能够更有效地支持药物经济学研究的深入。

（2）成本测量的准确性考量　在评估过程中，需明确区分并指出文献中使用的具体是成本、费用还是价格，因这三者间的差异可能对评价结果产生显著影响。若分析周期较长，还需考虑贴现因素，以确保成本或费用的评估符合经济实际。

（3）分析角度的明确性与成本的恰当性　在分析时，应清晰界定研究立场，并据此判断所纳入的成本内容是否恰当合理。

（4）成本与结果数据的综合分析　对成本和结果数据的综合分析应确保方法恰当，且需根据方案特性判断是否需要进行增量分析。若某方案在疗效上表现优异且成本较低，则增量分析可能并非必需。在进行增量分析时，基础方案的选择应基于现有的常规治疗，除非在严格遵守伦理原则的前提下，方可考虑不实施临床治疗作为对比基础。

3. 实施必要的敏感性分析

4. 对治疗人群与成本和费用相关的基线情况进行合理估计　在诸多临床实践中，治疗的成本效益往往与患者在接受治疗前的状况，特别是疾病的严重程度密切相关。例如，在高脂血症患者的治疗过程中，血脂水平较高的患者所需的治疗成本效益相对较低。此外，患者的年龄也是影响治疗效果和费用支出的关键因素。鉴于此，文献中应详尽报告患者的基线情况，特别是对于回顾性研究而言，基线情况的对比分析是准确评估治疗效果的重要参考依据。

（二）对于文献报道的研究结果进行判断

文献报道的药物经济学评价的结果是否能得到所评价的药物治疗方案相较于对照方案更优或相当的结论，可从以下几点进行判断。

1. 各治疗方案的增量成本及增量费用具体数值，这是评估其经济效益差异的基础。

2. 各亚组之间是否存在增量成本或增量费用的显著差异，以揭示不同患者群体在成本效益方面的可能差异。

3. 敏感性分析的结果是否对原始分析结论产生实质性影响，从而确认结论的稳健性与可靠性。

（三）对于文献报道结果是否适用于个体患者的临床实践进行评估

如果该文献的结论具备可信度，并显示所评价药物相较于其他对比治疗方案具有优越性，则需进一步从以下几个关键维度进行考虑。

1. 该药物治疗收益是否大于风险？这是确保患者安全及治疗效果的首要前提。

2. 如果采纳该治疗方案，个体患者是否可能得到与文献中描述的临床疗效？获得的临床试验情况与你的常规临床治疗情况是否相似？自己的患者在病情等各方面与文献中的患者是否相似？研究中对患者的处理方法与自身的日常临床诊疗工作是否一致？

3. 此外，还需评估该治疗方案的经济成本是否与文献报道的相接近。值得注意的是，由于地区或国家间的差异，治疗成本的各组成部分比例可能有所不同。因此，即便采用相同的治疗方法和成本测定手段，所得成本亦可能与文献报道存在差异。在此情况下，高质量的研究报告应详尽阐述成本的构成细节，包括手术费用、药品费用、住院费用等各项支出所占的具体比例，以便进行更为精准的对比分析。

（赵　鑫）

第三节　药物流行病学研究

药物流行病学是运用流行病学的原理、方法，调查、研究药物在人群中的利用和分布，评价药物使用效果的一门学科与艺术。对药品不良反应、药害事件、药品不良反应监测的研究促使学科的产生；新药临床试验在获得安全性数据方面所存在的缺陷，以及社会对药品效应作出正确评价的需求，是学科建立并能迅速发展的客观原因。本章主要概述药物流行病学的基本概念与基本研究方法，为使读者易于理解，也提供了相应的学科发展的背景资料。

一、药物流行病学的由来与形成

药物流行病学（pharmacoepidemiology）于 1984 年明确将其看作一门学科，由流行病学与临床药理学两个学科相互渗透、延伸而发展起来，是流行病学学科一个新的分支，也是医院药学和临床药学重要的方法学之一；在 20 世纪 50～60 年代，临床医师与药理学家常应用比较对照的研究方法考察药物在人群中治疗与预防疾病的效应，故药物流行病学实践早已进行。

（一）药物流行病学的概念

药物流行病学是一门研究药物在人群中的利用和分布，药物效应评价的交叉学科与艺术，即将流行病学的基本理论、方法与知识应用于评价药物使用及其效应分布的应用学科与艺术。流行病学是研究疾病和健康在人群中的分布及其影响分布的因素，借以阐明分布规律、探索病因，从而制定防治疾病的策略和措施并评价效果，以达到预防、控制、消灭疾病的一门学科与艺术，是预防医学专业、公共卫生专业的核心课程之一。药物流行病学是流行病学在药学领域中的具体应用。20 世纪 60 年代初期沙利度胺事件后，各国加强了对药品不良反应（adverse drug reactions，ADR）的研究。研究药品不良反应的最早做法是收集可能与用药有关的不良事件（adverse drug events，ADE）信息。这一信息有两种来源，一是来自医药专业刊物的报道，二是来自医务人员向药政部门报告的可疑的药品不良反应。后者由于强调"可疑即报"，因此在发现新药临床试验中未能发现的药物安全性问题方面，灵敏度更高。但方法的特异度存在一定局限性，即对报告中的药物与不良事件之间因果关系判断受多种因素的干扰。为了能科学地判断报告中药物和不良事件之间的因果关系，学术研究部门、制药公司、药政机构乃至司法部门不得不向流行病学学科求助。于是，研究的主要方向从对 ADR 机制方面的研究逐步变成了对 ADR 事件本身是否成立的研究；对药物与发生的不良事件之间的因果关系，也从临床判断，逐步发展为运用流行病学比较对照的方法来鉴别。于是，药学和流行病学渐渐靠拢、结合，最终产生了一门新的学科——药物流行病学。

（二）药物流行病学的形成过程

药物流行病学的发展可追溯到 20 世纪 60 年代初，它很大程度上是在药政管理机构和制药企业希望能更科学、更正确地处理药物可疑的安全问题要求的推动下形成和发展起来的。近百年来，作用强的药物不断涌现，患者得到了更有效的治疗，但也更多遭受了药物带来的危害。药政管理的历史可以说是人类与 ADR 斗争的历史，药政法规的建立和变动，都是对发生的 ADR 事件做出的反应。药物流行病学学科形成和发展的直接起因是药物对人类造成的伤害。

1961 年，沙利度胺导致上万个婴儿出生畸形的惨痛教训，使各国对药政法规做了重大调整。美国 1962 年通过了 Kefauver－Harris 修正法，除了对新药临床试验提出了更严格的要求外，还要求对 1938 年至 1962 年间上市的所有药物逐一再评价，淘汰不安全、无效的药物与制剂。这一举措标志着对新药临床试验在得出安全性数据方面的局限性有了察觉。英国、德国、瑞典等国纷纷建立了 ADR 自愿报告监测体系（spontaneous reporting system，SRS），并成立了国家药物安全监测中心或药物安全委员会。接着，世界卫生组织（World Health Organization，WHO）也设立了专门部门，收集、鉴定来自各国药物监测部门的资料。

自愿报告仅提供了 ADR 的报告数字，为了探究 ADR 的发生率，还必须知道用药的基本人数。于是在 20 世纪 60 年代中期，英国、美国、瑞典等国又出现了一系列药物利用研究（drug utilization studies）。随之，医药界又开展了对不合理处方的概率及影响因素的调查研究。

在各国药政管理日趋严格的情况下，20 世纪 60 年代后仍然发生或发现了一系列严重的 ADR。这一系列在药物投入市场后才发现的 ADR，促使医药界有识之士进一步认识到新药临床试验有局限性，必须系统地建立新的研究药物在人群中效应的范式。经过各国药学界、医学界与预防医学界的多年努力，一门研究药物在大样本人群中的应用及其效应评价的新学科——药物流行病学逐渐形成。

（三）药物流行病学学科迅速发展的促成因素

1. 新药临床试验方法学上的固有缺陷　样本量的大小，与药物效应的检出率密切相关。发生率低的不良反应，难以在小样本量的新药临床试验中发现。新药临床试验的试验期限有限，受试者又大都是青壮年男性，一般都是单一用药，因此对于评价潜伏期很长的不良反应、药物上市后在各种人群使用过程中的安全问题、预测药物相互作用问题等均效果不佳。新药临床试验固有的局限性，正是药物流行病学学科得以存在和发展的根本原因。

2. 医疗保险的需要　药物品种和应用的不断增加，导致医疗保险不仅要进行疾病的流行病学研究和药物的应用研究，还要开展相关数据的分析，如药品应用后人群中出现各种效应的分子、分母，测定药品使用者的疾病、合用药物等混杂因素和危险因子。

3. 方法学的突破　从社会大样本人群中获取数据、分析数据的方法有了突破性的发展，继而对社会大样本人群的数据价值有了更深的认识。方法学的突破为药物流行病学学科的迅速发展创造了客观条件。

4. 研究需要多次重复　由于各种流行病学研究经常得出相悖的结论，近年来专家学者们认识到对各种问题都有必要在不同的人群中做三次以上的流行病学研究，为用药出现危险性的假设提供充足的依据。如苯丙醇胺（phenylpropanolamine，PPA）的安全性问题，在 20 世纪 80 年代初，鉴于不断有引起出血性脑卒中（中风）的个例报道，美国食品和药品管理局（Food and Drug Administration，FDA）就组织过两次专家调查，当时的结论是安全的；但在这之后，依然不断有引起出血性脑卒中的个例报道。美国 FDA 在 20 世纪 90 年代初又再次委托耶鲁大学组织调查，于 2000 年得出了有引起出血性脑卒中风险且与前两次调查完全相悖的结论，故该药在 2000 年年底不得不撤出了美国市场。

（四）开展药物流行病学研究的意义

1. 样本更大，数据估测更确切　药物效应在上市前的试验中，由于试验样本数有限，其结果也必定有局限性。药物上市后，就可在用于治疗的同时，对效应做非实验性流行病学研究。因此，可积累比新药临床试验大得多的患者数据，可更确切地估测药物治疗的效应和不良反应的发生率。

2. 可长期进行　新药临床试验观察时间有限，上市后长期使用使药物滞后反应的研究成为可能。如孕妇暴露于己烯雌酚，其子代一二十年后发生子宫颈癌或阴道细胞腺癌与己烯雌酚的相关性研究只有在上市后的研究中才能发现。

3. 可在特殊人群中进行　新药临床试验带有不切实际的用药人群因素。由于种种原因，新药的临床试验一般不在老年人、儿童、孕妇等人群中进行，药物对这些人群的效应研究只能在上市后进行。

4. 可研究其他疾病、其他药物对药物效应的影响　出于对数据统计的考虑，新药的临床研究要求研究对象基本特征均衡，以减少结果的不稳定性，增加检出确实存在的组间差异的可能性。因此，一些患有其他疾病或正在使用其他药物的患者，不会作为受试对象。而药物上市后的研究可探寻其他疾病、其他药物等因素对药物效应的影响。

5. 可进行药物应用的研究　医师处方的方式、患者用药的方式会因多种因素的影响而变化，这在药物上市前难以预料。要研究用药的实际情况及使用方式的影响因素，只有在药物上市后才可能进行。

6. 可进行超剂量用药对人体影响的研究　新药临床试验时间安排周详，几乎不可能发生超剂量用药的情况。因此，只有药物上市后在社会人群的使用过程中，才可能观察到严重超量用药时药物对人体的效应。

7. 可进行药物经济学研究　近年来，社会对医疗费用越来越敏感，已开始应用卫生经济学的研究方式，评价使用药物的费用和价值。药物的价值，涉及的不仅仅是药物本身的价值。药物如引起不良反应，那么治愈不良反应的花费，可能远远超过药物本身的价值；而药物如缩短疗程，则可能大大节约用药开支。在药物上市前，虽也能预测到与药物使用有关的经济学问题，但要进行严密的研究，也只有在药物上市以后。

二、药物流行病学研究方法

（一）几个常用的统计学基本概念

1. 率　频率指标，某一现象发生的频度或强度。计算公式为

率 = 发生某现象的观察单位 ÷ 可能发生此现象的观察单位总数 ×100%（或 1000‰，……）

率常用 100 为基数，也有依习惯而取 1000 或以上作基数，算得的率常保留一或二位小数，如肿瘤死亡率常用 10 万/10 万作基数。

据表 13−1 提供的资料，该医院该年 ADR 在男性患者中的发生率为

$$550 \div 5445 \times 100\% = 10.1\%$$

表示该医院该年每 100 个男性住院患者中平均有 10.1 人发生 ADR。

表 13 – 1　某医院某年 ADR 集中监测的资料

（用药住院患者数：男 5445 人，女 5032 人）

药物类别	男			女		
	反应人数	发生率（%）	构成比（%）	反应人数	发生率（%）	构成比（%）
抗生素	198		36.0	211		37.4
心血管药物	146		26.5	135		24.0
非甾体抗炎药	51		9.3	67		11.9
镇静抗癫痫药	35		6.4	38		6.7
呼吸系统药物	17		3.1	14		2.5
消化系统药物	22		4.0	19		3.4
内分泌药物	32		5.8	43		7.6
其他	49		8.9	36		6.5
合计	550	10.1	100.0	563	11.2	100.0

2. 构成比　构成指标，某一事物内部各组成部分所占的比重。常以百分数表示，计算公式为：

构成比 = 某一组成部分的观察单位数 ÷ 同一事物各组成部分观察单位的总数 × 100%

一组构成比之和就为 100%，有时因尾数取舍的影响，其和可能略超过或不足 100%，合计项仍可标出 100%，以示一组构成比的整体。

据表 13 – 1 提供的资料，在男性住院患者 ADR 发生者中，抗生素引起的比重为

$$198 \div 550 \times 100\% = 36.0\%$$

表示该院该年每 100 例发生 ADR 的男性住院患者中，平均有 36 例为使用抗生素而引起。

某医院在 1988 年 1 ~ 8 月的 ADR 报告试点工作期间，共收到 25 份报告，在此期间，入院患者数共计 1952 例，对病例资料分析如表 13 – 2。

表 13 – 2　1988 年 1 ~ 8 月某医院 ADR 监测报告分析

ADR 症状	报告数	发生率（%）
急性锥外系	6	24.0
皮疹	5	20.0
迟发性运动障碍	4	16.0
白细胞减少	4	16.0
GPT 增高	3	12.0
其他	3	12.0
共计	25	100.0

这样分析显然是错误的，表中的百分比是构成比，不是率。

3. 相对比　两个有关指标之比，常以百分数或倍数表示。计算公式为

相对比 = 指标 A ÷ 指标 B（或 ×100%）

据表 13 – 1 提供的资料，住院患者中 ADR 发生率的两性间的比例为

$$10.1 \div 11.2 = 0.90$$

表示该年该院男性住院患者与女性住院患者发生 ADR 的频率之比为 0.90：1。

4. 概率　描述事件发生可能性大小的一个度量，统计学的意义是：设在相同条件下，独立地重复做 n 次试验，事件 A 出现 f 次，则称 f/n 为事件 A 出现的频率。当 n 逐渐增大时，频率 f/n 始终在某一

常数 P 的左右作微小的摆动，就称 P 为事件 A 的概率，记作

$$\text{pr}（A）=P$$

在许多实际问题中，当概率不易求得时，只要 n 充分大，可以将频率作为概率的估计值。概率一般用相对频数来表示，事件 A 的概率可表示为

$$\text{pr}（A）= A \text{ 出现的次数} \div A \text{ 可能出现的总次数}$$

在某病房为时半年的 ADR 集中监测中，被监测的 158 个出院患者中有 20 人发生不良反应，随机抽出 1 人发生 ADR 的概率为

$$\text{pr}（\text{发生 ADR}）=20 \div 158 = 0.127 \text{ 或 } 12.7\%$$

5. 发生（病）率（incidence rate）和患病率（prevalence rate）　　发生率是用来衡量原无某病的人群在特定的时间内发生该病的比率，即一定时间内人群中发生某病的新病例数。患病率用来衡量人群在特定时间内的患者数。这两个率可用下式表示。

$$\text{发生率} = \text{一定时间内在特定暴露人群中的某病新病例数} \div \text{暴露人群总数}$$
$$\text{患病率} = \text{某时点特定暴露人群中的某病病例总数} \div \text{暴露人群总数}$$

显然，发生率衡量疾病的出现，而患病率衡量疾病的存在。发生率含有"新"的意思，患病率含有"全部"的意思。

发生率只反映疾病发生的比率，发生率的变化意味着致病因素的变化，发生率对探索病因有重要意义。

患病率取决于两个因素——发生率和病程。患病率下降既可由于发生率下降，也可能由于患者恢复快或死亡快、病程缩短所致。病程很短的疾病，尽管发生率很高，患病率仍可不高；而病程长的疾病，发生率虽不高，患病率却可很高。

（二）药物流行病学的研究程序

流行病学研究方法可分为三个过程：第一步，研究能够代表研究对象总体特征的一个样本；第二步，将从样本中得出的结果推论至整个人群，得出关于人群的一般结论；第三步，将人群的一般结论抽象至科学的理论，即因果性的结论。

药物流行病学研究都是选择能够代表研究对象总体的样本进行的，这些样本理论上应代表特定人群的总体特征。例如，要进行一项缬沙坦降低血压效应的随机对照临床试验，随机选择了 40 例患高血压的中年男性给予缬沙坦（20 例）或安慰剂（20 例），6 周后观察受试者的血压变化。结果显示使用缬沙坦的 20 例男性的血压比使用安慰剂的 20 例男性的血压降低得更多。此例中，40 例研究对象即研究的样本，理论上应是从中年男性高血压患者中随机抽样得到（实际上，研究的样本几乎从来不是真正从研究的目标总体中随机选择的，因为从逻辑上讲，首先不可能鉴别所研究的个例是否真正属于特定人群总体，但是研究的样本常常还是作为所研究的人群总体中无偏的样本来对待）。

至此，会得出缬沙坦可以降低中年男性高血压患者血压的结论，但需做进一步研究：是否这一观察结果是因机会所致，即由随机变异所引起。为评价其可能性，可进行统计检验，即对两组结果间的差异是否由机会引起做定量测定。如果检验结果证明有统计学显著性差异，就说明联系不是由机会引起。确定是否是由随机变异导致研究结果的过程就是统计学推论过程，是科研中统计检验的主要目的。

如果没有统计学显著性差异，那么科研就此为止。如有，就可尝试把研究的结果做推论，可说缬沙坦总的来说是一种抗高血压药，这就是科学或生物学推论，结果是因果性的结论。为了得出这一结论，需要把这一联系在研究人群总体之外的人群总体中（包括不代表研究样本的人群）验证。不同于统计学推论，生物学推论没有确切的定量法则，而是根据其他科学文献的有关数据与检测获得的数据，作出判断。

综上所述，药物流行病学的研究程序可用图 13 – 2 表明。

1. 机会、偏倚、混杂　药物与相关效应之间的联系有四种基本类型，药物流行病学研究首先要区分这些联系。

（1）不存在联系的联系　即彼此独立，毫不相干的联系。

（2）人为的联系　即假的或伪造的联系。这可能有两种原因造成，机会（chance）或偏倚（bias）。

机会是非系统性的，即随机变异或随机误差所致。科研中统计检验的目的就是要评价机会，估价研究中观察到的结果完全由机会引起的概率。

偏倚是在流行病学调查研究过程中，因研究设计、数据测量、资料分析、结果解释等各个研究环节所发生的错误，使得研究或推论的结果系统地偏离真实值。偏倚既可造成实际并不存在的明显差

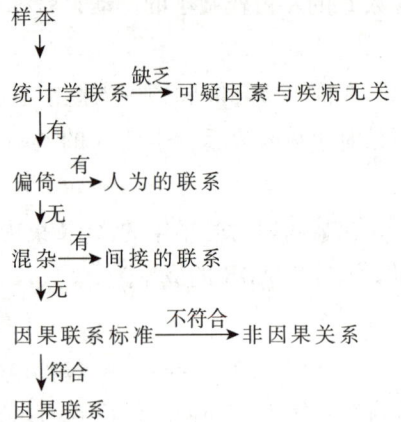

图 13 – 2　药物流行病学研究程序

异，也可掩盖真正的联系。偏倚有许多种类，按产生原因可分为选择偏倚、信息偏倚和混杂偏倚；选择偏倚常见的来源有入院率偏倚、现患 – 新病例偏倚、检出症候偏倚、排除偏倚、易感性偏倚等，信息偏倚常见的来源有回忆偏倚、报告偏倚、暴露怀疑偏倚、诊断怀疑偏倚、检测偏倚等。防止选择偏倚的措施一般为：查阅文献、反复讨论可能出现的偏倚，从源头避免；在一般人群总体中选择研究对象，或设立多组研究对象；研究对象纳入或分组时，采用随机化的原则；降低"不应答"率、"不依从"率、失访率，一般应低于 15%。防止信息偏倚的措施一般为：制定详细可操作的资料采集方法；研究前，对调查员进行严格的培训，校正所有的仪器设备；资料收集时，使用"双盲法"的原则；制定严格的质量控制措施、恰当的质量监测方法。

（3）间接的，混杂的联系　混杂（confounder）是流行病学的中心概念，也可称为混杂偏倚（confounder bias）。虽然混杂也存在于实验性研究中，但在非实验性研究中的意义更为重要。所谓混杂，即由于混合了外来的因素，导致了对所研究的暴露的效应的估价被曲解。混杂也是所研究疾病的决定因素，混杂必定和所研究的暴露有联系，但混杂不是所研究的暴露与疾病因果链中的中间变量。混杂可造成联系的假象或掩盖真正的联系。例如在对消化性溃疡危险因素的研究中，可发现关节炎与消化性溃疡有很强的联系。很显然，关节炎与消化性溃疡不存在因果关系，而是被非甾体抗炎药所混淆的一种间接联系。真正与消化性溃疡有因果关系的是非甾体抗炎药。这是混杂夸大了暴露效应，造成联系的假象。在苯丙醇胺的研究中，如不排除年龄这一混杂因素，就会掩盖或歪曲苯丙醇胺引起出血性脑卒中真正的风险。这两个例子很清楚，但大多数混杂并非如此。在研究设计时，必须考虑到既和暴露有关，又和疾病有关的各种因素，把它们作为可能的混杂处理。更恰当的是，应用一些特殊的流行病学技术来控制：研究对象分组时采用随机化的原则，对已知的混杂因素进行分层随机；采用配对设计，将可疑的混杂因素作为配对因素；设定研究对象的纳入条件，如年龄或性别可能为混杂因素时，限定研究对象的年龄段或性别；资料分析时，采用分层分析的方法，计算标准化率，使用多因素分析的方法。

（4）直接的，真正的因果联系。

综上所述，流行病研究时可能发生三种错误：随机错误、偏倚错误和混杂；发生随机错误的概率可用统计学的方法来定量，偏倚需用正确的研究设计来防止，混杂可通过对研究设计和数据分析的处理来控制。如能把这三种错误都排除，那就可求得真正的因果联系。

2. 因果联系的标准　1965 年，自 Austin Bradford Hill 提出"因果性质联系的标准"以来，有多种形式的大同小异的标准出台。这些标准可概括成以下五点，这五点并非任何一点都是考虑因果关系（causality）的必要条件；但一般说来符合得越多，因果性就越强。

（1）与现有资料要有一致性（或有生物学合理性）　即从已有的文献资料中其他类型信息的观点来看，要言之成理，判断与现有的生物学基础理论是否一致。其他类型信息是指其他人体研究的数据，其他有关问题研究的数据，动物实验的数据以及科学的病理生理学理论。如苯丙醇胺是一种合成的拟交感神经药，其结构与收缩血管的胺（如肾上腺素、去氧肾上腺素、麻黄碱等）和兴奋中枢神经的药物（如安非他明）相似。其药理性质已证明该药可收缩血管，升高血压，这些资料都明确了该药引起人出血性脑卒中有生物学合理性。如果某项发现能为已有的资料和理论所解释，一般更令人信服。当然也不能要求所有的发现都符合这条标准，否则科学上不会有重大的突破。

（2）联系的一贯性　科学的标志之一是可以重现。如果一项发现是真的，就应该可以以不同的研究方式，在不同的时间地点，不同的人群中得到重现。如消化性溃疡和阿司匹林、吲哚美辛等非甾体抗炎药的联系，吸烟与肺癌的联系，已在多种地点、多种研究方式中得到证实。证明这些联系的文章已有数千篇发表，不能相信一项真正的发现仅会出现 1 次。

（3）联系的时间程序　有两个方面，一是先因后果，原因在时间程序上必须是在结果之前；二是原因与结果的间隔时间应有其特点；如使用氰化物与死亡仅间隔几秒，青霉素引起的过敏性休克及死亡发生在几分钟至几小时以内，吩噻嗪类药物引起的肝炎发生在几天至几个星期以内，氯霉素引起的再生障碍性贫血发生在用药后的 1~4 个月。

（4）联系的特异性　即在假定的结果不出现的情况下，原因是否存在；假定的原因不存在的情况下，结果是否出现；亦即是否"有因必有果，有果必有因"的问题。这一项在生物学上除了感染性疾病之外，很难适用。肝炎不可能在没有肝炎病毒的情况下出现，但并非感染了肝炎病毒都会出现肝炎的临床症状；使用氯霉素的人并非都会患再生障碍性贫血，得再生障碍性贫血的也并非都使用过氯霉素。对于一些发生率较低的反应更难适用，如虽然已证明苯丙醇胺与出血性脑卒中有关联，但在日常生活中，很少看到用了含苯丙醇胺的制剂导致出血性脑卒中，即使在出血性脑卒中的患者中也很少能发现在发病前的 3 天中用过苯丙醇胺。由于较难应用，该标准常常略去。然而当一种暴露引起较确定的生物学变化时，则说明联系有极强的因果性质。

（5）联系的强度

1）量的强度　指其联系范围的大小，即是对两个研究结果的差异大小的考虑。相互联系量大，往往说明其间有因果性。量小的联系仍可能具有因果性，有可能因研究设计方面的问题所致。一般认为相对危险度（RR）在 2.0 以下的为弱联系。吸烟与肺癌的相对危险度，多方面研究的结果是 10.0~30.0，是极强的联系。而女性出血性脑卒中患者中以苯丙醇胺作为食欲抑制剂的比值，比同样状况下健康人中以苯丙醇胺作为食欲抑制剂的比值，要大 16 倍，说明有很强的联系。

2）剂量-反应的强度　暴露越多，危险越甚，则说明存在剂量-反应关系。与此相当的是持续时间-反应的关系，即暴露时间越长，危险越大。如果有剂量-反应或是持续时间-反应的关系存在，则说明这种暴露更像是引起结果的原因。剂量-反应关系在流行病学和临床药理学学科中都是极为重要的概念。

3）研究的类型方式　指的是不同的研究方式得出结果的因果联系强度不同。在药物流行病学研究中，临床随机对照研究得出结果的因果联系强度要强于队列研究，而队列研究得出结果的因果联系强度又要强于病例对照研究。

（三）药物流行病学的研究方法

1. 个例报道（case reports）　即对个别病例的简单报道。在药物流行病学研究中，个例报道大多描述的是个别病例暴露于药物，发生了不良的结果。个例报道的用处是提出有关药物效应方面的假设，供较严格设计的研究做检验。由于没有比较对照，对于个例报道，研究者无法弄清所报道的病例是否是典型的暴露，也无法弄清报道的结果是否是典型的结果。对于不良的结果是否因暴露于药物而引起，还是有其他原因，通常也无法测定。所以，个例报道很少用来作因果性评述。在药物流行病学研究中，个例报道常常是为进一步深入的研究提供信号。美国 FDA 先后组织了 3 次对苯丙醇胺安全性的调查，都起因于不断地有苯丙醇胺引起出血性脑卒中的个例报道。

2. 病例组报告（case series） 是对一系列单一暴露的患者，描述和评价其临床结果，也可是对一系列相同临床结果的患者，研究其以往的暴露。病例组报告的病例通常是来自同家医院或医疗单位。

在药物流行病学研究中，病例组报告有两个原因而显得极为有用。首先，可用来对不良反应的发生率做定量评估；其次，可用来确定某种不良反应在比临床试验大的人群中是否出现。例如，美国对哌唑嗪的上市后监测就是为了对其首剂反应的发生率做定量评估，对西咪替丁的上市后监测就是为了发现可能在社会人群使用中出现的问题。

由于是一系列病例的报告总结，病例组报告比之个例报告，可较明确得出患者暴露和结果是否典型。但由于缺乏对照，不能确定患者的何种特征是暴露或结果所致。例如，某病例组报告报道某医院发现某疾病所有的患者都是 60 岁以上的男性，在不清楚这家医院患者的年龄分布前，就不能下结论该疾病和 60 岁以上的男性有联系。再如，某病例组报告发现 30% 肺栓塞的妇女用过口服避孕药，如无其他资料，不能说明这一数据是高或是低，还是相当。因此，除了提供暴露患者的疾病描述外，病例组报告在确定问题的因果性质方面，并不是很有用。

3. 长期趋向分析（analyses of secular trends） 也称为生态研究（Ecological Studies），测定假设为原因的暴露趋向和假设为效应的疾病趋向，研究两个趋向是否一致。这种趋向的测定可以跨时间、跨地域进行，即分析来自某一地区的数据，研究其在一段时间内的变化，或分析来自某段时间的数据，研究其在地区与地区之间或国家与国家之间的差异。这类研究常常应用于生物统计学。例如，可以把咪唑类驱虫药的销售量数据与脑炎发生率相比较，测定两者之间是否有联系。

长期趋向分析可用来快速为假设提供证据或做出否定。但是这种研究缺乏来自个例的数据，研究的是一组病例，所以不能控制混杂变量。当暴露趋向与结果趋向相符合时，长期趋向分析的方法不能用来区分何种因素是真正的原因。例如，近年来妇女的肺癌病死率一直在增长，这一情况确实也和观察到的妇女吸烟率的增长相符合，似乎支持吸烟与肺癌有联系的假设；但是妇女就职的比率也一直在增长，不能排除有些职业和发生肺癌有联系。

4. 病例对照研究（case - control studies） 是检验病因假说的研究方法，把患某种疾病的患者组与不患有该疾病的对照组相比较，寻找在既往暴露上的差异。例如，可选择患静脉栓塞的青年妇女与不患静脉栓塞的青年妇女相比较，寻找既往使用口服避孕药上的差异。这样的研究已进行了多次，都论证了使用口服避孕药与静脉栓塞有极强的联系。对苯丙醇胺的研究，耶鲁大学就是将 49 岁以下患出血性脑卒中的患者与不患出血性脑卒中的患者相比较，研究 3 天内使用过苯丙醇胺比值之差别，发现比值比（OR）为 16.0，即暴露于苯丙醇胺出血性脑卒中的危险性÷非暴露于苯丙醇胺出血性脑卒中的危险性 = 16.0，说明了苯丙醇胺有引起出血性脑卒中的风险。

病例对照研究在研究引起某一疾病的多种可能原因时特别有用，可以应用相同的病例组和对照组研究任何可能是危险因素的暴露。这种研究方法对于研究较为罕见的病例也特别有用，因为能保证得到充分数目的病例。比之队列研究，病例对照的研究方法可用来研究样本数较小的病例。例如，经典的己烯雌酚与阴道腺癌的研究，只研究了 8 个病例和 40 个对照，而用队列研究解决这一问题，需积累数千暴露病例。

病例对照研究一般是回顾性地获取暴露信息。信息资料一般摘自病史或在面谈访问时获得。因此，病例对照研究的方法受到回顾性收集资料是否可靠的限制。此外，对照组的选择是否恰当也是一个问题；选择不当可导致选择偏倚，得出不准确的结论。

5. 队列研究（cohort studies）　又称为群组研究，它比病例对照研究更直接地检验病因假说。队列研究的方法是在某特定人群中确定两组，一组暴露于某一可疑的致病因素或者具有某种被怀疑与所研究疾病的发生有关的特征，另一组则不暴露于该可疑因素或不具有该特征。两组除暴露有差别外，其余方面应基本相似。所有这两组的对象都被同样地观察一段时间，然后寻找两组结果的差异。队列研究一般把暴露患者与不暴露患者相比较，也可把一种暴露与另一种暴露比较。例如，可把口服避孕药与其他避孕方法相比较，寻找静脉栓塞发生率的差异。队列研究既可是前瞻性的，即与研究的事件同时进行，又可是回顾性的或称为历史性的，即在所研究的事件发生后进行研究。

以哪类患者为研究对象是队列研究与病例对照研究的主要差别。如图 13-3 所示，病例对照研究选择患者的出发点是否有某种疾病，然后研究其既往的暴露；而队列研究选择患者的出发点是否有某种暴露，然后研究其以后的疾病过程。

队列研究的主要优点是不存在病例对照研究所存在的主要问题——选择对照组的困难。此外，前瞻性的队列研究也不存在回顾性收集资料所存在的可靠性问题。因此，队列研究论证结果的因果性比病例对照研究论证结果的因果性更强。在研究一种暴露（尤其是较少见的暴露）引出多种结果时，队列研究尤为有用。所以，队列研究在新药上市后监测，研究可能的效应时尤为有用。但是，队列研究在进行结果较为少见的研究时，需要极大的样本。例如，对苯丙醇胺引起出血性脑卒中的研究，至今未见有用队列研究的方法进行，原因之一是事件本身的发生率极低，如欲通过队列研究得出结论，可能需要极大的样本。此外，研究潜伏期较长的药物效应，前瞻性的队列研究也需要花费较长的时间。

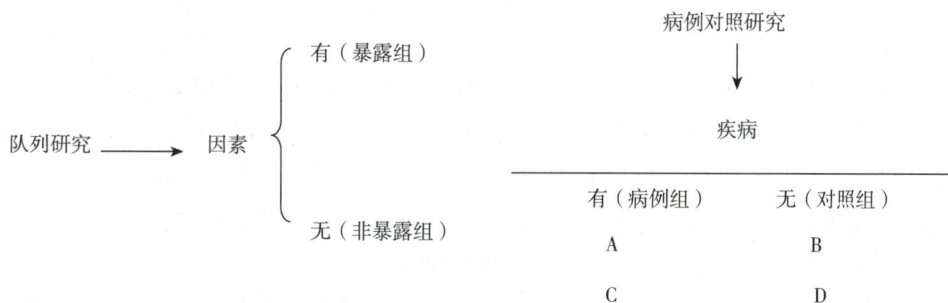

图 13-3　队列研究和病例对照研究从不同的角度着手研究

6. 病例对照研究和队列研究的分析比较及差别

（1）相对危险度（relative risk，RR）和比值比（odds ratio，OR）　是暴露组中疾病的发生率与非暴露组中疾病的发生率的比值。相对危险度不是频率，不意味着疾病的发生率。例如，某暴露的相对危险度是 10.0，仅说明有该暴露发病的概率是无该暴露发病概率的 10 倍。假如该疾病是罕见病，暴露者疾病的发生率仍然可以很低。相对危险度大于 1.0，说明研究中的暴露对象比不暴露的对象患病的危险性大，或是说明暴露可能是疾病的原因。相对危险度小于 1.0，则说明暴露对象比不暴露对象患病的危险性小，或是说明暴露可能可以预防疾病。相对危险度为 1.0，则意味着暴露与非暴露对象患病的危险性相同，或是说明暴露可能与疾病无关。

队列研究的结果可直接计算相对危险度，但是病例对照研究显然不能，因为无法知道暴露人群与非暴露人群的数目，也即无法得出两组人群的发生率。在病例对照研究中可用另一种测量指标——比值比，作为相对危险度的一种近似估计。比值（odds）的含义是：若某事件发生的频率为 p，不发生的频率为 $1-p$，则发生与不发生的频率之比 $p/(1-p)$ 称为该事件发生的比值。如图 13-4 所示，病例组中暴露的比值为 A/C，对照组中暴露的比值为 B/D，则病例组暴露的比值与对照组暴露的比值之比 OR ＝（A/C）/（B/D）＝AD/BC。由于病例对照研究一般用于罕见的病例，比值比与相对危险度的结果又很接近，因此病例对照研究得出的比值比常不严格地当作相对危险度。

相对危险度和比值比的表示都要用到 P 值，P 值指的是拒绝差异时数据的随机变异所致的最低显著性水平，$P<0.01$ 指的是所观察的差异因数据的随机变异所致的概率小于 0.01。用 P 值可检验是否相对危险度和 1.0 有统计学显著性差异，即二组间的差异是否由随机变异所致。

相对危险度和比值比还可更妥当地用可信区间（confidence intervals，CI）表示。CI 是对总体参数极可能落入的数据范围做概率推断的一种有用工具。95% CI 相对危险度意味着有 95% 的机会总体的相对危险度在其范围内。如果 95% CI 相对危险度大于 1.0，$P<0.05$，那就说明结果有统计学显著性差异。可信区间比 P 值可提供的信息多得多，当可信度（如 95%）确定后，CI 愈窄，参数估计的精度愈高。例如，一项研究得出相对危险度（95% CI）为 1.0（0.9~1.1），就明确表示了很不可能存在这一联系；一项研究得出相对危险度（95% CI）为 1.0（0.1~100），则不说明或否定存在这一联系。这两项研究还都可用相对危险度 1.0、$P>0.05$ 来表示。另举一例，一项研究得出相对危险度（95% CI）为 10.0（9.8~10.2），则精确定量地说明危险大了 10 倍；一项研究得出相对危险度（95% CI）为 10.0（1.1~100），则除了说明危险性可能增大外，说明不了什么。这两项研究还可报告为相对危险度 10.0（$P<0.05$）。再举一例，一项研究的相对危险度（95% CI）为 3.0（0.98~5.0），说明有很强的联系；而若相对危险度（95% CI）为 3.0（0.1~30），就不能说明存在联系；尽管这两项研究都可报告为相对危险度 3.0（$P<0.05$）。

（2）特异危险度（excess risk）　另一能从队列研究计算出的统计项是特异危险度，也称危险差异（risk difference）或归因危险度（attributable risk，AR）。相对危险度是暴露组的发生率与非暴露组的发生率之比，而特异危险度是二组发生率之差。特异危险度的大小不仅与两个率的差别有关，还与两个率的绝对值大小有关。例如，两个率分别为 120‰ 和 110‰ 时，特异危险度为 10‰；若两个率分别为 11‰ 和 1‰ 时，特异危险度也为 10‰。显然，11‰ 与 1‰ 的差别要比 120‰ 与 110‰ 的差别大得多。而如果相对危险度为 16，说明两者发生率的比值为 16.0，即前者的发生率是后者发生率的 16 倍。但在进行药物的利益风险评价时，绝不可能将百万分之 0.16 与百万分之 0.01 的差别，与 16% 与 1% 的差别等同考虑。在研究问题的因果性质时，相对危险度更为重要，而研究暴露对发生率的影响时，特异危险度更常考虑；因为特异危险度代表了暴露引起的疾病发生率的增加。

由于不能从病例对照研究得出发生率，自然也无法从病例对照研究得出特异危险度。但可计算 P 值检验二组之差是否由机会所引起，特异危险度的可信限同样也可计算，并作类似解释。

7. 随机临床研究（randomized clinical trials）　实验性研究是研究人员对每一受试者所受的治疗均给予干预的研究方式，即研究人员把受试者随机分组进行临床研究。例如，理论上可把已婚生殖期妇女随机分成使用和不使用口服避孕药两组，然后观察在静脉栓塞发生率上两组的差异。这一方法的主要长处是随机分配，而这是使可能带有不明的或不能测定的混杂因素的研究组间进行比较的唯一办法。因此，随机临床研究所论证的因果联系比上述任何方法所论证的都更有说服力。

在药物流行病学研究中随机临床研究的主要问题是伦理道德问题。此外，随机临床研究开销较大，有人为因素。由于这种方法已在上市前论证药物的效应时应用，因此似乎在上市后的监测中没有必要再用。在药物流行病学研究中，这一方法主要用于药物效应的补充研究。

（四）药物流行病学研究方法的分类与比较

每种研究方法都有其优缺点（表 13-3）。个例报道，病例组系列，长期趋向分析，病例对照研究和队列研究都可归为观察性研究，或非实验性研究。在这些研究中，研究者对治疗均不加干预，而只对进行的治疗及结果加以观察和评价。个例报道、病例组报告及长期趋向分析也称为描述性研究。病例对照研究、队列研究和随机临床试验因为都设有对照组，因此归为分析性研究。分析性研究又可按照选择受试者的方法和收集数据的方法进行分类（图 13 - 4）。按确定受试对象可分为病例对照研究、队列研究、实验研究（临床试验）；按收集数据的方法分为回顾性研究、前瞻性研究、横断面研究。从如何确定受试对象的角度看，病例对照研究和队列研究正好相反，即病例对照研究是以有无疾病角度出发选择受试对象，而队列研究是从是否暴露角度出发的。从这一点看，临床随机试验也可看成队列研究的一种，研究者对医疗处理做了干预划分，并非仅仅观察。从时间的角度看，可把研究分为前瞻性和回顾性，前瞻性研究即数据收集和事件的发生同步进行，回顾性即数据收集在事件发生之后。回顾性研究利用病史、随访、面谈等寻找过去发生的事件；数据收集还可通过"无时间意义"的横断面研究的方法进行，即研究某一时间内的情形。前瞻性的病例对照研究很少，但从原理上讲，队列研究和病例对照研究不论从哪种时间结构方式都是可以进行的。随机临床试验只能是前瞻性的，是唯一的研究人员可对治疗干预的研究方式。

表 13 - 3　流行病学各种研究方法的优缺点

方法	优点	缺点
随机临床试验（实验性研究）	最具说服力的方法；唯一可控制不明或不可检测的混杂的方法	费用大；有人为因素；伦理道德上无法进行
队列研究	能研究多种结果；能研究罕见的暴露；不易出现选择偏倚；暴露数据不偏倚；可获得发生率	结果数据可能有偏倚；费用较大；如进行前瞻性的，可能需要数年才能完成
病例对照研究	能研究多种暴露；能研究罕见的疾病；易，快；费用不大	控制选择较困难；暴露数据可能有偏倚
长期趋向分析	能迅速解答问题	对混杂无控制
病例组报告	对发生率能作出定量估计	没有对照组，不能用于检验假设
个例报道	廉，易，产生假设	不能用于检验假设

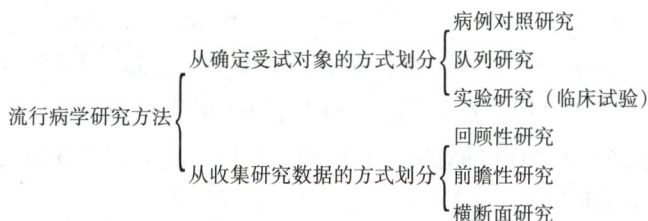

图 13 - 4　流行病学研究方法

（五）药物流行病学研究方法的选择

每一种研究方法都有一定的科学价值。一般说来，个例报道和病例组系列提出联系的假设，长期趋向分析和病例对照研究探索联系的可能性，药物流行病学的科研就是这样一个过程。如果研究的问题并不迫切且有资金保证，也可进行队列研究和随机临床试验。例如，口服避孕药是否引起静脉栓塞的问题，开始由个例报道和病例组研究提出假设，然后通过长期趋向分析和一系列的病例对照研究做进一步探索；以后，由于口服避孕药的重要意义、大量的用药人群，以及用药主要是健康的青壮年妇女等因素，可进行二次、长期、大规模队列研究；这个问题可能更值得用随机临床试验的方法研究，只是从伦理道德考虑不能进行。再如，"沙利度胺事件"，沙利度胺并非重要的、突破性的药物，由于药品不良反应严重，在发表了个例报道、进行了病例对照研究和长期趋向分析后，就立即从市场上撤销，没有必要再等待做队列研究和随机临床试验；事后，进行了一项回顾性的队列研究，比较了胚胎四肢发育期用药和其他时期用药的结果。

任何科研方法，无论是观察性的还是实验性的，都不是完美的，都将在实践中继续完善发展。

三、药物流行病学进展

（一）ADR 监测和药物警戒概念的演变及与药物流行病学关系

1. ADR 监测与药物流行病学　ADR 监测以 1964 年英国黄卡制度（yellow card system）的问世而宣告诞生。ADR 监测有自愿报告体系（spontaneous reporting system，SRS）、集中（或强化）监测体系（intensive reporting system）等多种方式。由于 SRS 一直是 ADR 监测的主要方式，近年来，ADR 监测一般指的是 SRS。

从传统看，ADR 监测报告一直是欧洲药政机构药物安全工作的重点，而美国、加拿大药政机构偏向于应用流行病学的方法及数据库的方法研究药物安全性问题。近年来略有变化，欧洲有发展数据库与流行病学方法的趋势，而美国则致力于提高 ADR 报告的数量与质量。

ADR 监测报告类似于个例报道，通常以临床判断为根据，主要作用是获取新的药物安全问题的信号，提供的是质的数据。围绕 ADR 监测的研究，主要是病例的因果关系以及报告体系存在的合理性与报告体系的实践问题。ADR 监测也进行一些量的研究，如报告率、相对报告率或是病例与非病例的比值比及低报（under‑reporting）等不确定性的数据。药物流行病学研究重点是得到有关量的数据，得出特异危险度与相对危险度。药物流行病学对于机制方面的研究，常常不作论证，而是推论或提示。药物流行病学强调应用流行病学的方法研究药物开发各个阶段，而 ADR 监测涉及的只是药物开发中的一个特定的过程——药物进入市场后。

总之，ADR 监测报告只是对个例的一种临床判断，是对药物和所疑反应的一种临床关注，为进一步深入的流行病学或实验性研究提供信号或假设。而药物流行病学研究重点是基于人群的一种危险测定。低报、只报告已众所周知的不良反应与虚假报告是 ADR 监测的主要问题，但 ADR 监测也是药物流行病学最为活跃的阵地。

2. 药物警戒与药物流行病学　1974 年，药物警戒（pharmacovigilance）一词伴随着 ADR 监测体制在法国建立而问世。警戒一词的释义是：监视、守卫，提供安全保障，因而药物警戒可理解为：监视、守卫，避免来自药物的危害，提供用药安全保障。20 世纪 90 年代开始，由于药物警戒有参与临床上防止、减少 ADR 的发生或减轻发生 ADR 的意义，且生动、形象，故该词已逐渐被广泛接受，并在许多场合上取代了 ADR 监测一词的使用。

药物警戒包括监测和防止药品不良反应的所有方法，不仅是药物上市后的监测，还包括了药物在临床甚至临床前研制阶段中的监测。药物警戒应用的方法可以是流行病学方法，也可以是实验室的（如为了弄清机制，应用动物模型重复某种不良反应）和诊断性的方法（如归因的方法）。药物警戒的最终目的是帮助制订决策（如治疗计划的选择、药品上市的许可、药品的管理等）。欧盟药品管理机构对药物警戒的定义是："从管理目的出发，对在正常使用情况下出现的药品不良反应进行收集与科学评价，包括药品消费以及误用、滥用等数据的收集。"即药物警戒不只是传统的 ADR 监测，还包括了所有其他提供用药安全保障的工作。

药物警戒与药物流行病学之间的关系有二重理解。欧洲国家与药政管理方面普遍认为药物警戒采用的是包含了 ADR 监测和流行病学方法在内的所有有效的方法；而美国、加拿大与学术部门则更多倾向于药物流行病学既包含药物警戒（认为是 SRS 的同义词），又包含用流行病学方法的研究。

可以这样理解：药物警戒的概念包含了与其目标相符合的所有的方法，包括药物流行病学；但药物流行病学的内容不只限于药物的安全性，超出了药物警戒的范畴。

（二）近年盛行的药物流行病学研究方法

近年来盛行的药物流行病学研究方法按照其难度、复杂程度与所含信息内容，依次递进为：病例对照研究、链连记录数据库（record－linkage databases）、医疗病历数据库（medical practice databases）、队列研究。

数据库的方法在药物流行病学研究中极有潜力，因为：①使在短期内完成大规模队列研究有了可能；②由于数据通常是因为其他目的而收集，因此研究费用较少；③链接量大。但也存在问题，例如，无法在社会人群中进行罕有事件的研究，数据的质量有时较差。因此，数据库是药物流行病学研究有价值的资源，但并非能解决所有药物问题的万应药。本节描述两个数据库方法的应用与优缺点，病例对照与队列研究的方法不再赘述。

1. 链连记录数据库　这类数据库一般由医疗保险公司创建，储有报销费用（药费、住院费等）方面的资料，往往还附有诊断。但少有其他同时的暴露（如非处方药物的使用）及混杂的信息。数据库往往由于其数据的非医疗性质而应用受限，因此需与其他数据资料库（如住院病历）链接，以获取可用的信息（如暴露与转归）。

这一方法最早的例子是加拿大萨克其万河（Saskatchewan）省卫生保健数据库的应用。该数据库储有 20 年来省内 110 万人的资料，可与死亡和癌症登记以及住院记录连接。因此，很适合于观察一些暴露于常见危险因素（如癌症、非甾体抗炎药等）的远期后果。但由于暴露于所研究药物的对象相对较少，以及该省处方集上允许使用的药物品种有限，因而应用受到限制。

2. 医疗病历数据库　这类数据库储有大量的患者治疗记录，除了出院病史上的诊断、专科疾病、手术与临床检验数据外，还有处方、混杂因素、既往史等回顾性记录资料。典型的是英国的 GPRD（general practice research database），已建立了十余年，储有 500 余万患者的资料。由于医疗资料详尽，该数据库已被数次论证功能极大。

该数据库虽然庞大，但也有诸如其他数据库同样的问题，如，使用新上市药物的患者数很少，因而更适合于对较老的、已比较了解的药品或药物种类的一些假设以及危险因素的研究。此外，数据库中也没有包括非处方药。

英国的初级卫生保健体制以全科医师为中心，专科疾病的资料都已收集在其中，而在其他能任意就医的国家，也就很难得到如此详尽的医疗记录。

（三）当前药物流行病学研究中的热点问题

近年来，药物流行病学研究中许多关于危险因素分析的问题成为讨论的热点。主要涉及不稳定性危害、滞后事件、多重用药、罕有事件。

1. 不稳定性危害（non－constant hazard functions）　在经典的流行病学中，通常考虑危害如图 13－5 中的曲线 A，是以持续、稳定的形态出现的。但在药源性危害中，这种情况并不常见。由于掺有其他暴露与其他易患因素，事件往往提早出现。而一些长期用药的患者，往往由于避免了早期的危害，受危害程度也大大减轻（如首剂效应，图 13－5 中的曲线 B）。出现这些情况的原因可能是：患者以往用过相同的药物或相同种类的药物已致敏，或是遗传或代谢的因素，或是与患者其他的疾患或同用的其他药物的相互影响。致敏物耗竭（depletion of susceptibles）的假设，可解释这种长期用药、患者危险性反而减小的现象。这一假设

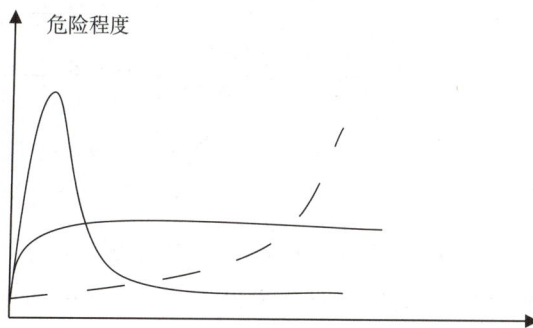

图 13－5　药物危害作用：随时间危险程度变化（不变）

A：典型的稳定持续危害；B：用药后危害迅即达最大，然后下降（致敏物耗竭）；C：长期用药后危险逐渐增大（滞后事件）

同样可用于解释患者以往用药发生过不良反应，再用同一药品，危险性却减小的现象。因此，根据其类型与机制，以往用过同类药或是可使反应更易发生（如过敏反应），或是可减少发生的可能性（致敏物耗竭）。不清楚药品不良反应的机制，就可能在估计反应危害性时严重失误。

2. 滞后事件（delayed events）　即在长期用药后，甚至在撤药后才出现的事件（如图 13 - 5 中的曲线 C）。在癌症患者中常见，其他患者也有，例如，某些特殊代谢类型的患者出现药物蓄积。这一情况与前述的正好相反，短期暴露不能鉴别危害性，只可能在少数长期用药的患者身上发生。类似的是撤药综合征，如果研究在撤药后即中止，就会疏漏。如果目光局限于眼下的治疗窗，就可能误认为是当前所用的药物所致。

3. 多重用药（multiple exposures）　如上所述，持续用药既可能加重，也可能减轻不良反应的危害程度。依从性研究表明，持续用药还存在更为复杂的问题。一些被看作用药无变化的患者，所用药品的生产厂家很可能变化。同样的药物不同厂家生产，其中无治疗作用的附加剂往往不同，附加剂也可能引起不良反应，而医师处方时不一定会注意到药物生产厂家的变动。

药物流行病学的最大难题是药物效应的持续时间问题。关于以往的用药，特别是很久之前的用药，一般无法知道；而以往的用药往往对不良反应的发生有影响。因此，要确定引起不良反应的用药时间窗极为困难。多项研究正在进行这方面的工作。

理想的研究模式应是所有患者的用药、剂量、疗程都相同，不良事件出现在观察期间（图 13 - 6）；但即使在很规范的临床试验中，也很难做到这一点；尤其是队列研究，患者用药会变（且很可能是间断用药，如图 13 - 7 所示），剂量会变，且不良事件很可能出现在观察期以后，导致分析更加复杂。总之，致敏物耗竭与治疗指征的混杂，有时使结果变得难以解释。

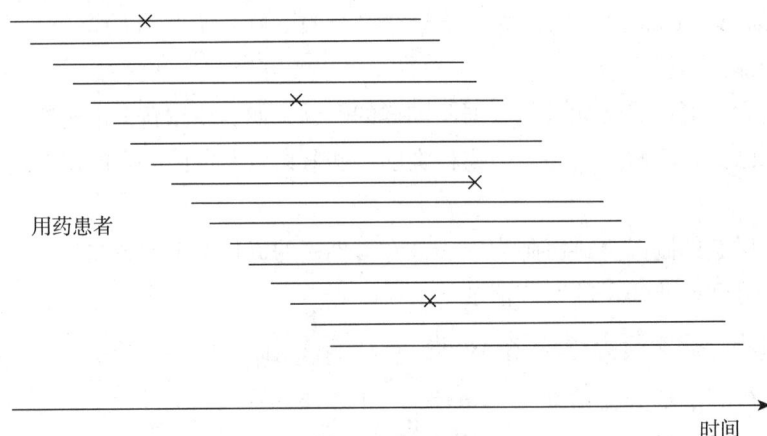

图 13 - 6　理想的队列研究：用药时间规范

事件（×）发生在用药观察期内

4. 罕有事件（rare events）　对极为罕见的事件，传统的药物流行病学方法已难以应用，不得不寻找其他的方法，如病例 - 人群方法（case - population approaches）。

四、药物流行病学研究

药物流行病学研究始于疑问，这种疑问通常来自药物警戒中的 ADR 监测报告，即在 ADR 监测敲响了药物安全的警钟后，药物流行病学进一步做深入地探讨。因此，药物流行病学不是否定 ADR 监测，而是与 ADR 监测密切相关。药物流行病学的用途可归纳总结如下。

（1）在诊断有疑、归因不明、设计有偏倚、混杂因素不清、造成病例组报道不能证明其因果关系的情况下，鉴别因果关系。

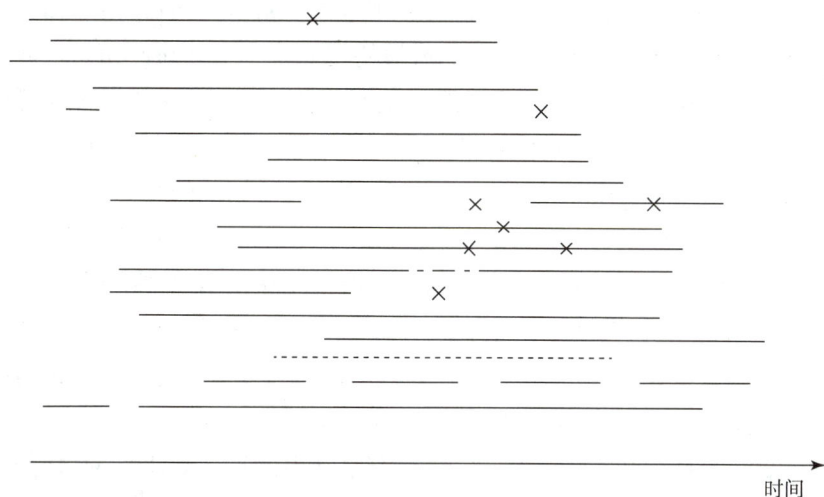

图 13 - 7　临床实际情况：多重不规则用药

用药时间间断，剂量时大时小，事件（×）发生后仍用药，事件（×）在撤药后出现

（2）在事件尚未为人注意，或是问题的程度尚不清楚的情况下，评估危险度。

（3）对尚无特别警告而已知同类药都有问题的新药，以及对临床前试验数据有疑或是临床试验有疑的新药做预估。

流行病学研究方法的极大提高，为药物流行病学的进一步发展创造了条件。评估病例对照研究中混杂因素方法的创建、大规模社会人群数据库的发展、多个国家协作进行大规模或特大规模队列研究在方法学和技术上的进步、处理使用指征引起混杂问题的病例 – 时间 – 对照方法（case – time – control design）的建立，都将大大有利于进行：①药物使用后长期效应的研究，如与癌症的关系；②药物在社会人群中大量应用后利弊问题的研究；③药物误用的危险因素，以及药物使用新指征的研究等。

近年来，药物流行病学学科蓬勃发展，药物流行病学已经对药政政策的制订和人民群众的健康状况、生活质量产生了强烈的影响，并将持续扩大影响。由于与经济发展密切相关，且在政府、企业、学术等部门中研究与应用的重点不同，药物流行病学领域的专业人员将持续不断地增加。预计今后，药物流行病学研究的重点将从药物与不良事件间因果关系、危险程度的评估，趋向于处理较复杂的问题，比如，疾病与药品不良反应（总体上的或是某类反应），在看病、住院、发病率、病死率、医疗费用等方面对卫生资源的影响，为卫生资源的合理配置提供更科学的方法。

（宫　建）

第四节　药物利用评价

一、药物利用评价概述

（一）起源与发展

药物利用评价的概念产生于 20 世纪 60 年代，美国医疗保健管理机构为确保卫生资源的合理利用开始关注药物利用和医疗审计的控制，提出药物利用评估（drug utilization review，DUR）这一理念。1974年，美国的社会保障修正案中，治疗过程评估被正式纳入质量保障项目的一部分，旨在提高医疗补助方案受益者的保健质量。这标志着药物利用评价方法的正式产生，并于 1976 年正式建立医院 DUR 实施的原则、框架和方案。

为了满足临床药学工作的发展需求，美国医院药师协会（American Society of Health – System Pharma-cists，ASHP）于 1987 年在 DUR 的基础上引入了药物使用评价（drug use evaluation，DUE）的概念。1990 年，美国通过公共预算调整方案要求各州在医疗补助制度中进行门诊患者药物利用评估，推动了这一理念在医疗实践中的普及和应用。20 世纪 90 年代，由于缺乏统一的药物使用合理性定义，医疗决策者在处方和药物使用选择上面临困难，凸显了制定系统化 DUE 标准的必要性。随着这一共识的广泛认可，相关研究逐渐增多并涵盖了高风险、昂贵药品以及特殊人群、门诊患者、慢性疾病患者的药物使用。例如，聚焦于门诊抑郁症患者的 DUE，为门诊患者评价标准的制定提供科学依据；通过记录和分析环孢素的使用情况和不良反应，探索最优给药方案；通过对多中心医疗机构中利伐沙班和达比加群酯的使用合理性进行评价和干预，改善上述药物的使用管理。总体而言，国内外医疗机构中 DUE 的实施显著提升了药物使用的合理性，是确保患者合理用药的关键手段之一。

随着 DUE 在医院的广泛应用和不断完善，1996 年药物利用评价（MUE）的概念被提出，在药学领域逐渐形成一个更加综合和深入的评估体系。这种评估体系旨在更全面地审视和管理药物的使用过程，包括药物的选择、使用、监测以及效果评估等各个环节，以进一步提高药物治疗的有效性和安全性。

历经近三十年的演化与深化，从 DUR 到 DUE，再到 MUE，这一系列概念已构建起一套完备且成熟的临床药学实践策略体系，成为国际医疗质量管理的重要组成部分。这些策略的核心在于，通过全面审视并优化药物治疗的各个环节，为患者提供最佳的治疗方案，最终推动临床药学实践的不断进步。

药物利用评估（drug utilization review，DUR）是按照预定的标准，评价、分析和解释一个给定的医疗卫生制度下药物利用的模式；即在一定范围内按规定标准对药物的使用进行医疗和管理的评价，并通过成立包括医学、药学和统计学等专家组成的药物评价小组规范和管理此类研究。DUR 着重于研究药物的市场、处方分布和应用情况，以及由此涉及的医疗、社会和经济方面的决策分析。

药物使用评价（drug use evaluation，DUE）是在药物治疗过程中对药物选择、给药途径、剂量、配伍等合理性和准确性进行评估的一种方法，通过实施一个有组织的、连续的、授权的计划，对药物使用过程进行药学、医学和管理学的综合评价。DUE 旨在发现和解决药物相关问题，预防潜在用药问题，其目标是促进和优化药物治疗，确保患者得到安全、有效、经济的药物治疗服务。

药物利用评价（medication use evaluation，MUE）以实现患者最佳预后状态为目标，是专注于评估和提升药物应用过程的一种工作测评方法。MUE 的应用范围广泛，包括药物治疗、疾病状态、药物应用过程（如开药、备药、调剂和给药）以及具体预后情况，其核心在于优化用药流程，确保患者获得最佳治疗效果。

DUE 是从药物利用评估 DUR 演变而来，继承了 DUR 关注药物使用质量和数量的特点。DUR 注重药物使用后的数量评价，具有药物经济学的属性，已发展成为一个独立的系统。DUE 更侧重于对患者治疗过程的分析，特别强调药物使用质量，通过定性分析药物治疗效果以改善患者治疗结局，目前仍在不断发展中。此外，DUE 不应与上市后药物监测混淆，后者侧重于研究药物的不良反应和毒副作用，而 DUE 则是对药物的应用进行对照评价，关注药物使用后患者指标的变化。

与药物使用评价（DUE）相比，MUE 更强调采用多维度的方法来改善药物使用，更为系统地评估药物使用情况，关注整个用药系统有助于识别和解决实际的用药问题，并预防可能影响治疗效果的潜在用药问题。总结来说，MUE 是一种全面的药物应用评估工具，不仅分析药物治疗过程，还关注患者的治疗结局以优化治疗效果。综合考虑药物治疗的各个环节，旨在提升药物使用的安全性、有效性和经济性，最终实现患者的最优治疗。目前国内 MUE 常用于确定药物疗效、选择药物以及分析药物处方、制备、调配、使用管理和监测过程。在国外，MUE 的应用越来越广泛，逐渐取代了 DUR 和 DUE。美国卫生系统药剂师协会（ASHP）认为 MUE 包含了 DUE 的内容，因此逐渐采用 MUE 作为首选术语。

尽管 DUE、DUR 和 MUE 在名称和侧重点上有所不同，但它们的核心目的一致：通过预设标准对药物使用进行系统评价，以观察和改善药物疗效。

（二）药物利用评价的目的及意义

药物利用评价的目标是通过持续评估和提升药物使用效率，保证药物使用的合理性、安全性和有效性，同时降低医疗成本，提高医疗资源的利用效率具体目标如下。

（1）保证药物使用的安全性　防止药品相关问题的发生；识别和纠正不合理的药物使用行为；评估药物治疗方法的有效性；保证药物应用过程中不同学科间的一致性。

（2）提高药物治疗质量　建立最佳的药物治疗方法和合理用药指南（标准）；评价药物的疗效和治疗方案的可靠性。

（3）减少不必要的费用　通过优化药品的选择和管理，降低并发症的发生率，减少成本和资源浪费。

（4）促进医疗资源的合理配置　促进药物应用程序的改进和标准化；促进医疗相关部门的协同合作；为药品的采购、供应和分配提供科学依据。

药物利用评价的核心在于建立一套评价准则。药物利用评价准则能够反映并保证药物治疗的有效、安全、恰当和经济，这些准则和标准是事先制订的、结合临床且无歧义的、所有参与研究者达成共识的并随着医药进步而定期更新的药物使用规范。它们基于用药标准制定，用于评估具体的用药模式。研究的程序是一种结构式的、连续的和系统化的过程，当实际治疗与标准出现分歧时需要采取追踪研究或干预措施，以完善治疗；参加这一过程的人员包括医生、药师、患者、护士和（或）其他医务工作者。药物利用评价标准的制定通常基于医生的医嘱和处方、护士的用药记录（包括患者服药后的反应和指标记录）、药师的用药审查建议和监测记录。以上原始资料经过汇总分析，由专家编写成具体药物的客观、可计量的标准内容供各级医院参考和实施。

药物利用评价体系的制定需要了解其基本要素，这些要素如下。

（1）客观的、可计量的标准，用于衡量和评价药物使用的合理性，这是药物利用评价的第一要素。

（2）持续运行、有计划的监测系统和分析药物实际情况的工作系统以识别各种问题，这是药物利用评价得以实施并发挥作用的关键要素。理想情况下，这一工作应在治疗开始前计划并执行，但也可以在治疗过程中或治疗结束后进行。

（3）寻找问题的解决办法，这是药物利用评价的目的。

（4）向有关部门提供定期的文件证据并报告发现的问题、提出的建议、采取的措施和结果，这是保证药物利用评价完整性的重要因素。

通过这些要素，药物利用评价能够确保药物使用的合理性，提高患者治疗效果，减少不必要的医疗成本，促进医疗质量的提升。

综上所述，药物利用评价是一个多维度、跨学科的评估过程，它不仅关注患者个体的药物治疗，还涉及更广泛的社会层面和经济层面，有助于了解药物临床应用的基本状况及实际消费情况，揭示药物使用模式及存在的问题；通过持续改进用药方式，提高治疗质量并减少不良反应的发生；同时，为政策制定者、医疗机构和医生提供科学的决策依据，推动医疗行业的健康发展。

（三）药物利用评价中药师的作用

在药物利用评价领域，药师扮演着核心角色，负责药品的供应、调配和分发等关键环节。他们与医师协作，共同制定药物利用评价的标准，并依据这些标准收集和分析患者资料。药师的关键任务包括：评估药物选择的合理性；识别和管理药物相互作用；确保药物剂量的准确性；检查药物配制的适宜性；确定给药时机的适当性；确保用药方法的正确性；进行治疗药物监测和正确性评估；根据疾病状态调整用药方案；实施用药预警系统等。具体包括以下几项内容。

1. 提供专业药学知识

（1）专业知识储备 药师熟知各类药物的药理作用、药代学和药效学特点，能够准确地向医护人员和患者解释药物的作用机制、适应证、用法用量、不良反应等信息，为合理用药提供基础。例如，对于一些新型抗肿瘤药物，药师可以详细介绍其作用靶点、不良反应的预防和处理方法，帮助医生制定个体化的治疗方案。

（2）发现潜在的相互作用风险 药师了解不同药物之间的相互作用，包括药物与药物、药物与食物之间的相互作用。在药物利用评价中，药师可以通过审查患者的用药记录，发现潜在的相互作用风险，并及时提出建议，避免不良后果的发生。例如，某些抗生素与抗凝药物同时使用时可能会增加出血风险，药师可以提醒医生调整药物剂量或选择替代药物。

（3）特殊人群用药指导 对于老年人、儿童、妊娠期妇女、哺乳期妇女等特殊人群，药师能够根据其生理特点和药物代谢差异，提出有针对性的用药建议。例如，老年人肾功能减退，药师可以建议医生调整经肾脏排泄的药物剂量；妊娠期妇女和哺乳期妇女用药需特别谨慎，药师可以协助医生选择对胎儿和婴儿影响最小的药物。

（4）个体化用药指导 对于患有肝肾功能不全、心血管疾病、糖尿病等慢性疾病的患者，药师可以根据其病情和用药情况，进行个体化的药物治疗管理，确保药物的安全性和有效性。

2. 参与药物治疗决策 药师对医生开具的处方进行审核，检查处方的合理性，包括药物的选择、剂量、剂型、给药途径、配伍禁忌等方面。发现不合理处方及时与医生沟通，通过干预确保患者用药安全。例如，通过处方点评发现某类药物的不合理使用率较高，药师可以组织专题培训，提高医生对该类药物的认识和合理使用水平。

3. 开展药物监测与评估 收集和分析药物使用数据，评估药物的使用情况和合理性。包括药物的消耗量、销售金额、用药频度、药物利用指数等指标的统计和分析，了解药物的使用趋势和存在的问题。开展药物经济学评价，比较不同药物治疗方案的成本效益，为医疗决策提供参考。例如，对于同一种疾病的不同治疗药物，药师可以通过计算成本－效果比、成本－效益比等指标，选择最经济有效的治疗方案。

4. 药品不良反应监测与报告 收集、整理和报告药品不良反应信息，协助相关部门进行药品不良反应的调查和处理。通过对药品不良反应的监测和分析，为药物的安全性评价和风险管理提供依据。

二、药物利用的评价方法及分类

药物利用评价是对药物使用情况进行评估和分析的过程。根据研究资料性质，可分为定性研究和定量研究；根据时间特点，可分为前瞻性研究、同步性研究和回顾性研究等。

（一）根据研究资料的性质进行分类

1. 定性研究（qualitative studies） 是指对药物利用的质量、必要性和恰当性进行评价。定性研究侧重于药物利用质量（如安全性和有效性）的评价，通过先制定标准来判定，其评价标准可以是公认的、有权威性的药物利用标准或相对性标准。

对于药物利用定性研究而言，其核心任务在于定性判断，具体表现为评估用药不合理人群在药物治疗患者群体中的占比，以此作为给药方案质量评价的关键指标。因此确立清晰、可操作的判断标准十分重要。

定性研究主要依据医师开具的处方记录及用药指导医嘱。这一过程是针对特定医疗机构在一定时间跨度内的用药实践进行的深入调查，不仅对处方或医嘱进行分析，还需要剖析患者的病情和选择理由，评估药物使用的合理性，即药物选择、剂量设定、治疗时长及给药方式是否符合现有医学规范与临床实践指南。定性判断覆盖范围广泛，从基本的给药适应证、每日剂量设定、治疗周期规划、给药途径选择等进行全方位考量，并进一步评估处方中药物的选择是否基于最优治疗结局或最小化不良反应，确保药物利用决策的科学性与患者安全。

药物利用评价标准可以分为三类。

（1）结构性标准　主要关注药物利用体系的组织结构和基础条件，涉及药物供应、分配、使用等各个环节的基础设施、制度建设，观察单位的人口统计学和生态学特征，如一组与药物使用质量有关的准则，包括处方者的教育背景、专业训练、行医年数、对药物情报的了解等。

（2）过程性标准　侧重于评估药物使用的实际过程和操作规范，关注药物从开具处方到患者使用全过程中各个环节的合规性和合理性，具体指何时何地、如何给予药物治疗以及给予了何种药物。例如评估处方的开具、审核、调配等过程是否规范，处方内容是否清晰、准确，是否存在不合理用药的情况等。

（3）结果性标准　主要关注药物利用的最终效果和患者的治疗结果，它是对药物利用过程性标准的验证和补充。例如评估药物治疗是否达到了预期的临床效果，如症状改善、病情控制、患者满意度等。结果性标准也包括采用经济学手段分析药物治疗的成本效益，包括药物费用、治疗时间、患者生活质量改善等方面，以评价药物治疗的经济性。

定性评价的评估过程涉及相对性标准时，需要不同层级与专业背景的卫生人员参与，实现评价视角的多元化与专业化。具体而言，此流程首先由药师作为初步筛选者，通过专业识别并选出不符合基本规范的处方；随后由富有经验的医生基于临床实践进行更深层次的评估与筛选；最终，药学与治疗学委员会作为权威机构，执行终极审议，确保评价的全面性与准确性。

药物利用定性评价的研究对象常以文字叙述形式的判断语句作为量化标准，如直接明了的"是/否"判定或"剂量超标"等逻辑性描述。值得注意的是，单一的评价指标仅能揭示药物利用某一维度的局部信息，而要描绘其全貌，则需构建一套相互关联、系统的评价指标体系，即所谓的评价标准。

随着药物利用评价研究与实践的不断深化，这些标准不仅逐步成为指导日常药物使用流程的重要原则，其影响力更延伸至立法层面，部分已上升为具有法律约束力的规范与准则，彰显了药物利用评价在推动医疗卫生体系规范化、科学化进程中的关键作用。

2. 定量研究（quantitative studies）　是通过科学方法精确量化药物利用现状和发展动态，为药物政策制定与卫生保健优化提供依据，其核心在于通过对数据库资源进行数据分析与挖掘，评价药物效果、地区差异、临床疗效、价格结构、消费模式及其社会经济效益，综合反映卫生保健体系的现状与发展趋势。定量研究涵盖：金额排序、药费指数、资金占用比等经济指标；药物利用指数、治疗日数、购药数量、用药频度、处方频数、ABC 分类等数量性指标；以及对药源性疾病、药品不良反应等特定事件发生率的研究。这些指标共同构成了药物利用评价的多元化维度。

定量指标可分为数量指标与质量指标。数量指标即总量指标，直观反映药物利用的总规模或总量；质量指标为相对指标，以相对数或平均数表示，侧重于揭示药物利用的效率、质量及内部关系，为深入理解药物利用现状提供深层次视角。两者相辅相成，共同构建了全面、科学的药物利用定量评价体系。在医疗机构实践中，定量评价依托处方分析，包括患者平均处方数、处方平均成本、特定药物处方频度等核心参数的计算，对不同时间的数据进行纵向比较或对不同区域/群体等进行横向比较，揭示药物使用的合理性与潜在问题。

常用的定量指标举例如下。

DDD：某一特定药物为治疗主要适应证而设定的用于成人的平均日剂量。

DDDs＝药品某段时间内的消耗量/该药的 DDD 值，反映药品在临床上的使用频率，分析结果比金额排序更贴近临床用药实际情况，DDDs 越大代表该药的使用频度越大。

DDC＝药品某段时间内消耗的金额/该药的 DDDs，反映药品的价格水平，显示患者使用某种药物的平均日费用。

DUI＝DDDs/实际用药天数。如果 DUI＞1，说明医师日处方量大于 DDD；如果 DUI＜1，说明医师日处方量小于 DDD。DUI 可反映医师的用药习惯，估计用药可能出现的问题，评价药物使用的合理性。

在上述定量指标中，DDDs 直接关系到 DDC 和 DUI 的准确性和可信性，是药物利用评价重要的定量分析指标。DDDs 能消除药品价格和治疗剂量带来的误差，对比同一适应证下基本药物与非基本药物的使用频度，揭示基本药物消耗情况及非基本药物是否存在过度使用。DDDs 还能结合金额指标和 DUI 等，为基本药物的筛选与调整提供重要依据。

（二）根据研究发生时间进行分类

依据药物利用研究时间与临床药物使用时间的先后进行分类，将药物利用评价分为前瞻性评价、同步性评价和回顾性评价。

1. 回顾性研究 回顾性评价是以实际用药人群为调查样本，基于已有的医疗记录或数据库，对过去一段时间内药物使用情况进行系统、全面的分析，收集用药过程中的重要数据（如处方、领药单、病历等），包括患者的诊断信息、用药记录、治疗效果等，关注医生的处方行为、药房的配方、发药过程和患者对医嘱的依从性，按照事先制定的标准予以评价。该方法通常针对过去一段时间内的药物使用情况进行评估，可以是数月、数年或更长时间，不影响已完成的治疗，但其结果可以用来改善以后同类患者的治疗过程。以某医院对骨瓜提取物临床应用及安全性的回顾性评价为例：研究人员在一定时间范围内，详细记录了使用该药物的所有患者相关信息，包括诊断、用药记录、不良反应等。通过对收集到的数据进行分析，研究人员发现骨瓜提取物在该医院多用于骨伤科患者，其适应证、用法比较规范，但用量、溶媒选择及用药疗程存在问题，并分析了不良反应的类型和严重程度。基于回顾性评价的结果，医院对骨瓜提取物的使用进行了规范，严格按照说明书规定用药，对特殊人群用药加强监护。

2. 同步性研究 同步性评价又称即时性或现时性评价，侧重于药物实时使用时产生的医疗、社会和经济的决策分析，能够直接反映当前药物使用的现状，为及时发现问题和制定改进措施提供重要依据。同步性研究的优势在于实时性、针对性强，真实反映当下的药物治疗情况；但也存在资源消耗大、评价范围相对受限等缺点，可能无法全面反映药物使用的长期效果。

同步性研究对患者益处显著，核心评价内容涵盖患者对药物的反应，如疗效、不良反应及药物敏感性等。医护人员可以基于分析结果及时调整治疗方案，也能考察患者的治疗感受。例如药师在配方发药时对用药合理性和用药适宜性进行评价；药物治疗过程中对患者血药浓度进行实时监测；感染患者的药敏试验分析等；以上均属于同步性药物利用评价。

3. 前瞻性研究 前瞻性评价是指在治疗实施之前，依据既定准则对处方、医嘱或病案进行预先分析，识别并解决用药频度、药物相互作用及不良反应等问题。前瞻性药物利用研究涵盖电子处方档案、病案及药师调剂记录等资料，研究更具针对性和可信度。前瞻性评价常用于评估医师处方是否符合标准，其优势在于能预先调整治疗方案，提升治疗效果、安全性、有效性及患者依从性，但缺点是可能导致治疗启动的延迟。

以某医院对新型抗抑郁药物疗效与安全性的前瞻性研究为例：研究选择了一定数量诊断为抑郁症的患者，排除了具有严重躯体疾病、药物过敏史等不符合条件的个体；患者随机分为两组，一组接受新型抗抑郁药物治疗，另一组接受传统药物治疗；研究随访 6 个月以评估药物的长期疗效和安全性。开始时，研究收集了患者的基线数据，包括年龄、性别、抑郁症状严重程度等；随访期间，定期记录了患者的抑郁症状变化、不良反应发生情况等信息。采用统计软件对收集数据进行分析，比较了两组患者在抑郁症状改善程度、不良反应发生率等方面的差异，通过图表、表格等形式直观地展示了研究结果。研究发现新型抗抑郁药物在改善患者抑郁症状方面与传统药物相当，但不良反应发生率更低。基于研究结果该新型抗抑郁药物有望被纳入临床用药指南，并推广至更多患者使用。

三、药物利用评价的实施步骤

不同群体、机构之间实施药物利用评价的过程各有不同，但主要包括以下几个步骤。

1. 成立药物利用评价组织　首要任务是确立药物利用评价流程的管理单位和具体负责人，界定项目实施的具体内容与职责范畴，并对医疗卫生保健机构的药物利用评价活动实施监督与指导。

2. 确定评价范围　药物利用评价实施中被评价的药物或药物治疗过程，应根据以下一种或几种情况选择。①药物存在已知或疑似的不良反应，与其他药物、食物的相互作用，或在诊断过程中显示出显著健康风险；②药物可能导致患者发生严重不良反应；③治疗涉及广泛患者群体或药物使用频率高；④药物或治疗方案是特定疾病、病情或治疗流程的关键要素；⑤药物具有潜在毒性或正常剂量下引起不适；⑥药物仅在特定使用方式下才能达到最佳效果；⑦药物正处于处方集保留、添加或删除的考量阶段；⑧不合理的药物治疗或应用程序对患者预后或系统费用产生负面影响，包括非适应证用药；⑨药物治疗成本高昂。

3. 触发药物利用评价的情境　药物利用评价通常在以下事件发生时进行，以评估药物治疗是否需要改进。①药物不良事件，涵盖给药错误、可预防的不良反应及毒性反应；②治疗失败迹象，例如意外再入院及抗感染治疗中的细菌耐药；③药师为提高药物疗效进行的各种干预；④过度使用昂贵而非必要药物，尤其是当存在便宜且疗效相当的替代药物时；⑤患者满意度下降或生活质量受损。

4. 建立评价质量标准　实施药物利用评价的核心环节在于确立质量评估标准，其直接决定项目目标能否有效达成。该标准需全面覆盖用药的多个维度，包括但不限于用药适应证、剂量准确性、治疗周期合理性、医师的资质背景（含教育背景、专业培训及工作经验）、信息获取途径、用药流程规范性以及用药效果评估等。因此，药物利用评价所制定的标准务必保持客观性、可靠性及权威性，并力求详尽明确。建立标准后，需向医院管理层及相关监管机构提交正式申请，取得医疗专业人员及领域内专家的认可与支持，以确保评价体系的广泛接受性和实践可行性。

在药物使用评价领域，确定评价标准的方法主要通过以下两种途径。

（1）修订现有标准　此方法依据已确立的、权威的文献或专家编纂的标准进行，结合医疗机构的具体情况及最新专业知识进行适时调整。因其成熟度高且广泛应用，成为首选方法。

（2）自行制定新标准　在缺乏适用标准或现有标准已不符合当前医疗实践时，研究机构会自主探索并确立新标准，由众多学者积极参与评价标准的制定工作。

上述两种方法各具优势，修订现有标准确保了评价的连续性和一致性，而自行制定新标准则能灵活适应医疗环境的变化与需求。因此，医疗机构应根据自身实际情况和资源条件，合理选择最适合的方法来制定药物利用评价标准，以保障药物使用的合理与安全。

5. 资料采集与整理　资料的收集与整理确保了药物利用评价体系有据可依，应根据不同需要（如前瞻性评价、同时性评价和回顾性评价），按实施计划收集各种实际用药资料。

6. 分析评价及应用　药物利用评价的关键在于将收集的资料与既定标准进行对比分析，以阐释用药模式的合理性。此过程涉及对现有用药方式和过往用药实践的评估，还需及时将改进措施融入评价标准、指导原则、治疗方案及监护规范中。为确保政策执行的有效性，需在进行纠正措施后的 3～12 个月内进行再评价来验证纠正效果。鉴于药物与治疗技术的快速发展，为保持评价的精准度，需定期或在评价周期内对标准进行复核与修订。同时，药物利用评价流程自身的有效性也应定期评估，以便及时发现并做出必要改进。

四、药物利用评价的评价维度与评价证据

（一）药物利用评价的评价维度

1. 安全性评价　用药安全构成了药物治疗的基石。药物安全性评价是一个复杂的流程，其核心在于综合分析药品上市前后安全性信息结果。纳入评价信息包括药物临床试验数据、药品说明书内容、不良反应、不良事件等信息，相对安全性（与同类产品比较），药品质量、药品疗效稳定性等信息。

药品安全性评价的重点在于，利用收集的不良事件和不良反应相关信息判断药品与可疑不良反应之间的因果关系。这一过程涉及诸多研究类型、信息收集方法和评价技术。主要采用的信息收集法包括以下两种。

（1）自发呈报法　我国从 1998 年起成为 WHO 药物监测体系的成员国，国家药品监督管理局下设的药品不良反应监测中心建立了不良反应监测系统。该系统通过邮件、传真及移动 APP 等方式收集成员国的不良反应数据，该方法依赖于药品上市许可持有人的主动上报，因此常出现漏报。同时，医生和药师因临床工作繁忙、信息填报复杂或意识不足，主动上报率较低，导致自发呈报系统难以满足药品安全性评价的需求。

（2）集中监测法　医院集中监测法自 1969 年起实施，要求在特定时间和范围内对特定医院或地区使用某种药物的用药信息和不良事件进行详细记录，以判定不良反应并探讨其发生规律。

常用的不良反应评价方法包括因果关系判断方法和信号挖掘算法。①因果关系判断方法：主要针对单个病例，评价药品导致不良反应的可能性，分为全面内省法和计分推算法。全面内省法依赖专家的个人知识和经验，综合考虑各种因素进行因果关系判断；而计分推算法则具有更强的可重复性。②信号挖掘算法：基于大数据和数理统计，是一种有效、新颖且逐渐被接受的不良反应监测方法，能够发现隐藏在数据中的不良反应发生规律，适用于自发呈报系统的数据库。

2. 有效性评价　通过定量分析，比较评价药品与参比药品在人群中的临床效果，判断其是否能带来显著的健康收益。核心评价指标包括生存时长与生命质量。生存时长包括生存率、疾病控制率等反映疾病进展的可测量指标；生命质量指标则涉及健康相关生命质量、健康效用值，可进一步采用质量调整生命年（QALY）进行评估。针对特定疾病或治疗领域，可设定相应的有效性评价核心指标。分析数据源自当前可获取的高质量研究证据与真实世界数据，充分利用国家、区域或省级大型数据库等真实世界数据资源，规范开展分析测量，采用严谨方法，在合理的不确定性范围内评估临床实际用药效果。

3. 经济性评价　是指利用经济学方法，对药物治疗的成本和收益进行评估和研究，以此指导临床药学治疗方案的设计和管理，使有限的医疗资源发挥最大化作用。在药物利用评价过程中可以综合运用流行病与卫生统计学、决策学、经济学等多学科理论与方法，全面分析药品的成本、效果、效用及效益。根据具体决策需求，可选择开展成本－效果分析（CEA）、成本－效用分析（CUA）、成本－效益分析（CBA）或最小成本分析（CMA）等，其中在条件允许时优先推荐成本－效用分析。评价过程中，应充分利用系统评价结果及真实世界治疗模式构建分析模型，并重视基于人群循证结果的经济性研究，选择最佳数据作为模型参数。药物经济性评价在基本药物目录制定、制定临床用药指南，以及临床药品和治疗方案经济性比较等各个环节中都有应用。

4. 创新性评价　通过分析评价药品与参比药品对于临床需求的满足程度可进行药品创新性评价。开展创新性评价，聚焦于突出填补临床治疗空白，解决临床未满足的需求和推动国内自主研发等方向。

具体包括：药品是否针对某种疾病或症状提供了新的治疗方案，且该方案在临床实践中取得了显著的效果；药品是否针对某种常见或难治性疾病提供了新的治疗选择，且该选择在临床实践中被证明是安全有效的。

5. 适宜性评价　适宜性评价重点包括药品技术特点适宜性和药品使用适宜性。药品技术特点适宜性可从药品标签标注、储存条件合规性、药品相关资料（包括药品说明书、注册申报资料、美国食品药品管理局和国家药品监督管理局网站、MEDLINE 数据库检索文献等）等多途径进行评价。药品使用适宜性包括用药适应证的选择是否恰当，患者用药时间间隔的合理性、疗程长度是否符合患者、疾病和药品药理特点，临床实践与用药指南是否一致等，该部分也关注医务人员是否考虑了用药禁忌、不良反应、药物作用个体差异、药物相互作用和用药监测等因素的影响。

6. 可及性评价　WHO 将可承受的价格，能安全、有效地获得适当、优质及文化上认可的药品定义为药物可及性，涉及药品价格水平、可获得性和可负担性三个方面。大多数国家采用 WHO 和国际健康行动组织标准调查法评价，以确保评价体系的完整与可行性。评价内容包括：①药品供应情况，评价医疗机构或药品零售机构是否能够提供患者所需的药品，包括药品的品种、规格、数量等；②药品价格水平，评估药品的价格是否合理，患者是否能够承受；③药品配送服务，考察药品配送服务的及时性和准确性，以确保患者能够及时获取到所需药品。

可及性评价的实施方式主要包括以下三种方式。

（1）问卷调查　向患者和医务人员发放问卷，了解他们对药品可及性的满意度和意见。

（2）数据分析　利用药品销售数据、患者用药记录等信息，分析药品的可获得性和覆盖情况。

（3）实地考察　对医疗机构和药品零售机构的药品供应情况进行实地考察，了解药品的供应情况和价格水平。

适宜性评价和可及性评价是药物利用评价中不可或缺的两个组成部分。通过科学、客观的评价方法和手段，可以全面了解药品在医疗机构和患者中的使用情况，为优化药品管理、提高患者用药质量提供有力支持。

（二）药物利用评价的证据评价和结果应用

1. 证据信息来源　药物利用评价的准则与标准制定主要依据以下来源，制定过程需公开透明，基于广泛讨论并达成一致，明确阐述准则与标准的可靠性、开发过程及核心内容。

（1）经过审评的共识性临床指南。

（2）严谨科学的临床文献评价。

（3）医疗专家的共识实践经验。

（4）官方药品说明书。

（5）权威论述或报告，包括美国药典、国家处方集、Cochrane 综述及权威药物评价期刊。

2. 研究对象资料　药物利用评价中，关键数据涵盖医生方面信息（年龄、专长、对患者的诊断和处置）、患者资料（年龄、性别、社会经济状况、具体疾病、治疗时长、用药情况及疗效）和药物治疗相关信息（药物选择、用法用量、联合用药和给药方式等）。

3. 评价结果应用及评价工作推进　在获得药物利用评价结果时，需要对实施研究的影响因素进行分析，包括人力资源、经济因素及物资配备等，尤其强调对研究团队人员构成、经费筹措渠道以及研究利益冲突等方面考察，探讨如何维护患者与医务人员间的尊重及信任，如何获取知情同意、法律和（或）伦理审查批件等。综上所述，应再次考察研究过程的科学性、可靠性和结果适用性。

当完成上述筛选、获得可适用的评价结果后，应采取以下方式进行改善。发现问题立即纠正，习惯性问题采用教育为主，辅以必要惩罚，并防复发；改进措施应简洁直接，针对问题根源；由权威机构或人员执行改进措施；淘汰低效、高毒、低使用率药品，严重问题上报卫生行政部门。

药物利用评价流程需定期审核以不断完善改进，以治疗效果是否提升作为成效衡量标准。改进药物评价系统需医疗部门与医务人员共同参与决策，多部门协同合作，并在后续工作中积极与处方医师及其他医务人员沟通，便于大家知晓药物利用评价的结果以及药物治疗系统的变动，并积极为医务人员提供相关信息和培训教育。

五、药物利用评价的现存挑战和展望

（一）现存问题

1. 权威性不足　药物利用评价需医疗管理人员参与及官方认可，以增强其效力。

2. 组织性缺失　明确各参与者的角色与责任是评价成功的关键。

3. 沟通不畅　确保所有相关人员了解评价的重要性、目的及流程，药师需主导沟通。

4. 记录与档案管理薄弱　需完善记录与存档工作，包括患者用药医嘱及评价结果。

5. 参与度低　药物利用评价是多学科团队的合作，需医、药、技、管理部门的共同参与。

6. 连续性不足　持续评价并调整策略，以优化患者治疗效果。

7. 患者受影响　评价方法不应干扰患者治疗或限制有效干预措施。

8. 数据管理不便　需充分利用现有数据，建立更新的信息支持系统。

（二）未来工作的重点发展方向

1. 规范化与标准化　国家应制定规范的药物利用评价程序，明确研究目录，医院应鼓励多学科制定权威评价标准。

2. 前置审核与全程参与　药学部应组织多学科进行处方前置审核，全程追踪药物治疗，及时干预不合理用药。

3. 信息技术应用　随着 HIS 及传感器技术的发展，实现患者数据的精准数字化，完善医疗记录，便于追溯与关联。

4. 真实世界研究　利用真实世界研究（RWS）作为随机对照临床试验（RCT）的补充，为药物利用评价和监管提供循证支持。

通过上述措施让患者在治疗过程中获益，旨在提高药物疗效，减少不良反应与不必要的治疗费用，促进药物的合理使用。

（高　欢）

书网融合……

| 微课 | 题库 | 重点小结 |

第十四章 药物重整服务

PPT

学习目标

1. 通过本章的学习，掌握药物重整的概念、核心内容、实施步骤以及提高药物重整水平的措施；熟悉药物重整的临床意义；了解药物重整的发展史。
2. 基于药物重整的实施方法，结合药物治疗相关知识，培养对患者开展药学服务的意识。
3. 能够适当应用沟通技巧，对患者进行人文关怀，培养职业荣誉感。

第一节 药物重整概述

一、药物重整的定义与起源

在患者的入院、转科或出院等医疗转换过程中，往往需要重新开具处方，原来使用的药物以及需要调整的药物，与新的用药医嘱可能存在不一致，这种不一致称为药物治疗偏差（简称药疗偏差）。研究发现高达50%的患者用药错误和20%的药品不良事件（adverse drug event，ADE）发生在医疗转换期间。入院时患者用药史采集不全、药物记录不完整或入院前后用药不一致，以及不同医疗机构或部门人员之间的药物治疗信息沟通、传递不充分等因素，容易造成药疗偏差。当患者出院回到社区保健机构或家庭，长期药物治疗方案通常很少进行调整，出院时的药疗偏差可能会对患者造成持久的伤害。这些药疗偏差可能影响相应疾病的治疗，增加治疗费用，延长住院时间，甚至诱发药源性疾病。

国际医疗卫生机构认证联合委员会在 2005 年国际患者安全目标（national patient safety goals，NPSG）中，提出在医疗过程中保障患者准确、完整药物治疗的连续性，药物重整（medication reconciliation）服务由此产生。在患者的入院、转科和出院等治疗转换中，为避免发生药物遗漏、重复给药、剂量不恰当、给药时间错误、配伍禁忌、不良药物相互作用等情形，以及避免患者误用不该用药物、营养补充剂或假药劣药，开展药物重整服务必不可少。药物重整已成为国际多家医疗机构认证组织推荐或强制执行的药学服务工作。目前在美国、加拿大、英国和澳大利亚等国家，已全面开展药物重整，通过制定实施手册及指南推进其标准化实施。

我国药物重整工作起步较晚，2012 年以前药物重整相关的报道较少。2019 年甄健存课题组对全国范围内的医院进行抽样调研发现，仅有 18.9% 医院开展药物重整工作。2019 年中国医院协会药事专业委员会颁布《医疗机构药学服务规范》，指出药物重整是临床药师的一项基本工作，并对实施药物重整的人员资质和工作内容等进行了说明。2021 年国家卫生健康委印发的医疗机构药学服务规范也对住院患者的药物重整工作提出了要求，相关文件和规范的出台，促进了我国药物重整服务工作的开展。

药物重整服务是指药师在住院患者入院、转科或出院等重要环节，通过与患者沟通、查看相关资料等方式，了解患者的用药情况，比较目前正在使用的所有药物与用药医嘱是否合理一致，给出用药方案调整建议，并与医疗团队共同对不适宜用药进行调整的过程。

二、药物重整服务的意义

药物重整服务通过准确、完整地收集患者的用药信息，进行药学专业审查和复核，以避免或减少药物治疗差错的发生。医疗机构开展药物重整工作的主要意义如下。

1. 减少药物治疗偏差，保障用药安全　用药不一致是严重威胁患者治疗效果、影响用药安全的因素。一项涉及 2063 名美国急诊患者的调查中，对其中完成用药史调查并获得入院前完整用药清单的患者，与入院医嘱进行对比，48% 患者至少有 1 种药物记录不完整或入院前后的用药不一致。患者用药史采集不完全、治疗人员缺乏有效沟通，是造成药物治疗偏差、导致药品不良事件的重要原因，而不完整处方或药物遗漏可能造成患者不适或病情恶化。药物重整则是在完整、准确收集患者用药史的基础上，药师对患者用药信息进行必要的审核，经多方共同合作，提前识别并解决这些用药不一致，减少不必要的药物治疗偏差，保障患者的用药安全。

2. 保障药物治疗的准确性和连续性　美国卫生系统药师协会鼓励医院及其他医疗机构药师，通过组织跨学科合作实施药物重整服务，以保障患者药物治疗的准确性和连续性，特别是当患者从重症监护病房转至普通病房、从三级综合医院转至社区卫生服务中心时，防止因机构或环境转换而出现非故意的治疗方案变化，影响治疗效果或治疗安全。

3. 节约医疗资源和成本　患者入院时，若不及时纠正存在的药物治疗偏差，可能会导致住院期间治疗不当，出院时的药物治疗偏差未能被及时发现和纠正，都会对患者造成伤害。已有研究证实，药物重整服务不仅能缩短患者平均住院日，而且能降低出院后的再住院率。国外研究结果显示，医院实施药物重整制度，每年新增药师相关费用 35000 美元可节省药品不良事件相关费用 150000 美元。药师主导的药物重整是减少入院患者用药错误的有效办法。药物重整既能保障患者药物治疗的安全有效，还能节约卫生资源和医疗费用，具有明显的经济学优势，符合我国的医疗改革方向。

三、药物重整服务中的药师职责

药物重整概念刚提出时，实施者是医生或护士。随着工作开展，药物重整的实施者正逐渐转变为临床药师。临床药师的药学专业知识更为丰富，结合医学相关知识，可为患者提供更加个体化的药物治疗相关信息，在实施药物重整过程中，能够对患者存在或潜在的用药相关问题及时进行干预和修正，最大限度地避免药品不良事件的发生或恶化。同时，临床药师通过对患者的用药教育和指导，提高患者对药物治疗的依从性，并通过治疗药物监测、加强药学监护等手段保障药物治疗的安全有效。

近年来药师参与的药物重整服务越来越受到重视，关于药物重整服务开展方式的探讨、评估和研究也在不断完善。药师通过开展药物重整服务，使处方的用药错误明显下降，潜在的药品不良事件大量减少，在减少患者医疗交接中的用药差错方面有着重要作用。

药物重整服务是临床药学工作的重要组成部分。国内药物重整服务工作的开展，将为临床药师参与临床药物治疗提供一种新的工作模式，对临床药师工作的拓展和临床药师队伍的壮大具有深远的意义。因此，组建服务团队，开展药物重整服务，是目前国内医疗机构开展的一项重要工作，预防和减少相关的药品不良事件，保障患者的用药安全。

第二节　药物重整服务内容

药物重整是药物治疗管理的一部分，贯穿整个医疗过程，核心内容为获取用药史并核对当前医嘱，保障诊疗全程准确完整地传递患者用药信息。药物重整服务在患者入院以及出院或转科时尤为重要，但服务内容有所不同，药师需与医师充分沟通，必要时进行用药调整。

一、入院患者的药物重整服务

入院患者的药物重整服务是通过与患者或其家属面谈、查阅患者既往病历及处方信息等方式，采集既往用药史、药物及食物过敏史、药品不良反应史等相关信息。信息包括目前正在使用药物、既往使用过的与疾病密切相关药物和保健品，需采集具体的名称、剂型规格、用法用量、用药起止时间、停药原因、依从性等信息。入院时药物重整要点主要如下。

1. 治疗药物的管理　对于初次入院治疗的患者，评估患者的适应证，根据患者的症状严重程度、肝肾功能、依从性、经济承受能力等情况，选择适合患者的药物治疗方案，确定药物的用法用量，关注药物之间的相互作用和药品不良反应。对于多次入院治疗的患者，除了关注上述内容外，药师还要关注患者自备药的使用情况，仔细核对住院医嘱用药与自备药是否存在重复用药或不良相互作用。

2. 症状/指标管理　结合具体疾病，评估患者入院时的相关症状及其严重程度，了解既往肝肾功能等实验室指标，便于入院后临床药师对药物疗效和药品不良反应开展药学监护。

3. 生活方式管理　详细了解疾病的危险因素，特别是可控因素，包括不健康的生活方式、疾病和药物等，为开展针对性的干预打好基础。例如，药师要评估患者的生活方式是否健康，是否使用过可能引起或加重疾病的药物，用药依从性是否良好等。只有良好的生活方式与依从性良好的药物治疗相结合，才能取得理想的治疗效果。

药师根据诊断及采集的用药信息，对比患者正在使用的药物与医嘱的差异。正在使用的药物如存在不适宜情形，或出现与医嘱不一致情况，药师应当提出用药方案调整建议，并与医师沟通，由医师确认后调整用药方案。

药师根据上述信息建立药物重整记录表（表 14 - 1），由患者或其家属确认，主治医师签字。

表 14 - 1　药物重整记录表

患者姓名		年龄		性别		住院号	
□入院时间 □转入时间				□出院时间 □转出时间			
诊断				过敏史			
药品名称 （通用名）	用法用量		开始时间	停止时间		药物重整建议 及理由	

患者或家属签字：　　　　　药师签字：　　　　　　医师签字：　　　　　　日期：

备注：①列表中应列出患者使用的全部药品，重整的药品应注明重整建议及重整的理由；②若有患者自带药品，应在药品名称后标注"＊"；③若因转科需要暂停或调整用药，应注明。

二、出院或转科患者的药物重整服务

药师根据出院或转科医嘱，对比正在使用的药物与医嘱的差异。如果出现不一致或不适宜情形，药师应当与主治医师沟通，由医师确认后调整，药师建立药物重整记录表。药物重整要点主要如下。

1. 治疗药物的管理 核对出院或转科用药医嘱是否对患者适宜，包括适应证、用法用量、禁忌证、药物相互作用等，是否存在遗漏或存在必须处理的临床情况，详细向患者交代给药时间，如白天或夜间，空腹、餐前、餐后或睡前等，介绍用药疗程及门诊复诊时间。

2. 症状/指标管理 使用治疗药物后，患者的疾病症状是否有改善，实验室指标、影像学检查等指标是否有所好转；患者用药过程中是否出现药品不良反应，患者的耐受情况以及处置措施。

3. 生活方式管理 多数慢性疾病管理的基础措施是生活方式管理，包括对营养、膳食运动的需求，对烟酒的要求，避免或少用对疾病产生不利影响的药物等。加强患者出院后生活方式教育，是临床药师开展药物重整工作的重要内容。

第三节　药物重整服务实施步骤

一、服务对象的确定

药师需结合不同专科特点确定药物重整服务对象，重点对象如下。

1. 接受多系统、多专科同时治疗的慢性病患者 如慢性肾脏病、高血压、糖尿病、高脂血症、冠心病、脑卒中等疾病的患者。一方面，这些患者可能需要使用多种药物进行治疗，不良药物相互作用的风险较大；另一方面，合并疾病可能影响药物的疗效与安全性，影响治疗药物品种选择及用法用量的调整。同时，还要考虑在合并多种疾病和同时使用多种药物的情况下，患者的用药依从性变化。

2. 同时服用 5 种及以上药物的患者 潜在不良药物相互作用的风险明显增加。

3. 有药物重整需求的患者 患者可能存在用药品种多、对药物治疗情况有疑问、用药依从性差等情况，药疗偏差容易发生或易导致严重后果。医师认为存在其他情形应当进行用药重整的患者，也应当纳入药物重整对象。

二、用药相关信息的收集

通过与患者或患者家属面谈、电话询问、查阅患者的既往病历及处方信息等方式，采集既往用药史、药物及食物过敏史、药品不良反应等相关信息。既往用药史的内容至少应包括目前正在使用的药物，既往使用过的与疾病密切相关的药物和保健品，具体信息应包括药物名称、剂型和规格、用法用量、用药起止时间、停药原因、依从性等。

根据采集的用药信息建立药物重整记录（表 14-1），药师应与患者或其家属核实采集的用药信息。

三、用药评估

根据病情、诊断及采集的用药信息，对比患者正在应用的药物与住院医嘱的差异。

药物重整应重点关注：①核查用药适应证及禁忌证；②核查是否存在重复用药问题；③核查用法用量是否正确；④关注特殊剂型/装置药物给药方法是否恰当；⑤核查是否需要调整用药剂量，重点关注需根据肝肾功能调整剂量的药物；⑥关注有潜在临床意义的相互作用、药品不良反应，考虑是否需要调整药物治疗方案；⑦关注具有症状缓解作用的药品，明确此类药品是否需要长期使用；⑧关注特殊人群用药，如老年人、儿童、妊娠期与哺乳期妇女、肝肾功能不全者、精神疾病患者等，综合考虑药物治疗的适宜性；⑨核查拟进行特殊检查或医疗操作前是否需要临时停用某些药物，检查或操作结束后，需评估是否续用；⑩关注静脉药物及有明确疗程的药物是否继续使用。

根据入院、转科或出院医嘱，若正在使用的药物与医嘱存在不适宜用药或出现不一致情况，药师应当提出用药方案调整建议，并与医师沟通，由医师确认后调整给药方案。药师填写《药物重整记录表》。

四、分享用药清单

转科时，应将患者的《药物重整记录表》交接给转入科室的医疗团队。在出院或转入其他医疗机构时，将患者目前用药清单交给患者，完成用药教育，需要患者出院后停用的药物应告知停用时间。

五、药物重整服务的记录与评价

所有药物重整的结果，包括继续用药、停药、加药、恢复用药、换药等，均应记录并注明时间及原因（表 14-1）。药师应对药物重整档案信息保密，重视对患者隐私权的保护，促进药物重整工作流程及相关文档管理信息化。药师书写的药物重整记录，可纳入住院病历管理。

第四节　提高药物重整服务质量的措施

一、持续的质量管理与评价改进

医疗机构应制定药物重整服务的质量管理制度，定期对药物重整服务进行质量控制，其内容如下。

1. 记录是否完整。
2. 药物重整内容是否经医师核对允许。
3. 药物重整内容是否恰当。

医疗机构应定期通报药物重整相关记录检查结果，制定改进举措、督导落实并有记录。定期总结药物重整经验，评估药物重整效果，及时发现问题，组织分享、学习药物重整经典案例，持续改进药物重整服务质量。

二、有效的沟通

1. 明确所需的患者病情相关信息　评估期间大量信息需要与患者沟通采集，应注意避免过多的无关信息占用时间和资源。相关信息应及时记录，但不同患者对信息详细程度的要求有差异，沟通过程中应因人而异。患者用药评估所需信息参见表 14-2。

表 14-2　用药评估信息表

患者个人信息	患者用药体验	临床信息
年龄	服药态度	患者的就诊原因
身高和体重	患者对用药的想法、理解、信念和顾虑的描述	患者的相关病史
性别	患者的用药行为	患者的相关用药史
妊娠状态	过敏药物	既往失败的治疗
居住条件	药品不良反应史	既往成功的治疗
工作	其他特殊需求	系统评估
联系方式	烟酒咖啡等生活嗜好	评估药品不良反应
地址	当前所有病情的用药记录	确定其他问题
电话	适应证	相关化验结果
邮箱	药品	评估有效性
	给药剂量	评估安全性
	治疗结局	

2. 与患者建立充分的信任关系 获取患者的信任，才能真实有效地搜集、分析和使用个体患者的相关信息。了解患者情况及需求，应当先问候患者，向患者做自我介绍，必要时提供私密环境，便于获取实际的用药情况。

3. 有效采集患者的必需信息 影响药物治疗应用和治疗结局的患者个人特征信息，是需要获取的有用信息。善于巧妙运用开放式提问方式引导患者说出实情，再转入有关问题去寻找足够的细节线索，以便做出必要的临床决策。

4. 鼓励患者提出自己的顾虑和疑问 采集更全面的信息，需要患者积极参与用药评估过程，从而有效地评估患者需求及存在问题，提高患者满意度，促进患者治疗依从性的提高，实现更积极的治疗结局。多数情况下应使用开放式提问进行面谈。开放式提问方式能让患者充分反馈并完整地陈述需求、想法、顾虑和经历，例如出现什么问题、何时出现、为什么出现、在哪里发现、谁出现问题以及如何发现等。

三、充分的患者评估

评估患者的主要目的，是确定患者药物治疗相关需求的实际情况。完成评估任务需要搜集、分析、研究并解释有关患者个人、患者病情和药物治疗的信息，包括对患者出现的药品不良反应、各种过敏症状以及可能存在的药物相互作用的评估。无论是否正在服用药物，都可能有药物治疗相关的需求。

患者评估是系统性采集信息的过程，也是应用临床判断和治疗知识，来确认患者实际存在和潜在的药物相关问题的过程。采集的信息可以是客观的，如实验室检查或影像学检查结果；也可以是主观的，如从患者主诉获得的信息。患者评估需要有整理信息以及对症状或疾病了解的过程，要求药师在整个评估过程中，能够识别危险信号以及患者个体的重要特征。临床药师利用这些信息，制定监护计划，对患者进行教育，给予用药或非药物治疗的建议，或进行转诊。由于患者是信息的主要来源，临床药师应具备以患者为中心的问诊能力与相关的沟通技巧。

（一）症状评估

症状评估（symptom assessment）是采集患者正出现的症状，如咳嗽、咽痛或头痛等信息，必须执行的一个过程。患者通常会向药师咨询如何治疗轻微小病，并且想得到可选非处方药产品的建议。在采集患者症状信息之前得到患者既往病史和用药史的简要信息，可能会影响药师在评估患者和最终建议期间需要问诊的问题。在症状评估过程中，应了解患者的个体特征，这些特征可能会影响到药师的建议或计划。患者个体特征包括年龄、合并症、妊娠或母乳喂养状态以及用药史。当药师评估是否存在危险信号时，患者的个体特征也很重要，可以提示患者是否存在相当严重的问题，是否需要转诊医生。如果药师识别出这些危险信号，有必要告知患者需要进一步就诊治疗。目前已创建了许多首字母缩写词来帮助医疗从业者记住评估的流程。常见的包括 SCHOLAR 评估（表 14-3），其中 SCHOLAR 代表症状（symptom）、特征（characteristic）、病史（history）、起病情况（onset）、部位（location）、加重因素（aggravating factor）和缓解因素（remitting factor）。首字母缩写词中的每个类别都有其用途，有条理地完成每个步骤将有助于药师采集到完整的病史记录。例如，字母 S 表示症状，询问患者主诉以及可能遇到的任何其他症状；字母 C 指特征，重点是患者描述的症状，而药师则应了解出现症状的特征和严重程度。评估这一部分内容是以封闭式问诊患者是否存在或可能存在具体特征。在确定是否存在任何危险信号时，询问这些特定问题可能会有帮助。接下来是病史记录部分（H），其目的是确定患者已经出现症状的时间，以及患者之前是否曾患过这种病。完整的病史记录有助于识别有关症状出现的时间或发生频率等危险信号。同样，如果患者在之前出现过相同的症状，询问过去尝试过的治疗方法以及方法是否有效也是有帮助的。起病情况（O）是询问症状何时开始以及发作时间的详细情况。这包括患者症状出现时正做的事情，或者患者最近生活的变化。确定起病情况可以帮助找出最可能的原因，这可能有助于确定症状的治疗部位，旨在了解患者症状出现于身体的位置。如果患者症状明显，就无需询问疼痛的部位。但是，知道症状部位以及疼痛是否正在扩散仍然很重要，探讨促使症状恶化或改善的原因，是否尝试过其他治疗以及是否有效。需注意，并非所有问题都关联到每次症状的评估。

表 14 – 3 SCHOLAR 提问示范表

评估内容	提问示范
症状（symptom）	您出现的主要症状是什么？您现在还出现什么其他症状
特征（characteristic）	描述症状严重程度，以 1~10 等级表示，您觉得您的严重程度是哪个数字？这个症状出现的频率是多少
病史（history）	您出现这个症状有多长时间了？过去您出现过这种症状吗
发病（onset）	症状何时开始出现的？症状开始出现时您在做什么？症状是逐渐出现的还是突然发生的
部位（location）	描述一下症状位置，症状是否从这个位置向外扩散
加重因素（aggravating factor）	什么原因加重了症状
缓解因素（remitting factor）	什么原因使症状缓解了？您是否尝试过其他方法治疗

完成问诊流程后，药师应对患者出现的症状有清晰的了解。为了进行适当评估，可能需要收集其他信息，例如实验室检查结果。评估完成后，应向患者提供信息采集的简单摘要。摘要可以提高药师检查信息的准确性，帮助总结信息，并且有助于认知所需的其他信息。最后，询问患者是否还有需要补充的、可能遗漏的其他信息。

（二）慢性病的用药评估

药师有责任确保药物治疗正确的适应证（indication）、用药的有效性（effectiveness）、安全性（safety）以及患者的依从性（adherence）。IESA 常用于慢性病的用药评估（表 14 – 4）。

表 14 – 4 慢性病初始评估步骤概述

适应证（indication）	确定为患者新开处方药物的原因评估 患者服用的药物是否有临床指征，当前是否需要药物治疗
有效性（effective）	评估处方药物是否是最佳治疗的选择 确定药物给药剂量是否适宜慢性病治疗 考虑患者的个体特征（诸如年龄、合并症） 创建监护计划，监测药物治疗的疗效
安全性（safety）	评估处方药物的给药剂量和给药频率是否适宜 按照患者的个体特征（诸如年龄、合并症、过敏），确定药物对患者是否安全 考虑药物相互作用的可能性 如果出现安全性问题，创建计划解决患者的安全顾虑 创建计划持续监测用药安全性
依从性（adherence）	患者是依从性问题的主要信息来源 药师的角色是帮助患者决策，以提高患者治疗的依从性

（三）药品不良反应的评估

药品不良反应（adverse drug reaction，ADR）是机体在标准治疗剂量下对药物产生的不良反应。为避免或减少 ADR 的发生，药师应制订建议和计划，通过采集患者完整的病史，进行症状评估或慢性病用药评估，促使药师在患者开始治疗之前就发现可能存在的药物相关问题，药师可以根据这些存在的问题调整治疗方案。患者的个体特征（如年龄、体重）可能会影响给药剂量或诱发 ADR。当患者开始新药治疗时，药师应始终对患者进行常见 ADR 和潜在严重 ADR 的用药教育。药师通常采用开放式或封闭式提问方式询问药物常见特定的 ADR 问题，出现的任何 ADR 都应始终记入在患者药历中，并附上药物名称和具体反应。

需要进行评估以确定不良反应是否由药物引起。下列因素可以确定患者所出现的症状是否可能是 ADR。

1. 时间相关性　药师详细询问患者发生不良反应前后的用药情况，确定不良反应是在用药期间发生，还是在使用该药前已经存在，判断不良反应出现的时间和不同药物反应潜伏期的长短是否合理。如果患者在开始用药之前已出现了这种症状，那么患者刚使用的药物不可能是引起反应的原因。需要注意的是，某些 ADR 可能在用药开始后数月至数年才发生。

2. 文献合理性　指与现有资料或生物学上的合理性是否一致，即从其他相关文献中已知的观点看因果关系的合理性。以往若是有所用药品不良反应的报道和综述，则有因果关系存在的可能性；如果没有报道过，那么要进行更详细的研究来确定是否属新发生或新发现的不良反应，并寻找可能原因及药理学基础，以便解释和确定其相关性，从而分析与药物的不良反应是否吻合。

3. 撤药结果　不良反应一经发生，通常停药并采取对症治疗措施。如果在停药后症状得到缓解或根除，则可认为二者间存在因果关系的可能性大。注意区分可能的三种情况：①未采取措施就改善，此种情况看来不像是所疑药物引起，但是应注意排除是否出现了耐受性。②采取措施后症状得以改善，应当考虑是采取这些措施的结果，还是疾病变化的结果。③采取措施后未改善，有的不良反应是不可逆的损害。

4. 再次用药结果　不良反应症状消除后，再次用药后再次出现相同症状，停药再次消失，则以前确定的因果关系再次证实，可以认为二者确实存在因果关系。但应注意：①对于严重的药品不良反应，实施再暴露用药在伦理上是不能接受的。②再次用药应根据药物的动力学参数，待药物在体内完全消除后再进行，即中断用药时间必须长于该药品不良反应完全消散所需的时间。③同时中断使用两种药物，再暴露使用其中一个药物时，如果反应结果是阴性，不能据此认为该不良反应是另一个药物引起的。如果再次用药没有出现以前相同症状，则需要考虑是否能用现有理论解释，如果不能，则怀疑或否定存在因果关系。

5. 影响因素甄别　判明反应是否与并用药物的作用、病情进展和其他治疗措施相关。宜详细询问病史，寻找是否存在影响或干扰这种因果关系的其他因素，如饮食因素、环境因素和实验室检验等。

上述因素经逐一确认和药师评估之后，可以确定该不良反应与药物相关的可能性。目前，我国国家药品不良反应监测中心所采用的因果关系评定方法是在上述方法基础上发展而来，其评价等级分为肯定、很可能、可能、可能无关、待评价和无法评价 6 个等级。

诺氏（Naranjo）药品不良反应评估量表（表 14 - 5）也是一种用于评估不良反应是否是药物诱导可能性的工具。基于该量表计算出的分数，药师可以将其标记为确定、很可能、可能或不可能。如果症状或反应不是由药物引起的，则应该做出评估，以帮助确定其原因，并制定治疗或转诊计划。

表 14 - 5　诺氏药品不良反应评估量表

问题	是	没有	不知	得分
1. 关于本次 ADR，以前是否有结论性报告	+1	0	0	
2. 本次 ADR 是否是在服用可疑药物后发生的	+2	-1	0	
3. 本次 ADR 是否在停药或应用拮抗剂后得到缓解	+1	0	0	
4. 本次 ADR 是否在再次使用可疑药物后重复出现	+2	-1	0	
5. 是否存在其他原因能单独引起本次 ADR	-1	+2	0	
6. 本次 ADR 是否在应用安慰剂后再次出现	-1	+1	0	

续表

问题	是	没有	不知	得分
7. 药物在血液或其他体液中是否达到毒性浓度	+1	0	0	
8. 本次 ADR 是随剂量增加而加重，或随剂量减少而缓解	+1	0	0	
9. 患者是否曾接触了同种或同类药物并出现过类似反应	+1	0	0	
10. 是否存在任何客观证据证实本次 ADR	+1	0	0	
总分				

得分解释：≥9 因果关系确定；5~8 很可能有关；1~4 可能有关；≤0 不可能有关

确认 ADR 后，药师进行药物重整时需注意区别对待。如果反应轻微或已知是短暂的并且患者也愿意继续治疗，则该计划包含继续药物治疗及对患者进行用药教育。某些 ADR 也可以通过患者教育来解决，例如 ADR 可能是因患者用药方式不正确引起的。有些药物要求与食物一起服用，以避免胃肠道不适。评估患者是否正在随食物一起服用药物可能是找到简便解决问题的关键。其他计划可能包括降低剂量或建议替代疗法。如果临床上需要使用引起 ADR 的药物，并且没有其他治疗选择，则应进行风险 – 效益分析，以确定继续服用该药物对患者的获益是否大于药物造成的危害。药师的建议应记入患者药历供治疗方案调整参考。如果为患者开具同种或同类的处方药物，再激发 ADR 的可能性则取决于原始发生 ADR 的严重程度、用药的必要性、治疗可用的其他选择以及与患者共同决策等因素。

（四）药物相互作用

当一种药物影响另一种药物的药动学或药效学特征时，就会发生药物相互作用（drug – drug interaction），一般是指不良的药物相互作用。药物相互作用可以通过多种机制发生，药师在药物相互作用管理中起着关键作用。药师评估药物相互作用，需要了解患者完整的用药史，包括处方药和非处方药以及膳食补充剂和维生素。常见的药物相互作用是一种药物通过抑制或诱导诸如细胞色素 P450 酶（CYP450）来改变另一种药物的代谢。药物还会影响吸收、分布和排泄等其他药动学特性。同时服用的多种药物还可能产生药效学相互作用，包括协同（synergistic）、拮抗（antagonistic）作用。除少数情况外，药物相互作用一般可能有害，增加不良事件或治疗失败的风险增加。药师对患者进行潜在药物相互作用风险评估，可防止药物相互作用对临床产生重大影响。使用药物治疗管理软件可以识别潜在的药物相互作用并提醒药师进行评估。

药物相互作用的程度从不具临床意义到严重后果不等。药师需要能够识别这种相互作用影响的程度，并能制订适当的计划。通常，不具临床意义的相互作用不需要干预。处理某些药物相互作用的方法是将两种药物的给药时间错开。一些药物相互作用是由于药物改变了胃肠道的环境或通过结合或螯合作用而影响了另一种药物的吸收，如左甲状腺素与补钙或补铁的药品同时服用，会降低左甲状腺素吸收，因此，这两种药物需要间隔 4 小时分开服用。药师能够识别相互作用并进行适当的治疗方案调整非常重要，尤其是某些药物相互作用可能是严重甚至是致命的。应对发生严重药物相互作用的策略，包括将药物更换为安全的替代品，或采取间隔一段时间分开给药的方式。例如西地那非和单硝酸异山梨酯合用时，两药相互作用具有明显临床意义，可出现危险的降压作用。对于存在这种潜在的相互作用药物，患者必须至少间隔 24 小时分开服用两种药物。有些严重的相互作用可能涉及多种药物，而添加另一种药物则可能成倍增加不良事件发生的风险。多种药物合用导致 QT 间期延长（经校正 QT 间期）的潜在致命风险，如昂丹司琼、西酞普兰和喹硫平。如果患者必须同时使用这些药物，则通常需要做一次基线心电图（ECG）检查。药师确认存在可能的药物相互作用后，应采取适当的干预措施。干预措施可能包括患者教育，药物替代或剂量调整，进行患者基线状态检查（如 ECG），治疗药物监测或联系处方医师。药师在决定采取干预措施时，还应考虑患者的个体特征如高龄、多重用药（polypharmacy）和基线因素（例如肝肾功能）可能会影响患者发生药物相互作用的可能性。

　　药师的干预可以防止药物相互作用的发生。然而，并非所有药物相互作用都可以避免，药师可能面临患者正在出现已经发生过的药物相互作用的情况。如果患者服用 1 种以上的药物，药师应将药物相互作用视为不良事件的潜在原因，检查患者的药物清单，并且询问其是否在服用非处方药和膳食补充剂，将有助于排除潜在的相互作用，更彻底地查清问题所在。如果认为药物相互作用是该问题的原因，则应采取措施解决药物相关问题。如果相互作用严重，患者可能需要立即就医转诊。有很多药物可能存在药物相互作用。表 14 - 6 列举了部分已知的、容易发生药物相互作用的药物类别或膳食补充剂类别，列出的药物类别中并非所有药物都能引起药物相互作用，并且同一类别中的每种药物可能不会产生相同程度的相互作用。

表 14 - 6　容易发生药物相互作用的部分药物类别

类别	药物
抗凝药	氟喹诺酮类抗生素
抗抑郁药	HMG - CoA 还原酶抑制剂
抗癫痫药	大环内酯类抗生素
抗肿瘤药	蛋白酶抑制剂
抗排斥药	贯叶连翘
抗结核药	

四、药物治疗问题的发现

　　药物治疗问题是指患者在药物治疗过程中出现的，确定或可能与药物有关的，与预期获得的治疗结果相悖的，需要专业判断解决的不良事件。如果不能得到及时解决，药物治疗问题可能导致临床不良后果。与疾病治疗类似，药物治疗问题和多数临床问题一样需要专业人员的临床判断来解决，只有清晰理解引起药物治疗问题的原因，才能解决或预防其发生。因此，不仅需要确认药物治疗问题，也需要明确最可能的起因和分类（表 14 - 7），做出临床判断，从而解决或预防药物治疗问题的发生。

表 14 - 7　药物治疗问题的常见原因

药物治疗问题种类	药物治疗问题的原因
不必要的药物治疗	重复治疗：只需单药物治疗，却在使用多种药物治疗 无适应证存在的用药：目前尚无充分的临床用药指征 采用非药物治疗更适合：更适宜采用非药物治疗，而不是药物治疗 使用成瘾性或娱乐性药物：由毒品滥用、酗酒或抽烟引起 治疗可避免的不良反应：正在服用药物治疗由另一药物引起的可避免的不良反应
需要增加药物治疗	预防性治疗：需要给予预防性药物治疗，以减少产生新疾病的风险 存在未治疗的病症 一种疾病需要增加药物治疗：以获得协同作用或加和作用
无效药物	还有更有效的药物：使用的药物不是治疗疾病最有效的药物，需要更换另一种药物 病情对药物耐受或抗药：病情对现有药物耐受，需要更换另一药物 药物剂型不合适：需要更换成其他剂型 存在禁忌证：患者为该药物禁忌使用人群 药物不符合此适应证：药物对于治疗目前适应证不是有效药物

续表

药物治疗问题种类	药物治疗问题的原因
给药剂量过低	无效剂量：给药剂量过低，无法产生预期疗效 需要增加监测：需要临床检查或化验结果以确定给药剂量是否过低 给药频率不合适：给药时间间隔过大，难以产生预期疗效 不正确的服用方法：给药途径或方法不适宜 药物相互作用：药物相互作用使患者体内活性药物浓度减少导致治疗效果欠佳 药品储存不正确：药品储存方法不正确导致药物失效 药物疗程不适宜：药物疗程过短，难于获得预期结果
药品不良反应	不良结果：药物引起的与剂量无关的不良反应 不安全的药物：由于患者存在风险因素，需要选择更为安全的药物 药物相互作用：药物相互作用引起的与剂量无关的不良反应 给药途径不正确：由给药途径不正确引起的不良反应 过敏反应：药物引起过敏反应 药物加量/减量速度过快：因药物剂量调整速度过快导致的不良反应
给药剂量过高	剂量过高：给药剂量过高，导致毒性反应 需要增加监测：需要临床检查或化验结果以确定给药剂量是否过高 给药频率过短：给药间隔对于患者过短，导致血药浓度过高 药物治疗的疗程过长：药物治疗的疗程对患者太长 药物相互作用：药物相互作用使患者体内活性药物浓度过高，导致患者中毒
患者依从性	没有理解药品说明书：没有理解如何正确使用药品及其给药剂量 负担不起药品费用：无法负担医师推荐或处方的药物费用 患者不愿意服药：不愿意按照医嘱服用药物治疗 患者忘记服药：忘记服用足量的药物药品 无法获得：药品缺货，患者购买不到

第五节　药物重整服务案例

（一）病例简介

1. 病情介绍　患者，女，54岁，因"多尿、口干、多饮10年，血糖控制不佳1年"于2024年9月20日入院。患者10年前无明显诱因出现多尿、口干、多饮，伴易饥多食，当地医院查空腹血糖为9.1mmol/L，诊断为"2型糖尿病"，予以二甲双胍、阿卡波糖进行降血糖治疗，具体剂量不详，自觉不适好转，1年后自行停药。2024年6月渐出现下肢发凉、视物模糊，外院就诊后予以门冬胰岛素30注射液14U早-12U晚餐前皮下注射、二甲双胍0.25g tid口服方案降血糖治疗。平时未监测血糖，而且就餐、服药不规律，偶有中餐前心慌、冷汗不适。2024年9月17日到我院就诊，门诊诊断为2型糖尿病合并血脂异常，为进一步控制血糖及筛查并发症，予以收治入院。入院随机血糖16.20mmol/L，病程中患者饮食、睡眠可，无间歇性跛行和下肢静息痛，大小便如常，近期体重下降5kg，无明显的其他临床表现。

2. 既往史　高血压8年，使用硝苯地平控释片30mg qd口服；甲状腺手术病史20年，长期使用左甲状腺钠片75μg qd口服；间断服用牡蛎碳酸钙咀嚼片150mg tid。

3. 体格检查　体温36.6℃，脉搏78次/分，呼吸20次/分，血压146/92mmHg。身高174cm，体重61kg，BMI 20.14kg/m^2，腰围90cm，臀围86cm，腰臀比1.05。

4. 实验室检查和影像学检查

（1）6月10日　超声检查：双侧颈动脉硬化伴斑块形成；骨密度：提示低骨量。

（2）9月17日　随机血糖16.20mmol/L，糖化血红蛋白10.4%；总胆固醇5.88mol/L，低密度脂蛋白胆固醇3.36mmol/L；肝功能、肾功能无明显异常；尿常规：pH=5.0，葡萄糖＋＋＋，尿蛋白（±）。

5. 入院诊断 ①2 型糖尿病；②高血压；③甲状腺功能减退症；④高脂血症；⑤骨量减少。

6. 入院初始用药医嘱 见表 14－8。

表 14－8　入院初始用药医嘱

用药原因	药品	单次剂量	频次	开始时间
糖尿病	盐酸二甲双胍片	1000mg	bid	2024 年 9 月 20 日
	门冬胰岛素注射液	8U 早－6U 中－6U 晚	tid	2024 年 9 月 20 日
	甘精胰岛素注射液	12U	qn	2024 年 9 月 20 日
血脂异常	阿托伐他汀钙片	10mg	qd	2024 年 9 月 20 日
高血压	硝苯地平控释片	30mg po	qd	2024 年 6 月 10 日
甲状腺功能减退症	左甲状腺素钠片	75μg	qd	2024 年 6 月 10 日
骨量减少	牡蛎碳酸钙咀嚼片	150mg	tid	2024 年 6 月 10 日

（二）药物重整

1. 用药相关信息的收集、入院时初始用药医嘱与入院前用药清单的比较 见表 14－9。

表 14－9　入院时初始用药医嘱与入院前用药比较以及药师的建议

用药原因	药品	单次剂量和给药途径	频次	开始	结束	备注	用药目的	药品	单次剂量	频次	与院外药品比较	药师建议
		入院前用药清单					入院时初始用药医嘱					
糖尿病	盐酸二甲双胍片	250mg po	tid	2024 年 6 月 10 日	入院后继续使用	无恶心、呕吐、腹痛、腹泻等不适	降血糖治疗	盐酸二甲双胍片	1000mg	bid	日剂量增加，给药频次减少	同意增加剂量
	门冬胰岛素 30 注射液	14U 早－12U 晚 ih	早晚餐前	2024 年 6 月 10 日	入院后停用	疑似存在低血糖	降血糖治疗	门冬胰岛素注射液	8U 早－6U 中－6U 晚 ih	三餐前追加	药品选择调整	同意调整品种
							降血糖治疗	甘精胰岛素注射液	12U	qd	药品选择调整	同意调整品种
高血压	硝苯地平控释片	30mg po	qd	2024 年 6 月 10 日	入院后继续使用	无踝关节水肿、面部潮红或搏动性头痛等不适	抗高血压	硝苯地平控释片	30mg po	qd	入院继续使用，用法用量无变化	建议调整为 ACEI 或 ARB 类，如培哚普利或氯沙坦
甲状腺功能减退	左甲状腺素钠片	75μg	qd	2024 年 6 月 10 日	入院后继续使用	无心慌、怕热或多汗不适					入院继续使用，用法用量无变化	同意继续使用

续表

入院前用药清单							入院时初始用药医嘱				与院外药品比较	药师建议
用药原因	药品	单次剂量和给药途径	频次	开始	结束	备注	用药目的	药品	单次剂量	频次		
血脂异常							调血脂抗动脉硬化治疗	阿托伐他汀钙片	10mg	qd	新增药品	同意新增该药
							抗血小板治疗	阿司匹林肠溶片	100mg	qd	有适应证但一直未用药品	建议评估后新增该药
骨量减少	牡蛎碳酸钙咀嚼片	150mg po	tid	2024年6月10日	入院后继续使用	无不适	补充钙剂	牡蛎碳酸钙咀嚼片	150mg po	tid	入院继续使用,用法用量无变化	建议调整为每日一次使用的钙剂品种,如维生素D钙咀嚼片

2. 识别问题、解决方案及与医患沟通要点 见表 14-10。

3. 分析及小结 本案例中共发现了 5 个用药相关问题（表 14-10）。

（1）患者依从性差 糖尿病是临床常见的内分泌疾病，患者需要长期用药甚至终身用药控制血糖，将血糖控制在比较合理的范围内，以防止或延缓并发症的发生，提高患者的生活质量。患者已出现口干多饮 10 余年，因以往对糖尿病及其并发症不够重视，未规律服药和监测血糖，并出现糖尿病相关并发症，血糖控制不理想，影响了患者的生活质量及疾病预后。因此，临床药师应采取科学、有效的方式提高患者用药依从性。

（2）需要增加抗血小板药物治疗 糖尿病是心血管疾病的独立危险因素，糖尿病患者常常合并高血压、血脂异常等心血管疾病的重要危险因素。糖尿病患者发生心血管疾病的风险较正常人增加 2～4 倍，降压、调血脂、抗血小板治疗对预防心血管疾病非常重要。该患者 54 岁，高血压、血脂异常，动脉粥样硬化，入院已新增使用阿托伐他汀钙片，同意新增该药物。中华医学会糖尿病学分会制定的《中国 2 型糖尿病防治指南（2020 年版）》指出：糖尿病患者合并动脉粥样硬化性心血管疾病（ASCVD）需应用阿司匹林（75～150mg/d）作为二级预防，同时需要充分评估出血风险。该患者年龄大于 50 岁，血脂异常，双侧颈动脉硬化伴斑块形成，无出血风险，结合患者意愿，该患者应增加抗血小板治疗，如使用阿司匹林肠溶片。

（3）未自我监测血糖或规律复诊 血糖监测是糖尿病管理中的重要组成部分，其结果有助于评估糖尿病患者糖代谢紊乱的程度，制订合理的降糖方案，同时反映降糖治疗的效果并指导治疗方案的调整。建议所有糖尿病患者均需进行自我血糖监测（SMBG）。在接受胰岛素治疗的患者中，应用 SMBG 能改善代谢控制，有可能减少糖尿病相关终点事件。

（4）药物选择不适宜 根据《中国 2 型糖尿病防治指南（2020 年版）》，糖尿病合并高血压首选 ACEI 或 ARB 类降血压药物。对于合并高血压的糖尿病患者，使用 ACEI 或 ARB 类药物可延缓白蛋白尿进展，如培哚普利或氯沙坦。

（5）存在不良药物相互作用。左甲状腺素钠服用时间需与钙剂间隔 4 小时。选择每日一次的钙剂补充方案，如维生素 D 钙咀嚼片 600mg qd，以便于与左甲状腺素钠片服药时间充分间隔。建议在早餐前 1 小时口服左甲状腺素钠片，中餐或晚餐后嚼服维生素 D 钙咀嚼片。

表 14 –10 入院药物重整发现的问题、解决方案及与医患沟通要点

序号	问题描述	解决方案	与医生沟通要点	与患者沟通要点
1	用药依从性差，药物使用不规律，自行停药	问诊沟通，充分了解用药依从性差的原因，进行用药教育	患者用药依从性差，尽可能选择给药频次较少、低血糖风险较低的药物治疗；使用动态血糖监测，避免每日多次采集毛细血管血糖，减少痛苦以提高用药依从性	①提醒遵医嘱用药的重要性，避免或延缓病情发展；②告知降血糖速度不可过快，以免造成不适，减少患者的不必要焦虑；③警惕低血糖风险，出现心慌、冷汗、乏力等不适时及时告知处置；④新增药物或原方案增加剂量，可能出现恶心等胃肠不适，一般比较轻微不影响继续使用，难以耐受时可进行调整；⑤用药疑问及时咨询，避免误区
2	没有血糖自我监测及按期规律复诊，可能存在低血糖或血糖控制不达标	结合病史分析既往胰岛素治疗期间的低血糖原因，鼓励患者购买血糖仪	查糖化血红蛋白评估近一段时间血糖控制状况，复诊不规律患者需适当放宽血糖控制目标，使用低血糖风险较低药物	提醒按时监测血糖并记录，血糖自我监测与医院复诊检查相结合，分析低血糖等血糖异常情况的原因
3	有抗血小板治疗适应证但未用药	排除禁忌证，增加阿司匹林肠溶片或其他抗血小板药物治疗	评估抗血小板治疗适应证，完善相关检查排除禁忌证，选择合适药物	了解药品不良反应史，是否存在出血性疾病、胃溃疡等消化道疾病。抗血栓治疗用药过程中如出现频繁牙龈出血、皮下血点、鼻出血等情况，应及时就诊评估
4	存在不良药物相互作用	左甲状腺素钠服用时间需与钙剂间隔 4 小时	选择每日一次的钙剂补充方案，以便于与左甲状腺素钠片服药时间充分间隔	早餐前 1 小时口服左甲状腺素钠片，中餐或晚餐后使用钙片
5	药品选择不适宜	糖尿病合并高血压患者首选 ACEI 或 ARB 类，如培哚普利或氯沙坦	ACEI 或 ARB 类降血压药具有肾脏保护作用，可延缓糖尿病肾病的发生或发展	降血压治疗方案调整，增加自我监测血压，如出现头晕、头痛等疑似血压波动，及时告知

（夏 泉）

书网融合……

题库

重点小结

第十五章　药学门诊服务

PPT

学习目标

1. 通过本章的学习，掌握药学门诊的服务流程、服务内容；熟悉综合医院药学门诊建设思路；了解药学门诊的政策背景和目前国内外药学门诊发展现状、社会效益和不足等。

2. 具备开展药学门诊所需的临床药学思维能力、药学文书书写能力、文献检索和阅读文献能力、沟通能力和法律风险思维。

3. 通过"科学精神和"人文精神"的辩证统一、融会贯通，培养大学生的求真、求善、求美的职业精神，增强大学生的使命担当。

知识拓展

药学门诊过程中需要大学生既具有"合理用药为核心"的科学精神，又具有以"以人为本"的人文精神。科学是一把双刃剑，它为善，可以为人类造福；为恶，可以毁灭整个人类。人文精神是普遍的人类自我关怀，是对人的尊严、价值、命运的维护、追求和关切。科学精神和人文精神是人类精神的"两翼"，科学求真，人文求善、求美，通过药学门诊的实例教学，最终达到大学生的人文精神、科学精神和职业使命的塑造，树立良好的社会主义核心价值观。

药学门诊（pharmacist - managed clinics，PMC）又称药师门诊，工作模式主要沿用药物治疗管理（medication therapy management，MTM）模式，即医生转诊特定的患者到药学门诊，药师开展通过信息收集、用药评估、计划制定、计划执行、随访，以达到发现和解决用药问题、改善临床结局、节约医疗费用的目的（图15-1）。

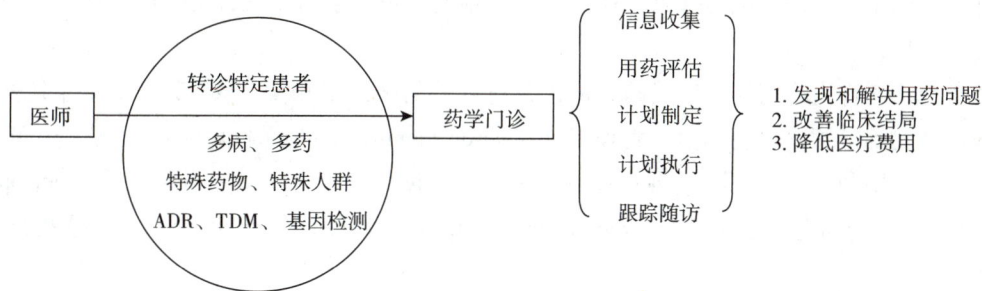

图 15 - 1　药学门诊的模式

第一节　药学门诊概述

一、药学门诊的定义

2019 年，中国医院协会指出药学门诊指由具有药学专业技术优势的药师对门诊患者提供用药评估、用药调整、用药计划、用药教育及随访管理的一种服务模式。

2024 年颁布的《药学门诊岗位服务流程和操作规范》进一步明确药学门诊是指以优化药物治疗效果，保障用药安全，节约药物治疗费用，改善患者生活质量为目的，由医疗机构取得相应资质的药师对患者提供用药评估、用药调整建议、用药指导、用药教育、随访计划等一系列专业化药学技术服务的门诊。

二、药学门诊的政策背景

我国药学门诊的开设得到了国家政策的大力支持，国家卫生健康委发布多份文件均提及鼓励医疗机构开设药师咨询门诊、合理用药咨询或药物治疗管理门诊及药学门诊，如 2017 年发布的《关于加强药事管理转变药学服务模式的通知》（国卫办医函〔2017〕26 号）；2018 年发布的《关于加快药学服务高质量发展的意见》（国卫医发〔2018〕45 号）强调了药学服务模式向"以患者为中心"和"重点加强药学专业技术服务、参与临床用药为中心"转型，鼓励医疗机构开设药物治疗管理门诊，为重点患者人群提供全覆盖的个性化药学服务）；2020 年颁布的《关于印发加强医疗机构药事管理促进合理用药的意见的通知》（国卫医发〔2020〕2 号）鼓励医疗机构开设药学门诊，为患者提供用药咨询和指导。2021 年 10 月发布了《医疗机构药学门诊服务规范》，规范药学门诊建设。在上述政策的支持下，各地药学门诊蓬勃发展。2023 年，国家卫生健康委、国家中医药局、国家疾控局 3 部门联合印发《全国医疗服务项目技术规范（2023 年版)》，于国家层面首次纳入药师门诊诊察、处方/医嘱药品调剂、住院患者个性化用药监护 3 个药学服务收费项目，随后各个省市（河北、北京、湖南、湖北、江西、福建、山东）医保局新增药学门诊收费，给药学服务转型发展一剂"强心针"。

三、国内外药学门诊发展现状

（一）国外药学门诊发展现状

20 世纪 90 年代，国外就开展药学门诊服务。从 1995 年美国临床药师开始在门诊为患者提供抗凝等慢病治疗服务，到 2009 年美国临床药师建立首个氯氮平药物治疗管理门诊，美国药学门诊发展迅速。在亚洲，日本名古屋大学 2000 年开展华法林抗凝门诊，随着医疗行业的持续进步与发展，日本其他机构也陆续开展了药学门诊的实践与探索。通过近几十年的不断探索与发展，国外药学门诊已逐渐形成了成熟完整的体系模式。

国外药学门诊工作内容与模式以美国为例，目前开展的模式沿用 1997 年美国卫生系统药师协会提出的发展协同药物治疗管理，药物治疗管理（medication therapy management，MTM）模式。MTM 模式包括 5 个核心要素，即药物治疗回顾（medication therapy review，MTR）、个人用药记录（personal medication record，PMR）、药物有关活动计划（medication – related action plan，MAP）、干预和或提出参考意见、记录和随访。

目前国外已经开展的药学门诊有高血压药学门诊、戒烟门诊、丙型肝炎药学门诊、抗凝药学门诊、糖尿病药学门诊、艾滋病药学管理门诊、癌症药学门诊、脂质管理药学门诊和国际旅行门诊等。

（二）国内药学门诊发展现状

我国药学门诊从 2009 年医改政策落实后才逐步发展起来。最初开展药学门诊的大多是大型三甲医院，如南京鼓楼医院于 2010 年开始开展医师 – 药师联合门诊，北京大学第一人民医院于 2012 年开始开展肾病药学门诊，北京天坛医院于 2013 年开始开展抗凝药学门诊等。随着医疗改革的不断推进，我国开展药学门诊的医疗机构不再局限于大型三甲医院，已逐步扩展到二级医院、社区中心等基层医疗机构。

我国药学门诊的实施模式为独立药学门诊和联合门诊；出诊专业分类主要包括慢性病（如高血压、2型糖尿病、慢性阻塞性肺疾病、哮喘）、疼痛管理、骨科、咳喘、肿瘤、儿科、妇科、抗凝管理、肾病、营养、抑郁症以及其他等多个类别。

1. 联合门诊　包括专科/专病医师药师联合门诊和多学科联合门诊，其中专科/专病医师药师联合门诊的专业方向主要有抗凝、妊娠/哺乳期用药、慢性病用药、呼吸系统用药、内分泌系统用药、神经系统用药、心血管系统用药等以及互联网医师药师联合门诊。多学科联合门诊（MDT）是指由来自两个以上不同学科的专家组成固定工作组，针对某种疾病进行定期、定时、定址的临床讨论，最终提出临床诊疗方案的门诊工作模式，一般由高级职称的医务人员参加，分工明确，药师以解决用药难点及分析不良反应、药物相互作用，优化给药方案为主，收费比其他门诊高，目前国内有条件开设MDT门诊的医疗机构均为三级甲等公立医院，药师参与MDT门诊的相对较少。

2. 独立药学门诊　包括药学专科/专病门诊和药学综合门诊。药学专科/专病门诊中开设专业方向主要有心血管系统用药、呼吸系统用药、内分泌系统用药、妇产用药、肿瘤用药、慢性病用药等。

此外，药师独立门诊类型还包括互联网药学门诊、上级医疗机构与社区联合药学门诊等。2018年4月国务院办公厅印发了《关于促进"互联网+医疗健康"发展的意见》，"互联网+药学门诊"成为时代发展的潮流。药师通过微信群、手机APP等网络服务让患者在家中便能生动形象地理解药学教育内容，而且私密性较强，深受年轻患者的喜爱，也是今后药物咨询服务发展的重点方向。"互联网+药学门诊"存在咨询对象年轻化、咨询问题描述不准确、咨询平台建设和维护难等问题，部分患者仍需到医院复查相关指标才能确定下一步用药剂量，不能简单"在线指导"了事。同时，该模式要求药师需掌握相应的互联网技术，具有一定的局限性，仍需不断摸索和完善。

除了常规的药学门诊外，还有医疗机构开设了特色药学服务门诊，如新疆维吾尔自治区人民医院开设了医保审核门诊、昆明医科大学第一附属医院开设了药品分剂量门诊等。

第二节　综合医院药学门诊建设

国家卫生健康委员会、中国医院协会药事专业委员会和广东省药学会等部门或团体陆续发布了药学门诊的指导意见、（试行）标准与规范（其中2019年中国医院协会药事专业委员会《医疗机构药学服务规范》对于药学门诊的建设标准进行详细的规定），为全国医疗机构的药学门诊开设提供了有益参考。在总体的规范与标准框架下，一系列专科药学门诊规范和管理专家共识出台，推动了专科临床药学服务向药学门诊服务的延伸，促进了药学门诊的良性发展。例如肿瘤（试行）、乳腺癌以及结直肠癌药学门诊管理规范的发布，进一步将药学门诊的管理标准、工作流程与服务内容具体化，并提供了记录清单、评估量表以及随访记录表，为肿瘤专科以及其他专科开设药学门诊提供了参考。2024年7月中国医院协会、中华医学会、中国医师协会紧缺人才－药师岗位培训项目办公室颁布了《药学门诊岗位服务流程和操作规范》，为全国药学门诊的统一规范化开展提供了标准模板。

一、制度建设

（一）药学门诊工作制度建立

药学门诊服务工作应当建立相关制度，包括日常工作制度、首诊负责制度、团队协作制度等。

1. 日常工作制度　设置有固定的出诊时间表，药师出诊时间不得随意变动，如因故不能按时应诊，须遵循本医疗机构门诊停诊换诊规定，提前办理相关手续。出诊不得迟到、早退。

门诊实行叫号就诊，鼓励预约就诊，做到一室一患。

出诊药师应仪表整洁，着装整齐，佩戴胸卡。

出诊药师应专心提供药学服务，停止一切可能影响诊疗的活动，手机应调成静音状态，必须接、打电话时，应向患者说明。

出诊药师应做到礼貌、热情、大方，说话和气文明，耐心解决患者的问题，展示良好的医德医风。

2. 首诊负责制度 医疗机构药学门诊应设立首诊药师负责制度。出诊药师对首次就诊的患者应详细询问病史和用药史，建立完整的药物治疗管理档案。

3. 团队协作制度 医疗机构药学门诊出诊药师应成立药学门诊多学科合作团队。药学门诊多学科合作团队以本专业药师为主，其他专业药师协助，共同解决疑难问题，提高药学门诊工作质量。

（二）人员准备

1. 人员准入标准 医疗机构从事药学门诊工作的药师应满足以下条件之一。

（1）取得临床药师岗位培训证书、主管药师及以上专业技术职务任职资格并从事临床药学工作 2 年及以上。

（2）具有高级职称、从事临床药学工作 2 年及以上。

2. 继续教育培训 医疗机构应组织、支持出诊药师继续教育培训，培训内容包括药学专业知识、专业技能、沟通技巧、行业法规等，并做好记录。鼓励以省级为单位进行统一培训。

（三）服务场所准备

医疗机构应当提供与药学门诊工作相适应的服务场所。

1. 药师独立门诊 包含专科门诊和综合门诊，应设置固定的药学门诊诊室，诊室环境有利于保护患者隐私。

2. 药师参与门诊 包括医师－药师联合门诊和多学科合作门诊，可与团队共用诊室或独立诊室，保证患者就诊便利和保护患者隐私。

（四）软硬件设备准备

医疗机构应当配备与药学门诊工作相适应的软硬件设备。

1. 药学门诊应配备专业参考书、专业文献数据库、用药教育材料、教具、相关法规及制度汇编等药学工具。

2. 诊室电脑安装有医院信息系统（HIS）等诊疗支持系统，可以查询患者门诊及住院诊断、检验、检查、用药等诊疗记录资料。

3. 鼓励构建信息化药师工作站，将药学门诊相关工作文档电子化。应制定信息系统相关的安全保密制度。

（五）明确服务对象

药学门诊服务于任何对用药有疑问的患者，重点包括以下患者。

1. 患有一种或多种慢性病，接受多系统、多专科同时治疗的患者，如慢性肾脏病、高血压、糖尿病、高脂血症、冠心病、脑卒中等疾病的患者。

2. 同时服用 5 种及以上药物的患者。

3. 正在服用特殊药物的患者，包括高警示药品、糖皮质激素、特殊剂型药物、特殊给药时间药物等。

4. 特殊人群，如老年人、儿童、妊娠期与哺乳期妇女、肝肾功能不全者等。

5. 怀疑发生药品不良反应的患者。

6. 需要药师解读治疗药物监测（如血药浓度和药物基因检测）报告的患者。

(六) 药学门诊质量管理、评价与持续改进

医疗机构应将药学门诊纳入本机构的医疗质量管理与控制体系之中，通过制定和执行相关管理规范与规章制度，确保药学门诊服务的标准化与高质量。同时，定期对药学门诊进行检查和考核，及时发现和改进存在的问题，不断提高医疗质量和保障医疗安全。

医疗机构药学部门应建立药学门诊质量监测指标体系，对药学门诊服务质量进行评价，定期总结相关工作，持续改进，不断提高服务质量。药学门诊具体质量分析指标参考如下：①药学门诊记录的完整性；②药学服务内容的规范性；③实施药学随访数量；④医药团队协作性；⑤患者满意度评价；⑥强化质量管理。

同时，药学部门应积极寻求适宜的药学门诊服务模式，以推动其可持续发展。此外，出诊药师也需主动参与学术交流与学习，开展相关研究，不断提升自身的服务能力。

二、药学门诊的服务内容和标准流程

为了保障药学门诊的有序开展，实现优化药物治疗效果、保障用药安全、节约药物治疗费用、改善患者生活质量的目的，需要明确药学门诊的服务内容和流程，有助于广大药师参与药学门诊的实操。

《药学门诊岗位服务流程和操作规范》明确药学门诊服务内容包括明确就诊目的、患者信息收集、药物方案评估、用药调整建议、用药教育、制定随访方案、记录存档等环节。患者就诊服务流程和内容如图 15-2 所示。各专业药学门诊流程图应基于本流程，结合专业服务特色，以优化疾病管理或解决患者需求为导向来制定。

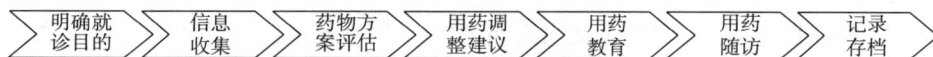

明确就诊目的 ▷ 信息收集 ▷ 药物方案评估 ▷ 用药调整建议 ▷ 用药教育 ▷ 用药随访 ▷ 记录存档

图 15-2　药学门诊服务流程

(一) 明确就诊目的

药师在接诊时应首先与患者沟通，明确患者此次就诊的原因、在药物治疗方面的诉求，以确认是否适宜接诊，并确定信息收集的重点内容。各专业门诊可根据本专业特色，总结常见的患者就诊目的。

(二) 患者信息收集

包括患者基本信息（年龄、性别、个人史等）、疾病信息（现病史、过敏史、辅助检查结果等）、用药信息（用药情况、用药依从性、药品不良反应史等）、需求信息（患者需要解决的用药问题、对药物疗效的期望等）等。

(三) 药物方案评估

出诊药师应具备一定的临床思维能力，可从适应证、有效性、安全性、依从性等方面进行分析。用药分析时基于循证证据但不局限于证据进行综合分析。重点关注患者的治疗需求，结合患者个体情况、所患疾病、所用药物监测结果分析、确定药物治疗相关问题。

(四) 用药调整建议

针对患者目前存在的药物治疗相关问题，结合患者的个体化需求，提出药物治疗方案调整建议。药师可通过协议处方权、与相关医师沟通等方式进行治疗方案的调整和转诊。药师可以通过与患者沟通的方式提供生活方式调整建议。

(五) 用药教育

提供个体化用药教育，对患者在药物治疗过程中存在的问题，结合患者治疗需求，进行针对性的用

药指导，增强患者对疾病及药物的了解，并正确使用药物，提高用药依从性。

对药品的适应证、用法用量、注意事项、不良反应及生活方式调整等进行指导，核实患者对药师建议的理解和接受程度。

（六）制定随访方案

根据患者情况制定随访计划，随访内容包括药物治疗目标评价、是否出现新的药物治疗相关问题、是否发生药品不良反应、用药依从性是否良好、跟踪检查结果等，并确定随访周期。

（七）记录存档

完成药学门诊药历记录。记录内容应包括患者基本信息、疾病史、用药清单、用药教育内容、用药调整建议等，并根据专业特色增加相关内容。

三、药学门诊的文书标准

药学门诊文书电子化和格式规范化对于药学门诊的开展尤为重要。根据药学门诊服务流程各个环节，需要建立相应的文书格式。

《医疗机构药学服务规范》指出药学门诊应为每位患者建立药物治疗管理档案，包括患者相关信息、患者用药清单、药物治疗评价、药物治疗相关行动计划等。非首次就诊患者应调出档案，进行更新。药物治疗管理档案应在 24 小时内完成，保存时限同门急诊病历保存要求。鼓励各专业药学门诊构建统一的药物治疗管理档案并进行信息化管理。

药学门诊的文书主要包括：①药学门诊出诊记录文书，即记录在电子信息系统的文书，独立药学门诊、医药联合门诊、MDT 门诊的出诊记录文书有所不同；②为患者提供的药学服务文书，如药物服用计划表、用药建议、用药干预意见、健康生活方式指导等相关工作表单及患者教育的辅助材料。

（一）药学门诊出诊记录文书

药师应在 HIS 系统中准确记录门诊药学服务的主要内容，形成出诊记录并签名。目前我国尚未形成统一规范的出诊记录书写记录。《肿瘤药学门诊规范（试行）》建议对于复杂病例，鼓励按照 SOAPO 方法［主观信息（subjective）－客观信息（objective）－评估（assessment）－计划（plan）－结果（outcomes）］详细记录。图 15－3 是更年期 MDT 门诊的出诊记录的示例，供参考。

**医院

门诊多学科联合会诊病历

姓名：*** 性别：** 年龄：** ID号：***

- 发起科室：妇科
  - 主诉：反复嗳气呃逆4+年，月经稀发1+年，停经6+月
  - 现病史：
  - 既往史：冠脉支架植入术后，氯吡格雷75mg qd。
  - 家族史：
  - 专科查体：
  - 辅助检查结果：
  - 诊断：
  - 会诊目的：

  妇科医生签名　　就诊时间
- 受邀科室：
  - 应邀会诊，病史同前。（可补充填写）
  - 专科查体：同发起科室（可补充填写）
  - 辅助检查结果：同发起科室（可补充填写）
  - 处理意见：

  消化科医生签名　　就诊时间
- 受邀科室：
  - 应邀会诊，病史同前。（可补充填写）
  - 专科查体：同发起科室（可补充填写）
  - 辅助检查结果：同发起科室（可补充填写）
  - 处理意见：氯吡格雷主要经CYP2C19代谢，雌激素主要经CYP3A4代谢，两者目前无明确药物相互作用。

  药学门诊医生签名　　就诊时间
- 综合诊疗意见（总结）
  - 诊断：
  - 补充检查项目：
  - 治疗意见：
    - 妇科
    - 消化科
    - 药剂科

  妇科特需医生签名　　就诊时间

图 15－3　更年期 MDT 门诊出诊记录

（二）药学服务文书

2024 年中国医院协会制定了统一的用药评估、用药重整、用药教育和随访环节的文书，用于药学门诊的记录存档和药学规范化教育。

1. 药学门诊药历记录　是药学门诊必需的文书，包括患者基本情况（基本信息、现病史、既往史、既往用药信息、家族史、过敏史、不良反应史、不良嗜好、诊断、当前用药记录）、客观指标（体征、辅助检查）、药物治疗相关问题（4 大类 7 种用药问题）评估、监护计划（适应证、有效性、安全性、依从性）、随访计划等，详见表 15 – 1。

表 15 – 1　药学门诊患者用药档案（药历）

第一部分　患者基本情况							
姓　名：					性　别：		
年　龄：					民　族：		
身　高：					体　重：		
ID　号：					电　话：		
就诊原因：							
现病史：							
既往史：							
既往用药史：							
家族史：							
过敏史：							
不良反应史：							
不良嗜好（烟、酒、药物依赖）：							
诊断：							
当前用药记录							
药物		作用	服用方法				开始用药日期	是否发生过不良反应
名称	规格		早	中	晚	睡前		
第二部分　客观指标							
血压_____ mmHg；心率_____ 次/分；体温_____ ℃；呼吸_____ 次/分							
辅助检查结果：							
第三部分　药物治疗相关问题评估							
一、适应证	患者存在的药物治疗相关问题						
不必要的药物治疗 —无适应证 —重复治疗 —用一种药物治疗其他药物引起的不良反应 —更适合采用非药物治疗 需要增加药物治疗 —存在未治疗病情或疾病 —应给予预防性药物治疗 —需要增加药物治疗以加强疗效							

续表

二、有效性	
无效药物 —病情对药物耐受或抵抗 —药物剂型不合适 —所用药物对当前病症无效 给药剂量过低 —剂量过低，无法产生预期疗效 —给药间隔时间太长以至于无法产生预期疗效 —药物相互作用减少了药物的有效剂量 —疗程过短，不能产生预期疗效	
三、安全性	
药品不良反应 —发生了与剂量无关的不良反应 —药物对患者不安全 —药物相互作用导致了与剂量无关的不良反应 —给药方案更换频繁 —药物引起过敏反应 —由于危险因素的存在导致药物成为使用禁忌 —所用剂型不适宜 给药剂量过高 —给药剂量过高 —给药间隔过短 —给药时间过长 —药物相互作用导致毒性反应 —单剂量给药速度过快	
四、依从性	
依从性不佳 —患者不理解药品说明书 —患者不愿意服药治疗 —患者忘记服药 —药品对于患者太贵 —患者不能吞咽或自行服用药物 —患者得不到药物	
第四部分　监护计划	
1. 适应证　存在未治疗的病情和疾病	
2. 有效性　存在病情对药物耐受和抵抗以及药物治疗剂量过低	
3. 安全性　可能存在药物相关的不良反应	
4. 依从性　患者存在忘记服药	
第五部分　随访计划	

记录时间：　　　　　　　　　　　　　　　　记录人：

2. 门诊患者药物重整记录表　如药师进行了药物重整，可以记录在《药学门诊患者药物重整记录表》，包含了基本信息、过敏史、药物重整及理由等，详见表 15 - 2。

表 15 - 2　药学门诊患者药物重整记录表

患者姓名		年龄		性别	
就诊时间		门诊号			
诊断		过敏史			

续表

药品名称 （通用名）	用法用量	开始时间	停止时间	药物重整建议及理由

3. 药学门诊患者用药教育单　药师如对患者进行患者教育，可以统一记录在《药学门诊患者用药教育单》，包含患者基本信息、药品信息、药物过敏和不良反应史、用药依从性、患者教育（包括主要治疗药物常见不良反应、注意事项以及药物间的相互作用教育；用药期间饮食、生活方式教育；药物相关的检查检验教育；随访计划等），详见表 15 - 3。

表 15 - 3　药学门诊患者用药教育单

姓名：　　　　　　性别：　　　　　　年龄：　　　　　　门诊号：

临床诊断	
用药史及 特殊需求	药物过敏及不良反应史　□是（具体药物　　　　）　□否 用药依从性　　　　□非常好　□好　□一般　□较差　□很差 特殊人群　　　　　□肝功能不全　分级：_____ □肾功能不全　分级：_____ □是否妊娠或备孕　□是（　　周）　□否 □是否正在母乳　□是　　　　　□否 □新生儿 □婴幼儿 □儿童　体重：_____ kg □老年人

治疗 药物	药品名称及规格	用法用量	注意事项

患者教育 内容	包括主要治疗药物常见不良反应、注意事项以及药物间的相互作用教育；用药期间饮食、生活方式教育；药物相关的检查检验教育；随访计划等

有任何有关药物的疑问，请及时与药师联系！联系电话：××××
药师：　　　　　　　　　　　　日期：

4. 药学门诊患者随访表单　药师如对患者进行随访时统一记录在《药学门诊患者随访表单》，包含随访日期、新增症状、体征、辅助检查、生活方式、服药依从性、用药变更、不良反应、药物治疗问题等，详见表 15 - 4。

表 15 – 4 药学门诊患者随访表单

随访日期		年 月 日				
新增症状						
体征						
辅助检查及日期						
生活方式	日吸烟量（支）：＿＿＿＿＿			摄盐情况（咸淡）：轻/中/重		
	日饮酒量（两）：＿＿＿＿＿			心理调整： 1良好 2一般 3差		
	主食（克/天）：＿＿＿＿＿			遵医行为： 1良好 2一般 3差		
	运动：＿＿＿＿次/周，＿＿＿＿分/次					
服药依从性	1规律 2间断 3不服药					
药物应用变更	1无 2有，药品名称及用法用量：					
	药品不良反应		1无 2有			
	疾病药物治疗问题及建议					
	此次随访分类		1控制满意 2控制不满意 3不良反应 4并发症			
	下次随访日期					
	随访药师签名					

第三节　开展药学门诊需要掌握的技能 🄴微课

药学门诊的过程主要包括患者信息收集、用药方案评估、用药干预或建议、用药教育、随访指导等，并强调医药沟通技巧、医疗文书管理、质量控制与持续改进等环节，最终改善患者用药的临床结局、人文结局与经济结局。

药学门诊主要需要掌握五种的能力：①临床药学思维能力，如信息收集、用药评估、药物重整、用药咨询、用药教育的能力；②掌握文献检索和阅读文献的能力；③掌握药学文书书写能力；④掌握沟通技巧（药学问诊）；⑤培养法律风险意识，特别在与患者沟通、用药档案（门诊药历）书写时；培养隐私保护、团队协作意识等。

（一）临床药学思维能力

主要包括进行用药评估、药物重整、用药咨询、用药教育等。信息收集指收集患者基本信息、健康信息、用药信息、需求信息等，并掌握一定的问诊技巧；用药评估指从药物治疗适应证、有效性、安全性、经济性、依从性等方面进行评估；药物重整指对比患者正在使用的药物与医嘱的差异，若存在不适宜用药或出现不一致情况，提出用药方案调整建议；用药建议指经评估后发现患者存在用药不适宜问题的，药师应当提出用药方案调整建议；用药咨询指解答患者提出的用药疑问，并给出明确的药学建议；用药教育指采取口头、书面材料、实物演示等为患者提供教育指导，包括药品的适应证、禁忌证、用法用量、用药时间、用药疗程、注意事项、药品不良反应以及生活方式指导等。

（二）药历书写能力

为患者建立患者用药档案（药历），准确记录患者基本信息、用药信息（含处方药/非处方药、中草药、保健品等）、辅助检查、用药评估与用药建议、随访指导等。

（三）文献检索和阅读文献能力

文献检索和阅读文献主要包括检索策略的构建、数据库选择、文献筛选、阅读文献思路训练等。

1. 制定检索策略　针对药学门诊遇到的问题，提取检索策略，如关键词选择、关键词连接等。如药学门诊问题为口服营养治疗对化疗效果的影响，可以选择"口服营养治疗""ONS""oral nutritional supplements""化疗""Chemotherapy"等关键词；根据查到的文献进一步扩展关键词，同一个内容用OR连接；通过AND进行最后的检索："口服营养治疗"AND"化疗"；"ONS"OR"oral nutritional supplements"AND"Chemotherapy"。

2. 数据库选择　首先可以选择事实型数据库，如UpToDate和Micromedex等数据库。其次中文数据库可以选择知网、万方数据库，英文数据库选择Pubmed、Embase、Cochrane数据库等。需注意每个数据库检索策略区别。

3. 文献筛选　一般选择工具如Scholarshop、endnote进行文献筛选。临床研究一般优先选择指南、系统评价和meta分析、RCT研究，如文献较少，也可以参考前瞻或回顾性研究。

4. 阅读文献思路　非专业领域阅读文献可以通过拆分阅读方式进行快速阅读，包括题目拆解、摘要拆解、明确摘要和文献各部分对应关系、文献拆解。临床研究着重于流程图解读（纳入和排除人群、分组）、一般资料表、森林图、生存曲线、Cox回归曲线图解读能力，学会分析最值、P值等数据的意义，并结合背景和讨论凝练结论。

（四）沟通技巧

《医疗机构药学服务规范》指出药学门诊出诊药师应注意沟通技巧，如开放式提问、主动倾听、同理心、动机性面谈等。应注意特殊人群的沟通技巧，如听力障碍患者、视力障碍患者、语言障碍患者、未成年人等。药师应启发患者提出有关安全、有效地使用药品的相关问题，与患者一起制定个体化的行动计划。

沟通技巧主要包括基本沟通能力、患者沟通能力和临床沟通能力。

1. 基本沟通能力　主要包含着装整洁、举止得体，口齿清晰，耐心倾听，自信表达，沟通交流顺畅等。

2. 患者沟通能力　在药学问诊时尤为重要，与患者沟通以患者为中心，尊重患者，运用适当沟通方式（与患者文化水平相符合的语言或非语言）向患者有逻辑地解释说明，确认对方理解；有良好的倾听能力，具备同理心和共情能力，与患者进行适当地互动。

3. 临床沟通能力　是指药师思路敏捷、条理清晰、语言生动、沟通交流顺畅，有较好的临床和药学思维与处理临床问题的能力，能与医生、护士协作，体现药师的专业水平和价值，掌握知识全面，思考问题具有广度和深度。

（五）法律风险意识

药学门诊决策影响到患者治疗是否有效，药学门诊病历具有法律效力，药师在药学门诊决策时需充分收集客观证据，谨慎书写，切忌主观臆断。

（六）隐私保护意识

门诊出诊药师应尊重患者的隐私权，并确保患者个人隐私不被泄露。一般要求门诊服务在相对安静、单独的房间进行，避免无关人员在场。

（七）团队协作意识

特别是医药联合门诊或MDT门诊时，需与临床科室形成多学科协作模式，对于超出服务范围的患者及时转诊，做好信息互通，更好的解决患者需求。

第四节　药学门诊实例

药学门诊的服务内容包括明确就诊目的、患者信息收集、药物方案评估、用药调整建议、用药教育、制定随访方案、记录存档等环节。本节举例说明抗凝药学门诊和妊娠哺乳药学门诊的服务流程和文书记录。

一、抗凝药学门诊的服务对象、流程和文书

（一）服务对象

诊断明确，需要接受抗栓药物治疗的各类患者。

（二）服务内容和流程

服务内容和流程详见图 15 - 4。

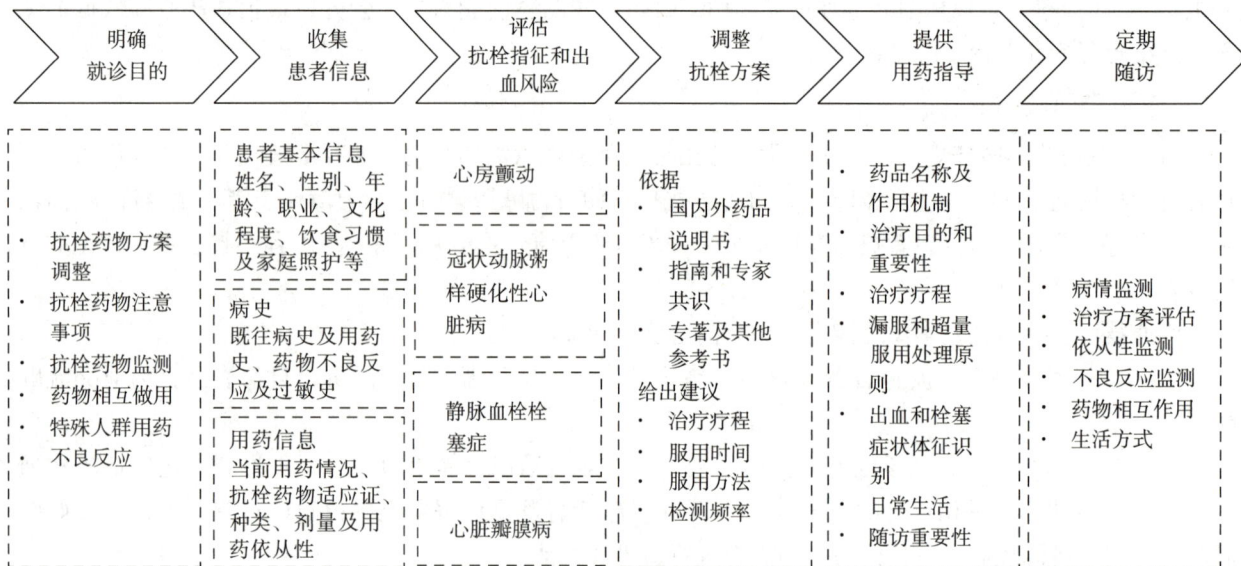

明确就诊目的	收集患者信息	评估抗栓指征和出血风险	调整抗栓方案	提供用药指导	定期随访
· 抗栓药物方案调整 · 抗栓药物注意事项 · 抗栓药物监测 · 药物相互做用 · 特殊人群用药不良反应	患者基本信息 姓名、性别、年龄、职业、文化程度、饮食习惯及家庭照护等 病史 既往病史及用药史、药物不良反应及过敏史 用药信息 当前用药情况、抗栓药物适应证、种类、剂量及用药依从性	心房颤动 冠状动脉粥样硬化性心脏病 静脉血栓栓塞症 心脏瓣膜病	依据 · 国内外药品说明书 · 指南和专家共识 · 专著及其他参考书 给出建议 · 治疗疗程 · 服用时间 · 服用方法 · 检测频率	· 药品名称及作用机制 · 治疗目的和重要性 · 治疗疗程 · 漏服和超量服用处理原则 · 出血和栓塞症状体征识别 · 日常生活随访重要性	· 病情监测 · 治疗方案评估 · 依从性监测 · 不良反应监测 · 药物相互作用 · 生活方式

图 15 - 4　抗凝药学门诊的服务内容和流程

（1）明确就诊目的　制定抗凝治疗方案，降低出血并发症风险；提高患者依从性，避免血栓并发症。

（2）患者信息收集　收集患者基本信息（年龄、职业、文化程度、饮食习惯和家庭照护者等）、病史（既往病史和用药史、过敏史、不良反应史）和用药信息（当前用药情况、抗栓药物适应证、种类、剂量和用药依从性）等。

（3）抗栓指征及出血风险评估　提供基于循证医学依据的药物风险评估，包括出血和血栓风险评估、个体化用药风险评估等。

（4）抗栓方案调整建议　协助医生和患者确定适宜的用药方案。该方案包括所选择的抗栓药物品种、用药剂量，服用时间及方法，治疗疗程、抗凝效果监测频率等 。

对于接受华法林治疗的患者，若出现国际标准化比值（INR）异常波动，需寻找原因并加强监测频率。若发生大出血事件或 INR 达到危急水平等紧急情况时，应立即启动应急预案，进行有效管理。

（5）开展用药教育　抗栓药物用药教育要点：①明确药物的名称及其作用机制；②阐述用药的目的和治疗的重要性；③说明药物治疗的疗程；④指导漏服或超量服用的处理原则；⑤教育患者识别出血或栓塞的症状和体征，以及紧急情况下的应对措施；⑥日常生活（如饮食和运动）指导；⑦强调定期随访的重要性；⑧对于使用华法林的患者，特别指出剂量调整的原则，INR 监测的重要性、推荐的监测

频率和目标 INR 范围，同时，提醒患者注意可能与华法林有相互作用的药物（包括西药、中药及营养补充剂）和食物，以及如何处理这些相互作用的用药教育。

（6）随访。

（7）记录存档　完成药学门诊药历记录。

（三）举例

患者，女，72 岁，因"华法林抗凝后皮肤瘀斑、牙龈出血"就诊。

（1）明确就诊目的　该患者就诊目的：①患者心率控制不佳，拟调整用药；②华法林抗凝后皮肤瘀斑、牙龈出血，拟调整抗凝方案。建立药历第一部分。

（2）患者信息收集　根据该患者的就诊目的，收集患者基本信息、病史和用药信息等，建立药历第一、第二部分。

（3）抗栓指征及出血风险评估　患者 CHA2DS2 – VASC：4 分，栓塞高风险；HAS – BLED：2 分，出血高风险。患者有抗凝指征。书写在药历第三部分。

（4）用药调整建议　①患者心率控制不佳，建议专科就诊，调整美托洛尔剂量，以及评估是否有射频消融指征或增加控制节律药物以控制房颤发作。②抗凝方案调整。患者 Ccr：47.84ml/min，患者平日不能定期监测 INR 值，之前皮肤瘀斑未予重视，建议停用华法林治疗，换用新型口服抗凝药，如需换用，目前可停用华法林，待 INR < 2.0，以利伐沙班 15mg qd 或艾多沙班片 30mg qd 抗凝。

（5）开展用药教育　利伐沙班片用药教育要点：利伐沙班通过阻断凝血因子发挥抗凝作用，药物相互作用较少，待 INR < 2.0，代替华法林用于患者房颤治疗；利伐沙班应与食物同服，每日 1 次，每次 15mg，如发现漏服，立即补服。关注有无皮肤黏膜、牙龈、鼻部出血，有无黑便等；定期随访。

（6）随访

（7）药历书写和存档　具体内容见表 15 – 5。

表 15 – 5　抗凝药学门诊患者用药档案（药历）

第一部分　患者基本情况						
姓　名：＊＊＊				性　别：女		
年　龄：72				民　族：汉		
身　高：160				体　重：60kg		
ID　号：＊＊＊				电　话：＊＊＊		

就诊原因：心率控制不佳，华法林抗凝后皮肤瘀斑、牙龈出血

现病史：阵发性房颤三年，口服华法林 3mg qd，美托洛尔 47.5mg qd。近期心悸频发，近两日皮肤自发瘀斑，牙龈出血，凝血 INR 3.5

既往史：高血压二十余年，氨氯地平 5mg qd，血压控制可；高脂血症合并动脉粥样硬化 8 年，阿托伐他汀 20mg qn

既往用药史：华法林 3mg qd，美托洛尔 47.5mg qd，氨氯地平 5mg qd，阿托伐他汀 20mg qn

家族史：父母患有高血压病史

过敏史：无

不良反应史：曾服用华法林出现皮肤瘀斑

不良嗜好（烟、酒、药物依赖）：无

诊断：非瓣膜性房颤、高血压、高脂血症合并动脉粥样硬化

当前用药记录

药物		作用	服用方法				开始用药日期	是否发生过不良反应
名称	规格		早	中	晚	睡前		
华法林片	3mg	抗凝			1 片		2021.6.1	皮肤瘀斑

续表

美托洛尔缓释片	47.5mg	控制心率	1片		2021.6.1	否
氨氯地平片	5mg	降压	1片		2021.6.1	否
阿托伐他汀片	20mg	降脂		1片	2021.6.1	否

第二部分 客观指标

血压 130/80mmHg；心率 80 次/分；体温 36.5℃；呼吸 18 次/分

辅助检查结果：
2024-8-27 凝血 INR：3.5，PT：35.1s，PT%：38%，余（-）
2024-8-27 血常规（-）；
2024-8-27 生化 K^+3.8 mmol/L，Cr：89μmol/L，LDL-C：2.12mmol/L，余（-）

第三部分 药物治疗相关问题评估

一、适应证	患者存在的药物治疗相关问题
不必要的药物治疗 —无适应证 —重复治疗 —用一种药物治疗其他药物引起的不良反应 —更适合采用非药物治疗 需要增加药物治疗 —存在未治疗病情或疾病 —应给予预防性药物治疗 —需要增加药物治疗以加强疗效	近期心率控制不佳，建议心电图检查，专科就诊，调整美托洛尔剂量，以及评估是否有射频消融指征或增加控制节律药物以控制房颤发作
二、有效性	
无效药物 —病情对药物耐受或抵抗 —药物剂型不合适 —所用药物对当前病症无效 给药剂量过低 —剂量过低，无法产生预期疗效 —给药间隔时间太长以至于无法产生预期疗效 —药物相互作用减少了药物的有效剂量 —疗程过短，不能产生预期疗效	无
三、安全性	
药品不良反应 —发生了与剂量无关的不良反应 —药物对患者不安全 —药物相互作用导致了与剂量无关的不良反应 —给药方案更换频繁 —药物引起过敏反应 —由于危险因素的存在导致药物成为使用禁忌 —所用剂型不适宜 给药剂量过高 —给药剂量过高 —给药间隔过短 —给药时间过长 —药物相互作用导致毒性反应 —单剂量给药速度过快	（1）药物剂量过高：患者皮肤瘀斑、牙龈出血，INR：3.5，建议停用华法林一次，如后续继续华法林治疗，第二天复查 INR，降到 3 以下时开始服用华法林，可予 2.25mg，服用一周后复查凝血 （2）患者非瓣膜性房颤，CHA2DS2-VASC：4 分，栓塞高风险，HAS-BLED：2 分，出血高风险。Ccr：47.84ml/min。患者有抗凝指征，平日不能定期监测 INR 值，之前皮肤瘀斑未予重视，建议停用华法林治疗，换用新型口服抗凝药，如需换用，目前可停用华法林，待 INR<2.0，以利伐沙班 15mg qd 或艾多沙班片 30mg qd 抗凝
四、依从性	
依从性不佳 —患者不理解药品说明书 —患者不愿意服药治疗 —患者忘记服药 —药品对于患者太贵 —患者不能吞咽或自行服用药物 —患者得不到药物	患者偶尔会漏服药，和患者教育服药重要性

续表

第四部分　监护计划

1. 适应证　存在未治疗的病情和疾病
患者近期房颤发作频繁，需评估是否需增加控制节律的药物，如胺碘酮、普罗帕酮等，或射频消融，建议心内科专科就诊

2. 有效性　存在病情对药物耐受和抵抗以及药物治疗剂量过低
患者目前频发心悸，心率较快，美托洛尔剂量不足，建议心内科专科就诊，复查心电图，增加美托洛尔剂量（可增加至 71.25mg），服用期间注意监测心率、血压，控制心率 80～110 次/分，血压不低于 100～130/60～75mmHg。如心率低于 60 次/分，美托洛尔逐渐减量或停用。如心率控制不佳，血压可耐受。美托洛尔可继续加量

3. 安全性　可能存在药物相关的不良反应
（1）患者皮肤瘀斑、牙龈出血，INR：3.5，建议停用华法林一次，第二天复查 INR，降到 3 以下时开始服用华法林，可予 2.25mg，服用一周后复查凝血。患者可更换为新型口服抗凝药，如需换用，目前可停华法林，3 天后复查 INR，待 INR < 2.0，启用新型口服抗凝药，艾多沙班片 30mg qd 抗凝。服用期间注意有无出血和血栓表现
（2）如出现皮肤大片瘀斑、呕血、咯血、尿中带血、大便带血或发黑、剧烈头痛等，请立即就诊
（3）关注他汀肝、肌肉毒性，如出现厌油、乏力、肌痛，请立即就诊
（4）关注血压、心率情况

4. 依从性　患者存在忘记服药
（1）坚持服用药物，不可突然停药。如出现皮肤大片瘀斑、呕血、咯血、尿中带血、大便带血或发黑，请立即就诊
（2）艾多沙班如果漏服，请立即补服，并于第二天继续每天服药一次。不能因漏服而在同一天服用两倍剂量

第五部分　随访计划

（1）患者皮肤瘀斑、牙龈出血，INR：3.5，建议停药。3 天后复查 INR，待 INR < 2.0，换用新型口服抗凝药利伐沙班 15mg qd，或艾多沙班片 30mg qd 抗凝
（2）建议心电图检查，专科就诊，视情况调整控制心率、控制节律方案
（3）每半年监测肝、肾功能、血钾、全血细胞计数、凝血、尿常规、粪常规

二、妊娠哺乳期药学门诊的服务对象、流程和文书

（一）服务对象

备孕期、妊娠期以及哺乳期群体，为存在药物暴露或用药有疑问的患者提供专业药学服务。

（二）服务内容

包括明确就诊目的、患者信息收集、药物方案评估、用药调整建议、用药教育、制定随访方案、记录存档等环节。就诊服务流程可参考图 15-5。

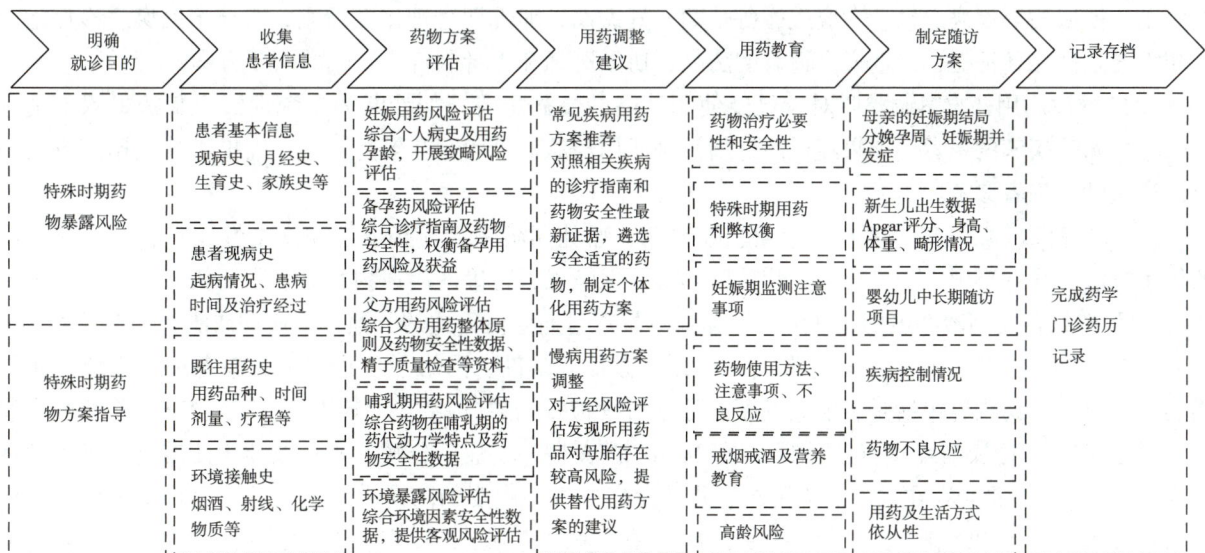

图 15-5　妊娠哺乳期药学门诊的服务内容和流程

1. 明确就诊目的 需要明确患者此次就诊的原因及药物治疗主诉。

（1）备孕期、妊娠期、哺乳期药物或环境因素暴露风险评估。

（2）备孕期、妊娠期、哺乳期疾病用药方案推荐或调整。

（3）备孕期、妊娠期、哺乳期疾病用药指导及依从性教育。

（4）父方备孕期药物暴露风险评估或用药方案调整。

2. 患者信息收集 根据就诊目的收集相关信息，包括患者基本信息、个人史（基础病史、家族史、生育史及不良孕产史、月经史、末次月经及孕周等）、药物暴露情况（用药目的、暴露时间、药物品种、用法用量、用药起止时间、合并用药等）、其他风险暴露信息（烟、酒、射线、毒物等）、检查检验结果（HCG、B超或其他产检结果、精子质量检查等）。哺乳期患者还需收集新生儿/婴幼儿情况等。建立包括药历、随访记录在内的个人信息档案。

3. 药物方案评估 本专业药物方案评估以备孕期、妊娠期、哺乳期药物暴露风险评估为主，通过综合考量患者的个人史和疾病史、药物安全性证据、药物使用时间等资料，为患者提供专业的评估。

（1）妊娠期用药风险评估 综合患者个人史、药物致畸风险证据、药物暴露情况、妊娠期产检结果等资料，确定患者就诊时的孕龄及用药时的孕龄，开展基于循证的、客观的致畸风险评估，为患者自行决策提供依据。

（2）备孕期用药风险评估 综合临床疾病诊疗指南的推荐意见及药物安全性证据等多方权威证据，权衡备孕期用药的风险与获益，为患者提供个体化的致畸风险评估和用药建议。

（3）父方用药风险评估 综合父方用药对胎儿影响的整体原则、父方所用药物的安全性证据、精子质量检查等资料，确定父方用药时孕妇的孕龄，为父方用药开展个体化的药物暴露风险评估。

（4）哺乳期用药风险评估 综合药物在新生儿/婴幼儿的安全性证据、药物在哺乳期的药代动力学特点、用药时新生儿/婴儿的日月龄等信息对哺乳期用药风险进行评估，提供用药期间是否需要暂停哺乳以及停药后恢复哺乳的时机等建议。

（5）环境因素暴露风险评估 综合环境因素或其他暴露因素在备孕期、妊娠期、哺乳期的安全性证据资料，为存在其他风险暴露（如射线暴露、吸烟、饮酒、染发、职业暴露等）的患者提供客观的风险评估，并向其强调改善生活方式的必要性。

4. 用药调整建议

（1）常见疾病用药方案推荐 对确需接受药物治疗的患者，如诊断为感染性疾病、过敏性疾病、高血压、糖尿病等疾病的患者，应遵循备孕期、妊娠期、哺乳期合理用药原则，综合相关疾病诊疗指南和药物安全性最新证据，遴选安全适宜的药品，协助医师和患者制订个体化的用药方案。

（2）慢性病用药方案调整 对于已经使用药品的慢病患者，如诊断为系统性红斑狼疮、双向情感障碍、癫痫等疾病的患者，如果经风险评估发现所用药品对母胎存在较高风险，应提供替代用药方案的建议供医师、患者参考。

5. 用药教育 加强对患者在备孕期、妊娠期、哺乳期药物治疗必要性和安全性的宣教，交代药物的使用方法、注意事项、不良反应、疗效监测等，保障患者正确使用药物，提升用药依从性。向年龄≥35岁的孕产妇普及高龄妊娠的潜在风险，加强对特殊时期生活方式的干预，如戒烟戒酒、均衡营养等。

6. 制定随访方案 可采用多种形式（电话、微信、邮件、网络平台）等，对患者进行系统性跟踪随访。主要的随访内容包括是否继续妊娠、母胎后续检查结果（胎儿系统B超、NT检查、羊膜腔穿刺术、无创DNA、唐氏筛查）、妊娠结局（妊娠期、产褥期并发症、分娩方式）及新生儿结局（新生儿体重、Apgar评分、是否存在出生缺陷及新生儿并发症）等。次要的随访内容包括后续用药相关信息、药物治疗效果、是否出现新的药物治疗相关问题、是否发生药品不良反应、用药依从性是否良好、是否遵循戒烟戒酒等生活方式建议等。

7. 记录存档 完成药学门诊药历记录。

（三）举例

患者，女，37岁，孕12周，因"肾性高血压"，采用拉贝洛尔治疗后血压控制不佳，到妊娠哺乳期门诊咨询是否可以选择 ACEI/ARB 类药物进行降压治疗。

1. 明确就诊目的　该患者就诊目的：①妊娠期肾性高血压的药物选择；②妊娠围术期药物选择。建立药历第一部分。

2. 患者信息收集　根据该患者的就诊目的，收集患者基本信息、个人史、药物暴露情况、其他风险暴露信息、检查检验结果等，建立药历第一、第二部分。

3. 药物方案评估　该患者需要评估妊娠期药物暴露风险，为患者提供专业的评估。该患者肾性高血压，目前孕12周，需要评估治疗适应证、有效性（综合目前血压值，评估是否需要调整用药）、安全性（妊娠期安全性）和依从性。书写在药历第三部分。

4. 用药调整建议　①根据妊娠期高血压指南和肾性高血压指南，对于妊娠期女性出现肾性高血压，可以在目前拉贝洛尔基础上加用 CCB 类如硝苯地平片，降低血压同时改善肾功能；②ACEI 或 ARB 类降压药妊娠期禁用，不建议使用；③如患者需要进行手术操作，围手术期预防感染用药参考正常患者，优先选择 β - 内酰胺类抗生素。

5. 用药教育　目前血压控制不理想，建议加用硝苯地平片 5～10mg tid 或 qid，每日极量 60mg；或加用控释片 30mg qd 或 bid，加量过程中注意监测血压，控制在 130～155/80～105mmHg，避免血压过低导致胎盘关注不足。限制食盐摄入，注意休息，保证充足睡眠。

6. 制定随访方案

（1）肾性高血压及抗生素使用是否治疗有效。

（2）是否出现不良反应。

7. 记录存档　完成药学门诊药历记录，见表 15-6。

表 15-6　妊娠哺乳期药学门诊患者用药档案（药历）

第一部分　患者基本情况							
姓　名：＊＊＊				性　别：女			
年　龄：37				民　族：汉族			
身　高：160				体　重：59kg			
ID　号：＊＊＊				电　话：＊＊＊			

就诊原因：肾性高血压孕12周是否可以使用 ARB 或 ACEI，评估孕期有创操作前可使用的抗生素种类、剂量、频次

现病史：孕4+周血压 130～150/80～100mmHg。大量蛋白尿（24小时尿蛋白定量2.73g/24h），慢性肾功能不全

既往史：2016年确诊高血压、视网膜病变三期、IgA 肾病

既往用药史：醋酸泼尼松 25mg qd po，百令胶囊及肾炎舒胶囊护肾，雷米普利 5mg qd + 盐酸阿罗洛尔 10mg bid，注射 EPO 及口服铁剂，口服硝苯地平控释片 30mg、厄贝沙坦 150mg

家族史：否认家族性遗传病史

过敏史：否认食物药物过敏史

不良反应史：否认不良反应史

不良嗜好（烟、酒、药物依赖）：无吸烟，饮酒、药物依赖史

诊断：宫内孕（13+1周）；慢性肾小球肾炎；高血压亚急症；高钾血症；双眼视网膜动脉硬化Ⅱ级

当前用药记录

药物		作用	服用方法				开始用药日期	是否发生过不良反应
名称	规格		早	中	晚	睡前		
拉贝洛尔	0.3g	降压	0.3g	0.3g	0.3g	0.3g	7月7日	否

续表

硝苯地平	10mg	降压			10mg	7月7日	否

第二部分　客观指标

血压 141/99 mmHg；心率 88 次/分；体温 36.7℃；呼吸 20 次/分

急查 N 末端脑钠肽前体 328（pg/ml）↑；蛋白定量 1633（ng/L）↑，24 小时尿蛋白定量 2874.08（mg/24hr）↑；快速尿素 13.77（mmol/L）↑，快速氯 114（mmol/L）↑，快速肌酐（酶法）346（μmol/L）↑，快速尿酸 421（μmol/L）↑

第三部分　药物治疗相关问题评估

一、适应证	患者存在的药物治疗相关问题
不必要的药物治疗 —无适应证 —重复治疗 —用一种药物治疗其他药物引起的不良反应 —更适合采用非药物治疗 需要增加药物治疗 —存在未治疗病情或疾病 —应给予预防性药物治疗 —需要增加药物治疗以加强疗效	无
二、有效性	
无效药物 —病情对药物耐受或抵抗 —药物剂型不合适 —所用药物对当前病症无效 给药剂量过低 —剂量过低，无法产生预期疗效 —给药间隔时间太长以至于无法产生预期疗效 —药物相互作用减少了药物的有效剂量 —疗程过短，不能产生预期疗效	肾性高血压拉贝洛尔控制不佳，妊娠是否可以使用 ARB 或 ACEI 妊娠期禁用 ARB 或 ACEI，如果血压控制不好可以加用硝苯地平
三、安全性	
药品不良反应 —发生了与剂量无关的不良反应 —药物对患者不安全 —药物相互作用导致了与剂量无关的不良反应 —给药方案更换频繁 —药物引起过敏反应 —由于危险因素的存在导致药物成为使用禁忌 —所用剂型不适宜 给药剂量过高 —给药剂量过高 —给药间隔过短 —给药时间过长 —药物相互作用导致毒性反应 —单剂量给药速度过快	评估孕期有创操作前可使用的抗生素种类、剂量、频次
四、依从性	
依从性不佳 —患者不理解药品说明书 —患者不愿意服药治疗 —患者忘记服药 —药品对于患者太贵 —患者不能吞咽或自行服用药物 —患者得不到药物	无

续表

第四部分　监护计划

1. 适应证　存在未治疗的病情和疾病

拉贝洛尔是肾性高血压的首选药，非选择性的 β 受体拮抗剂，能够有效降低妊娠期高血压患者的血压，同时还具有一些 α 拮抗剂的作用，也能够起到扩张血管、降低血压的作用

2. 有效性　存在病情对药物耐受和抵抗以及药物治疗剂量过低

综合参考妊娠期高血压指南和肾性高血压指南，对于妊娠期女性出现肾性高血压，可以在目前拉贝洛尔基础上加用 CCB 类如硝苯地平片，降低血压同时改善肾功能。如患者需要进行手术操作，围手术期预防感染用药等同正常患者，足量一代/二代头孢菌素术前，可给予头孢克洛 0.25g tid

3. 安全性　可能存在药物相关的不良反应

妊娠期禁用 ACEI 或 ARB 类降压药。拉贝洛尔有皮肤刺痛、恶心、头晕等不良反应，服药期间监测是否出现药物反应

4. 依从性　患者存在忘记服药

根据 24 小时血压监测情况调整给药间隔，拉贝洛尔一日极量 2.4g，硝苯地平缓释片/控释片 10 ~ 20mg q12h，每日极量 60mg

第五部分　随访计划

（1）肾性高血压及抗生素使用是否治疗有效
（2）是否出现不良反应

第五节　药学门诊的社会效益

（一）促进合理用药和药物治疗的优化

药学门诊由资深药师提供专业服务，涵盖用药风险评估、用药方案优化、药物相互作用分析等，药师在药学门诊中参与抗菌药物、抗肿瘤药物、慢性病治疗药物、抗凝药物使用指导，帮助医生优化治疗方案，提高药物治疗的准确性和合理性。如药师与医师联合门诊（如抗菌药物指导）促进诊疗方案的科学性，减少抗生素滥用等问题。医药联合门诊和独立药学门诊有助于整体提升患者用药依从性、就医满意度和生存质量，降低药物治疗相关问题的数量，并可改善临床治疗的主要结局。

（二）提升患者用药安全性

1. 降低用药风险　通过用药重整服务排查重复用药、潜在药物禁忌及相互作用，减少不良反应发生率。

2. 特殊人群精准指导　为妊娠期、肝肾功能不全、慢性病患者等提供个体化用药方案，优化治疗安全性。

3. 用药教育与操作培训　通过现场演示、图文指导等方式帮助患者掌握吸入制剂、胰岛素笔等特殊装置的正确使用方法，避免操作失误。

（三）提高患者用药依从性

药学门诊提供用药教育和随访指导，帮助患者了解药物的作用、副作用及正确使用方法，提高患者的用药依从性，从而改善治疗效果和患者预后。

（四）优化医疗资源分配

1. 缓解医生压力　通过药学门诊，患者可以直接咨询药师解决用药问题，避免频繁往返医院和等待医生的时间，节约了医疗资源。

2. 减少再入院率　药学门诊患者随访过程监测用药依从性及疗效，降低高风险患者的再入院率。

3. 节约医疗成本　药师的专业指导能帮助患者合理使用药物，避免因药品不良反应或错误用药导致的额外治疗费用。药学服务对于医疗成本的节约具有一定的经济学价值。

（五）推动药学服务的发展和专业化

药学门诊的设立促进了药学服务的发展，增加了药师在临床治疗中的作用，推动了药学服务的专业化和规范化。随着我国医疗改革的不断深化和药师职能的快速转变，开展药学门诊成为体现药师药学服务价值的新方向之一。药学门诊有助于提高临床药师专业能力，也推进临床药师药学门诊规范化培训。多地医保部门新增药学门诊诊查费项目，体现药学服务的专业价值，推动行业规范化发展。药学门诊的创新模式探索，也体现药师在临床中的协作方式和价值。

（黄育文）

书网融合……

| 微课 | 题库 | 重点小结 |

第十六章　新药临床试验研究

PPT

学习目标

1. 通过本章的学习，掌握新药、新药临床试验、生物等效性试验的概念及新药临床试验研究的基本内容与基本要求；熟悉新药的注册分类、药物临床试验机构在新药临床试验中的管理职责；了解临床试验受试者权益如何保障。

2. 具备参与新药临床试验设计、实施、管理和分析的能力。

3. 培养职业道德意识，在新药临床试验过程中能够遵循伦理原则，尊重受试者权益，保护受试者隐私和安全，确保试验数据的真实性和可靠性；培养科研诚信意识，在新药临床试验过程中能够坚持科学诚信。

第一节　新药的基本概念及注册分类

一、新药的基本概念

新药（new drug）是指首次化学合成的新化合物或从植物（包括中药材）、动物、细菌、真菌等中获得的活性产物。《中华人民共和国药品管理法》（2019 年修订）规定，药品是指用于预防、治疗、诊断人的疾病，有目的地调节人的生理功能并规定有适应证或者功能主治、用法和用量的物质，包括中药、化学药和生物制品等。同时，该法规定，新药是指未曾在中国境内上市销售的药品。

知识拓展

新药评价

随着新药研发技术的不断更新，人类从多种途径可以获得新药，诸如天然产品提取、定向合成、利用毒副作用及老药新用等。新药最终均要通过新药评价，对于新药评价的程序和方法，每个国家都有自行的一套完整体系。

新药评价通常可分为临床前评价和临床评价两大阶段。临床前评价主要在体外或动物身上进行。研究目的在于初步确定药物的有效性与安全性，研究内容包括药学、药效学、毒理学和药物动力学的一般规律。由于动物种属之间对药物的反应存在着明显差异，单凭动物实验结果不能确切评价药物用于人体后是否安全，因此必须进行临床评价，即临床试验研究。新药只有在经过临床疗效和毒性确切评价后，才能作为临床治疗药物。

二、新药的注册分类

《药品注册管理办法》规定，药品注册是指药品注册申请人（以下简称申请人）依照法定程序和相关要求提出药物临床试验、药品上市许可、再注册等申请以及补充申请，药品监督管理部门基于法律法规和现有科学认知进行安全性、有效性和质量可控性等审查，决定是否同意其申请的活动。申请人取得药品注册证书后，为药品上市许可持有人（以下简称持有人）。

《药品注册管理办法》规定，完成一次新药的研究开发需要有两次注册申请：第一次注册申请即药品注册申请人在临床前药学研究、药理毒理研究结束后，向国家药品监督管理局（National Medical Products Administration，NMPA）提交药物临床研究的注册申请，注册获准即可获得 NMPA 签发的药物临床试验批件；完成临床试验后，药品注册申请人可以第二次注册申请，以获取新药证书与药品批准文号。

药品注册按照中药、化学药和生物制品等进行分类注册管理。

（一）中药注册分类

中药是指在我国中医药理论指导下使用的药用物质及其制剂。中药注册按照中药创新药、中药改良型新药、古代经典名方中药复方制剂、同名同方药等进行分类。

1. 中药创新药　指处方未在国家药品标准、药品注册标准及国家中医药主管部门发布的《古代经典名方目录》中收载，具有临床价值，且未在境外上市的中药新处方制剂。一般包含以下情形。

（1）中药复方制剂，系指由多味饮片、提取物等在中医药理论指导下组方而成的制剂。

（2）从单一植物、动物、矿物等物质中提取得到的提取物及其制剂。

（3）新药材及其制剂，即未被国家药品标准、药品注册标准以及省、自治区、直辖市药材标准收载的药材及其制剂，以及具有上述标准药材的原动、植物新的药用部位及其制剂。

2. 中药改良型新药　指改变已上市中药的给药途径、剂型，且具有临床应用优势和特点，或增加功能主治等的制剂。一般包含以下情形。

（1）改变已上市中药给药途径的制剂，即不同给药途径或不同吸收部位之间相互改变的制剂。

（2）改变已上市中药剂型的制剂，即在给药途径不变的情况下改变剂型的制剂。

（3）中药增加功能主治。

（4）已上市中药生产工艺或辅料等改变引起药用物质基础或药物吸收、利用明显改变的。

3. 古代经典名方中药复方制剂　古代经典名方是指符合《中华人民共和国中医药法》规定的，至今仍广泛应用、疗效确切、具有明显特色与优势的古代中医典籍所记载的方剂。古代经典名方中药复方制剂是指来源于古代经典名方的中药复方制剂。包含以下情形。

（1）按古代经典名方目录管理的中药复方制剂。

（2）其他来源于古代经典名方的中药复方制剂。包括未按古代经典名方目录管理的古代经典名方中药复方制剂和基于古代经典名方加减化裁的中药复方制剂。

4. 同名同方药　指通用名称、处方、剂型、功能主治、用法及日用饮片量与已上市中药相同，且在安全性、有效性、质量可控性方面不低于该已上市中药的制剂。

天然药物是指在现代医药理论指导下使用的天然药用物质及其制剂。天然药物参照中药注册分类。

其他情形，主要指境外已上市境内未上市的中药、天然药物制剂。

（二）化学药品注册分类

分为以下 5 个类别。

1. 一类　境内外均未上市的创新药。指含有新的结构明确的、具有药理作用的化合物，且具有临床价值的药品。

2. 二类　境内外均未上市的改良型新药。指在已知活性成分的基础上，对其结构、剂型、处方工艺、给药途径、适应证等进行优化，且具有明显临床优势的药品。

（1）含有用拆分或者合成等方法制得的已知活性成分的光学异构体，或者对已知活性成分成酯，或者对已知活性成分成盐（包括含有氢键或配位键的盐），或者改变已知盐类活性成分的酸根、碱基或金属元素，或者形成其他非共价键衍生物（如络合物、螯合物或包合物），且具有明显临床优势的药品。

（2）含有已知活性成分的新剂型（包括新的给药系统）、新处方工艺、新给药途径，且具有明显临床优势的药品。

（3）含有已知活性成分的新复方制剂，且具有明显临床优势。

（4）含有已知活性成分的新适应证的药品。

3. 三类　境内申请人仿制境外上市但境内未上市原研药品的药品。该类药品应与参比制剂的质量和疗效一致。

4. 四类　境内申请人仿制已在境内上市原研药品的药品。该类药品应与参比制剂的质量和疗效一致。

5. 五类　境外上市的药品申请在境内上市。

（1）境外上市的原研药品和改良型药品申请在境内上市。改良型药品应具有明显临床优势。

（2）境外上市的仿制药申请在境内上市。

原研药品是指境内外首个获准上市，且具有完整和充分的安全性、有效性数据作为上市依据的药品。

参比制剂是指经国家药品监管部门评估确认的仿制药研制使用的对照药品。参比制剂的遴选与公布按照国家药品监管部门相关规定执行。

（三）生物制品注册分类

生物制品是指以微生物、细胞、动物或人源组织和体液等为起始原材料，用生物学技术制成，用于预防、治疗和诊断人类疾病的制剂。为规范生物制品注册申报和管理，将生物制品分为预防用生物制品、治疗用生物制品和按生物制品管理的体外诊断试剂。

预防用生物制品是指为预防、控制疾病的发生、流行，用于人体免疫接种的疫苗类生物制品，包括免疫规划疫苗和非免疫规划疫苗。

治疗用生物制品是指用于人类疾病治疗的生物制品，如采用不同表达系统的工程细胞（如细菌、酵母、昆虫、植物和哺乳动物细胞）所制备的蛋白质、多肽及其衍生物；细胞治疗和基因治疗产品；变态反应原制品；微生态制品；人或者动物组织或者体液提取或者通过发酵制备的具有生物活性的制品等。生物制品类体内诊断试剂按照治疗用生物制品管理。

按照生物制品管理的体外诊断试剂包括用于血源筛查的体外诊断试剂、采用放射性核素标记的体外诊断试剂等。

药品注册分类在提出上市申请时确定，审评过程中不因其他药品在境内外上市而变更。

1. 预防用生物制品注册分类

（1）一类　创新型疫苗：境内外均未上市的疫苗。

1）无有效预防手段疾病的疫苗。

2）在已上市疫苗基础上开发的新抗原形式，如新基因重组疫苗、新核酸疫苗、已上市多价疫苗基础上制备的新的结合疫苗等。

3）含新佐剂或新佐剂系统的疫苗。

4）含新抗原或新抗原形式的多联/多价疫苗。

（2）二类　改良型疫苗：对境内或境外已上市疫苗产品进行改良，使新产品的安全性、有效性、质量可控性有改进，且具有明显优势的疫苗。

1）在境内或境外已上市产品基础上改变抗原谱或型别，且具有明显临床优势的疫苗。

2）具有重大技术改进的疫苗，包括对疫苗菌毒种/细胞基质/生产工艺/剂型等的改进（如更换为其他表达体系或细胞基质的疫苗；更换菌毒株或对已上市菌毒株进行改造；对已上市细胞基质或目的基因进行改造；非纯化疫苗改进为纯化疫苗；全细胞疫苗改进为组分疫苗等）。

3）已有同类产品上市的疫苗组成的新的多联/多价疫苗。

4）改变给药途径，且具有明显临床优势的疫苗。

5）改变免疫剂量或免疫程序，且新免疫剂量或免疫程序具有明显临床优势的疫苗。

6）改变适用人群的疫苗。

（3）三类　境内或境外已上市的疫苗。

1）境外生产的境外已上市、境内未上市的疫苗申报上市。

2）境外已上市、境内未上市的疫苗申报在境内生产上市。

3）境内已上市疫苗。

2. 治疗用生物制品注册分类

（1）一类　创新型生物制品：包括境内外均未上市的治疗用生物制品。

（2）二类　改良型生物制品：包括对境内或境外已上市制品进行改良，使新产品的安全性、有效性、质量可控性有改进，且具有明显优势的治疗用生物制品。

1）在已上市制品基础上，对其剂型、给药途径等进行优化，且具有明显临床优势的生物制品。

2）增加境内外均未获批的新适应证和/或改变用药人群。

3）已有同类制品上市的生物制品组成新的复方制品。

4）在已上市制品基础上，具有重大技术改进的生物制品，如重组技术替代生物组织提取技术；较已上市制品改变氨基酸位点或表达系统、宿主细胞后具有明显临床优势等。

（3）三类　境内或境外已上市生物制品。

1）境外生产的境外已上市、境内未上市的生物制品申报上市。

2）境外已上市、境内未上市的生物制品申报在境内生产上市。

3）生物类似药。

4）其他生物制品。

3. 按生物制品管理的体外诊断试剂分类

（1）一类　创新型体外诊断试剂。

（2）二类　境内外已上市的体外诊断试剂。

第二节　新药临床试验研究的基本内容与基本要求

临床试验是指以人体（健康受试者或患者）为对象的试验，意在发现或验证某种试验药物的临床医学、药理学以及其他药效学作用、不良反应，或者试验药物的吸收、分布、代谢和排泄，以确定药物的疗效与安全性的系统性试验。目前，依据我国现行《药品注册管理办法》，药物临床试验分为Ⅰ期临床试验、Ⅱ期临床试验、Ⅲ期临床试验、Ⅳ期临床试验以及生物等效性试验，其研究对象是正常健康志愿者或患者；主要目的是研究药物的耐受性、药物动力学特征、剂量－效应关系、治疗作用和安全性、新药上市后疗效及不良反应等，为指导临床合理用药提供科学依据。无论哪个类别的新药申请生产注册，一般来说，均应当进行临床试验。Ⅰ期临床试验通常是初步的临床药理学及人体安全性评价试验，主要观察人体对于新药的耐受程度和药物代谢动力学，为制定给药方案提供依据。Ⅱ期临床试验指的是随机盲法对照临床试验，对新药有效性及安全性作出初步评价，推荐临床给药剂量。Ⅲ期临床试验是扩大的多中心临床试验，遵循随机对照原则，进一步评价有效性、安全性。Ⅳ期临床试验则是新药上市后监测，在广泛使用条件下考察疗效和不良反应（注意罕见不良反应）。

一、新药 Ⅰ 期临床试验的基本内容与基本要求

Ⅰ期临床试验（phase Ⅰ clinical trial）研究内容包括：药物耐受性试验与药代动力学研究。其目的是研究人体对药物的耐受程度，并通过药代动力学研究，了解药物在人体内的吸收、分布、消除的规律，为新药Ⅱ期临床试验提供安全有效的合理试验方案。我国《药物临床试验质量管理规范》（Good Clinical Practice，GCP）要求，Ⅰ期临床试验必须在经过国家卫建委与 NMPA 共同确认、批准的，拥有Ⅰ期临床试验资格的国家药物临床试验机构内进行；必须由有经验的临床药动学相关专业背景的人员和医师根据药动学和药效学研究结果进行周密的试验设计；必须由上述专业人员和经过培训的护师具体实施。

Ⅰ期临床试验分为两个阶段进行，第一阶段为人体耐受性试验，确定安全剂量，第二阶段为人体药动学研究，第二阶段必须在人体耐受性试验完成后方可开始进行。

（一）耐受性试验

人体耐受性试验，是为了确定人体最大耐受剂量，也可发现最初出现的人体不良反应的性质。给药方式包括单剂量和多剂量。

1. 受试者及例数　健康受试者应无心血管、肝脏、肾脏、消化道、精神神经等疾病病史，无药物过敏史。在试验前应详细询问既往病史，做全面的体格检查及实验室检查，并根据试验药物的药理作用特点相应增加某些特殊检查。排除获得性免疫缺陷综合征（AIDS）和人类免疫缺陷病毒（HIV）感染者、药物滥用者、最近 3 个月内献血或作为受试者被采样者、嗜烟嗜酒者和近 2 周曾服过各种药物者。年龄 18~45 岁，体重一般不应低于 50kg，体质指数一般在 19~24。一般男、女各半，但应注意是否存在性别差异，另外，一些有性别针对性的药物，如性激素类药物、治疗前列腺肥大药物、治疗男性性功能障碍药物及妇产科专用药等则应选用相应性别的受试者。对于毒性作用大的药物可选择目标适应证患者进行试验。最低病例数为 20~30 例。

2. 初始给药剂量确定　人体首次临床试验的最大推荐起始剂量（maximum recommended starting dose，MRSD），应是预期在人体不出现不良反应的剂量。以起始临床剂量给药时应避免在人体出现不良反应，同时选择的剂量应允许以合理的速度和梯度迅速达到耐受性临床试验的终止目标。初始给药剂量确定通常有以下几种方法。①Blackwell 法：初始剂量不超过敏感动物 LD_{50} 的 1/600 或最小有效量的 1/60。②改良 Blackwell 法：是目前常用的一种方法，考虑了临床前研究 4 种试验的安全因素，即两种动物 LD_{50} 的 1/600 及两种动物长期毒性试验中出现毒性剂量的 1/60，取四者中的最低量。③Dollery 法：主要考虑药效因素，适用于毒性很小的药物，以最敏感动物的最小有效量的 1%~2% 或同类药物临床治疗量的 1/10，作为初始剂量。④改良 Fibonacci 法：简单易行，以小鼠急性毒性 LD_{50} 的 1/100 或大动物最低毒性剂量的 1/40~1/30 作为初始剂量。这一方法曾较为常用，但只凭一两种动物进行估算，LD_{50} 和最低毒性剂量的变动幅度较大。⑤体表面积法：按体表面积换算动物和人的有效剂量，以此剂量的 1/10 作为初始剂量。

3. 最大给药剂量的确定　最大剂量可采用同类药临床单次最大剂量或动物长期毒性试验中出现可逆损害的 1/10。当最大剂量组仍无不良反应时，试验即可结束。当剂量递增到 50% 受试者出现Ⅱ度不良反应时，虽未达到最大剂量，亦应结束试验。

4. 试验分组及剂量递增　从初试最小剂量到最大剂量之间分 4~6 个组。组间剂量距离视药物毒性大小和试验者的经验而定。毒性较小且试验者有丰富经验，可少设几个组。凡作用较强毒性较大的药

物，剂距应缩小，以免出现严重不良反应。各个试验组剂量由小到大逐组进行，每组 6 ~ 8 人，不得在同一受试者中进行剂量递增的连续耐受性试验。在进行低剂量耐受性试验时，有时每组仅试验 2 ~ 3 人，接近治疗量时，每组可达到试验 6 ~ 8 人。剂量递增国内普遍采用改良 Fibonacci 法，即以初试最小剂量开始，按 +100%、+67%、+50%、+30% ~ +35%，以后均按 +30% ~ +35% 比例递增。

5. 试验方法　受试者于试验前与服药后一定时间做全面体查，包括体格检查、心电图检查、血液尿液化验、血液生化等进行检查，重点关注不良反应发生情况。数据处理及统计分析应对试验前和试验后各项检测数值进行统计比较，并注意有无剂量依赖性关系；考虑到每组例数少，以描述性分析为主，并注意将统计学意义与临床意义结合起来。

（二）药动学研究

新药的临床药代动力学研究旨在阐明药物在人体内的吸收、分布、代谢和排泄的动态变化规律。对药物上述处置过程的研究，是全面认识人体与药物间相互作用不可或缺的重要组成部分，也是临床制定合理用药方案的依据。新药的临床药代动力学研究主要研究对象是健康志愿者，也有部分目标适应证患者和特殊人群如肝肾功能损害、老年患者和儿童患者药代动力学研究。为了解药物剂量与浓度的关系，应至少进行低、中、高三种剂量的单次和多次给药的药代动力学研究，剂量在 MRSD 与最大可耐受剂量之间。进行单次给药的药代动力学研究，旨在了解药物在人体的吸收速度和程度、给药剂量与药物浓度的关系、药物的半衰期等特点。在获得药物单次药代动力学研究结果后再进行多次给药的药代动力学研究，以了解重复给药后药物的吸收程度、药物达到稳态浓度的时间、药物在体内的蓄积程度等。一般情况下，单次药代动力学研究获得的药物半衰期的结果，可以为多次给药药代动力学的给药间隔设定提供重要的信息，如对于半衰期短的药物，多次给药研究中药物 24 小时的给药次数可能会需要多次，还需要结合其他数据如药物的作用机制等进行综合分析和判断。

1. 单次给药药代动力学研究

（1）受试者及例数　基本同耐受性试验。应注意，女性作为受试者往往要受生理周期或避孕药物的影响，因某些避孕药物具有药酶诱导作用或抑制作用，可能影响其他药物的代谢消除过程，因而改变试验药物的药代动力学特性。所以在选择女性受试者时必须对此进行询问和了解。因临床上大多数药物不按体重计算给药剂量，所以同批受试者的体重应比较接近。一般要求每个剂量组 8 ~ 12 例。

（2）药物剂量　一般选用低、中、高 3 个剂量。剂量的确定主要根据 I 期临床耐受性试验的结果，并参考动物药效学、药代动力学及毒理学试验的结果，以及经讨论后确定的拟在 II 期临床试验时采用的治疗剂量推算。高剂量组剂量必须接近或等于人最大耐受的剂量。

（3）研究过程　受试者在试验日前进入 I 期临床试验病房，晚上进行统一清淡饮食，然后禁食 10 小时，不禁水过夜。次日晨空腹口服药物，用 200 ~ 250ml 水送服，按试验方案在服药前、后不同时间采取血样。一般在吸收相至少需要 2 ~ 3 个采样点，峰浓度附近至少需要 3 个采样点，消除相至少需要 3 ~ 5 个采样点。一般不少于 11 ~ 12 个采样点。采样应有 3 ~ 5 个消除半衰期的时间，或持续到血药浓度为 c_{max} 的 1/10 ~ 1/20。

根据试验中测得的各受试者的血药浓度 – 时间数据进行药代动力学参数的估算，求得药物的主要药代动力学参数，以全面反映药物在人体内吸收、分布和消除的特点。主要药代动力学参数有 t_{max}（实测值）、c_{max}（实测值），$AUC_{0~t}$、$AUC_{0\to\infty}$、V_d、K_{el}、$t_{1/2}$、MRT、CL 或 CL/F。对药代动力学参数进行分析，说明其临床意义，并对 II 期临床研究方案提出建议。应根据试验结果，分析药物是否具有非线性动力学特征。

2. 多次给药药代动力学研究　当药物在临床上将连续多次应用时，需明确多次给药的药代动力学特征。根据研究目的，应考察药物多次给药后的稳态浓度（c_{ss}），药物谷、峰浓度的波动系数（DF），是否存在药物蓄积作用和/或药酶的诱导作用。

（1）受试者的选择及例数　均同单次给药药代动力学研究。

（2）试验药物剂量　根据Ⅱ期临床试验拟订的给药剂量范围，选用一个或数个剂量进行试验。根据单次给药药代动力学参数中的消除半衰期确定服药间隔以及给药日数。

（3）研究过程　试验期间，受试者应在Ⅰ期临床试验病房内进行服药、采集样本和活动。口服药物均用200～250ml水送服。受试者早、中、晚三餐均进统一饮食。根据单剂量药代动力学求得的消除半衰期，估算药物可能达到稳态浓度的时间。应连续测定3次谷浓度以确定已达稳态浓度。当确定已达稳态浓度后，在最后一次给药后，采集一系列血样，包括各时相，以测定稳态血药浓度－时间曲线。

根据试验中测定的3次谷浓度及稳态血药浓度－时间数据，求得相应的药代动力学参数。包括达峰时间（t_{max}）、稳态谷浓度（$c_{ss,min}$）、稳态峰浓度（$c_{ss,max}$）、平均稳态血药浓度（$c_{ss,av}$）、消除半衰期（$t_{1/2}$）、清除率（CL 或 CL/F）、稳态血药浓度－时间曲线下面积（AUC_{ss}）及波动系数（DF）等。对试验结果进行分析，说明多次给药时药物在体内的药代动力学特征，同时应与单剂量给药的相应药代动力学的参数进行比较，观察它们之间是否存在明显的差异，并对药物的蓄积作用进行评价、提出用药建议。

（4）生物样品的药代动力学分析方法　由于生物样品一般来自全血、血清、血浆、尿液或其他临床生物样品。具有取样量少、药物浓度低、干扰物质多以及个体差异大等特点，因此必须根据待测物的结构、生物介质和预期的浓度范围，建立灵敏、专一、精确、可靠的生物样品定量分析方法，并对方法进行确证。

目前常用的分析方法如下。①色谱法：气相色谱法（GC）、高效液相色谱法（HPLC）、色谱－质谱联用法（LC－MS、LC－MS－MS、GC－MS、GC－MS－MS）等，可用于大多数药物的检测。②免疫学方法：放射免疫分析法、酶免疫分析法、荧光免疫分析法等，多用于蛋白质多肽类物质检测。③微生物学方法：可用于抗生素药物的测定。生物样品的分析一般首选色谱法，如 HPLC、GC 法或 LC－MS、GC－MS 法，这类方法灵敏度、特异性、准确性一般都能适应临床药代动力学研究的需要，应用最广，大约90%的药物浓度测定可以用色谱法来完成。

方法学评价的考察指标包括：①特异性；②标准曲线和定量范围；③定量下限；④精密度与准确度；⑤样品稳定性；⑥提取回收率；⑦基质效应；⑧方法学质控等。

二、新药Ⅱ期临床试验的基本内容与基本要求

Ⅱ期临床试验（phase Ⅱ clinical trial）是对新药治疗作用的初步评价阶段。其目的是初步评价药物对目标适应证患者的治疗作用和安全性，也包括为Ⅲ期临床试验研究设计和给药剂量方案的确定提供依据。此阶段的研究设计可以根据具体的研究目的，采用多种形式。

（一）Ⅱ期临床试验的分期及主要研究内容

Ⅱ期临床试验可分为2个阶段进行，即试验第一阶段（Ⅱa）和第二阶段（Ⅱb）期临床试验。

1. Ⅱa期　用于目标适应证的治疗剂量和治疗效果的探索，适应于国内外均未上市的新药。试验可采用剂量－反应对照方法，以小样本剂量递增形式对药物的剂量效应关系进行初步评价。在进行剂量设计时，应注意以下几个方面：①剂量的确定应根据Ⅰ期临床试验的结果而定；②选择足够宽的剂量范围，以能够获得准确的量－效关系；③设置零或低剂量组用以确定最小有效剂量；④最大剂量不能接近最大耐受剂量。

2. Ⅱb期　在Ⅱa期的基础上，进一步探索药物对目标适应证的剂量－效应关系。通常用3个以上剂量按成组序贯设计进行随机对照研究，以获得群体平均量－效关系数据。如果剂量选择合适，能确定

临床受益或非期望作用与药物剂量或血药浓度的关系。可设置安慰剂对照以确定其疗效或设置阳性对照以判断疗效程度。剂量效应研究的目的是确定合理的初始治疗剂量，确定合理的由疗效指导的剂量调整及其调整间隔，超过此剂量时，受益不会增加但风险增加。

（二）Ⅱ期临床试验推荐使用方法及遵循原则

依据设置对照组方法不同，Ⅱ期药物临床试验可以分为随机对照试验（randomized controlled trial，RCT）、交叉试验（cross-over design，COD）、自身前后对照试验（before-after study）、非随机同期对照试验（nonrandomized concurrent control study）和历史性对照试验（historical control study）、序贯试验（sequential trial）等方法。

Ⅱ期临床试验方法推荐随机盲法对照临床试验（blind randomized controlled clinical trial）。这是将研究对象按随机化的方法分为试验组与对照组，试验组给予治疗措施或受试药物，对照组不给予欲评价的措施或受试药物，而给予对照药物或安慰剂（placebo），前瞻性观察两组转归结局的差别，且受试者不知道接受的是何种处置措施或服用的药物是受试制剂还是参比制剂（或安慰剂），而试验人员可以知道（单盲），或也不知道受试者接受的是何种处置措施或服用药物的具体信息（双盲）的临床试验。

随机盲法对照临床试验设计应遵循三个基本原则，即设置对照（control），研究对象分组的随机化（randomization）和盲法（blind method）原则。设置对照的目的在于尽可能避免或减少由于各种因素干扰而造成的误差，排除一切非药物因素对药物临床评价所造成的影响。很多因素可能影响疾病的过程，也有可能干扰药物的疗效或加重药物的不良反应，例如，患者的个体差异，环境中物理、化学和营养因素，疾病状态，安慰剂效应（研究表明部分患者服用安慰剂后病情改观）等。随机化分组可保证两组间的可比性，使影响患者预后的因素在两组间分布均衡，排除了一些非研究因素的各种混杂偏倚的干扰。盲法（blind method）是为了控制在临床试验的过程中以及研究人员对结果进行解释时产生有意或无意的偏倚，包括受试者对治疗的态度、研究人员由于对治疗的了解而有意筛选、安排受试者、对终点的评价、对脱落的处理、在分析中剔除数据等。

（三）Ⅱ期临床试验方案设计要点

Ⅱ期临床试验方案设计需遵守我国《药品临床试验管理规范》《新药（西药）临床研究指导原则》、WHO 的 GCP 指导原则等有关规定，并符合《药品注册管理办法》中所规定的技术标准和注册要求。

1. 病例选择入选标准　Ⅱ期临床试验按规定需进行盲法随机对照试验 100 对，即试验药与对照药各 100 例共计 200 例。目标适应证的诊断标准应明确，受试对象必须符合临床上普遍接受的诊断标准，即确诊为患有该疾病，并在新药的治疗作用范围内。除此之外，还必须制定严格的排除及剔除标准。Ⅱ期临床试验应尽量在住院患者中进行，以确保患者按时用药及检查，并进行必要的剂量调整和处理出现的不良反应，某些口服和局部外用制剂可包括部分适宜的门诊患者。

2. 剂量与给药方法　规定明确的给药剂量与方法。试验药物的治疗剂量和疗程的确定应是Ⅱ期临床试验的主要目的之一。

3. 疗效评价　我国新药有效性评价一般采用症状、体征、实验室检查与专业特异指标四个主要观察指标，用四级评定标准。痊愈（cure）：指上述四个主要观察指标均转为正常。显效（markedly improvement）：上述四个主要观察指标中有一项未恢复正常。进步（improvement）：上述四个主要观察指标中有两项未恢复正常。无效（failure）：治疗 3 天后，上述四个主要观察指标未见恢复正常，病情无改善或恶化。痊愈和显效合计为有效，据此计算有效率。四级评定优于国外常用的痊愈、有效、无效三级评定，因为三级评定有效范围宽，不易质控，主观偏倚不易排除。

4. 不良反应评价　每日观察并记录所有不良事件（adverse event）。

安全性评价应对临床试验中出现的与治疗目的无关的各种事件给予关注，包括异常症状、体征、实验室或特殊检查异常，均应准确记录及随访，并应尽可能确定上述异常与所试药物的关系。不良事件与可疑药物的因果关系判断依据包括：不良事件是否符合可疑药物可能导致的常见的不良反应类型；可疑药物与不良事件的出现是否有合理的时间关系；停药后不良事件是否有所缓解或消失；重复用药时不良事件是否重现；不良事件是否与原发病、并发症、合并用药及食物、环境等有关。用于药品不良反应因果关系评价方法很多，目前我国采用 WHO 国际药品不良反应监测合作中心建议使用的方法，将"药品"和"不良事件"的关系分为肯定、很可能、可能、可能无关、待评价、无法评价六个等级。

（1）"可能"　需同时满足以下三个条件：①用药及反应发生时间顺序合理；②同时有文献资料佐证；③停药以后反应停止，或迅速减轻或好转（根据机体免疫状态某些不良反应可出现在停药数天以后）。

（2）"很可能"　满足上述"可能"所有条件的同时必须排除原患疾病等其他混杂因素影响。

（3）"肯定"　在"很可能"基础上，再增加一个条件，即再次使用，反应再现，并可能明显加重（即激发试验阳性）。

（4）"可能无关"　不满足以上所有条件。

（5）"待评价"　药品不良反应报表内容填写不齐全，等待补充后再评价，或因果关系难以定论，缺乏文献资料佐证。

（6）"无法评价"　药品不良反应报表缺项太多，因果关系难以定论，资料又无法补充。

进行结果统计时，将前三项计为所试药物的不良反应，据此计算不良反应发生率。

5. 患者依从性　门诊病例很难满足依从性要求，试验设计时应尽量减少门诊病例入选比例。

6. 数据处理与统计分析　应在试验设计中考虑好数据处理和统计分析方法，既要符合专业要求也要达到统计学要求。

7. 病例报告表　需与试验方案设计一致，应达到完整、准确、简明、清晰等要求。

8. 总结报告　试验设计时应考虑到总结要求：如各种计分、评分的标准；两组病例基础资料比较应无统计学显著差异；各种适应证两组疗效比较；两组病例总有效率比较；具有重要意义的有效性指标两组结果比较；两组不良反应率比较；两组不良反应临床与实验室改变统计分析等。

多中心试验（multi - center trail）是由多位研究者按同一试验方案在不同地点和机构同时进行的临床试验。多中心试验由一位主要研究者总负责，并作为各临床试验机构间的协调研究者，各中心同期开始与结束试验。多中心试验可以在较短的时间内搜集所需的病例数，且搜集的病例范围广，用药的临床条件广泛，临床试验的结果对以后推广应用更具代表性。

三、新药Ⅲ期临床试验的基本内容与基本要求

Ⅲ期临床试验（phase Ⅲ clinical trial）是治疗作用确证阶段。其目的是进一步验证药物对目标适应证患者的治疗作用和安全性，评价利益与风险关系，最终为药物注册申请获得批准提供充分的依据。Ⅲ期临床试验一般应为具有足够样本量的随机盲法对照试验。《药品注册管理办法》规定，试验组最低要求 300 例。

Ⅲ期临床试验应在Ⅱ期临床试验完成之后进行，即在Ⅱ期临床试验证明药物有效的基础上，对治疗作用进行确证。Ⅲ期临床试验方案设计要点原则上同Ⅱ期临床试验。某些药物类别，如心血管疾病药物往往既有近期试验目的，如观察一定试验期内对血压、血脂的影响，还有远期试验目的，如比较长期治疗后疾病的死亡率或严重并发症的发生率等。故Ⅲ期临床试验不单是扩大Ⅱ期临床试验病例数，还应根据长期试验的目的和要求，选择合理的临床观察终点进行详细的设计，并做出周密的安排，才能获得科学的结论。

通常，Ⅲ期临床试验结束后，即可进行新药的第二次注册申请，以获得 NMPA 发放的药品批准文件，包括新药证书、药品批准文号，从而获得研究开发对象的上市许可。

四、新药Ⅳ期临床试验的基本内容与基本要求

Ⅳ期临床试验（phase Ⅳ clinical trial）是新药获准上市后所做的临床研究阶段。其目的是考察在广泛使用条件下的药物的疗效和不良反应，评价在普通或者特殊人群中使用的利益与风险关系以及改进给药剂量等。通常采用多中心开放试验（multi‑center opened trial）。

Ⅳ期临床试验必须在该药品批准上市的适应证范围内进行。通常设计成开放试验，不设对照组，但也可以根据需要对某些适应证或某些试验对象进行小样本随机对照试验。有关病例人选标准、排除标准、退出标准、疗效评价标准、不良反应评价标准、判定疗效与不良反应的各项观察指标等，应根据试验的人群和试验目的，参考Ⅱ期临床试验的设计要求。病例数应当符合统计学要求和最低病例数要求，最低要求为 2000 例。

五、新药生物利用度试验的基本内容与基本要求

生物等效性是指两种或两种以上药物临床效应的一致性。生物等效性试验既可以用临床对照试验方法进行评价（即判断两种或两种以上的制剂是否能够产生一样的药效），也可以采用生物利用度试验进行评价（即采用药动学指标来判断），后者是国内外推荐的首选方法。生物利用度试验是以药动学方法评价拟上市药品与已上市对照药品是否生物等效的比较试验，这是以药动学参数为指标，比较同一种药物的相同或者不同剂型的制剂在相同的试验条件下，其活性成分吸收程度和速度有无统计学差异的人体试验。通常采用随机交叉试验设计方法进行试验设计，受试者常为健康成年男性，要求例数≥18。试验设计及其基本要求与临床药动学研究相似，但二者的研究目的不同。用于评价生物利用度的药动学参数主要包括 c_{max}（峰浓度）、t_{max}（达峰时间）、AUC（曲线下面积）、$t_{1/2}$（半衰期）等。

药物生物利用度研究须具备 GCP 要求的各项必要条件，并按规范要求进行试验。要求研究单位有良好的医疗监护条件，良好的分析测试条件和良好的数据分析处理条件。新药的生物利用度评价通常在临床研究机构的Ⅰ期临床试验室进行。

第三节　药物临床试验机构在新药临床试验中的管理职责

我国药物临床试验主要在经国家药品监督管理局备案且符合严格资质的专业医疗机构中进行。临床研究机构即临床药理基地，它是新药临床试验的主要载体，在临床试验中具有以下管理职责。

一、严格按照有关法规对所承担的临床试验项目进行管理

药物临床研究机构负责实施临床试验，对临床试验的各阶段进行管理，包括立项评估、接受申办者和药监部门监督和检查，并对监查的质量进行评估等。此外，药物临床研究机构对申办者违反《药物临床试验质量管理规范》或者要求改变试验数据、结论的，也应当向所在地省、自治区、直辖市药品监督管理部门和国家药品监督管理部门报告。

药物临床研究机构在接受临床试验任务时，应审查药物是否具有 NMPA 同意进行临床试验的批件，申办者的资质是否合格，临床前相关资料是否齐备，申办者素质及试验管理操作是否规范，药物试验的研究价值和意义，以及拟承担试验任务部门情况评估等。对资料不全、申办者操作不规范、负责本品种

的专业在研项目过多、或认为本品种临床研究价值不大时不予接受。接受项目后，负责试验项目的主要研究者会同申办者，召集参与试验的各机构办公室人员、主要研究者召开项目实施协调会，讨论和确定试验方案、知情同意书等临床试验文件，并向相关伦理委员会进行临床试验伦理申请。

临床试验实施前，机构负责人应与申办者签订项目实施合同，内容包括项目名称、试验目的、试验周期、试验例数、损害赔偿、付款方式、试验结果提交日期等。临床试验启动前，临床研究机构应在申办者协助下，进行主要研究人员的培训，包括现行 GCP 及相关法规和临床试验运行管理制度培训，学习试验方案与标准操作规程（standard operating procedure，SOP）、统一病例报告表（case report form，CRF）填写要求等，务必保证培训能达到保护受试者权益和保证试验质量的效果。临床研究机构必须具备符合试验要求的医疗设施、实验室设备、人员配备（所有研究者都应具备承担该项临床试验的专业特长、资格和能力），应具备处理紧急情况的一切设施以确保受试者的安全。实验室检查结果应准确可靠。

药物临床研究机构在获得申办者提供的中试生产规模受试药物的抽样、批号、有效期等数据及检验报告、伦理委员会批件、研究者手册、试验方案和 CRF 等文件，并核对无误后，试验即可正式开展。在试验过程中，主要研究者应及时掌握临床试验进度和进展情况，及时审查试验记录，指导解决试验中发生的各种问题，并接受申办者和内部质量监察员的检查，发现问题或不合格项及时整改。若临床试验因各种原因中止或中断，研究者应及时报告研究机构负责部门，必要时需报伦理委员会审批同意。

按试验方案规定纳入受试者、实施研究并完成随访后，临床试验部分结束。此时主要研究者需全面审查，并核对病例报告表和原始记录。数据由统计部门进行统计分析。收到统计分析结果后，申办者同研究机构主要研究者按规范要求撰写临床试验报告，双盲试验应进行揭盲并记录。此时，需审查资料是否完整，是否符合 GCP 及相关规定要求，受试者知情同意和不良事件处理及其记录是否符合要求，受试者病例资料的真实性溯源，总结报告对试验结果的描述是否与实际情况一致等。所有临床试验档案由研究机构资料室统一保存和管理。

二、严格管理临床试验药品

临床试验用药品是指用于临床试验中的试验药物、对照药品或安慰剂，包括各期临床试验、人体生物利用度或生物等效性试验的研究药物。试验用药品作为临床试验的核心，对试验结果的可靠性起着至关重要的作用，与上市销售的药品相比，其给受试者带来的潜在风险更大。所以，临床药理基地应严格遵循 GCP 有关"试验用药品管理的标准操作规程"严格管理试验用药品，保障临床试验安全、有效进行。试验用药品的管理流程一般包括药品接收、储存保管、发放、使用、回收及返还 5 个环节。

（一）试验用药品的接收

申办者提供的试验用药品由机构办公室接收，接收试验用药品时，需填写"试验药品接收入库登记表"，核对并记录试验用药品的名称或编码、规格、数量、包装有无注明"试验用药"、生产日期、批号、有效期、贮藏条件、遗失、损坏情况等。要求提供试验药品包括对照药品或安慰剂的质检报告。移交人、接收人需签字并签署日期。此外，应注意核对申办方提供的药检合格报告与实际接收到的药物批号是否一致。

（二）试验用药品的保管

试验用药品保存于专用药柜和冰柜，并上锁，设专人保管、专人发放、专本登记。每个试验项目的药品独立存放，并做好标识。试验用药品必须严格按照保存条件储藏，温度、湿度要适宜，避免强光照射，保管人员需要每日定时测定并书面记录温度和湿度。临床试验开始后，药品管理人员应定期检查试验用药品的储存方式和条件，检查是否有近效期药品，并及时清点，确保药品数量准确、库存充足，并记录在案。

（三）试验用药品的发放

中心试验药房依据印有"药物临床试验"专用章的处方发放试验用药物。住院受试者的试验药品由护理人员凭专用处方领取；门诊受试者的试验药品由本人或家属凭专用处方领取。药品管理员在收到处方后，首先要核对处方是否盖有 GCP 专用章，有无医师签名，医师是否为该项试验的研究者，处方书写是否合乎规范，处方上的用量用法和试验方案规定是否一致，然后按照处方上开具的试验药品编号和数量发放相应药品，同时填写"试验药品分发/回收登记表"，记录受试者随机号、受试者姓名缩写、药品名称/编号、规格、批号、分发数量、接收人、分发人、日期等信息。发药后及时更新库存记录。

（四）试验用药品的使用

临床试验用药物不得销售，严禁向受试者收取费用。研究者必须保证所有试验用药物仅用于该临床试验的受试者，且不得转交给任何非临床试验参加者或随意用作其他用途。住院受试者，由护士按医嘱给受试者用药，并在"受试者用药登记表"上记录：发放药量、用法用量、用药开始时间、用药结束时间、共用药量、剩余药量和空包装回收等信息。对于门诊受试者，应要求其将试验药品的使用情况如实填写在"受试者日志"上，以便对受试者的实际用药情况进行评估。

（五）试验用药品的回收

门诊受试者每次随访时应将剩余药品和已使用药品的空包装退回试验药品管理员处；住院受试者用药应由护士于下次领药时将剩余药品或空包装退回药房。药品管理员将回收情况记录在"试验药品分发/回收登记表"上。药品管理员要与研究者共同清点所剩的试验用药品的数量，核算所用数量与临床试验所需数量是否一致。试验结束时，药品管理员与监查员按用药记录核查剩余药品无误后，将全部未使用的试验用药品、受试者退回的剩余药品及已使用试验用药品的外包装退回申办者，并填写"回收/出库登记表"，或由 GCP 办公室、申办方共同将剩余药品销毁，并签署有关销毁的记录文件。

三、记录与报告管理

病历是临床试验的原始文件，临床研究机构应完整保存。病例报告表中的数据来自原始文件并与原始文件一致，试验中的任何观察、检查结果均应及时、准确、完整、规范、真实地记录于病历和正确地填写至病例报告表中，不得随意更改，确因填写错误，作任何更正时应保持原记录清晰可辨，由更正者签署姓名和时间。临床试验中各种实验室数据均应记录或将原始报告复印件粘贴在病例报告表上，在正常范围内的数据也应具体记录。对显著偏离或在临床可接受范围以外的数据须加以核实。临床试验中的资料均须按规定保存及管理，且应保存至临床试验终止后五年。

四、数据管理与统计分析

数据管理的目的在于把试验数据迅速、完整、无误地纳入报告，所有涉及数据管理的各种步骤均需记录在案，以便对数据质量及试验实施进行检查。用适当的程序保证数据库的保密性，临床研究机构应具备计算机数据库的维护和支持程序。临床试验中受试者分配必须按试验设计确定的随机分配方案进行，每名受试者的处理分组编码应作为盲底由申办者和研究者分别保存。设盲试验应在方案中规定揭盲的条件和执行揭盲的程序，并配有相应处理编码的应急信件。在紧急情况下，允许对个别受试者紧急破盲而了解其所接受的治疗，但必须在病例报告表上述明理由。临床试验资料的统计分析过程及其结果的表达必须采用规范的统计学方法，临床试验各阶段均需有生物统计学专业人员参与。

新药临床试验的组织实施需要申办者和临床研究机构共同参与，特殊情况下需要药物监督管理部门参与。临床试验质量的好坏依赖于整个临床试验过程的规范化管理。参与试验的各个机构和部门必须各司其职、各尽其能，明确责任和分工，从而保证试验质量。

第四节 受试者权益的保障

《药物临床试验质量管理规范》规定，药物临床试验应当符合《世界医学大会赫尔辛基宣言》原则及相关伦理要求，受试者的权益和安全是考虑的首要因素，优先于对科学和社会的获益。伦理审查与知情同意是保障受试者权益的重要措施。

一、成立独立的伦理委员会保障受试者权益

伦理委员会（ethics committee，EC）是一个由多学科背景人员组成的独立组织，伦理委员会的委员应当从生物医学领域和伦理学、法学、社会学等领域的专家和非本机构的社会人士中遴选产生，人数不得少于 7 人，并且应当有不同性别的委员，少数民族地区应当考虑少数民族委员。必要时，伦理委员会可以聘请独立顾问。

其职责为核查临床试验方案及附件是否合乎道德，并为之提供公众保证，确保受试者的安全、健康和权益受到保护，应当特别关注弱势受试者。伦理委员会虽然建立在国家药物临床试验机构内，但具有独立性，其组成和一切活动不应受临床试验组织和实施者的干扰或影响。临床试验方案须经伦理委员会审议同意并签署批准意见后方可实施。在试验进行期间，试验方案的任何修改均应经伦理委员会批准。试验中发生严重不良事件，应及时向伦理委员会报告。为了保护受试者的权益和安全，伦理委员会应从以下方面履行其法定的职责。

1. 应当审查相关文件 包括：试验方案及其修订版；知情同意书及其修订版；招募受试者的方式及相关招募材料（如招募文案、手册、广告）；提供给受试者的与临床试验相关的其他书面资料（如试验背景资料和安全性信息）；研究者手册；与临床试验相关的全部安全性资料；包含受试者补偿信息的文件；研究者资格的相关文件（如最新的履历、执业资格证、学历和职称证书、培训经历及相关材料）；伦理委员会履责所需的其他文件（如病例报告表、试验药物检验报告、临床试验通知书或备案资料）。质量源于设计，临床试验的科学性和试验数据的可靠性首先取决于试验设计，因此，以上文件中，试验方案需要伦理委员重点审查。

2. 审查临床试验的科学性和伦理性 伦理性的审查就是评判临床试验是否符合《世界医学大会赫尔辛基宣言》原则及相关伦理要求，并权衡受试者的预期风险和获益。只有预期获益大于风险时，方可批准临床试验的实施。科学性的审查就是评判临床试验是否有充分的科学依据。对于临床试验而言，科学性和伦理性既是不同方面的要求，也有其内在联系，如果科学性存在问题，伦理性也难以保障。例如，用于婴幼儿的疫苗临床试验，试验设计应按先成人，后儿童，最后婴幼儿的顺序分步进行。如果试验疫苗不经过成人和儿童的安全性评价而直接给婴幼儿接种，就可能对婴幼儿受试者带来巨大的安全性风险。因此，伦理审查时应兼顾临床试验的科学性和伦理性。

3. 审查研究者的资格 研究者是临床试验的直接实施者，其专业背景、培训经历及临床试验经验都是保证临床试验质量的重要因素。因此，在临床试验实施前，伦理委员会应对研究者的资格进行审查，包括研究者是否具有在临床试验机构的执业资格；是否具备临床试验所需的专业知识、培训经历和能力；主要研究者是否具有高级职称并参加过 3 个以上药物临床试验；研究者最新的工作履历和相关资格文件。

4. 对非治疗性临床试验的审查 非治疗性临床试验是指对于受试者而言，无预期和直接临床获益的试验，如以健康志愿者为受试者的 Ⅰ 期临床试验和生物等效性试验。伦理委员会应审查知情同意过程

是否由受试者本人参加并签字同意。如果知情同意由受试者的监护人替代实施，伦理委员会应审查试验方案中是否充分考虑了伦理学问题及相关法规，如：非治疗性临床试验是否只能在无知情同意能力的受试者中实施；受试者预期风险是否较低；对受试者健康的负面影响是否已降至最低，且法律法规不禁止该类临床试验的实施。

5. 对紧急情况下实施的临床试验的审查　如果受试者为严重受伤、休克、生命垂危等无意识或意识不清醒的患者，在这些紧急情况下实施的临床试验往往不能事先获得患者知情同意。伦理委员会应审查试验方案中是否充分考虑了伦理学问题及相关法规，如：方案是否规定必须先获得患者监护人的知情同意；如果监护人也未在场，何种情况下可将患者入选；方案是否规定在患者有能力知情时尽快得到其继续参加临床试验的知情同意；对于监护人不在场的情况，方案是否规定在监护人到场后，患者仍无能力知情时，尽快得到其监护人继续参加临床试验的知情同意。

6. 审查受试者是否受到不正当影响　对于任何一项临床试验，受试者必须是自愿参加，受试者有权拒绝参加或在试验任何阶段随时退出，而不应遭到歧视和（或）报复。因此，伦理委员会应审查临床试验实施过程中是否存在受试者被强迫、利诱等不正当的影响。尤其需要关注知情同意书中是否存在迫使受试者或其监护人放弃其合法权益的内容，是否存在为研究者、临床试验机构、申办者及其代理机构免责的内容。

7. 审查受试者补偿信息　任何一项药物临床试验都可能存在风险，或给受试者带来不便。因此，伦理委员会在审查知情同意书时应当确保知情同意书中说明了受试者补偿的信息，包括受试者参加临床试验可获得的补偿，补偿方式、数额和计划；发生试验相关损害时，可获得的补偿（或赔偿）和治疗。若知情同意书中无此内容，则必须在提供给受试者的其他书面材料中详细说明。

8. 对伦理审查意见的要求　伦理委员会应在合理时限内完成临床试验相关资料的审查或备案流程，并给出明确的书面审查意见。审查意见应包括临床试验名称、文件（含版本号）和日期。审查意见包括同意、必要的修改后同意、不同意、终止或暂停已同意的研究。审查意见应说明要求修改的内容，或否定的理由。临床试验初始审查时，还应根据试验的风险程度在审查意见中注明定期跟踪审查的频率。

9. 审查要求研究者报告的信息　为了更好地保护受试者权益和安全，伦理委员会应对临床试验进行过程监督，因此，应明确要求研究者及时报告有可能影响受试者安全和权益的信息，并及时审查研究者的报告。包括以下情况：一是试验方案的偏离或修改。临床试验实施过程中，研究者发现试验方案存在缺陷，为了避免对受试者造成紧急危害，可先采取偏离（或违背）试验方案的操作以保护受试者安全，或会同申办者对试验方案不合理之处进行修订并紧急实施，但事后均应及时向伦理委员会书面报告。伦理委员会应针对方案的偏离或修改后的风险与获益进行评估，从是否有利于受试者保护的角度做出审查意见。二是试验过程中发生的所有可疑且非预期严重不良反应（suspected unexpected serious adverce reaction，SUSAR）（对于多中心临床试验，还应包括其他中心发生的 SUSAR）。伦理委员会收到研究者和（或）申办者报告后，应尽快审查，评估风险并及时反馈。三是可能对受试者的安全或临床试验的实施产生不利影响的新信息。研究者在临床试验实施过程中，如果收集到这些新信息（如同类药物的严重安全信息、质量缺陷、召回信息等）应及时报告。伦理委员会应及时审查，评估风险并及时反馈。

10. 暂停或终止临床试验　伦理委员会在对临床试验进行监督过程中，如发现研究者和（或）临床试验机构未按照相关法规和方案要求实施而给受试者权益和安全带来较大损害，或受试者出现非预期严重损害时，有权视情况暂停或终止该临床试验。

11. 定期跟踪审查　为了更好地保护受试者的权益和安全，伦理委员会应对正在实施的临床试验定期跟踪审查，审查的频率应根据受试者的风险程度而定，至少1年1次。在审查研究进展情况后，伦理委员会应再次评估受试者的风险与获益。对于周期较长的药物临床试验，在核查中常发现伦理委员会未按伦理审查批件上的跟踪审查时限安排跟踪审查，伦理委员会应尽量杜绝该类问题发生。

12. 受理并妥善处理受试者的相关诉求　伦理审查与知情同意是保障受试者权益的"双保险"。知情同意书中应明确说明，当存在有关试验信息和受试者权益的问题，以及发生试验相关损害时，受试者可联系伦理委员会（注明有效联系方式），伦理委员会应当受理并妥善处理受试者的相关诉求。

二、签署知情同意书

知情同意指受试者被告知可影响其做出参加临床试验决定的各方面情况后，确认同意自愿参加临床试验的过程。须以签名和注明日期的知情同意书（informed consent form，ICF）作为文件证明。ICF是每位受试者表示自愿参加某一试验的文件证明。研究者需向受试者说明试验性质、试验目的、可能的受益和风险、可供选用的其他治疗方法以及符合《赫尔辛基宣言》规定的受试者的权利和义务等，使受试者充分了解后表达其是否同意参与临床试验。

研究者或其指定的代表必须向受试者充分和详细解释有关临床试验的情况，并获得受试者或其法定代理人签署的知情同意书后方可进入临床研究。ICF的内容应包括以下几方面。

1. 试验目的、试验的过程与期限、检查操作、受试者预期可能的受益和风险，告知受试者可能被分配到试验的不同组别。

2. 受试者参加试验及在试验中的个人资料均属保密，但必要时，药品监督管理部门伦理委员会或申办者可以按规定查阅参加试验的受试者资格。

3. 受试者参加试验应是自愿的，而且有权在试验的任何阶段随时退出试验而不会遭到歧视或报复，其医疗待遇与权益不会受到影响。

4. 如发生与试验相关的损害，受试者可以获得治疗和相应的补偿。

5. 必须给受试者充分的时间以考虑是否愿意参加试验，对无能力表达同意的受试者，应向其法定代理人提供上述介绍与说明。知情同意过程应采用受试者或法定代理人能理解的语言和文字，试验期间受试者可随时了解与其有关的信息资料。

研究者经过对受试者进行充分和详细解释试验的情况后获得知情同意书，受试者或其法定代理人在知情同意书上签字并注明日期，执行知情同意过程的研究者也需在知情同意书上签署姓名和日期。对无行为能力的受试者，如果伦理委员会原则上同意、研究者认为受试者参加试验符合其本身利益时，则这些患者也可以进入试验，同时应经其法定监护人同意并签名及注明日期。儿童作为受试者，必须征得其法定监护人的知情同意并签署知情同意书，当儿童能做出同意参加研究的决定时，还必须征得其本人同意。在紧急情况下，无法取得本人及其合法代表人的知情同意书，如缺乏已被证实有效的治疗方法，而试验药物有望挽救生命，恢复健康，或减轻病痛，可考虑作为受试者，但需要在试验方案和有关文件中清楚说明接受这些受试者的方法，并事先取得伦理委员会同意。

（范　蕾）

书网融合……

题库　　　　　　　　重点小结

第十七章 医院药学教育

PPT

📖 学习目标

1. 通过本章的学习，熟悉开展临床药学实践应遵循的原则；了解国外、国内高等医药院校的临床药学教育和临床药师毕业后继续教育。

2. 具备开展临床药学实践的基本能力。

3. 通过医院药学逐步向"以患者为中心"的药学管理工作模式的转变，培养救死扶伤的人道主义精神，增强使命担当。

我国现代医院药学学科的形成已经有一百多年的历史了，医院药学工作模式从传统的处方调剂阶段已发展到临床药学、药学监护阶段，学科的核心定位是以患者为中心的临床药学服务与实践、培养药学监护和药学研究人才的药学教育。因此，医院药学教育主要涉及传统医院药学、临床药学、药学监护的理论教学和实践教学的课程体系以及相应的教学评价体系；在借鉴融合传统药学、临床医学、预防医学等学科特色的基础上，医院药学教育的理论教学和实践教学体系逐步在完善。本章重点介绍临床药学教育的相关内容。

第一节 临床药学教育的发展

一、高等医药院校的临床药学教育

（一）国外高等医药院校的临床药学教育

国外的临床药学教育发展较早，以美国的 Pharm. D（doctor of pharmacy）教育最为经典，成为欧洲及亚洲国家开展临床药学教育纷纷效仿的模式。1945 年，美国药学院校联合会（American Association of Colleges of Pharmacy，AACP）提出了以合理用药为核心的临床药学教学体制和设立临床药师岗位的建议。1950 年，美国南加利福尼亚大学药学院（University of Southern California，School of Pharmacy）制定了第一个 Pharm. D 培训计划。1957 年，美国密歇根大学药学院（University of Michigan，College of Pharmacy）Donald Francke 教授首次提出 6 年制 Pharm. D 课程，并强调生物医学的教学内容。20 世纪 60 年代，美国的临床药学教育迅速发展。1966 年，南加利福尼亚大学药学院率先创立临床药学专业。1967 年，美国肯塔基大学（University of Kentucky）制定的临床药学专业毕业临床实习方案在全美推行。1968 年，美国加利福尼亚大学将 Pharm. D 的全部课程进行了修订，强化医学课程和临床训练项目，推出"生物医学模式"的药学教育，为现代临床药学教育模式构建了基本的框架。1970 年，美国对全国药学院实行强制性的临床药学教育，标志着临床药学教育体制在美国的全面开展。1974 年，美国药学教育委员会实施了新的 Pharm. D 学位授予标准，同年 AACP 规定 Pharm. D 学位的授予必须完成大纲所规定的 1500 小时的临床实习训练。

1990 年，美国明尼苏达大学（University of Minnesota Twin Cities）药学院的 Hepler 和 Strand 两位专家提出了药学服务的新模式——药学监护（Pharmaceutical Care，PC），至此，Pharm. D 专业教育成为"以患者为中心"的药学服务实践的必然选择。1997 年，美国药学教育委员会通过了 Pharm. D 专业教育实施程序认证标准指南，规定从 2000 年 6 月 1 日起，全面实施 Pharm. D 教育，所有经美国药学教育委员会认证的药学院都要在 2005 年后停止其他传统的药学教育。目前，Pharm. D 已成为美国药学教育委员会认可的最高临床药学教育水平，是美国从事执业药师工作的唯一准入学位（图 17 - 1）。

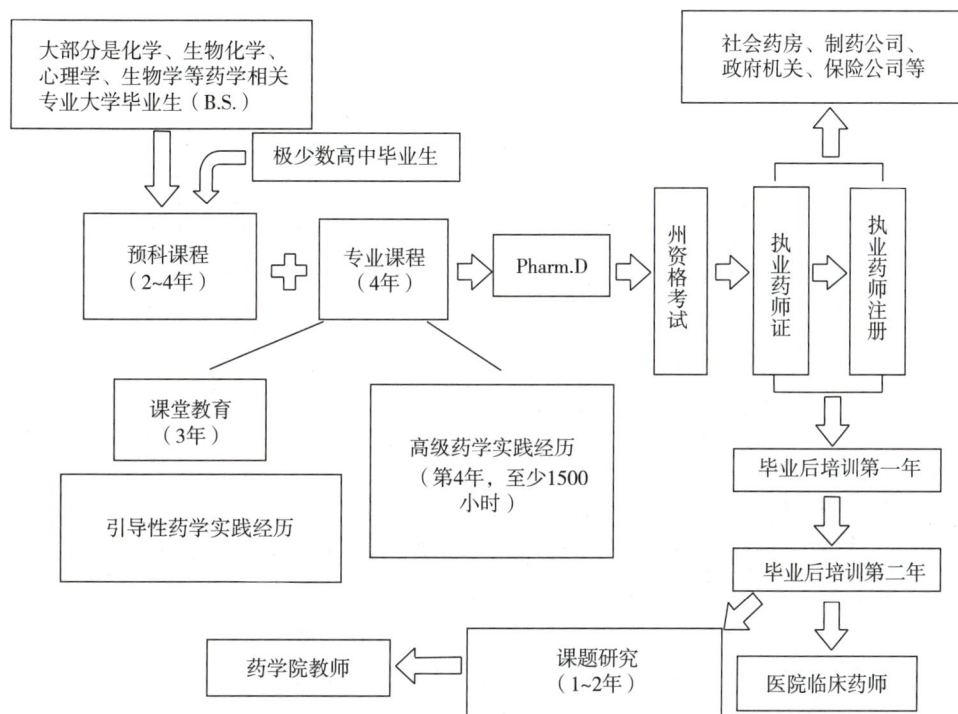

图 17 - 1　美国药学教育的基本模式

　　Pharm. D 课程体系包括 2 ~ 4 年的预科课程，主要学习数学、化学、生物学、统计学、人文科学等基础课程。4 年的专业课程，前 3 年主要学习药学、基础医学和临床药学等专业知识，同时每年贯穿少量的引导性的药学实践训练，旨在增加学生对药学服务、调剂、药政法规、药品经营等专业实践活动的认知；最后一年学生全程投入至少 1500 小时的高级药学实践训练，在医院的各临床科室、医院药房、社会药房等不同的实践地点接受培训，参加专科或多学科的查房、患者监护、专业会议和研讨等。不同药学院的 Pharm. D 课程设置稍有不同，其共同特点为：侧重生物学和医学知识，采用学科间相互结合的综合性教学；重视和强调药学实践，采用早期见习与后期强化相结合的连续性训练等。美国通过上述对药学教育的一系列改革，培养了一批高质量的临床药学专业人才，从而推动了美国临床药学实践与药物临床研究的发展。

　　目前，德国、英国、法国、瑞士、挪威、古巴、智利、印度、韩国、日本、西班牙、加拿大、澳大利亚等国家均已实施或即将实施 Pharm. D 教育及临床药师培训制度。以日本为例，20 世纪 60 年代，日本引入了美国药物信息服务的理念，并逐渐意识到药师的真正角色和专业职责。2001 年 8 月，日本药学教育正式提出向 6 年制（相当于 Pharm. D 课程）转变。2002 年 8 月，日本药学会出台了日本 6 年制药学教育的整体规划，侧重临床药学，包括药学专业教育、实习训练和毕业后实习教育等。2003 年 9 月，日本药学会成立了药学教育协会，制定了具体的培养方案，包括培养目标、课程体系、相关教材编制、实习方案等。2004 年 6 月，日本政府对《药剂师法》进行了相应修改，规定药剂师国家考试的报考者原则上应为 6 年制药学专业毕业生，4 年制药学专业毕业生需在完成药学相关专业硕士或博士课程的基础上，补修所缺的临床药学课程和完成至少 6 个月的实习后，方可获得考试资格。2005 年，日本制定了针对 6 年制药学教育的新国家药剂师考核标准。2006 年，6 年制药学教育在日本药学教育领域全面实施

（图 17 - 2），就此完成了 4 年制传统药学教育向 6 年制临床药学教育的变革。上述日本药学教育的改革，是日本社会应对人口老龄化、医疗技术高度专业化以及医药费用严重赤字等问题，满足民众对提高医疗保健及健康水平需求的必然选择。由此，服务型药学人才培养，成为日本高等药学教育办学的主流方向。

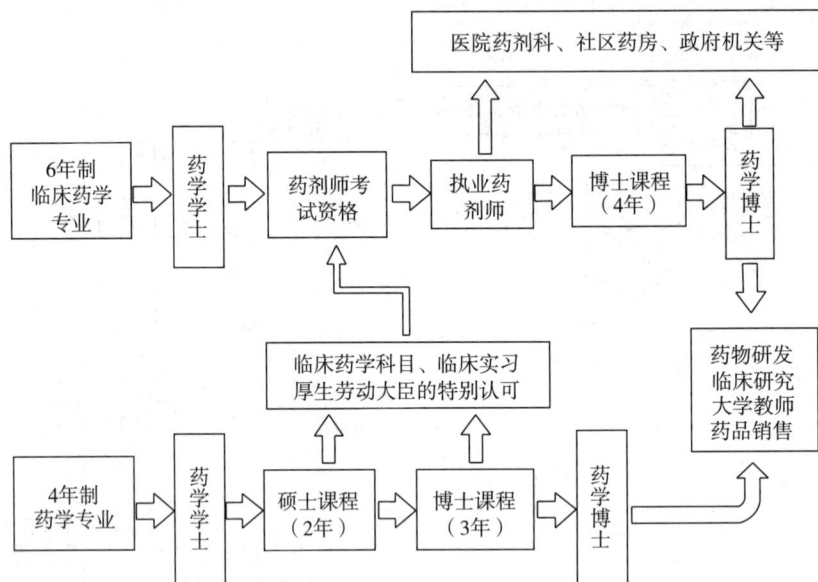

图 17 - 2　日本临床药学教育的基本模式

（二）国内高等医药院校的临床药学教育

我国临床药学教育兴起于 20 世纪 70 年代末，历经了 30 余年的发展，已经初步形成了"五年制本科教育—硕士研究生教育—博士研究生教育"的临床药学教育格局。尽管各个层次的教育模式依然在探索，但日益规范与改革创新已经成为临床药学专业人才培养未来发展的主流趋势。

1. 临床药学专业的本科教育　我国临床药学本科教育始于 1989 年，教育部批准华西医科大学药学院（现为四川大学华西药学院）试办全国第一个五年制临床药学专业。1998 年，教育部在进行药学类专业目录调整时将本专业取消，并入药学专业。2002 年 1 月，卫生部与国家中医药管理局联合颁布了《医疗机构药事管理暂行规定》，明确提出："药学部门要建立以患者为中心的药学管理工作模式，开展以合理用药为核心的临床药学工作"，并要求医疗机构逐步建立"临床药师制"。该规定成为真正推动我国医院药学模式改革的起点，同时也对医药类高等院校提出了培养临床药学专业人才的需求。部分国内医药类高等院校开始尝试在药学专业或医学专业下开设临床药学方向的办学，学制为四年至七年不等。随着各试办专业的逐步开展以及国家对临床药师需求的增加，2006 年经教育部批准，我国首个五年制临床药学专业布点在中国药科大学备案，2012 年，教育部正式颁布《普通高等学校本科专业目录（2012年)》，将五年制临床药学专业作为国家特设和控制布点专业。五年制成为我国临床药学本科教育的主流学制（图 17 - 3）。

我国五年制临床药学专业课程体系与传统药学课程体系相比，发生了重大的变化：减少了化学和药学类课程的百分比，增加了生物学和医学课程的比重，构建了以"临床药物治疗学"为核心的临床药学专业课程体系；强调实践技能的培养，增加了一年左右的临床实践训练类课程。随着临床药学本科办学规模的逐渐增加，为规范办学标准，2013 年教育部成立药学类专业教学指导委员会（简称教指委），2014 年成立了该委员会下属的临床药学专业教学协作组，着手开展《临床药学本科专业教学质量国家标准》《临床药学专业实践教学基地标准》《全国临床药学专业实践教学基地教学指南》《临床药学本科

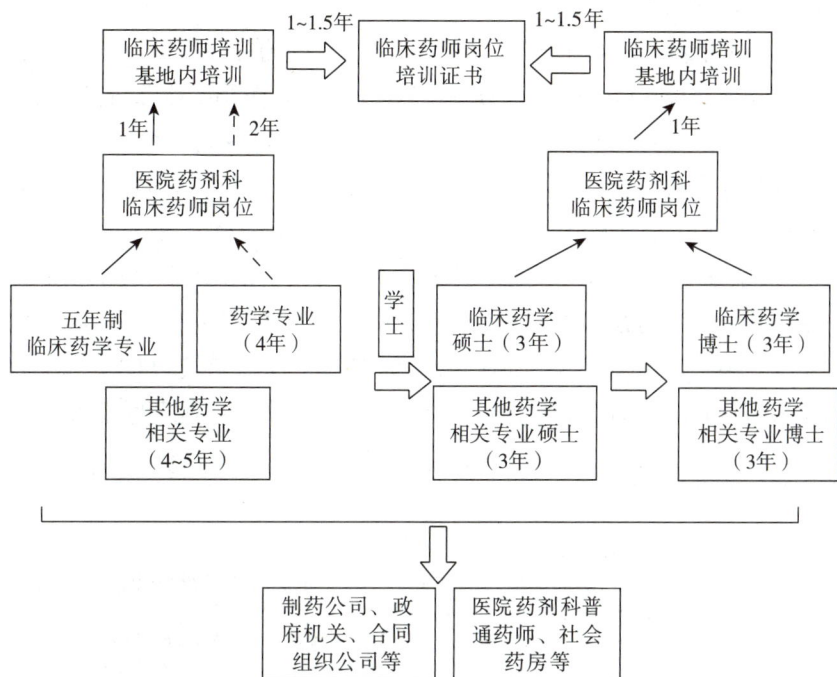

图 17-3　中国临床药学教育的基本模式

专业办学准入标准》《临床药学本科专业及其实践教学基地认证试点标准》等的制定工作。这将引导我国临床药学高等教育逐渐步入规范化的办学轨道，各办学高校也将进入调整和规范办学体系、加强办学条件建设、提升专业人才培养质量的新阶段。

2. 临床药学专业的研究生教育　1986 年，复旦大学药学院试办了第一个临床药学硕士研究生班。2002 年起教育部批准部分学校在药学一级学科下自主设立临床药学硕士点和博士点。随着临床药学实践在三级甲等医院的大力推行，临床药学专业人才的需求也急剧增加，很多高校亦敏锐地意识到临床药学发展的契机。

目前，临床药学专业硕士研究生和博士研究生培养的基本学制均为 3 年，但北京大学药学院和复旦大学药学院为长学制本硕连读研究生培养，学制为 6 年。各高校临床药学研究生培养方案目前尚无统一的标准，大致分两种：一为传统的科研型人才培养模式，强调开展与临床用药需求相关的科学研究，如临床药物评价、临床药动学、药物基因组学、药物代谢组学、药物流行病学、药物经济学、循证医（药）学等方面的研究，科研为主、实践为辅，大多数高校临床药学研究生的培养以这种模式为主；二为实践型人才培养模式，强调以"提供临床药学技术服务"为核心的实践技能训练，实践为主、科研为辅，药学（临床药学）专业型硕士研究生培养倾向于此种模式。部分学校如中国药科大学、沈阳药科大学等，采用的是科研与实践兼顾的培养模式。

二、临床药师培训及毕业后继续教育

（一）国外临床药师毕业后继续教育制度

毕业后继续教育是美国临床药师培养的另一典范性制度。在美国，取得 Pharm. D 学位的年轻药师可根据自己的兴趣选择职业发展方向，如社会药房药师、医院药房药师、临床药学专业教师等。其中选择成为医院药房药师或药学院临床药学专业教师者，则必须完成住院药师培训（pharmacy residency program）。住院药师培训注重培养临床药师全面的药学知识、临床技能和职业态度，一般需要 1～2 年。根据培训目的不同可以分为两个阶段：毕业后培训第 1 年（postgraduate year one，PGY1）和毕业后培训第

2 年（postgraduate year two，PGY2）。

毕业后培训第 1 年注重培养全科临床药师。在培训中，住院药师要完成从学生到独立的临床实践者的角色转换，为下一步成为专科临床药师做好准备。PGY1 通常在美国卫生系统药师协会（American Society of Health – system Pharmacists，ASHP）认证的同一培训基地内完成，每一科室一般不超过 4 个月，要求完成必修的轮转专业（儿科、药学信息、重症药学监护等）及 5 个选修的轮转专业。毕业后培训第 2 年是专科临床药师培训，须在完成 PGY1 培训后才可申请。住院药师可在不同的培训基地进行门诊药学服务、心血管病、重症监护、老年病、肿瘤、传染性疾病等专业的培训（表 17 – 1）。PGY2 注重训练临床药师解决某一专业领域临床问题的能力和针对复杂病例的药学管理能力，全面培养其临床实践、科研和教育技能，使其成为某一领域临床治疗团队中的药物治疗专家。通过 PGY1 和 PGY2 培训，美国培养了一大批专业的临床药师和临床药学带教师资，极大地推动了美国医院药学的发展。

表 17 – 1　美国药学专业委员会（board of pharmacy specialties，BPS）认定的临床药师培训专业与合格标准

	专业	合格标准
BPS	急诊监护药学	满足三项中的其中一项： ①完成四年的实践经历，且至少有 50% 的时间用于急诊监护领域的药学实践活动 ②完成 PGY2 急诊护理药学实习培训 ③完成 PGY1 实习培训，外加一年的实践经历且至少有 50% 的药学实践活动的时间用于急诊监护领域
	抗肿瘤药学 精神病药学	满足两项中的其中一项： ①完成四年的实践经历，且至少有 50% 的时间用于肿瘤病学或精神病学的药学实践活动 ②完成 PGY2 实习培训，外加一年的实践经历且至少有 50% 的时间用于肿瘤病学/精神病学的药学实践活动
	核药学	4000 小时核药学实践培训/经历，包括理论学习（至少 2000 小时）和培训/实践（至少 4000 小时）
	药物治疗学	满足两项中的其中一项： ①完成三年的实践经历，且至少有 50% 的时间用于药物治疗学实践活动 ②完成 PGY1 实习培训
	营养支持药学	两项均需满足： ①完成三年的实践经历，且至少有 50% 的时间用于营养支持药学的实践活动 ②完成营养支持药学专业的 PGY2 实习培训
	心脏病学及传染病学	两项均需满足： ①获得委员会认证的药物治疗专家（board certified pharmacotherapy specialists，BCPS）资格 ②档案文件要求（申请人资料，近期简历，提交代表至少 25 名药师的请愿书）
其他	老年病药学	至少两年作为执业药师的经历

日本、韩国等国家根据自身药学发展的需求，也设有临床药师在职培训或毕业后再教育项目。例如，日本有药师毕业后再培训制度，获得执业资格的药师可在日本药剂师认定机构所认证的医院或社区药房，通过集中研修（如借助会议、电视、DVD 等媒体途径）、小组研修（如案例讨论等）和实践研修（如直接参与医院或社区药房的临床药学实践等）等方式，获得某一临床专业领域（如心血管、消化、肿瘤、儿科、老年病等）所需的学分，成为专科临床药师；若想进一步成为临床药学带教教师，还需参加带教药师岗前培训项目，强化在临床药学教学理念、学生指导、实践课程及其教学方法等方面的能力培养。

（二）国内临床药师岗位培训制度

随着我国医院药学逐步向"以患者为中心"的药学管理工作模式转变，为适应医疗机构建立临床药师制的人才需求，卫生部（现国家卫生健康委员会）于 2005 年下发了《卫生部办公厅关于开展临床药师培训试点工作的通知》，并指定 19 家医院作为第一批卫生部临床药师培训基地，开始探索适合我国的在职临床药师培训模式。同年成立了"临床药师培训专家指导委员会"，着手制定临床药师专业培训

标准、临床药师培训基地管理办法、培训手册、培训考核办法以及质量评估等相关指导性和规范性文件。历经 10 余年的发展，目前我国临床药师岗位培训模式已初步形成，上述相关制度和标准也相继建立。

现阶段我国临床药师岗位培训的对象主要是高等医药院校药学专业或五年制临床药学专业全日制本科以上毕业生，年龄在 40 岁以下；前者需在医疗机构药学部门工作 2 年以上，后者需工作 1 年以上；县级及县级以下医疗机构学员年龄可放宽至 45 岁以下、药学专业专科以上毕业。学员应具有从事临床药师工作和参与临床药物治疗实践的意愿，身心健康，结业后所选送的医疗机构应确保其从事专职临床药师工作。培训主要在国家卫生健康委员会认证的临床药师培训基地进行，采用脱产方式，为期 1 年至 1 年半，设有呼吸内科、抗菌药物专业、心血管内科、肿瘤专科、消化内科等 10 个专业领域（表 17 – 2），培养具有参与临床药物治疗实际工作能力的专科临床药师。学员要求初步掌握临床药物治疗方案设计与评价的能力，掌握与所参与的临床专业有关的 50 种以上常用药品相关专业知识，具有较强的提供药物信息咨询和宣传合理用药能力、书写医疗文书能力、沟通交流技能等。按规定完成临床药师岗位培训计划并经考核合格的学员，获得"临床药师岗位培训证书"，将成为专科领域的临床药师。

表 17 – 2　国家卫生健康委员会认定的临床药师培训专业与要求

专业	培训内容及基本要求（1 年的培训期）		其他要求
	轮转要求		
呼吸内科	①完成 1728 学时的轮转实践 ②书写典型病例分析 >10 份，教学药历 >30 份，编写慢性阻塞性肺疾病、慢性支气管炎、支气管哮喘、支气管扩张用药教育材料各 1 份		①进行临床药学与药学监护不少于 2 周，完成治疗药物血药浓度监测 >20 次 ②参加专业学术讲座不少于 1 次/周，每次 >2 小时，每年共计 >50 次
抗菌药物	①完成微生物科（1 个月）、呼吸内科（6 个月）、外科（2 个月）和 ICU（2 个月）共计 1728 学时的科室轮转实践 ②书写典型病例分析 >10 份，教学药历 >30 份，编写肺炎、胆囊炎、泌尿系感染用药教育材料各 1 份		
心血管内科	①完成 1728 学时的轮转实践 ②书写典型病例分析 >10 份，教学药历 >30 份，编写高血压、慢性心力衰竭、冠心病、心律失常患者用药教育材料各 1 份		
肿瘤专科	①完成 1728 学时的肿瘤科病房轮转实践 ②书写典型病例分析 >10 份，教学药历 >30 份，编写 4 种肿瘤患者用药教育材料各 1 份		
消化内科	①完成消化内科门诊及病房共计 1728 学时的轮转实践 ②书写典型病例分析 >10 份，教学药历 >30 份，编写所选定的 5 种疾病的患者用药教育材料各 1 份		
ICU 专科	①完成 1728 学时的轮转实践 ②书写典型病例分析 >10 份，教学药历 >30 份（应涵盖所选定的 5 种综合征）		
器官移植专科	①完成 1728 学时的轮转实践 ②书写典型病例分析 >10 份，教学药历 >30 份，编写器官移植术后护理、免疫抑制剂治疗药物监测、药物 – 药物相互作用、饮食 – 药物相互作用、用药依从性患者教育材料各 1 份		③专业知识理论课学时不少于 192 小时，其中集中培训 >2 周，平时小课 >20 小时 ④参加病历讨论会不少于 1 次/月，全年参加专业病历讨论会 >10 次 ⑤参加科技论文或综述写作培训 >3 次，不少于 1 小时/次，完成科技论文或综述 1~2 篇
神经内科	①完成 1728 学时的轮转实践 ②书写住院病例分析 >10 份，教学药历 >30 份，编写教学计划中选定的 5 种疾病患者用药教育材料各 1 份		
肾内科	①完成 1728 学时的轮转实践 ②书写典型病例分析 >10 份，药历 >30 份，编写教学计划中选定的 5 种疾病患者用药教育材料各 1 份		
内分泌科	①完成 1728 学时的轮转实践 ②书写住院病例分析 >10 份，教学药历 >30 份，编写教学计划中选定的 5 种疾病患者用药教育材料各 1 份		

此外，取得临床药师岗位培训证书的药师还可在国家卫生健康委员会认证的临床药师师资培训基地

参加带教临床药师培训项目。该项目主要培训以提高临床药物治疗水平为目标的带教方法与带教能力，包括床边教学、点评修改作业、主持病例讨论、理论与临床案例考试题目设计以及组织实施管理能力等。完成培训且经考核合格者，授予"临床药师带教师资岗位培训证书"，具备临床药师带教的资历。

上述在职临床药师培训项目在我国临床药学专业人才和带教师资匮乏的现状下发挥了重要的人才输注作用，积极推动了医疗机构临床药学实践的开展，同时也促成了最早的一批临床药学带教师资队伍的建设。

第二节　医院药学的教育功能

一、医院药学在临床药学专业人才培养中的教育功能

（一）与高等医药院校人才培养对接，承担临床药学专业理论与实践教学

无论从人才培养目标、课程设置、课程内容还是教学方法上，现代药学（或临床药学）教育均不同于传统药学教育，是药学教育自身的创新与发展，其目标是培养服务型、应用型与技能型人才，强调临床合理用药能力、服务理念与责任意识。药学与医学的深度融合，理论与临床实践的密切结合，是临床药学核心理论体系的重要特点，也决定了临床药学教育必须纳入实践元素。

《临床药学本科专业教学质量国家标准（修订稿）》明确指出临床药学办学机构须有稳定的临床药学实践教学基地，基地应为三级甲等医院，优先选择国家卫生健康委员会批准的临床药师培训基地。基地要设立专门的临床药学教学机构，具有规范的实习教学计划、教学大纲等教学文件，提供较好的实习条件。基地要建有稳定的实习带教师资队伍，带教药师应具备药学类本科及以上学历、中级及以上专业技术职称。实践阶段的带教药师应持有国家卫生健康委员会或其他有关权威组织机构颁发的临床药师（或带教师资）培训证书。同时，《临床药学专业实践教学基地标准》对临床药学实践教学基地的教学条件、教学管理、教学保障、药学部门/临床专科的基本条件及细则均给出了详细的规范。可见，医院药学部门已成为临床药学专业教育的重要承担者，在自身发展与提升的同时，须肩负起专业人才培养的责任。加强和规范自身的教学功能，提升药学人员的综合素质和教学能力，已成为医院药学部门自身发展和学科建设的重要内容，也将成为体现和评价医院药学建设质量和水平的重要标准。

与高校的人才培养体系对接，临床药学实践教学基地的药学部门主要承担两方面教学任务，一是临床药学专业核心课程的理论授课，如《临床药物治疗学》《临床药物评价》《临床药理学》等；此类课程实践特色鲜明，理论体系与临床药学实践密切结合，适合由兼具教学资质和临床药学实践经验的兼职教师承担。二是临床药学实践教学，包括短期见习、药房轮转实习和临床科室轮转实习等；基地的药学部门是临床药学实践教学的主要承担者，负责实习的指导、考核和教学保障等。

（二）临床药学实践教学的主要内容

实践是临床药学的重要学科特色，实践教学是临床药学专业教育最为核心的内容，也是评价临床药学教育质量的重要指标。临床药学实践教学的内容主要有临床药学见习、临床药学实习和社会实践等。

临床药学见习是认知性教育，学生在医院病房、医院药房、社会药房或药品生产、经营企业等进行短期实践，初步认识未来职业领域的工作性质、内容和职业价值，激发其对专业学习的兴趣和对自身未来发展定位的思考。临床药学实习包括医院药学部门实习和临床专科实习两部分内容。《临床药学本科专业教学质量国家标准（修订稿）》明确规定，临床药学实习总时间不少于42周，其中药学部门实习时间不少于12周，临床专科实习时间不少于30周。药学部门实习由符合资质的药师带教，主要在调剂

部门、药品库房、临床药学室等进行轮转，使学生了解药学部门的工作环境、日常管理要求，了解药学信息资源，熟悉药品管理相关的法律、法规及规定，熟悉常见治疗药物监测方法及其治疗窗范围，初步掌握处方（用药医嘱）审核的基本内容及处方调剂技术等。临床专科实习应由符合资质的临床药师和临床医师共同组成带教组带教，要求优先选择呼吸内科、心血管内科、内分泌科等3个及以上国家卫生健康委员会认定的临床药师培训专业，每个专科实习时间不少于6周。通过临床专科实习，使学生熟悉和掌握指定病种的药物治疗指南及其主要治疗药物的药效学、药动学、临床适应证、常用剂量和给药方法、禁忌证等；掌握指定病种的临床药物治疗原则及治疗方案的设计和评价方法，初步具备药物选择与应用、药物疗效判断、药品不良反应监测分析以及预防、发现、解决潜在或实际存在的用药问题的能力。此外，培养学生与患者及医护人员的沟通交流能力，使其掌握药学查房、教学药历书写、药物咨询及患者用药教育等基本技能，训练其阅读专业期刊及基本的循证医（药）学思辨能力，能结合临床实践撰写文献综述或学术论文。社会实践要求学生参与医院或社区等组织的与医疗相关的志愿者活动，加深学生的职业责任感和对患者的心理与需求的理解。

综上，通过临床药学实践教学，使学生能够将临床药学基础知识、基本理论和临床实践相结合，初步具备未来职业发展所需的职业精神、运用药学知识解决临床实际问题的能力和沟通能力，具备理论联系实际、创新拓展及可持续开展临床药学专业服务的能力。

（三）开展临床药学实践应遵循的原则

1. 药学伦理原则 临床药学专业人才最基本的职业精神是遵循临床实践的伦理规范，热爱药师职业，恪守职业道德，尊师守纪，刻苦钻研，精益求精。以患者为中心、以合理用药为核心，维护生命的尊严，全心全意为患者服务，这是药学伦理的核心内容。

1852年，美国药师协会（The American Pharmacists Association，APhA）成立，其以当时已被美国药师们广泛接受为职业指导原则的"费城药学院伦理准则"为模板，起草了第一个药学伦理准则。该准则在1922年、1952年、1975年和1994年被不断修改。1994年修改后的版本较以前版本有显著的不同，它不再是特定实践活动的指导原则，而是提供以道德责任和美德为基础的基本原则。该原则首次将药师与患者的关系定义为盟约关系，强调药师的道德责任，如同情、关心、诚信和正直，具体内容如下。

（1）序言 药师是协助公众实现最佳用药的健康领域专业人员。该原则由药师制定并拥护，目的是公开陈述支撑药师角色和职责的最基本原则。这些原则基于道德责任和美德行为，旨在指导药师处理其与患者、与健康领域其他专业人员以及社会公众的关系。

（2）原则

1）药师应尊重患者与药师之间的盟约关系。

2）药师应以一种关心、富于同情心和信任的方式提升患者的临床获益。

3）药师应尊重每位患者的自主权和尊严。

4）药师应以诚实正直的方式处理与健康领域其他专业人员的关系。

5）药师有责任维系持续的专业能力。

6）药师应尊重同事和健康领域其他专业人员的职业价值和能力。

7）药师应服务于个人、群体和社会的需求。

8）药师应在医疗资源的分配方面保持公正。

在医疗改革的推动下，临床药师队伍需要自强、自立、自信，以自身药学专业知识、技能及素养，参与"健康中国"建设，服务于患者和公众的用药安全。

2. 临床药学实践中的基本礼仪和行为规范 临床药学实践不同于学校的课堂教学，其定位在临床或社会药学工作岗位，参与实践的学生作为临床医疗团队的成员之一，要逐步完成向临床药学服务者的心理转换，遵守职业礼仪和行为规范。

（1）临床药学实践中的礼仪要求 临床药师是以患者为中心、提供药学服务的人员，仪表应端庄大方、行动得体、自然美观，体现医疗工作者的职业精神和对他人的尊重。

1）着装 衣着应整洁正式，避免奇装异服，工作期间应按规定着工作服上岗，并佩戴工作牌，工作服、衬衣等应干净平整，工作期间不可穿拖鞋。

2）仪容仪表 发型美观，男士不留长发，不蓄胡须，女士长发应束起，化淡妆，不用刺激强烈的香水，不留长指甲，不涂有色指甲油；口腔保持清洁，工作期间不吃零食。

3）行为姿态 站立时应抬头挺胸、目视前方、收腹立腰、双臂自然下垂、双手相握置于腹前、双腿并拢、脚尖自然分开；语言文明，谈吐文雅，待人接物自然亲切，态度友好诚恳，与人交谈时应精神饱满、面带笑容，做手势时动作幅度适中，目光随指示方向移动。

4）树立"服务意识" 服务于患者，以平等和尊重之心对待患者，多理解患者的处境，学会换位思考；服务于医疗团队的其他医务人员，以专业的学识、诚信的人格和真诚的合作精神建立职业间的尊重，共同致力于提高临床治疗的收益。

（2）临床药学实践中实习生的行为规范 临床药学实践是临床药学专业学生重要的学习环节，正确的学习态度和行为规范是实践得以有效进行并获得良好质量的保证。参与实践的实习生应主要注意以下几个方面。

1）应有高度的人道主义精神，爱护患者，保护患者的隐私权和知情权，严格遵守保护性医疗制度，严禁为了个人方便而损害患者利益。

2）严格遵守实践教学基地实习科室的出勤制度、作息制度和其他各项管理制度；不得旷工、迟到和早退。生病、有重要事情必须向临床带教教师请假。不允许出现影响实践教学基地正常医疗秩序的行为。

3）以实事求是的科学态度进行实践，谦虚谨慎，勤学好问，刻苦钻研，注重理论与实践的结合。

4）注意文明礼貌，尊敬带教老师。在有疑问时，应随时报告带教老师，不能擅自处理；在临床治疗方面的意见与带教老师不一致时，应采取恰当的方式提出，不应对患者、同事或其他医务人员做任何不恰当、无依据、不真实、不专业的评论。

5）积极参与学术活动，培养严谨的科学作风，规范使用各种医疗器械和实验仪器，认真做好实习记录和相关数据的累积工作。贵重仪器和器械的使用应严格遵守相关的规定。

6）维护学校和临床药学实践教学基地的集体荣誉，维护学校和实践教学基地间的合作关系。在完成实习任务的情况下，提倡主动协助实践教学基地做一些力所能及的工作。

7）培养与患者、其他医务人员及带教教师等的相处与交流能力和技巧，遇到问题及时与带教教师和学校的负责老师沟通，积极寻找解决问题的途径。

3. 临床药学实践中实习生的素养和理解 临床药学实践是理论教学的实践延伸，也是培养实习生素养的关键时期。实习生素养包括思想政治素养、文化素养、业务素养、身心素养等方面，涉及其道德品质、外表形象、知识水平、业务能力等内容。临床药学实践中对实习生素养的培养是一项系统工程，是实习生学习过程中承上启下的重要环节，以下概述实习生人文素养的培养和理解。

（1）提升带教师资队伍的人文素养 临床药学实践带教教师的人文素养是实习生人文素养培养的质量保证，通过实施带教教师资格准入制度，加强对教师人文素养的培训，如职业道德、社会责任、心理素质、沟通能力等，提高临床药学实践带教师资队伍的人文素养水平，为实习生起到模范引领作用。

（2）将人文素养知识纳入实习生的考核评价体系 细化临床药学实践教学对人文元素的要求，发挥考核评价这个"指挥棒"的作用，通过增加实习生对人文素养内涵理解的考核评价，促进实习生自主学习人文素养的积极性，如临床药师职业精神、与患者及医护人员的沟通能力、医疗法规、治疗指南等。

（3）岗前培训强化人文素养的元素　在临床药学实践岗前培训中增加人文素养的教育内容，如药师宣言、医学生誓言、团队合作等，以医学人文精神引领临床药学实践学习。

二、医院药学人员的在职继续教育

药学是一个不断发展、不断创新的学科。新药品的不断涌现，药品知识的不断更新，医学和生物科学技术的迅速发展，特别是医药相关政策的不断出台，临床药学实践在我国的逐步推进，对医院药师，尤其是临床药师的专业技能和知识结构提出了许多新的挑战。人才的培养和知识结构的更新是医院药学部门发展的基石，因此，医院药学人员的在职继续教育是医院药学常规而持续的工作内容。

（一）在职临床药师培训及毕业后继续教育

面对"建立分级诊疗制度""药品零差价"等医药相关政策的不断出台和试行，以"患者为中心"的药学技术服务已成为我国医院药学未来的主导方向，对高素质的临床药学专业人才的需求也日益迫切。而现阶段我国的临床药师数量远无法满足临床药学发展的需求；而且，传统的药学教育所构建的偏重化学的知识结构、长期远离一线的临床工作，均使现有的在职药师很难胜任临床药学实践。继续教育和自我学习已成为现代药师适应医院药学发展需求的必由之路，也促使医院药学部门建立规范的在职临床药师培训制度和体系，为临床药师的成长和再教育提供有力的支撑。

十余年的实践证明，在职临床药师培训制度通过对具有较好药学教育背景、业务能力强、思想素质高的医院药师集中培养，系统地补充药物治疗学理论、强化训练合理用药的基本理念、药物治疗方案选择、药物评价及开展药学监护、药学教育、药物重整等能力，极大地促进了医院药师向服务型临床药学专业人才的转型，对短期内构建专职的临床药师队伍，推进我国临床药学实践的开展发挥了重要的作用。培训合格的临床药师返回到各自的工作岗位，作为骨干力量，也带动了各自医院临床药学工作的开展。进一步规范和推广现有的在职临床药师培训制度，提升临床药师在职培养的容量和质量，标准化临床药师培训项目的认证制度，推进临床药师在职教育的国际化，将是未来医院药学教育领域重要而长期的建设内容。

与临床医学专业人才培养类似，临床药学专业人才的培养需高等医药学教育与临床实践训练的密切结合。高等医药院校办学的定位是将通识型人才培养成为临床药学专业人才，塑造此类人才未来职业发展所需的综合素质和专业能力，包括理论知识结构、初步的临床药学思维、基本的临床药学实践技能和继续学习的能力等。然而，合格的临床药师应具备完善的专业知识体系和服务临床的实践能力，这些则需要在毕业后的临床实践中不断地积累与发展。因此，与高校的临床药学教育对接，开展临床药学毕业后继续教育，促进毕业生适应执业环境、熟悉执业制度、强化执业能力，从学生转变成具有独立开展临床药学服务能力的专业化、专职化、专科化的临床药师，是医院药学教育的另一重要职责，也是现阶段我国医院药学需要积极探索与拓展的领域。

临床药学专业人才的在职教育应侧重以下几个方面。

1. 职业精神和职业道德教育　引导临床药师正确认识自身的职业价值，热爱药师职业，恪守职业道德，树立以患者为中心、全心全意为公众健康服务的理念。

2. 强化职业技能训练　包括能独立开展药学查房、药学会诊；参与临床药物治疗方案的决策和调整；开展处方和医嘱的审核、分析和点评，对医院的药物利用情况、用药趋势进行分析评价；具备个体化给药方案设计、药物治疗监测、不良反应监测、分析与评价的能力；实施药学监护、患者用药教育与用药指导；具备获取药学信息、开展药学信息服务与药物咨询服务的能力等。

3. 沟通能力与技巧的训练 包括与患者的沟通能力、与医疗团队中其他专业人员的沟通与协作能力等。

（二）医院药学专业人员的终身继续教育

20 世纪 60 年代，法国第一次提出"终身教育"的概念，基本观点是教育应该贯穿于人的终生，每个人都不受年龄、资历和地位的限制，在任何需要的时候均可接受教育。这种终身教育的思想已被许多国家所接受，有些国家还将其纳入法制的轨道。

药学自身的无限发展潜力决定了医院药学专业人员应树立终身教育的思想。医院药学部门各个岗位的药学专业人员，无论是药品供应、药品调剂、医院制剂、新药临床研究、临床药学，还是医院药事管理等，均应适应现代医药科学技术的飞速发展，如人工智能，在实践中不断地吸收新知识、新理论和新技术，努力提高药学服务水平，为公众健康提供最佳的药学技术服务。医院药学部门应针对不同阶段、不同层次的药学专业人员建立持续的再教育制度和体系，为药学专业人员提供学习与提升的平台；应建立药学专业人员继续教育的激励机制，鼓励药学专业人员通过参加国内外学术会议、进修学习、出国研修、组织技能竞赛、参与药学科学研究等多种形式，不断地提升和完善自身的专业素质。总之，医院药学部门应通过不断完善和拓展继续教育体系，建立稳定且高素质的医院药学队伍，提高医院药学的管理水平，促进医院药学整体实力的发展和提升。

（宫　建）

书网融合……

题库　　　　　重点小结

参考文献

［1］孙春华，封宇飞．医院药师调剂手册［M］．北京：中国医药科技出版社，2011．

［2］孙安修．常用药物手册［M］．5 版．北京：人民卫生出版社，2022．

［3］印晓星．治疗药物监测［M］．北京：人民军医出版社，2015．

［4］王学彬，高申，王卓，等．治疗药物监测标准制订与解析［J］．医药导报，2023，42（10）：1460 – 1464．

［5］周瑞珊，卢佩雯，陈君恒，等．药品不良反应数据挖掘技术在药物警戒中的应用［J］．中国现代应用药学，2024，41（6）：864 – 870．

［6］王海莲，闫素英，甄健存，等．用药咨询标准制订与解析［J］．医药导报，2022，41（10）：1439 – 1441．

［7］陈一鸣，张贤尉，范国荣．多元化合理用药宣教网络体系的搭建与药学信息服务的实践［J］．药学服务与研究，2020，20（02）：127 – 131．

［8］孙增先，刘乃丰．临床实践指南对良好循证临床药学实践的指导作用［J］．中国药学杂志，2014，21：1950 – 1956．

［9］杨丽娟，万明媛，张威，等．我国医疗机构药学门诊开展现状调查［J］．中国药房，2024，35（02）：134 – 139．

［10］冯变玲．药事管理学［M］．7 版．北京：人民卫生出版社，2022．

［11］胡善联．药物经济学政策转化［M］．上海：复旦大学出版社，2014．

［12］孙利华．药物经济学［M］．4 版．北京：中国医药科技出版社，2019．

［13］刘国恩．中国药物经济学评价指南及导读（2022）［M］．北京：中国市场出版社，2022．